Cuidados Paliativos Pediátricos

Auxílio na Atuação do Pediatra

Série Atualizações Pediátricas

- **Desafios Atuais para a Saúde e Bem-estar dos Adolescentes** *(2024)*
- **Lesões não Intencionais em Crianças e Adolescentes: causas, consequências e prevenção** *(2024)*
- **Pediatria e Saúde Mental – implicações frente às mudanças do século XXI** *(2024)*
- **Situações clínicas em neonatologia: bases para o diagnóstico e conduta** *(2023)*
- **Casos clínicos e gastroenterologia pediátrica: diagnóstico e terapia** *(2023)*
- **Nutrição na consulta pediátrica: como conduzir** *(2022)*
- **Oftalmologia pediátrica e os desafios mais frequentes** *(2022)*
- **Hematologia e hemoterapia pediátrica: um guia prático** *(2022)*
- **Aleitamento materno na era moderna – vencendo desafios** *(2021)*
- **O dia a dia do pediatra** *(2021)*
- **Cuidados paliativos na prática pediátrica** *(2019)*
- **Dermatologia pediátrica no consultório** *(2019)*
- **Infectologia nas emergências pediátricas** *(2019)*
- **Medicina do sono** *(2019)*
- **Pneumologia pediátrica no consultório** *(2019)*
- **Puericultura passo a passo** *(2019)*
- **Da queixa clínica à reumatologia pediátrica** *(2019)*
- **Adolescência e sexualidade – visão atual** *(2016)*
- **Atualização em alergia e imunologia pediátrica: da evidência à prática** *(2016)*
- **Do pediatra ao endocrinologista pediátrico: quando encaminhar** *(2016)*
- **Pediatria ambulatorial: da teoria à prática** *(2016)*
- **A saúde mental na atenção à criança e ao adolescente: os desafios da prática pediátrica** *(2016)*
- **Atualizações em terapia intensiva pediátrica – 2ª edição** *(2014)*
- **Doenças pulmonares em pediatria: atualização clínica e terapêutica** *(2014)*
- **Hematologia e hemoterapia pediátrica** *(2013)*
- **Obesidade no paciente pediátrico: da prevenção ao tratamento** *(2013)*
- **Otorrinolaringologia para o pediatra – 2ª edição** *(2013)*
- **Odontopediatria para o pediatra** *(2013)*
- **Imunizações em pediatria** *(2013)*
- **Oncologia para o pediatra** *(2012)*
- **Gastroenterologia e hepatologia na prática pediátrica – 2ª edição** *(2012)*
- **O recém-nascido de muito baixo peso – 2ª edição** *(2010)*
- **Oftalmologia para o pediatra** *(2010)*
- **Emergências pediátricas – 2ª edição – revisada e ampliada** *(2010)*
- **Atualidades em doenças infecciosas – manejo e prevenção** *(2009)*

Cuidados Paliativos Pediátricos

Auxílio na Atuação do Pediatra

Coordenadoras

Sílvia Maria de Macedo Barbosa

Poliana Cristina Carmona Molinari

Atheneu

Rio de Janeiro • São Paulo

2024

EDITORA ATHENEU

São Paulo — *Rua Maria Paula, 123 – 13º andar – Conjuntos 133 e 134*
Tel.: (11) 2858-8750
E-mail: atheneu@atheneu.com.br

Rio de Janeiro — *Rua Bambina, 74*
Tel.: (21) 3094-1295
E-mail: atheneu@atheneu.com.br

Revisão e diagramação: *Know-How Desenvolvimento Editorial*
Capa: *Paulo Verardo*

CIP-BRASIL. CATALOGAÇÃO NA PUBLICAÇÃO
SINDICATO NACIONAL DOS EDITORES DE LIVROS, RJ

C973

Cuidados paliativos pediátricos : auxílio na atuação do pediatra / coordenação Sílvia Maria de Macedo Barbosa, Poliana Cristina Carmona Molinari. - 1. ed. - Rio de Janeiro : Atheneu, 2024.
454 p. : il. ; 24 cm. (Atualizações pediátricas)

Inclui índice
ISBN 978-65-5586-800-5

1. Pediatria. 2. Cuidados paliativos. I. Barbosa, Sílvia Maria de Macedo. II. Molinari, Poliana Cristina Carmona. III. Série.

24-88018 CDD: 618.920029
CDU: 616-036.8-053.2

Gabriela Faray Ferreira Lopes - Bibliotecária - CRB-7/6643
25/01/2024 01/02/2024

BARBOSA, S. M. M.; MOLINARI, P. C. C.
Cuidados Paliativos Pediátricos – Auxílio na Atuação do Pediatra – SPSP.

Coordenadoras

SÍLVIA MARIA DE MACEDO BARBOSA

Médica Pediatra. Doutora em Ciências da Saúde na Área de Patologia pela Faculdade de Medicina da Universidade de São Paulo (FMUSP). Chefe da Unidade de Dor e Cuidados Paliativos do Instituto da Criança e do Adolescente do Hospital das Clínicas da Faculdade de Medicina da Universidade de São Paulo (ICr-HC-FMUSP). Presidente do Comitê de Bioética e Cuidados Paliativos do Hospital da Mulher de São Bernardo do Campo. Presidente do Núcleo de Estudos de Cuidados Paliativos e Dor da Sociedade de Pediatria de São Paulo (SPSP). Presidente da Rede Brasileira de Cuidados Paliativos Pediátricos. Secretária do Departamento Científico de Cuidados Paliativos e Dor da Sociedade Brasileira de Pediatria (SBP). Ex-Presidente da Academia Nacional de Cuidados Paliativos.

POLIANA CRISTINA CARMONA MOLINARI

Oncologista Pediatra. Paliativista Pediatra do Hospital da Criança do Grupo em Defesa da Criança com Câncer (Grendacc). Mestre em Ciências pela Escola Paulista de Medicina da Universidade Federal de São Paulo (EPM/Unifesp). Atuação em Medicina Paliativa pela Associação Médica Brasileira (AMB). Tutora do Curso de Especialização e Aperfeiçoamento em Cuidados Paliativos Pediátricos do Instituto de Ensino e Pesquisa do Hospital Sírio-Libanês. Curso de Educação e Prática de Cuidados Paliativos pela Escola de Medicina de Harvard. Membro Coordenadora e Fundadora da Rede Brasileira de Cuidados Paliativos Pediátricos. Professora Assistente do Departamento de Pediatria da Faculdade de Medicina de Jundiaí.

Colaboradores

Ana Catarina Lunz Macedo
Médica Pediatra e Nefrologista Pediátrica pelo Instituto da Criança e do Adolescente do Hospital das Clínicas da Faculdade de Medicina da Universidade de São Paulo (ICr-HC-FMUSP). Mestre em Imunologia pelo Instituto de Ciência Biomédicas da USP. Médica Assistente do Serviço de Nefrologia Pediátrica do ICr-HC-FMUSP.

Ana Cristina Pugliese de Castro
Cirurgiã Torácica pelo Hospital das Clínicas da Faculdade de Medicina da Universidade de São Paulo (HC-FMUSP). Médica Paliativista com Formação pelo Instituto de Ensino e Pesquisa do Hospital Sírio-Libanês. Médica Coordenadora da Equipe Multidisciplinar de Cuidados Paliativos do Hospital Sírio-Libanês. Coordenadora da Pós-Graduação (Lato Sensu) – Especialização e Aperfeiçoamento em Cuidados Paliativos Pediátricos do Instituto de Ensino e Pesquisa do Hospital Sírio-Libanês. Coordenadora do Comitê de Bioética do Hospital Sírio-Libanês. Membro do Conselho Superior da Rede Brasileira de Cuidados Paliativos Pediátricos.

André Luíz Santos do Carmo
Especialista em Pediatria com Atuação em Neuropediatria e em Medicina Paliativa pela Sociedade Brasileira de Pediatria (SBP) e Associação Médica Brasileira (AMB). Mestre em Saúde da Criança e do Adolescente pela Universidade Federal do Paraná (UFPR). Preceptor em Saúde pela Universidade Federal do Rio Grande do Norte (UFRN). Preceptor em Cuidados Paliativos Pediátricos pelo Instituto de Ensino e Pesquisa do Hospital Sírio-Libanês. Médico Neuropediatra no Centro de Neuropediatria e Coordenador da Comissão de Cuidados Paliativos Pediátricos do Hospital de Clínicas da Universidade Federal do Paraná (HC-UFPR). Membro do Departamento Científico de Neurologia da SBP.

Andréa Gislene do Nascimento
Nutricionista da Unidade de Dor e Cuidados Paliativos do Instituto da Criança e do Adolescente do Hospital das Clínicas da Faculdade de Medicina da Universidade de São Paulo (ICr-HC-FMUSP). Aprimoramento em Cuidados Paliativos Pediátricos pelo ICr-HC-FMUSP. Especialista em Administração Hospitalar pela Faculdade de Saúde Pública da USP.

Carlos Eduardo Jouan Guimarães

Residência em Pediatria pelo Conjunto Hospitalar do Mandaqui. Especialista em Pneumopediatria pela Escola Paulista de Medicina da Universidade Federal de São Paulo (EPM/Unifesp). Pós-Graduação em Nutrologia pela Associação Brasileira de Nutrologia (Abran). Pós-Graduação em Cuidados Paliativos Pediátricos e Cuidado Centrado na Pessoa e Experiência do Paciente pelo Instituto de Ensino e Pesquisa do Hospital Sírio-Libanês. Especialista em Cuidados Paliativos Pediátricos pela Associação Médica Brasileira (AMB). Preceptor do Curso de Bioética Clínica do Instituto Paliar. Membro do Conselho Deliberativo da Sociedade Brasileira de Experiência do Paciente e Cuidado Centrado na Pessoa (SOBREXP). Membro da Diretoria da Associação Brasileira de Beneficência Comunitária (ABBC). Presidente da Academia Nacional de Cuidados Paliativos (ANCP-SP), Gestão 2024/2025. Docente do Curso de Dor em Pediatria e Cuidados Paliativos do Centro de Ensino e Pesquisa do Hospital Israelita Albert Einstein (HIAE). Professor do Curso de Pós-Graduação de Cuidados Paliativos Pediátricos do Instituto de Ensino e Pesquisa do Hospital Sírio-Libanês. Professor do Curso Avançado de Cuidados Paliativos da Casa do Cuidar. Coordenador e Médico Paliativista Pediátrico do Ambulatório de Alta Complexidade do Grupo Hapvida NotreDame Intermédica.

Carlota Vitória Blassioli Moraes

Oncologista Pediátrica. Especialista pelo Instituto de Oncologia Pediátrica pelo Grupo de Apoio ao Adolescente e à Criança com Câncer/Universidade Federal de São Paulo (IOP-GRAACC/Unifesp). Especialista em Cuidados Paliativos Pediátricos pelo Instituto Latino-Americano Pallium – Argentina. Especialista em Cuidados Paliativos pela Associação Médica Brasileira (AMB). Responsável pela Equipe de Cuidados Paliativos Pediátricos do IOP-GRAACC/Unifesp.

Carolina Kasa

Enfermeira Clínica Especialista em Dor e Cuidados Paliativos no Hospital do Grupo de Apoio ao Adolescente e à Criança com Câncer (GRAACC). Oncologista Pediátrica pela Faculdade de Medicina da Universidade Federal de São Paulo (FMUSP). Pós-Graduada em Oncologia Pediátrica e Especialização em Cuidados Paliativos pelo Instituto Latino-Americano Pallium – Argentina. Certificada como Capacitadora em Cuidados Paliativos Pediátricos pela Education in Palliative & End-of-Life Care (EPEC) e Cuidados Paliativos Pediátricos pela Casa do Cuidar.

Carolina Vieira de Campos

Cardiointensivista Pediátrica pela Associação de Medicina Intensiva Brasileira (AMIB) e Sociedade Brasileira de Cardiologia (SBC). Especialista em Cuidados Paliativos pelo Instituto de Ensino e Pesquisa do Hospital Sírio-Libanês. Especialista em Transplante Cardíaco Infantil pelo Instituto do Coração da Faculdade de Medicina da Universidade de São Paulo (Incor-HC-FMUSP). Coordenadora de Ensino das Unidades de Terapia Intensiva Pediátricas do Incor-HC-FMUSP.

Cintia Tavares Cruz

Médica Pediatra pela Faculdade de Ciências Médicas da Universidade de Campinas (Unicamp). Residência Médica em Pediatria e em Terapia Intensiva Pediátrica pelo Hospital das Clínicas da Faculdade de Medicina da Universidade de São Paulo (HC-FMUSP). Especialista em Cuidados Paliativos pelo Instituto de Ensino e Pesquisa do Hospital Sírio-Libanês. Especialista em Avaliação e Tratamento Multidisciplinar da Dor pelo HC-FMUSP. Pós-Graduada em Gestão em Saúde pelo Instituto de Ensino e Pesquisa do Hospital Sírio-Libanês. Especialista em Pediatria e Especialista em Terapia Intensiva Pediátrica e em Cuidados Paliativos pela Associação Médica Brasileira (AMB). Professora do Curso de Especialização em Cuidados Paliativos Pediátricos do Instituto de Ensino e Pesquisa do Hospital Sírio-Libanês. Ministra Aulas em Cuidados Paliativos Pediátricos pelo Instituto de Pesquisa e Ensino em Saúde Infantil (Pensi). Atuou como Médica na Equipe de Cuidados Paliativos do Instituto da Criança e do Adolescente (ICr) do HC-FMUSP. Coordenadora da Equipe de Suporte e Cuidados Paliativos Pediátricos no Hospital Infantil Sabará.

Cristina Ortiz Sobrinho Valete

Especialista em Pediatria, Neonatologia e Terapia Intensiva Pediátrica. Professora Associada do Departamento de Medicina da Universidade Federal de São Carlos (UFSCar). Doutora em Epidemiologia pelo Instituto de Medicina Social da Universidade do Estado do Rio de Janeiro (Uerj). Membro do Conselho Científico da Sociedade Brasileira para a Qualidade do Cuidado e Segurança do Paciente (Sobrasp). Membro da Comissão Executiva do Especialista em Pediatria da Sociedade Brasileira de Pediatria (SBP). Pós-Doutora pelo Programa de Bioética da Universidade de Brasília (UnB).

Daniela Bonfietti Rodrigues

Enfermeira pela Universidade Estadual de Campinas (Unicamp). Mestre em Ciências pelo Programa de Pós-Graduação em Enfermagem da Universidade Federal de São Paulo (Unifesp). Especialista em Enfermagem e Oncologia Pediátrica pela Unifesp. Doutoranda do Programa Interunidades em Enfermagem da Escola de Enfermagem da Universidade de São Paulo (EEUSP) e Escola de Enfermagem de Ribeirão Preto da Universidade de São Paulo (EERP/USP). Aprimoramento em Orientação em Medicina Paliativa (Curso Avanzado de Orientaction en Cuidados Paliativos y Psico-Socio-Oncologia) pelo Instituto Latino-Americano Pallium – Argentina. Instrutora de Cuidados Paliativos Pediátricos pela End-of-Life Nursunig Education Consortium (ELNEC). Especialista em Segurança do Paciente, Gestão de Riscos Assistenciais e Gestão da Qualidade em Saúde pela Faculdade Israelita de Ciências da Saúde Albert Einstein. MBA Executivo em Administração – Gestão de Saúde com Ênfase em Clínicas e Hospitais pela Fundação Getulio Vargas (FGV). Enfermeira Membro do Núcleo Interdisciplinar de Pesquisa em Perdas e Luto (NIPPEL) da EEUSP. Enfermeira Membro do Comitê de Enfermagem da Sociedade Brasileira de Oncologia Pediátrica (Sobope).

Elaine de Freitas

Assistente Social com Aprimoramento em Cuidados Paliativos Pediátricos e Especialista em Gestão de Saúde Pública pela Fundação Oswaldo Cruz (Fiocruz). Aprimoramento em Serviço Social em Pediatria pelo Hospital das Clínicas da Faculdade de Medicina da Universidade de São Paulo (HC-FMUSP). Assistente Social do Instituto da Criança e do Adolescente (ICr) do HC-FMUSP nas Unidades de Cuidados Paliativos, Enfermaria e Unidade de Terapia Intensiva Neonatal.

Erica Boldrini Jamal Pereira

Oncologista Pediátrica do Hospital de Amor Infantojuvenil de Barretos. Atua em Cuidados Paliativos e Medicina da Dor pela Associação Médica Brasileira (AMB). Mestre e Doutora pelo Hospital das Clínicas da Faculdade de Medicina da Universidade de São Paulo (HC-FMUSP). MBA em Gestão de Saúde pela Fundação Getulio Vargas (FGV) e Bioética Clínica pela Unesco e Instituto Paliar.

Esther Angélica Luiz Ferreira

Médica Pediatra, Reumatologista Pediátrica e Doutora em Anestesiologia pela Faculdade de Medicina de Botucatu da Universidade Estadual Paulista (FMB/Unesp). Pós-Doutora em Dor Pediátrica pela Universidade de Salamanca. Professora Adjunta do Departamento de Medicina (DMed) e Líder do Grupo de Pesquisa do CNPq, Núcleo de Estudos em Dor e Cuidados Paliativos, na Universidade Federal de São Carlos (UFSCar). Membro do Núcleo de Estudos de Cuidados Paliativos e Dor da Sociedade de Pediatria de São Paulo (SPSP) e do Departamento Científico de Medicina da Dor e Cuidados Paliativos da Sociedade Brasileira de Pediatria (SBP).

Gabriela Teixeira Araujo

Especialista em Nefrologia Pediátrica e Transplante Renal Pediátrico pelo Instituto da Criança e do Adolescente do Hospital das Clínicas da Faculdade de Medicina da Universidade de São Paulo (ICr-HC-FMUSP). Pós-Graduação Lato Sensu em Cuidados Paliativos Pediátricos pelo Instituto de Ensino e Pesquisa do Hospital Sírio-Libanês. Médica Assistente do Serviço de Nefrologia Pediátrica do ICr-HC-FMUSP.

Giovanna Napolitano Pereira

Médica Pediatra pela Pontifícia Universidade de São Paulo (PUC-SP). Geneticista pelo Instituto da Criança e do Adolescente do Hospital das Clínicas da Faculdade de Medicina da Universidade de São Paulo (ICr-HC-FMUSP). Pós-Graduada em Cuidados Paliativos Pediátricos pelo Centro de Apoio, Ensino e Pesquisa em Pediatria (CAEPP). Mestranda (Stricto Sensu) em Oncogenética pelo Instituto de Ensino e Pesquisa do Hospital Sírio-Libanês.

Gláucia Faria da Silva

Psicóloga e Psicanalista. Mestre e Doutora pelo Departamento de Psicologia Social do Instituto de Psicologia da Universidade de São Paulo (IPUSP). Paliativista pelo Instituto de Ensino e Pesquisa do Hospital Sírio-Libanês. Membro do Departamento de Psicanálise do Instituto Sedes Sapientiae. Pesquisadora no Grupo de Estudos de Narrativas em Situações Interdisciplinares (GENESIs) da Universidade Federal de São Paulo (Unifesp). Supervisora Clínica do Curso de Psicanálise com Crianças do Instituto Sedes Sapientiae. Coordenadora do Serviço de Psicologia Hospitalar do Sabará Hospital Infantil entre 2012 e 2021. Editora Assistente da Revista Brasileira de Psicologia Hospitalar (desde 2015). Professora de Cursos de Pós-Graduação do Hospital Albert Einstein, Instituto de Ensino e Pesquisa do Hospital Sírio-Libanês e do Hospital das Clínicas da Faculdade de Medicina da Universidade de São Paulo (HC-FMUSP) e no Curso de Humanização em Saúde da Unifesp – Universidade Aberta do Brasil (UAB). Organizadora do Livro Luto em Pediatria: reflexões da equipe multidisciplinar do Sabará Hospital Infantil, publicado pela Manole em 2019.

Graziela de Araújo Costa

Médica Pediatra e Intensivista Pediátrica pelo Departamento de Pediatria do Hospital das Clínicas da Faculdade de Medicina da Universidade de São Paulo (HC-FMUSP). Mestre e Doutora em Ciências pelo Departamento de Pediatria do HC-FMUSP. Especialista em Cuidados Paliativos pelo Instituto de Ensino e Pesquisa do Hospital Sírio-Libanês. Docente da Especialização em Cuidados Paliativos Pediátricos do Instituto de Ensino e Pesquisa do Hospital Sírio-Libanês. Especialista em Pediatria pela Sociedade Brasileira de Pediatria (SBP), Terapia Intensiva Pediátrica pela Associação de Medicina Intensiva Brasileira (AMIB) e Cuidados Paliativos pela Associação Médica Brasileira (AMB).

Gustavo Marquezani Spolador

Médico Pediatra Assistente da Unidade de Dor e Cuidados Paliativos Pediátricos do Instituto da Criança e do Adolescente do Hospital das Clínicas da Faculdade de Medicina da Universidade de São Paulo (ICr-HC-FMUSP). Residência Médica em Genética Médica pela FMUSP. Especialização em Dor e Cuidados Paliativos Pediátricos pelo ICr-HC-FMUSP. Assessor em Genética Médica e Genômica no Laboratório Fleury. Tutor da Pós-Graduação Lato Sensu (Especialização e Aprimoramento) de Cuidados Paliativos Pediátricos do Instituto de Ensino e Pesquisa do Hospital Sírio-Libanês. Médico Voluntário no Ambulatório de Doenças Neurometabólicas do ICr-HC-FMUSP.

Ivete Zoboli

Médica Pediatra pela Universidade Estadual Paulista Júlio de Mesquita Filho. Médica do Instituto da Criança e do Adolescente do Hospital das Clínicas da Faculdade de Medicina da Universidade de São Paulo (ICr-HC-FMUSP). Médica Assistente da Unidade de Dor e Cuidados Paliativos do ICr-HC-FMUSP. Especialista em Pediatria pela Associação Médica Brasileira (AMB) e Sociedade Brasileira em Pediatria (SBP). Especialização em Curso Avanzado de Orientación en Cuidados Paliativos y Psico-Socio-Oncología Universidade Del Salvador (USAL), Argentina. Especialista pelo Curso Introductorio de Orientación en Cuidados Paliativos y Psico-Socio-Oncología. Universidade Del Salvador (USAL), Argentina.

Joaquim Pinheiro Vieira Filho

Médico Pediatra pela Universidade Federal de Goiás (UFG). Residência Médica em Pediatria pela Universidade Estadual de Campinas (Unicamp). Residência Médica em Oncologia Pediátrica pelo Centro Infantil Boldrini (Unicamp). Medicina Paliativa pelo Instituto Latino-Americano Pallium – Argentina. Especialista em Dor e Cuidados Paliativos Pediátricos pelo Instituto da Criança e do Adolescente do Hospital das Clínicas da Universidade de São Paulo (ICr-HC-FMUSP). Pós-Graduação em Avaliação e Tratamento Interdisciplinar de Dor pelo Hospital das Clínicas da Universidade de São Paulo (HC-FMUSP). Especialista em Desenvolvimento em Medicina Chinesa Acupuntura pelo Center AO (Centro de Pesquisa e Estudo em Medicina Chinesa) em Parceria com a Universidade Federal de São Paulo (Unifesp). Pesquisador Voluntário na Unidade de Dor e Cuidados Paliativos Pediátricos do ICr-HC-FMUSP. Médico Paliativista pela Associação Médica Brasileira (AMB). Atual Head do Serviço de Cuidados Paliativos do AC Camargo Cancer Center.

Julia Schmidt Maso

Psicóloga Clínica e Hospitalar. Mestrado em Psicologia Clínica pela PUC-SP. Especialista em Psicologia Hospitalar pela Santa Casa de São Paulo e com Aperfeiçoamento em Cuidados Paliativos no Hospital Sírio-Libanês. Psicóloga da Unidade de Psicologia Hospitalar do Hospital Sírio Libanês (2013 – 2022). Integrante do Comitê de Luto da Sociedade Brasileira de Psico-oncologia. Atua em Consultório Particular, é Docente na Pós-Graduação em Cuidados Paliativos Pediátricos do Instituto de Ensino e Pesquisa do Hospital Sírio Libanês e é Mentora no Grupo de Saúde Mental do SCAPE (Sistema Comunitário de Apoio à Emergências da Comunidade Judaica) da Federação Israelita do Estado de São Paulo.

Juliana Morais Menegussi

Assistente Social pela Universidade Estadual Paulista Júlio de Mesquita Filho (Unesp). Residência Multiprofissional em Saúde da Família e Comunidade pela Universidade Federal de São Carlos (UFSCar). Mestre em Gestão da Clínica pela UFSCar. Membro Fundadora do Projeto de Extensão Coletiva de Cuidados Paliativos – São Carlos. Docente nos Cursos de Especialização em Cuidados Paliativos, Neuropediatria e Dor da UFSCar. Membro Oficial da Rede Brasileira de Cuidados Paliativos Pediátricos e do Núcleo de Dor e Cuidados Paliativos da Sociedade de Pediatria de São Paulo (SPSP). Assistente Social na Unidade Saúde Escola da Universidade Federal de São Carlos (USE/UFSCar).

Katarina Maciel Abath

Médica Pediatra pela Faculdade de Ciências Médicas da Universidade de Pernambuco (FCM-UPE). Residência Médica em Pediatria pelo Hospital Barão de Lucena. Residência Médica em Pneumologia Pediátrica pelo Hospital Geral Otávio de Freitas. Especialista em Cuidados Paliativos Pediátricos pelo Instituto de Ensino e Pesquisa do Hospital Sírio-Libanês. Membro do Corpo Clínico do Centro de Tratamento de Erros Inatos do Metabolismo do Instituto de Medicina Integral Prof. Fernando Figueira (Cetreim-Imip).

Lara de Araújo Torreão

Médica Intensivista Pediatra pela Associação de Medicina Intensiva Brasileira (AMIB). Coordenadora da Unidade de Terapia Intensiva Pediátrica (UTIP) do Hospital Aliança Rede Dor São Luiz (RDSL). Professora Adjunta de Pediatria e do Eixo Ético-Humanístico da Faculdade de Medicina da Bahia (UFBA). Presidente do Comitê de Bioética do Hospital Aliança RDSL.

Luiza Martins de Oliveira Ribeiro

Relações Internacionais pela Universidade de São Paulo (USP). Médica pela Faculdade de Medicina da Universidade de São Paulo (FMUSP). Intercâmbio em Saúde Pública na Escola de Saúde Pública de Harvard, a Harvard T.H. Chan School of Public Health. Residência em Pediatria no Instituto da Criança e do Adolescente do Hospital das Clínicas da Faculdade de Medicina da Universidade de São Paulo (ICr-HC-FMUSP). Atualmente cursa Especialização em Dor e Cuidados Paliativos Pediátricos no ICr-HC-FMUSP.

Maria Augusta Bento Cicaroni Gibelli
Diretora Médica da Maternidade São Luiz Star. Neonatologista com Especialização em Cuidados Paliativos pelo Instituto de Ensino e Pesquisa do Hospital Sírio-Libanês. Formação em Gestão Hospitalar pela Fundação Getulio Vargas (FGV). Especialista em Educação em Saúde pela Universidade de São Paulo (USP). Mestre e Doutora pelo Programa de Pós-Graduação do Instituto da Criança e do Adolescente do Hospital das Clínicas da Faculdade de Medicina da Universidade de São Paulo (ICr-HC-FMUSP).

Mariana Ribeiro Marcondes da Silveira
Médica Pediatra da Divisão de Neurologia e da Unidade de Dor e Cuidados Paliativos do Instituto da Criança e do Adolescente do Hospital das Clínicas da Faculdade de Medicina da Universidade de São Paulo (ICr-HC-FMUSP), com Atuação em Neurologia Pediátrica, Neurofisiologia Clínica e Medicina Paliativa. Cofundadora do Departamento Científico de Cuidados Neuropaliativos da Sociedade Brasileira de Neurologia Infantil (SBNI).

Murilo Lopes Lourenção
Pediatra Intensivista e Especialista em Cuidados Paliativos Pediátricos. Médico Diarista da Unidade de Terapia Intensiva Pediátrica do Hospital Israelita Albert Einstein (HIAE). Médico Assistente do Centro de Terapia Intensiva Pediátrica do Instituto da Criança e do Adolescente do Hospital das Clínicas da Faculdade de Medicina da Universidade de São Paulo (ICr-HC-FMUSP). Médico da Unidade de Dor e Cuidados Paliativos Pediátricos do ICr-HC-FMUSP.

Nichollas Martins Areco
Psicólogo. Mestre e Doutor em Psicologia pela Faculdade de Filosofia, Ciências e Letras de Ribeirão Preto da Universidade de São Paulo (FFCLRP-USP). Especialista em Psicologia Hospitalar pelo Conselho Federal de Psicologia. Psicólogo do Setor de Oncologia e Hematologia Pediátrica do Hospital das Clínicas da Faculdade de Medicina de Ribeirão Preto da Universidade de São Paulo. Docente de Medicina do Centro Universitário Barão de Mauá. Vice-Presidente da Academia Nacional de Cuidados Paliativos de São Paulo (ANCP-SP). Membro do Comitê de Pediatria da ANCP. Colaborador do Grupo de Estudos em Cuidados Paliativos Pediátricos da Sociedade Brasileira de Oncologia Pediátrica (Sobope).

Paloma Horejs Bittencourt
Pediatra pela Faculdade de Medicina da Universidade Federal da Bahia (FMB-UFBA). Pediatra pela Hospital Universitário Professor Edgard Santos da UFBA (HUPES-UFBA). Ano Adicional de Residência Médica em Dor e Cuidados Paliativos Pediátricos pelo Instituto da Criança e do Adolescente do Hospital das Clínicas da Faculdade de Medicina da Universidade de São Paulo (ICr-HC-FMUSP).

Patricia Gushiken Takahashi

Pediatra pela Faculdade de Medicina da Universidade de São Paulo (FMUSP). Residência em Pediatria e Neurologia Pediátrica pelo Hospital das Clínicas (HC) da FMUSP. Preceptoria em Neurologia Pediátrica no HC-FMUSP. Pós-Graduação em Cuidados Paliativos Pediátricos pelo Instituto de Ensino e Pesquisa do Hospital Sírio-Libanês. Membro do Departamento Científico de Cuidados Neuropaliativos da Sociedade Brasileira de Neurologia Infantil (SBNI).

Patrícia Luciana Moreira Dias

Enfermeira e Pós-Doutora em Enfermagem pela Universidade Federal de São Carlos (UFSCar). Mestre em Enfermagem Pediátrica e Doutora em Ciências pela Escola de Enfermagem da Universidade de São Paulo (EEUSP). Aprimoramento (Lato Sensu) em Cuidados Paliativos Pediátricos pelo Instituto de Ensino e Pesquisa do Hospital Sírio-Libanês. Docente da Faculdade de Educação em Ciências da Saúde do Hospital Alemão Oswaldo Cruz. Professora Convidada da Pós-Graduação do Instituto Israelita de Ensino e Pesquisa Albert Einstein.

Paula da Silva Kioroglo Reine

Especialista em Psicologia Hospitalar pela Santa Casa de São Paulo. Aperfeiçoamento em Cuidados Paliativos pelo Instituto de Ensino e Pesquisa do Hospital Sírio-Libanês. Aperfeiçoamento em Processos Educacionais na Saúde pelo Instituto de Ensino e Pesquisa do Hospital Sírio-Libanês. Distinção de Conhecimento em Psico-Oncologia pela Sociedade Brasileira de Psico-Oncologia (SBPO). Psicóloga da Unidade de Psicologia Hospitalar do Hospital Sírio-Libanês. Coordenadora Pedagógica e Tutora da Pós-Graduação em Cuidados Paliativos Pediátricos do Instituto de Ensino e Pesquisa do Hospital Sírio-Libanês.

Paula Vieira de Vincenzi Gaiolla

Médica pela Escola de Medicina da Santa Casa de Misericórdia de Vitória. Residência em Pediatria pela Escola Paulista de Medicina da Universidade Federal de São Paulo (EPM/Unifesp). Estágio de Especialização em Cardiologia Pediátrica e Cardiopatias Congênitas no Adulto pelo Instituto do Coração do Hospital das Clínicas da Faculdade de Medicina da Universidade de São Paulo (Incor-HC-FMUSP). Estágio de Especialização em Ecocardiografia Pediátrica pelo Incor-HC-FMUSP. Pós-Graduação em Cuidados Paliativos pelo Instituto Latino-Americano Pallium – Argentina. Cursando MBA em Gestão de Saúde pelo Instituto de Ensino e Pesquisa Albert Einstein.

Raissa Emanuelle Jacob

Pediatra e Neonatologista pela Universidade Estadual de Londrina (UEL). Especialista em Genética Médica pelo Instituto da Criança e do Adolescente do Hospital das Clínicas da Faculdade de Medicina da Universidade de São Paulo (ICr-HC-FMUSP). Especialista em dor e Cuidados Paliativos Pediátricos pelo ICr-HC-FMUSP.

Raquel Santos Ferreira

Médica pela Faculdade de Medicina da Universisdade de São Paulo (FMUSP). Residência em Pediatria e Neonatologia pelo Hospital das Clínicas (HC) da FMUSP. Especialização em Cuidados Paliativos Pediátricos pelo Instituto de Ensino e Pesquisa do Hospital Sírio-Libanês. Atuou no Grupo de Apoio Integral às Gestantes com Feto com Malformações (GAI) do HC-FMUSP. Tutora do Curso de Pós-Graduação de Cuidados Paliativos Pediátricos do Instituto de Ensino e Pesquisa do Hospital Sírio-Libanês.

Rita Tiziana Verardo Polastrini

Enfermeira Pediatra. Especialista em Administração Hospitalar pela Faculdade de Saúde Pública da Universidade de São Paulo (USP). Diplomada em Cuidados Paliativos pela Universidade Del Salvador – Buenos Aires, Argentina, com Chancela de Oxford, Reino Unido. Certificado de Capacitador do EPEC Latino em Pediatria pelo Boston Children's Hospital e Dana-Faber Cancer Institute. Membro do Comitê de Pediatria da Agência Nacional de Cuidados Paliativos (ANCP). Diretora Científica II da ANCP-SP (Gestão 2024/2025). Coordenadora do Grupo de Trabalho na Área de Cuidados Paliativos e Dor do Conselho Regional de Enfermagem de São Paulo (Coren-SP). Enfermeira da Unidade de Dor e Cuidados Paliativos do Instituto da Criança e do Adolescente do Hospital das Clínicas da Faculdade de Medicina da Universidade de São Paulo (ICr-HC-FMUSP). Coordenadora Administrativa da Unidade de Pediatria Integrativa do Departamento de Pediatria da Faculdade de Medicina da Universidade de São Paulo (FMUSP).

Simone Brasil de Oliveira Iglesias

Pediatra Intensivista, Bioeticista e Paliativista. Doutora em Pediatria pelo Programa de Pós-Graduação em Pediatria e Ciências Aplicadas à Pediatria pela Universidade Federal de São Paulo (Unifesp). Residência em Pediatria pela Universidade Federal do Rio de Janeiro (UFRJ) e em Terapia Intensiva Pediátrica pela Unifesp. Especialista em Pediatria com Atuação em Terapia Intensiva Pediátrica pela Sociedade Brasileira de Pediatria (SBP). Especialista em Nutrição Parenteral e Enteral pela Sociedade de Nutrição Parenteral e Enteral. Especialista em Bioética pela Universidade de São Paulo (USP) e em Cuidados Paliativos pelo Instituto Latino-Americano Pallium – Argentina e pela Associação Médica Brasileira (AMB). Professora Adjunta da Disciplina de Pediatria Geral e Comunitária do Departamento de Pediatria da Unifesp. Médica Assistente da Unidade de Cuidados Intensivos Pediátricos e Coordenadora da Unidade Semi-Intensiva Pediátrica do Hospital São Paulo da Unifesp. Fundadora e Coordenadora do Grupo de Bioética e Cuidados Paliativos do Departamento de Pediatria da Unifesp (Grupo Girafa). Membro do Comitê de Bioética da Academia Nacional de Cuidados Paliativos (ANCP). Membro do Departamento Científico de Bioética e do Departamento Científico de Dor e Cuidados Paliativos da Sociedade de Pediatria de São Paulo (SPSP). Presidente do Departamento Científico de Dor e Cuidados Paliativos da Sociedade Brasileira de Pediatria (SBP). Fundadora da Rede Brasileira de Cuidados Paliativos Pediátricos.

Vinicius Oliveira da Costa

Psicólogo. Teólogo. Capelão Hospitalar do Grupo em Defesa da Criança com Câncer (GRENDACC) – Jundiaí/SP. Pós-Graduado em Oncologia pelo Centro Universitário São Camilo. Pós-Graduado em Cuidados Paliativos pela Faculdade de Ciências da Saúde do Hospital Israelita Albert Einstein. Mestrando em Ciências da Saúde pela Faculdade de Medicina de Jundiaí.

Vivian Taciana Simioni Santana

Fisioterapeuta. Mestre e Doutora em Ciências da Saúde pelo Centro Universitário – Faculdade de Medicina do ABC (FMABC). Pós-Graduação em Fisioterapia Cardiorrespiratória pela FMABC. MBA em Gestão em Saúde pela Fundação Getulio Vargas (FGV). Aprimoramento em Cuidados Paliativos Pediátricos pelo Instituto da Criança e do Adolescente do Hospital das Clínicas da Faculdade de Medicina da Universidade de São Paulo (ICr-HC-FMUSP). Especialista em Terapia Intensiva Neonatal e Pediátrica pela Associação Brasileira de Fisioterapia/Conselho Federal de Fisioterapia e Terapia Ocupacional (Assobrafir/Coffito). Coordenadora de Fisioterapia do Hospital da Mulher do Município de São Bernardo do Campo. Docente do Curso de Especialização e Aperfeiçoamento em Cuidados Paliativos Pediátricos do Instituto de Ensino e Pesquisa do Hospital Sírio-Libanês.

Yasmin Abou Zeenni

Médica Pediatra pela Universidade Estadual Paulista Júlio de Mesquita Filho (Unesp). Especialista em Psiquiatria pela Faculdade de Ciências Médicas da Universidade Estadual de Campinas (Unicamp). Especialização (Pós-Graduação Lato Sensu) em Cuidados Paliativos Pediátricos pelo Instituto de Ensino e Pesquisa do Hospital Sírio-Libanês. Psiquiatra no Instituto de Oncologia Pediátrica do Grupo de Apoio ao Adolescente e à Criança com Câncer/Universidade Federal de São Paulo (GRAACC/Unifesp).

Agradecimentos

Há um provérbio africano que diz: "É preciso uma aldeia para educar uma criança". Pedimos permissão para parafraseá-lo e dizer que é preciso a interdisciplinaridade para cuidar de uma criança, de um adolescente e de uma família que experimentam a difícil trajetória de uma doença grave. Sabemos que cada um deles tem uma história única e merece um cuidado individualizado e compassivo, respeitando seus direitos, honrando essas histórias e proporcionando-lhe apoio, conforto e dignidade. Ao reunir profissionais da Saúde neste livro, estamos favorecendo trocas de saberes e experiências valiosas. Essa colaboração é fundamental para impulsionar as melhores práticas, promover conhecimento de qualidade e garantir que as crianças que enfrentam doenças complexas e suas famílias possam receber os cuidados de que realmente necessitam.

E, para isso, precisamos uns dos outros. Precisamos de olhares únicos e diversificados, da relação interdependente dentro do nosso ambiente de trabalho, em busca deste objetivo em comum: a gestão técnica da doença e a gestão humana de um ser pequeno que cresce, que vem ao mundo para sorrir, aprender, explorar, nos mostrar o quanto somos iguais no desejo intrínseco do bem-estar, da felicidade e da vida plena – tudo isso em meio a uma doença que sacrifica justamente esse cenário. Como também na gestão de uma família que renasce e se renova com a vinda de um filho, que muda a sua perspectiva de mundo e de valores, de prioridades e de afetos – tudo isso em meio a um dos maiores medos do mundo: o da perda desse amor.

Por isso, nosso agradecimento a todos que participaram desta obra:

- Aos colaboradores de cada capítulo, que, com entusiasmo, cooperação, sabedoria e trabalho conjunto, forneceram cada tijolo deste material.
- À Profa. Dra. Cléa Rodrigues Leone, idealizadora e grande incentivadora na construção deste projeto.
- À Paloma Ferraz, do Departamento de Publicações da Sociedade de Pediatria de São Paulo (SPSP), pelo suporte e paciência em toda a jornada da construção deste livro.
- À Sociedade de Pediatria de São Paulo (SPSP), pela oportunidade de compartilhar com todos os colegas esse mundo tão desafiador dos cuidados paliativos pediátricos.
- Aos funcionários da SPSP, pelo apoio e suporte durante o processo.
- Às nossas famílias e aos amigos, que são fontes inesgotáveis de amor, paciência e incentivo.

- Aos nossos pacientes e às suas famílias, que nos permitem cuidar daqueles que são seus maiores valores, amores, fontes de coragem, de perseverança e resiliência.

Como diz o poeta cearense Bráulio Bessa, “a vida é uma corrida que não se corre sozinho. E vencer não é chegar, é aproveitar o caminho”. Desejamos que vocês aproveitem cada capítulo, cada palavra deste livro, pensado e confeccionado com dedicação e amor.

Sílvia Maria de Macedo Barbosa
Poliana Cristina Carmona Molinari
Coordenadoras

Prefácio

Quando a morte é real

Rubem Alves acreditava que há muitos céus, um céu para cada um. Porque céu é o lugar, segundo ele, de reencontro com as coisas que a gente ama e o tempo nos roubou. No céu ficaria guardado tudo aquilo que a memória amou. Se ele estiver certo, pode ser que haja muitos infernos, um inferno para cada um. Aquele pelo qual alguns passam e saem para chegar ao céu. Pois qual o tamanho da perda de uma criança, de um adolescente, de uma família, diante de um diagnóstico que os coloca em cuidados paliativos? Onde a morte é real, não imaginária? É mensurável esse sofrimento?

O primeiro *hospice* infantil do mundo é recente (menos de 50 anos!), portanto, ampliar o acesso, qualificar os profissionais e desmistificar os processos de tratamento e cuidado são fundamentais. No Brasil esses serviços são mais recentes ainda... e, muitas vezes, incompletos na equipe que os compõe e em outros recursos, como este livro desvela.

Segundo Manoel de Barros, a importância de uma coisa há de ser medida pelo encantamento que essa coisa produz em nós. Não com fita métrica, balanças, barômetros... Ele afirmou que não gostava de dar confiança para a razão, porque ela diminui a poesia; e só quem está em estado de palavra pode enxergar as coisas sem feitio. A vida tem muitos feitios.

Não sei se é possível ser um bom profissional de cuidados paliativos pediátricos se a pessoa não estiver dentro dela mesma: percebendo suas crenças, sentimentos, limites e potenciais. Explico: se ela não buscar diuturnamente permanecer plena, permanecer em estado de amor. Amor a que? À vida, nas suas diferentes formas e expressões. Amar seus mistérios, suas infinitas possibilidades e interpretações, sua falta objetiva do porquê que a torna tão mágica e preciosa. E, simultaneamente, se empenhar em manter-se atualizado para fazer o (corretamente) possível para que todos possam vivê-la plenamente.

Fico com a impressão de que Mia Couto está certo quando afirma que a fadiga que sentimos não é tanto do trabalho acumulado, mas de um cotidiano feito de rotina e de vazio. Ele escreveu: “o que cansa é viver sem sonhos”. O que se pode sonhar trabalhando com cuidados paliativos pediátricos? Parece-me que pode-se ter a intenção clara, e, portanto, sonhar com a possibilidade real de estar junto, disponível e inteiro nas "conversas"/encontros com a criança, adolescente e familiares ao longo de todo esse processo; de estar compassivo e ser empático ao longo das fases dessa desafiadora experiência; de saber manejar a dor (com terapêuticas farmacológicas e não farmacológicas) nas diferentes situações e diagnósticos, assim como todos os outros sintomas possíveis que podem surgir nesses processos e... isso não é pouco!

Penso que quando estamos diante de uma questão de vida e morte não devemos ter dúvida do quanto somos honrados por acompanhar esse período com a pessoa diagnosticada. Claro que a exaustão é possível (por isso cuidados paliativos são feitos em equipe!!), mas o princípio que nos move deve permanecer consciente, pois assim podemos continuar crescendo em humildade, em gratidão, em compaixão, em empatia! Alinhados ao nosso princípio, fazemos um grande oferecimento de vida para a família que chega até nós! Não temos respostas aos porquês filosóficos! Nossas respostas objetivas são apoios que podem auxiliar a suportar tão grande desafio.

Parece-me, reforço, que a única maneira de não se esgotar fazendo cuidados paliativos pediátricos é mantendo-se conectado com a divina vida que cada profissional tem em si e que o moveu, mais ou menos conscientemente, a escolher tal caminho, para desenvolver habilidades que permitem que uma criança, um adolescente, uma família viva a vida completamente enquanto ela durar.

A consciência da escolha de fazer diferença positivamente no processo final da vida (física, pelo menos) é o que também nos torna dignos, talvez, de sermos chamados *sapiens*. Aquele que desenvolve a sabedoria por compreender a dimensão da vida, na sua amplitude, muitas perspectivas e infinitas possibilidades.

Conscientemente não queremos que uma experiência tão dolorosa gere um sentimento de "não posso pensar no que aconteceu". Queremos que a família, aquele núcleo que fica, não se esqueça do que aconteceu, por ter aprendido a expressar amor, compreensão e harmonia até quando parecia impossível suportar. Crescimento de **Ser** humano.

A educação é uma dimensão intrínseca do bom profissional da Saúde. Como profissional da Saúde e docente por décadas, continuo acreditando que a educação é o caminho possível. Ninguém escolhe cuidados paliativos pediátricos para sofrer ou para ver alguém sofrer. Escolhemos porque, de alguma maneira, nos tornamos disponíveis até nesses momentos para **Ser** remédio. Esse, parece-me, é um potencial de todo ser humano.

Fiquei tão honrada com o convite para escrever este Prefácio! Minha Alma aceitou imediatamente; minha mente questionou minha sanidade. As "situações especiais" em cuidados paliativos pediátricos me parecem... todas! Todas são especiais. Os motivos do encaminhamento para o acompanhamento dos cuidados paliativos pediátricos são, muitas vezes, complexos e extrapolam o controle dos sintomas físicos, como é apresentado já na Introdução deste livro. Voltei-me para dentro para externar a experiência da reflexão de prefaciar um livro tão fundamental quanto este!

Parabéns!! Parabéns a todos os autores que compõem este livro! Parabéns à Sociedade de Pediatria de São Paulo, por promover a divulgação desse tão grande saber. Este livro é necessário: queremos continuar aprimorando o nosso fazer e partilhar nossas experiências. E, acima de tudo, continuar cuidando da vida com qualidade, em todas as situações possíveis!

Boa e **fundamental** leitura, gente boa!

> Frescor agradecido de capim molhado
> Como alguém que chorou
> E depois sentiu uma grande, uma quase envergonhada alegria
> Por ter a vida continuado...
> Mário Quintana. Baú de Espantos.

Maria Júlia Paes da Silva
Enfermeira. Profa. Titular pela Escola de Enfermagem da Universidade de São Paulo (EEUSP).
Especialista em Cuidados Paliativos pela Pallium Latinoamérica.
Mãe de uma natimorta.

Apresentação da Presidência

A série Atualizações Pediátricas começou há 23 anos, com o objetivo principal de produzir material científico consistente e facilitar o acesso dos pediatras às informações mais atualizadas.

Agora chega o volume *Cuidados Paliativos Pediátricos* – auxílio na atuação do pediatra, coordenado por Sílvia Maria de Macedo Barbosa e Poliana Cristina Carmona Molinari, profissionais com muita experiência em tratar desse assunto tão importante e delicado.

Os cuidados paliativos para crianças e adolescentes representam um campo altamente especializado de cuidados de saúde, diferente dos cuidados para adultos.

Em relação aos cuidados paliativos pediátricos (CPP), de acordo com o Atlas dos Cuidados Paliativos no Brasil, dos 191 serviços avaliados, apenas 40,3% foram qualificados para o atendimento de crianças e adolescentes. Pensando na necessidade urgente de conhecer e aplicar esses cuidados e divulgar experiências e conhecimentos criou-se este volume, que foi dividido em 12 partes e destina-se ao pediatra e outras especialidades médicas que trabalham e lidam com os CPP.

Aqui são abordados temas relevantes, como: o desenvolvimento dos CPP no Brasil, seus princípios, como se comunicar e a tomada de decisões; o apoio e parceria com o paciente, seus familiares, com os médicos nos hospitais e na comunidade; abordagem da dor, dos sintomas físicos, do sofrimento em outras esferas; situações especiais; e condições crônicas e outros assuntos fundamentais, como as questões éticas, o fornecimento de orientações antecipadas simples sobre o fim da vida, decisões sobre terapias médicas que sustentam a vida, a decisão conjunta da melhor opção do local nos últimos dias, os cuidados pós-morte e o apoio ao luto. Finaliza com a seção sobre Pesquisa e Educação em CPP, seguida das Escalas e do Bulário.

Temos noção de que o apoio às crianças ou adolescentes com necessidades de cuidados paliativos começa quando a doença é diagnosticada, e continua independentemente de o paciente receber ou não tratamento direcionado a ela. Idealmente, o planejamento antecipado dos CPP deve começar logo após o diagnóstico e revisto à medida que a condição do paciente, as opções de tratamento disponíveis e os objetivos dos cuidados evoluírem.

Os CPP requerem uma abordagem multidisciplinar ampla, que inclui a família e os recursos disponíveis, mesmo que limitados, e podem e devem ser implementados com sucesso em qualquer tipo de instalação e até nos lares dos pacientes.

Desejo uma ótima e proveitosa leitura!

Referências consultadas

1. Santos AFJ, Ferreira EAL, Guirro UBP. Atlas dos cuidados paliativos no Brasil, 2019. 1. ed. São Paulo: ANCP, 2020.
2. Palliative care for children. Disponível em: https://www.who.int/europe/news-room/fact-sheets/item/palliative-care-for-children. Acesso em: 20 dez. 2023.
3. Guidance for pediatric end-of-life care. Disponível em: https://doi.org/10.1542/peds.2022-057011. Acesso em: 20 dez. 2023.

Renata D. Waksman

Presidente da Sociedade de Pediatria de São Paulo

Apresentação da Diretoria de Publicações

Ao longo dos anos, o desenvolvimento tecnológico, associado à interpretação dos sinais clínicos que embasam os processos de doença, em Pediatria, tem contribuído para maior conhecimento dos mecanismos fisiopatológicos que os permeiam e, consequentemente, para a definição de condutas cada vez mais precisas. Paralelamente, em decorrência da evolução clínica de cada paciente, tornou possível a definição de um prognóstico mais seguro.

Nesse contexto, quando se esgotavam os recursos terapêuticos, surgia a necessidade de se disponibilizar um suporte emocional e de conforto aos pacientes e a suas famílias no "enfrentamento de problemas associados a doenças potencialmente fatais", conforme estabeleceu a Organização Mundial da Saúde em 2018. Ao mesmo tempo, houve o desenvolvimento de Equipes Especializadas em Cuidados Paliativos Pediátricos, que se tornaram agentes indispensáveis na atenção a pacientes pediátricos em situações críticas.

Considerando-se todos esses aspectos, o Núcleo de Estudos de Cuidados Paliativos e Dor desenvolveu este livro, no qual os autores analisam desde os "Princípios dos Cuidados Paliativos Pediátricos" até a abordagem da dor em seus diversos aspectos, controle dos sintomas físicos, sofrimento em outras esferas e outros temas importantes nesse contexto.

Além disso, os autores disponibilizam, no fim do livro, um bulário e um conjunto de escalas que serão fontes de consulta muito úteis ao pediatra.

Por todos esses motivos, além de outros, esta obra será uma fonte de informações necessária ao pediatra na assistência a seus pacientes, especialmente àqueles em situação de risco.

Profa. Dra. Cléa Rodrigues Leone
Diretora de Publicações da SPSP

Apresentação das Coordenadoras

Além de uma ciência que estuda a assistência integral à criança e ao adolescente, no conceito da Saúde, a Pediatria é a arte do desabrochar. O pediatra é aquele que conhece o amor em suas diferentes linguagens, que apoia a transformação de um ser pequeno, cheio de potencialidade, ávido por conhecer, experimentar e modificar o mundo à sua volta. Por outro lado, também é o profissional que acompanha por muitos e muitos anos crianças com doenças crônicas, graves e limitantes de todo esse potencial.

Para isso, ele necessita de habilidades, competências e conhecimentos que muitas vezes não estão ao alcance de todos. A elaboração deste livro vem ao encontro de todos esses aspectos. O cuidado paliativo pediátrico, na sua definição e essência, promove bem-estar e qualidade de vida para essa população de crianças e adolescentes portadores de doenças graves e limitantes e que provocam sofrimentos multidimensionais, que se estendem aos seus familiares. Para isso, precisamos de ferramentas, com o objetivo de fornecer esse cuidado, que une a competência técnica à gestão humana de todo um sofrimento de um ser, nosso paciente e da sua família.

Nossos objetivos são:

- Compartilhar conhecimento de alta qualidade e proporcionar aprendizado técnico.
- Ser um material de referência para apoio e suporte dos profissionais da Saúde que cuidam de crianças com doenças graves e ameaçadoras da vida.
- Promover reflexão sobre a nossa prática, estimulando o movimento de sair da zona de conforto, compreendendo a nossa vulnerabilidade e os nossos potenciais.
- Criar condições para que os profissionais da Saúde desse cenário possam cuidar de sofrimentos físicos, emocionais e espirituais dos pacientes por meio do trabalho em equipe, da excelência técnica e da compaixão e empatia.

Desejamos a todos uma leitura produtiva, leve e repleta de aprendizado e inspiração. Que este livro possa ser um guia na busca por um cuidado único, individual, generoso, compassivo e competente. Assim como a filosofia africana Ubuntu, segundo a qual todos somos parte de algo maior e coletivo, envoltos em respeito, compartilhamento, generosidade, confiança, humildade e amor.

Sílvia Maria de Macedo Barbosa
Poliana Cristina Carmona Molinari
Coordenadoras

Sumário

Seção 1
Introdução

Capítulo 1

Os cuidados paliativos pediátricos e seu desenvolvimento no Brasil

Sílvia Maria de Macedo Barbosa

Os cuidados paliativos pediátricos (CPP) têm se desenvolvido mundialmente desde a década de 1980, quando o Hospice Helen House foi fundado, na Inglaterra, em novembro de 1982, pela Irmã Frances Dominica. Considera-se esse fato o marco inicial do movimento dos cuidados paliativos infantis, pois a Helen House foi o primeiro *hospice* infantil do mundo, tendo sido fonte de inspiração para outras instituições naquele país e no resto do mundo.[1]

A inspiração para Helen House foi uma menina chamada Helen que sofrera danos cerebrais graves e irreversíveis após uma operação de emergência para remover um tumor cerebral. Os pais de Helen a levaram do hospital para casa para cuidar da filha em seu ambiente familiar. Desenvolveu-se uma amizade entre a irmã Frances e os pais de Helen e, em certas ocasiões, a irmã Frances cuidava da menina por curtos períodos para dar um descanso aos pais. Dessa amizade, nasceu a ideia de um pequeno *hospice* para crianças.

Em 1987, o segundo *hospice* infantil do mundo, a Martin House, foi inaugurado também na Inglaterra. Em 1995, o primeiro *hospice* infantil fora do Reino Unido foi inaugurado no Canadá baseando-se no modelo da Helen House.

O movimento paliativo pediátrico, desde aí, cresceu e paulatinamente houve expansão para diversos países, mas ainda hoje há uma demanda reprimida ainda não devidamente atendida.

Comparado ao acesso a cuidados paliativos para adultos, o acesso aos CPP ainda é restrito. Fato é que, na Pediatria, o reconhecimento e a difusão dos cuidados paliativos ainda estão em estado inicial. Estamos, no Brasil, no momento de capacitação dos profissionais e expansão dos serviços, mas ainda muito longe do padrão ideal. Os serviços disponíveis para as crianças que necessitam desses cuidados ainda são fragmentados.

Vimos, nas últimas décadas, uma mudança no perfil dos pacientes pediátricos e que houve aumento na necessidade de assistência às crianças vivendo com doenças crônicas, limitantes e ameaçadoras da vida.

Segundo a Organização Mundial da Saúde (OMS), os cuidados paliativos são definidos como a "prevenção e o alívio do sofrimento de pacientes adultos e pediátricos e também de suas famílias, que enfrentam problemas associados a doenças potencialmente fatais, incluindo o sofrimento físico, psicológico, social e espiritual dos pacientes e de seus familiares".[2]

Sendo assim, os CPP implicam a identificação precoce e a avaliação e o tratamento adequados, melhorando a qualidade de vida e promovendo dignidade e conforto, sem acelerar nem retardar a morte, podendo, inclusive, influenciar positivamente o curso da doença, aspecto essencial para o prognóstico do paciente pediátrico. São necessárias melhorias para lidar com o crescente número de crianças que poderiam se beneficiar desses cuidados.[2]

É fundamental ampliar o acesso, qualificar os profissionais e desmistificar os CPP. Mesmo as necessidades de CPP variam de forma global. Estima-se que pelo menos 8 milhões de crianças necessitem de cuidados paliativos especializados, podendo-se chegar à estimativa mundial de 21 milhões de crianças que poderiam ser beneficiadas por cuidados paliativos.[3]

Em 2019, no Brasil, dos 191 serviços de cuidados paliativos avaliados, apenas 40,3% foram qualificados para o atendimento de crianças e adolescentes.[4]

A mensuração da necessidade e da capacidade de oferta de CPP é fundamental no planejamento de cuidado para um país ou região.[2] Em 2022, a Rede Brasileira de Cuidados Paliativos Pediátricos lançou o *Mapeamento dos Cuidados Paliativos Pediátricos no Brasil*,[5] que evidenciou aumento dos serviços de CPP nos últimos 10 anos no Brasil, demonstrando uma evolução recente na área. Ao mesmo tempo, a distribuição desses serviços é desigual entre as regiões brasileiras, da mesma maneira que outras demandas requerem melhorias, como o nível de acesso aos opioides, o tempo dedicado aos CPP, ações em educação continuada e o olhar para o cuidado do profissional que trabalha com CPP.[5]

Encontramos 90 serviços de CPP; dos quais, 10 foram criados até 2009, e os demais, a partir de 2010 (destes, 32 serviços foram criados nos últimos 4 anos).[5]

Dos 90 serviços, o estado de São Paulo representou a maior parte, com 42,22% (38 serviços), seguido de Minas Gerais com 8,89% (8 serviços). Roraima, Pará, Goiás, Sergipe e Rio Grande do Norte foram os estados com o menor número, apresentando um serviço registrado em cada um deles (1,11% do total em cada estado).[5]

Por regiões, o Sudeste se apresentou como a região com maior número de serviços, representando 57,8% do total (52 serviços), seguido pelo Nordeste, com 18,9% (17 serviços), o Sul com 12,2% (11 serviços) e o Centro-Oeste com 8,9% (8 serviços). A região Norte foi a com menor número de serviços cadastrados, com 2,2% do total (2 serviços).[2,5]

Em 2019, a International Children's Palliative Care Network (ICPCN) publicou os níveis estimados de provisão de cuidados paliativos infantis em todo o mundo a partir de informações disponíveis na literatura. Esses níveis podem variar de 1 a 5, do menor para o maior e o Brasil foi, então, classificado como nível 3, definido como *evidence of localized palliative care provision for children and availability of training*.[6]

Atualmente, existe ampla aceitação de que os cuidados paliativos fazem parte do escopo dos problemas de Saúde Pública, com uma atenção crescente por parte dos governos para integrá-los em suas estratégias nacionais de Saúde a fim de lidar com o crescente número de crianças e adultos que deles necessitam.

Os CPP constituem um problema social emergente sem haver atualmente soluções adequadas a respeito.[7]

Pode-se atribuir a escassez dos CPP a barreiras organizacionais, culturais e econômicas, situações estas agravadas pelo aspecto peculiar da doença na idade pediátrica, pelo reduzido número de doentes em comparação à população adulta e pela multiplicidade e dispersão dos casos, o que determina que a organização dos cuidados paliativos na Pediatria seja bastante diferente da existente para a população adulta. Os CPP assumem um caráter único e específico que requer aptidões próprias, organização e recursos distintos dos requeridos para a população adulta.[8]

Na nossa cultura, não se aprecia discutir a doença e a morte em Pediatria. A presença de uma doença grave e a morte de uma criança são vistas como imerecidas e como injustiças. Porém, o sofrimento relacionado a uma doença faz parte da experiência humana e infelizmente também acomete as crianças e suas famílias.[9]

A realidade é que as crianças sofrem e, independentemente da idade, experimentam todos os problemas clínicos, psicológicos, sociais e espirituais ligados a uma doença limitante ou ameaçadora de vida e à morte.[9]

A doença e a morte de uma criança são acometimentos devastadores e trágicos para todos os envolvidos como os membros da família, a Equipe de Saúde e a comunidade próxima no convívio. A família impregnada pela dor pode alterar o seu comportamento, papel e perspectivas. Os profissionais da Saúde responsáveis pelos cuidados, além das questões profissionais, se vêm frente às questões pessoais, tendo de lidar com suas experiencias prévias, emoções e medos.[9]

Profissionais da Saúde, que atendem esses pacientes, muitas vezes veem reações de raiva, fuga ou negação da realidade por parte do doente e ou dos familiares. Em alguns casos, surgem dúvidas a respeito da capacidade da Medicina e das suas competências, além de descrença na cura ou na resolução do problema ou da doença. Não devemos, porém, esquecer que é a criança que vai sofrer e lidar com o peso da doença que limita ou ameaça sua vida, o medo da separação, a frustração pelos sonhos não realizados e a percepção da inexistência de um futuro, enfrentando, muitas vezes, sozinhas as consequências da sua doença aliadas ao medo e ao sofrimento emocional.[9]

Não raro, familiares e profissionais não conseguem ou se recusam a perceber a evolução negativa da doença, a terminalidade iminente e a morte como uma questão real a ser abordada. Por conta dessa atitude, os pacientes, nessa situação, se tornam sujeitos a decisões e opções de tratamento irrealistas que perpetuam o sofrimento, implicando, muitas vezes, em perda da dignidade humana.[9]

Não é fácil a abordagem das causas que condicionam e influenciam o comportamento e as escolhas. Sabe-se, porém, que as dificuldades encontradas na abordagem desse problema não podem impedir o cuidado nem tampouco podem criar dúvidas e apreensões relativas aos direitos dessas crianças e aos deveres daqueles que as acompanham e cuidam delas na fase final da vida.[9]

Os cuidados paliativos também são agora reconhecidos como uma questão de direitos humanos – ou seja, fazem parte dos direitos dos pacientes e das famílias, além do "direito à saúde". A Declaração dos Direitos do Homem se refere aos cuidados paliativos como direito do ser humano, sendo obrigações dos governos prestar tais serviços e fornecer os medicamentos essenciais.[8,10]

Uma das dificuldades que aparecem no caso da necessidade de cuidados paliativos especializados é que o acesso a eles é limitado pelo pequeno número de serviços que os oferecem. Oferecer uma escolha realista para as famílias quanto aos lugares que fornecem cuidados paliativos para os filhos e fornecer apoio e cuidados nesses ambientes diferentes têm sido temas centrais em CPP.[8]

Uma gama de modelos de programas que oferecem CPP pode coexistir como atendimento domiciliar com programas de desospitalização, atendimento ambulatorial e atendimento ao paciente internado. De forma paulatina, começam a surgir no Brasil *hospices* pediátricos e serviços de cuidados temporários, além de programas de luto.[8]

Sabe-se que, no Brasil, esse atendimento ainda é muito escasso, pois depende de recursos locais, profissionais capacitados, prioridades locais e questões geográficas que influenciam diretamente na possibilidade da prestação adequada dos CPP. Muitos desses programas têm começado a partir de iniciativas pediátricas, muitas vezes individuais, cuidados domiciliares baseados na comunidade, *home care* com esse enfoque e, em alguns casos, em associação aos cuidados paliativos para adultos. Muitos dos serviços dos CPP se originaram nos serviços de Oncologia Pediátrica, baseados no serviço hospitalar e na dependência, na maioria das vezes, de pequenas equipes com enfermeiros especializados e, em alguns locais, associados a equipes multidisciplinares.[8]

Em contraste com os cuidados paliativos para adultos, muitos programas de cuidados domiciliares reconhecem precocemente a importância de incluir crianças que morrem em decorrência de uma ampla gama de doenças e não apenas das doenças oncológicas.[8]

A expansão dos CPP propiciou que os diversos modelos de atenção fossem estendidos às necessidades dos sistemas de cuidados de saúde, às questões culturais locais, às demandas clínicas e à disponibilidade dos recursos. Por sua vez, as equipes apresentam em comum os princípios básicos de conhecimento em gerenciamento de sintomas e fornecimento de apoio psicossocial e espiritual de forma prática, ressaltando-se, porém, que os aspectos da operação diária, o tamanho da equipe, os recursos humanos disponíveis, o financiamento e a integração da rede de Saúde abrangendo o hospital e a equipe do atendimento domiciliar.[8]

O trabalho dessas equipes pode se dar por meio de um papel consultivo ou de atendimento direto específico nos hospitais para os pacientes oncológicos e com os demais diagnósticos de doenças limitantes ou ameaçadoras de vida que necessitam de cuidados paliativos. Essas equipes podem oferecer o acompanhamento na internação e na ajuda coordenada com a equipe de acompanhamento titular, na internação, para um programa de cuidados em casa após a alta.[8,11]

No Brasil, serviços baseados nos hospitais gerais são cada vez mais comuns. Nem todos contam com equipe própria. Podem variar no tamanho e na constituição multidisciplinar, mas de forma geral, há um médico, um núcleo de Enfermagem e contribuições de outros profissionais como psicólogos, assistentes sociais, fonoaudiólogos, nutricionistas, capelães, fisioterapeutas, terapeutas ocupacionais e farmacêuticos.[8]

O motivo de encaminhamento para o acompanhamento dos CPP, no Brasil, são, muitas vezes, complexos e extrapolam o controle dos sintomas físicos. Por exemplo, questões bioéticas, problemas de comunicação, planejamento dos cuidados, limitação do suporte, apoio familiar e planejamento da alta. Há um potencial crescente para cooperação de forma valiosa entre as equipes de CPP e as unidade de terapia intensiva pediátrica, enfermaria, unidades neonatais e até mesmo a emergência.[8]

De fato, essa interação permite que o trabalho ocorra de forma conjunta, com equipe e famílias ajudando na discussão do melhor tipo de cuidado para cada etapa da doença, incluindo-se aí o fim da vida para a criança.[8]

Ainda hoje, no Brasil, há poucos *hospices* pediátricos e alguns estão em construção. Importante lembrar que esses espaços devem estar reservados para crianças que apresentam não só doenças oncológicas, mas também outras doenças que podem durar por muitos anos como as metabólicas ou as neurodegenerativas. Eles também devem oferecer um ambiente de suporte para as famílias, incluindo os irmãos do paciente, tanto no período da doença como no do luto.[8]

Os CPP ainda se sobrepõem aos cuidados paliativos dos adultos. Suas fronteiras são distintas, mas devem conversar e não ser impermeáveis. Levando-se em consideração essa premissa, os cuidados paliativos das crianças se beneficiam do conhecimento e das experiências advindas dos cuidados dos adultos, mas contribuem da mesma maneira, pois realizar esse trabalho em cooperação é benéfico para todas as faixas etárias envolvidas.[3]

No Brasil, já existem centros de atendimento de cuidados paliativos pediátricos para todas as patologias, com profissionais capacitados a fornecer o melhor cuidado para as crianças e suas famílias. Mais profissionais pediátricos devem ser treinados para oferecer esse tipo de cuidado, garantindo, assim, melhor atendimento para a criança portadora de doença grave limitante de vida ou que coloque a vida em risco, melhorando a qualidade de vida desses pacientes.[8]

Em 2014, foi lançada a *Carta de Trieste*, uma declaração dos direitos da criança em fim de vida. A publicação analisa as necessidades da criança em fim de vida, define os seus direitos e indica como se devem abordar as suas necessidades físicas, psicológicas, relacionais, éticas e espirituais, assim como as da família e de outras pessoas próximas ou que prestam cuidados. Salienta que morrer não implica destruir os direitos de uma pessoa; pelo contrário, a fragilidade e a complexidade da condição da criança aumentam a importância desses direitos e não dá espaço para a negação. O documento reafirma a centralidade da criança, reestabelecendo um papel que frequentemente não é reconhecido.[9]

Carta dos direitos da criança em fim de vida - A *Carta de Trieste*

Essa Carta, elaborada por um grupo de peritos e pais italianos e revista por um painel de especialistas internacionais, pretende ser um instrumento simples que realça os direitos e a dignidade das crianças em fim de vida e oferece sugestões e soluções que podem ser aplicadas em diversas circunstâncias.[12]

Toda criança em fim de vida tem o direito de:

- Ser considerada "pessoa" até a morte, independentemente da idade, localização, condição e contexto de cuidados.
- Receber tratamentos eficazes mediante cuidados qualificados, abrangentes e continuados para dor e outros sintomas físicos e psicológicos causadores de sofrimento.
- Ser ouvida e informada de forma apropriada sobre sua doença, com a devida consideração pelos seus desejos, idade e capacidade de entendimento.
- Participar, na medida das suas capacidades, valores e desejos na escolha de cuidados sobre a sua vida, doença e morte.
- Expressar seus sentimentos, desejos e expetativas, e que estes sejam considerados.
- Ver as suas crenças culturais, espirituais e religiosas respeitadas e receber cuidados e suporte espiritual de acordo com os seus desejos e escolhas.
- Ter uma vida social e relacional apropriada à sua idade, à sua condição e às suas expetativas.
- Estar rodeada por membros da família e pessoas significativas para si, com competência na organização e provisão dos seus cuidados, que são ajudados a lidar com as sobrecargas financeiras e emocionais decorrentes da condição da criança.
- Ser cuidada num contexto apropriado à sua idade, às suas necessidades e aos seus desejos, e que permite à família manter-se próxima e envolvida.
- Ter acesso a serviços de CPP que respeitem o seu melhor interesse e evitem práticas clínicas fúteis ou desproporcionadas e o abandono terapêutico.

Em resumo, os CPP consistem em um conceito de cuidados que proporcionam as coordenadas para um cuidado multidisciplinar de crianças e de sua família, que apresentam uma condição progressiva limitante de vida. O cuidado é fornecido em um lugar possível, no meio ambiente escolhido pela criança e sua família, fornecendo apoio físico, social, emocional e espiritual à família, na escola, entre amigos e na comunidade, incluindo-se os cuidados com o luto durante o cuidado paliativo da criança e após a sua morte.[8,13]

Referências bibliográficas

1. United Kingdom (UK). Helen & Douglas House [Internet]. Our history. 2022. Helen & Douglas House. Disponível em: https://www.helenanddouglas.org.uk/about-us/our-history. Acesso em: 12 nov. 2023.
2. World Health Organization (WHO). Integrating palliative care and symptom relief into paediatrics: a WHO guide for health care planners, implementers and managers. Geneva (CH): World Health Organization (WHO), 2018.
3. International Children's Palliative Care Network (ICPCN) [homepage na Internet]. England & Wales: International Children's Palliative Care Network (ICPCN). Disponível em: https://icpcn.org. Acesso em: 09 set. 2021.
4. Santos AFJ, Ferreira EAL, Guirro UBP. Atlas dos cuidados paliativos no Brasil. São Paulo: Academia Nacional de Cuidados Paliativos (ANCP), 2019.
5. Ferreira EAL, Barbosa SMM, Costa GA et al. Mapeamento dos cuidados paliativos pediátricos no Brasil. São Paulo: Rede Brasileira de Cuidados Paliativos Pediátricos (RBCPP), 2022.
6. International Children's Palliative Care Network (ICPCN). ICPCN estimated levels of children's palliative care provision worldwide [Internet]. England & Wales: International Children's Palliative Care Network (ICPCN). Disponível em: https://icpcn.org. Acesso em: 09 set. 2021.
7. European Association for Palliative Care (EAPC), Grupo de Trabalho da EAPC para Cuidados Paliativos Pediátricos Onlus. Cuidados paliativos para recém-nascidos, crianças e jovens – Factos. Roma: Fondazionne Maruzza Lefebvre D'Ovidio Onlus, 2009.
8. Barbosa SSM, Zoboli I, Iglesias SBO. Cuidados paliativos na prática pediátrica. Rio de Janeiro: Atheneu, 2019. Série Atualizações Pediátricas – Sociedade de Pediatria de São Paulo (SPSP).
9. Fondazionne Maruzza Lefebvre D'Ovidio Onlus. The Trieste Charter – Charter of the rights of the dying child. Roma: Fondazionne Maruzza Lefebvre D'Ovidio Onlus, 2014.
10. Knapp C, Madden V, Kerry SF (ed.). Pediatric palliative care: global perspectives. New York (NY): Springes Dordrecht Heidelberg, 2012.
11. Goldman A, Hain R, Stephen L. Oxford textbook of palliative care for children. Oxford University Press, 2006.
12. Portugal. Attitude – Associação de Solidariedade Social. Carta dos direitos da criança em fim de vida [Internet]. Attitude. Tradução e adaptação autorizadas informalmente de "the Trieste Charter – Charter of the rights of the dying child". Disponível em: https://attitude.org.pt/cuidados-paliativos-pediatricos/carta-dos-direitos-da-crianca. Acesso em: 12 nov. 2023.
13. Children's Health Queensland Hospital, Paediatric Palliative Care Service. Royal children's palliative care green booklet. Children's Health Queensland Hospital, 2014.

Seção 2
Princípios dos cuidados paliativos pediátricos

Capítulo 2

Conceitos básicos

Sílvia Maria de Macedo Barbosa

As últimas décadas viram um grande desenvolvimento técnico-científico com melhora no atendimento pediátrico como um todo. Os efeitos da transição epidemiológica e o impacto dos principais programas de intervenção em Saúde Pública, resultaram em um quadro de morbimortalidade diferente do que era alcançado anteriormente. Dentro desse quadro, aumentou também a sobrevida de pacientes portadores de condições clínicas complexas (CCC), acompanhada de muito sofrimento multidimensional. Com isso, os cuidados paliativos pediátricos (CPP) têm se desenvolvido de forma constante, mesmo em ritmos variados, nas últimas décadas, inclusive no Brasil.[1,2]

Os CPP representam um campo especial e apresenta diferenças e peculiaridades em relação aos cuidados paliativos (CP) destinado a adultos. Segundo a Organização Mundial da Saúde (OMS), os CP apropriados para as crianças e suas famílias são constituídos pelos seguintes princípios:[3,4]

- Representam o cuidado ativo e total do corpo, da mente e do espírito da criança, envolvendo também o apoio à família.
- Começam quando a doença é diagnosticada e continua independentemente de a criança receber ou não tratamento direcionado à doença.
- Os prestadores de cuidados de saúde devem avaliar e aliviar o sofrimento físico, psicológico e social da criança.
- Requerem uma abordagem multidisciplinar ampla que inclua a família e faça uso dos recursos comunitários disponíveis; podem ser implementados com sucesso mesmo que os recursos sejam limitados.
- Podem ser prestados em unidade de cuidados terciários, em centros de saúde, ambulatórios e no cenário domiciliar.

A International Association of Hospice and Palliative Care (IAHPC) recentemente fez uma revisão da definição de CP da OMS por meio de um consenso global, envolvendo membros de todo o mundo e propôs uma nova definição combinada para adultos e crianças: "os CP são os cuidados holísticos ativos de indivíduos de todas as idades, com sérios sofrimentos relacionados à saúde, devido a doenças graves, e especialmente daqueles que estão perto do fim de vida. Têm como objetivo melhorar a qualidade de vida dos pacientes, seus familiares e seus cuidadores". Outros pontos fundamentais foram definidos e retificados:[3]

- Os CP incluem a prevenção, identificação precoce, avaliação e manuseio dos sintomas físicos, incluindo-se a dor, além dos sintomas de sofrimento psicológico, espiritual e necessidades sociais.
- Oferecem suporte para ajudar os pacientes a viverem da maneira mais plena possível, até a morte, por meio de uma comunicação efetiva, ajudando o paciente e sua família a determinar os objetivos do cuidado.

- São aplicáveis durante todo o curso de uma doença, de acordo com as necessidades do paciente.
- São oferecidos em conjunto com as terapias modificadoras da doença sempre que necessário.
- Podem influenciar de maneira positiva o curso da doença.
- Não antecipam nem postergam a morte, mas reafirmam a vida e reconhecem o morrer como um processo natural.
- Oferecem suporte para a família e a equipe de cuidado durante a doença e durante o luto.
- Reconhecem e respeitam os valores culturais e as crenças do paciente e da família.
- Podem ser aplicáveis em todos os níveis (primário a terciário) e locais de cuidado.
- Podem ser prestados por profissionais com formação e treinamento básico em cuidados paliativos.
- Necessitam de cuidados paliativos especializados feito por equipe multiprofissional para encaminhamento dos casos complexos.

Portanto, os CP baseiam-se em uma abordagem abrangente e centrada na pessoa, incluindo o sofrimento físico, psicológico, social e espiritual iniciado ao diagnóstico e presente durante toda a trajetória de doença. O que se pretende é oferecer a melhor qualidade de vida possível dentro das condições da criança ao longo de todo o processo de doença, podendo se iniciarem no momento do diagnóstico, se necessário, e acompanhar toda a trajetória da doença.[2,3]

Fornecer o acesso equitativo e oportuno a bons cuidados paliativos é um dever ético partilhado pelas partes interessadas na Saúde Pública e pelos profissionais da Saúde. Os CP integrados fazem parte da **cobertura universal de saúde** e são uma função essencial dos **cuidados de saúde primários**.[4,5]

A prestação dos CP por intermédio de uma equipe interdisciplinar permite que cada um dos membros trabalhe no âmbito da sua especialidade específica e da sua área de intervenção. A presença de diferentes *expertises* possibilita melhor atenção às diversas facetas do sofrimento.[6]

Os CP abrangentes, fornecidos a pacientes com doenças limitantes ou ameaçadoras de vida, não podem e nem devem ser considerados uma alternativa aos cuidados de prolongamento da vida que falharam. Os CP especializados são frequentemente acionados para casos complexos, com sintomas refratários de difíceis tratamento, dinâmicas familiares complexas, pacientes que possam necessitar de orientação e de cuidados adicionais.[7-9]

Neste cenário, alguns pontos específicos e fundamentais relacionados ao CPP são:[7-10]

- Os cuidados devem ser dirigidos à criança ou ao adolescente, orientados para a família e baseados na parceria.
- São elegíveis todas as crianças ou todos os adolescentes portadores de doenças graves e/ou crônicas e que limitam ou ameacem a vida.
- Devem ser adequados à criança e/ou à sua família de forma integrada.
- A proposta terapêutica curativa não se contrapõe à introdução de CP.
- Os CP não se destinam a abreviar a fase final de vida.
- Podem ser coordenados em qualquer nível de atenção à saúde (hospital, *hospice*, ambulatórios, domicílio).
- Devem ser consistentes com crenças e valores da criança ou adolescente e de seus familiares.
- A abordagem por grupo multidisciplinar é encorajada.
- A participação dos pacientes e dos familiares nas tomadas de decisão é obrigatória.
- A assistência ao paciente e à sua família deve estar disponível durante todo o tempo necessário.
- Determinações expressas de "não ressuscitar" não são necessárias.
- Não se faz necessário que a expectativa de sobrevida seja breve.

Portanto, os CP devem ser oferecidos a pacientes que apresentam condições limitantes de vida e para indivíduos que têm condições ameaçadoras de vida, definidos assim:[6,10,11]

- Condições de risco de vida são aquelas em que a probabilidade maior é o óbito, seja pela própria doença, seja por complicações relacionadas ao tratamento ou à sua progressão.
- As condições limitantes para a vida são aquelas para os quais não há expectativa razoável de cura, com maior possibilidade de morte. Algumas dessas doenças determinam

uma deterioração progressiva, que condiciona uma dependência cada vez maior de familiares, profissionais da Saúde e recursos institucionais.

- Doença crônica complexa: condições patológicas de longa duração cujo manejo clínico é percebido como difícil pelos profissionais, com perfil clínico característico (multimorbidade, polifarmácia, descompensações e dependência tecnológica para viver).
- A doença grave é qualquer condição aguda ou crônica que cause prejuízo e possa resultar em incapacidade a longo prazo, deficiências e até a morte.
- Cuidados de fim de vida são os cuidados nas últimas semanas, dias e horas de vida. Geralmente começam a partir daquele ponto em que se reconhece que a condição da criança se encontra em pleno declínio.

Nesse cenário, as condições indicativas para atuação dos CPP são demonstradas no Quadro 2.1.[2]

Quadro 2.1 – Grupos de pacientes que podem se beneficiar dos CPP.

	Situações envolvidas	*Exemplos de doenças e condições*
Grupo 1	Crianças com condições agudas de risco de vida, das quais a recuperação pode ou não ser possível	Qualquer doença ou lesão crítica, desnutrição grave, doenças oncológicas, cardiopatias complexas
Grupo 2	Crianças com condições crônicas que podem ser curadas ou controladas por longo período, com considerado risco de vida	Anemia falciforme, fibrose cística, tuberculose multirresistente, HIV/aids
Grupo 3	Crianças com condições progressivas para as quais não há tratamento curativo disponível	Atrofia muscular espinhal, distrofia muscular de Duchenne
Grupo 4	Crianças com condições neurológicas graves que não são progressivas, mas podem causar deterioração e morte	Encefalopatia estática, tetraplegia espástica, espinha bífida
Grupo 5	Recém-nascidos gravemente prematuros ou que têm anomalias congênitas graves	Prematuridade grave, anencefalia, hérnia diafragmática congênita, trissomia do 13 ou 18
Grupo 6	Membros da família de um feto ou criança que morre inesperadamente	Morte fetal, encefalopatia hipoxicoisquêmica, sepse avassaladora em criança previamente saudável, trauma por acidente de veículo motorizado, queimaduras, entre outros

HIV: *human immunodeficiency virus.*

Fonte: Brasil. Sociedade Brasileira de Pediatria (SBP).[2]

Planejamento do cuidado paliativo pediátrico

Ao se iniciar o atendimento de pacientes que necessitam de CPP, além dos sintomas multidimensionais, é importante que sejam abordados os seguintes aspectos:[6,7,12]

- **Avaliar a unidade de cuidado do paciente:** quem são os responsáveis e o grau de parentesco, qual é a percepção sobre o que está ocorrendo, perdas anteriores, luto antecipatório. Deve-se averiguar o lugar que ocupa o paciente na configuração familiar. Verificar se há uma família ampliada que pode ser acionada para um suporte adicional.
- **Trajetória da doença:** avaliar a compreensão sobre a informação diagnóstica e/ou prognóstica. Proporcionar uma escuta ativa baseada nas narrativas do paciente e de sua família. Devem-se respeitar seus valores e crenças.
- **Definição dos objetivos dos cuidados:** esse processo pode ser repetido tantas vezes quantas forem necessárias. Por meio dele, busca-se o melhor interesse do paciente e da sua família, fatores que podem ser considerados benéficos no plano de cuidados, aliados aos objetivos da criança ou do adolescente e de seus familiares. Nesse processo

é importante a participação da família e, se possível, do paciente. Ele pode ser feito nas diversas fases da doença e também na definição da limitação de suporte de vida nas últimas horas de vida.

- **Avaliar estratégias de enfrentamento:** quais os movimentos emocionais e comportamentais utilizados, como lidam com incerteza, como entendem as dificuldades e dão sentido a elas ("por que isso está acontecendo comigo?"), impacto dos membros na dinâmica familiar.
- **Apoio emocional:** como a criança e a família solicitam ajuda, quais as dificuldades de compreensão e aceitação do prognóstico, claudicação emocional, angústia, raiva, falta de adesão para tratamento ou depressão.
- **Controle de sintomas:** manejo farmacológico e tratamento não farmacológico da dor de difícil resolução pela equipe de tratamento principal.
- **Controle de outros sintomas não dolorosos:** como constipação, dispneia, náusea/vômito, escaras, hipertonia, distonias, insônia, delírio entre mais frequente.
- **Tomada de decisão compartilhada:** a natureza e a complexidade das decisões são altamente variáveis e podem envolver situações como – consciência do prognóstico e das opções de tratamento, como lidar com intercorrências, apoio emocional, dinâmica familiar, valores, preferências e crenças.
- **Planejamento antecipado de cuidados:** programação de alta segura, prevenção de claudicação familiar, criação de redes de referência e contrarreferência, documentação de diretivas antecipadas (considere-se uma eventual solicitação ao Comitê de Bioética Hospitalar para participar de casos difíceis de resolver).
- **Adequação do esforço terapêutico:** um processo deliberativo de tomada de decisão dentro da equipe responsável pelo acompanhamento sobre as medidas terapêuticas proporcionais, com adequação das mesmas quando estas não proporcionam benefícios significativos ao paciente como: ordem de reanimação, tratamento com antibióticos, diálise, uso de drogas vasoativas, retirada de tratamentos ou a não introdução de novas terapêuticas, coleta de exames e decisões sobre a alimentação e nutrição do paciente.
- **Cuidados de fim de vida:** inclui todas as intervenções realizadas nesse estágio como controle da dor e outros sintomas mediante técnicas farmacológicas e não farmacológicas, acompanhamento da criança e da sua família e também a indicação de sedação paliativa no momento oportuno.
- **Luto:** acompanhamento para detecção de luto complicado, reações que afetam negativamente o bem-estar psicológico e físico da família.
- **Cuidar de quem cuida:** considerar treinar a Equipe de Saúde responsável pelo cuidado, fazer rodas de conversa e supervisão dos locais expostos ao desgaste profissional.

Considerações finais

Os CPP devem ser considerados intervenções essenciais para uma adequada atenção à saúde de pacientes portadores de condições clínicas complexas, doenças limitantes e/ou ameaçadoras de vida.[13]

O objetivo maior é o alívio do sofrimento físico, psíquico, social e espiritual com melhora da qualidade de vida por intermédio do cuidado centrado na criança e na família. Os CPP constituem um direito humano e devem ser de acesso fácil e garantido a essa população.[13]

Baseiam-se no trabalho de uma equipe interdisciplinar com oferta de um cuidado integrado e contínuo ao longo de toda a trajetória da doença, com o reconhecimento das necessidades dessa unidade de cuidado. Permite-se a discussão da trajetória da doença associada a um planejamento dos cuidados individualizados.[13]

Referências bibliográficas

1. Brasil. Sociedade Brasileira de Pediatria (SBP), Departamento Científico de Medicina da Dor e Cuidados Paliativos. Cuidados paliativos pediátricos: o que são e qual sua importância? Cuidando da criança em todos os momentos [Internet]. São Paulo: Sociedade Brasileira de Pediatria (SBP), 2017. Disponível em: https://bit.ly/2HrUo0U. Acesso em: 23 out. 2023.

2. Brasil. Sociedade Brasileira de Pediatria (SBP), Departamento Científico de Medicina da Dor e Cuidados Paliativos. Cuidados paliativos pediátricos: o que são e qual sua importância? Cuidando da criança em todos os momentos [Internet]. São Paulo: Sociedade Brasileira de Pediatria (SBP), 2021. Disponível em: https://www.sbp.com.br/fileadmin/user_upload/23260c-DC_Cuidados_Paliativos_Pediatricos.pdf. Acesso em: 24 out. 2023.
3. Craig F, Abu-Saad HH, Benini F et al. IMPaCCT: standarts for pediatric palliative care in Europe. European Journal of Palliative Care. 2007;14(3):109-14.
4. Feudtner C, Feinstein JA, Zhong W et al. Pediatric complex chronic conditions classification system version 2: updated for ICD-10 and complex medical technology dependence and transplantation. BMC Pediatr. 2014 Aug 8;14:199. doi: 10.1186/1471-2431-14-199.
5. Ghosh A, Dzeng E, Cheng MJ. Interaction of palliative care and primary care. Clin Geriatr Med. 2015 May;31(2):207-18.
6. Hain R, Goldman A, Rapoport A et al. Medical Director Paediatric Advanced Care Team (ed.). Oxford textbook of palliative care for children [Internet]. 3rd ed. Oxford: Oxford Textbooks in Palliative Medicine, 2021. doi: 9780198821311.001.0001.
7. Lazzarin P, Giacomelli L, Terrenato I. ACCAPED Study Group. A tool for the evaluation of clinical needs and eligibility to pediatric palliative care: the validation of the ACCAPED scale. J Palliat Med. 2021 Feb;24(2):205-10. doi: 10.1089/jpm.2020.0148 [Epub 2020 Jul 8]. PMID: 32640899.
8. Radbruch L, Lima L, Knaul F et al. Redefining palliative care: a new consensus-based definition. Journal of Pain and Symptom Management. 2020;60(4)7:54-64. ISSN: 0885-924. doi: 10.1016/j.jpainsymman.2020.04.027.
9. Shaw KL, Brook L, Mpundu-Kaambwa C et al. The spectrum of children's palliative care needs: a classification framework for children with life-limiting or life-threatening conditions. BMJ Supportive & Palliative Care. 2014;0:1-10. doi: 10.1136/bmjspcare-2012-000407.
10. Sierra PB, Lugo VA, Veles MCC et al. Libro de cuidados paliativos para el primer nivel de atención. Ecuador: Asociación Latinoamericana de Cuidados Paliativos (ALCP); Universidad Técnica Particular de Loja (UTPL); Asociación Ecuatoriana de Coloproctología (AECP), 2023. p. 431-4.
11. Teoli D, Schoo C, Kalish VB. Palliative care [Internet]. StatPearls. 2023 Feb 6. Treasure Island (FL): StatPearls Publishing, 2023. PMID: 30725798.
12. World Health Organization (WHO). Integrating palliative care and symptom relief into paediatrics: a WHO guide for health care planners, implementers and managers. Geneva (CH): World Health Organization (WHO), 2018.
13. World Health Organization (WHO). Palliative care [Internet]. 2018. World Health Organization. Disponível em: https://www.who.int/news-room/fact-sheets/detail/palliative-care. Acesso em: 20 out. 2023.

Capítulo 3

Epidemiologia do sofrimento

Simone Brasil de Oliveira Iglesias

Estas coisas fazem sofrer, mas o sofrimento passa.
Se a vida, que é tudo, passa por fim, como não hão de passar o amor e a dor,
e todas as mais coisas, que não são mais que partes da vida?
Fernando pessoa

Los que sufren no son los cuerpos, son las personas.
Eric Cassell

Introdução

Todo ser humano, em algum momento da vida, entra em contato com o sofrimento. Este pode ser considerado um fenômeno complexo e é encarado como um tabu no sentido do desejo da manutenção dos estados de normalidade, felicidade ou completude de nossa existência.

É preciso entender nossa relação com o sofrimento nas dimensões físicas, emocionais, pessoais, socioculturais, nas decisões que tomamos e suas razões.

O sofrimento deve ser reconhecido e interpretado no sentido de compreender os porquês do sofrer; é a experiência de desconforto em cada indivíduo. Uma melhor compreensão desse sentimento facilita a aproximação mais humanizada e respeitosa.

Freud (1930-1976), em *O Mal-Estar na Civilização*, argumenta que o mal-estar é estruturante e inerente à condição humana, constituindo-se como a própria condição do sujeito na cultura. Ainda no mesmo texto, aponta três fontes de sofrimento humano:[1]

> O sofrer nos ameaça a partir de três lados: do próprio corpo que, fadado ao declínio e à dissolução, não pode sequer dispensar a dor e o medo, como sinais de advertência; do mundo externo, que pode se abater sobre nós com forças poderosas, inexoráveis, destruidoras; e, por fim, das relações com outros seres humanos.[1]

É possível estabelecer a diferença conceitual entre dor e sofrimento. A dor implica necessariamente o físico e afeta o indivíduo de forma profunda e absoluta, independentemente da sua vontade. O sofrimento, por sua vez, é uma experiência subjetiva como resultado de conflitos conscientes ou inconscientes e complexos processos psíquicos, que têm como potencial a possibilidade de transformar o sujeito que sofre.

O sofrimento, analisado a partir de suas consequências e implicações cotidianas, sempre fascinou e foi objeto de estudo da ética e da filosofia. A perspectiva da libertação da alma a partir do sofrimento, quer do ponto de vista constitutivo de várias concepções religiosas traduzidas em situações de merecimento e justiça, quer do ponto de vista da possibilidade do recolhimento, do isolamento para reflexão e da estruturação de si e do pensamento, é ponto significativo frente a essa temática. Assim, uma filosofia de afirmação da vida não exclui o sofrimento, muito pelo contrário: ela o inclui como possibilidade de autorredenção, de superação de si e dos desafios mundanos, traduzido como suportar e perseverar no desejo de ser e no esforço para existir apesar das adversidades da vida.[2]

No campo das Ciências da Saúde, há uma tendência na produção de conhecimento clínico e científico que adote viés numérico, quantitativo e epidemiológico na busca por delimitação e apropriação quanto ao fenômeno saúde-doença. Essas contribuições são fundamentais, entretanto abordar aspectos subjetivos e individuais, bem como os coletivos e sociais que envolvem o processo de adoecimento, amplia a possibilidade de se discutirem as múltiplas dimensões do sofrimento humano.[3]

A concepção de saúde-doença tem seu percurso. Nos séculos XVI e XVII, essa concepção foi cunhada por René Descartes e estruturada durante o século XIX, quando se definem- regras sobre o conhecimento do adoecer; considerava-se que a saúde era apenas ausência de doenças, com foco no estudo de suas causas e progressos e centrado na figura do médico.

Na década de 1960, o filósofo francês George Canguilhem coloca em debate o que se constituía como saúde e doença. Propôs que o estado patológico não seria a ausência de uma norma, pois não existe vida sem normas de vida, e o estado patológico também é uma forma de se viver. A saúde seria, portanto, mais do que o indivíduo ser normal, e sim também ser capaz de estar adaptado às exigências do meio e de criar e seguir novas normas de vida, já que "o normal é viver num meio onde flutuações e novos acontecimentos são possíveis". A saúde poderia, portanto, ser concebida como um sentimento de segurança na vida, um sentimento de que não há limites para o ser por si mesmo.[4]

Neste contexto, o começo do século XX se caracterizou pela integração do modelo biopsicossocial ao modelo biomédico; o binômio saúde-doença passa a ser considerado sob uma perspectiva integral de uma conjuntura das condições físicas, psicológicas, sociais, culturais e ambientais particulares a cada indivíduo. Sob essa nova perspectiva, formalmente colocada nas diretrizes e princípios do Sistema Único de Saúde (SUS), compreende-se a importância da ação interdisciplinar para assistência integral do indivíduo.[5]

O sofrimento no contexto do cuidado paliativo

Deparar-se com as limitações do próprio corpo, tratamentos prolongados, procedimentos cirúrgicos, perda de autonomia, hospitalização e a impossibilidade de cura dispende energia psíquica intensa, de forma que cada pessoa utilizará de recursos únicos para elaborar e significar o adoecer. Nesse processo, o sofrimento pode ser experienciado profundamente, de forma única e singular; cada pessoa recorre às próprias vivências, experiências regressas e afetos para acolher o próprio sofrer, compreender suas implicações e adaptar-se à nova realidade. O próprio processo de enfretamento do adoecimento é único e singular a cada pessoa.

Em contexto de adoecimento em que não há possibilidade terapêutica de cura, as equipes de cuidados paliativos visam promover qualidade de vida aos pacientes e às famílias que sofrem, e as atuações tendem a ser interdisciplinares, com foco em promover alívio do sofrimento. De acordo com Cicely Saunders, assistente social, enfermeira e médica inglesa, fundadora do movimento *hospice*, pioneira e inspiração para cuidado paliativo no mundo, "o sofrimento só é intolerável quando ninguém cuida".[6]

Cicely evocou, pela primeira vez, o conceito de "dor total", aquela sentida nas dimensões física (em decorrência de doença, tratamentos e procedimentos; ou de falha no manejo dos sintomas), emocional (experiências prévias de adoecimento e perdas; ansiedade; medo), social (pela perda da funcionalidade; isolamento social; separação dos membros da família; preocupações financeiras; perda da autonomia) e espiritual (busca do sentido da vida; o "sagrado"; crenças religiosas; culpa; punição e perda da fé), deixando como legado o cuidado integral ao paciente desde aspectos orgânicos, como alívio de sintomas, até abrandamento da dor e conforto ao sofrimento emocional e social.[6]

Do ponto de vista fenomenológico e filosófico, na experiência humana frente à finitude, há um esforço para a autenticidade, mediante o envolvimento na vida cotidiana, enquanto, simultaneamente, se vive uma oscilação dialética entre saúde e sofrimento. Assim, a experiência humana no processo de doença e finitude está diretamente relacionada com o tempo e, apesar de universal, é, também, típica e única, caracterizando-se por um movimento pendular. Entenda-se o contexto dessa experiência em situações em que a vida é vulnerável e o tempo, limitado.[7]

A partir desse olhar, a experiência do tempo é descrita como um "movimento que move o indivíduo em direção à morte no campo dos opostos", que integra três níveis: o **senso de tempo** (*sense of time*), percebido em velocidades variadas; a **relação com o tempo** (*relate to time*), em que a consciência de vida limitada muda a compreensão do tempo para mais existencial; e **estar no tempo certo** (*being in time*), em que o tempo limitado parece esclarecer as condições básicas e os fenômenos da vida.[7]

Portanto, a existência da vida, quando a perspectiva da morte está presente, é caracterizada por oscilações emocionais que se movem dentro de dimensões polarizadas como os movimentos do pêndulo em um relógio. A diversidade da experiência do tempo oscila entre ir rápido ou devagar, estar ocupado ou calmo, ser imprevisível ou previsível, seguro ou inseguro, fazer ou ser, resistência ou aceitação, entre ser bom ou ruim, dependendo do indivíduo. A experiência do sofrimento é singular e ambígua, sendo revelada por meio um movimento pendular entre opostos.[7]

De forma similar, o enfrentamento de doenças graves pode ser representado por um pêndulo, no qual a consciência prognóstica do paciente oscila em vários graus, do mais realista para o menos realista, cujo movimento é considerado um ritmo saudável de integração de informações, caracterizado como mecanismo de enfrentamento.[8]

Nesse contexto, a experiência do tempo para o indivíduo doente pode ser diversa daquela vivenciada pelo profissional da Saúde, o que é desafiador para ambos os lados. Esse encontro marcado por desafios, exige uma sintonia harmônica do tempo no lugar de cada um, paciente e profissional da Saúde, em busca de uma realidade compartilhada caracterizada por uma flexibilidade que incentiva um cuidado contextualizado e individualizado.[7]

Em uma perspectiva individual, Eric Cassell definiu o sofrimento como uma "angústia específica que ocorre quando as pessoas sentem que sua integridade está ameaçada ou se desintegra e continua até que a ameaça desapareça ou a integridade seja restaurada". Para o autor, o sofrimento é um fenômeno subjetivo, pessoal e individualizado.[9]

Porém, quando o sujeito que sofre é uma criança muito pequena ou um bebê, muitas vezes, pais, responsáveis ou profissionais da Saúde são os interlocutores da possível experiência subjetiva de sofrimento. Entretanto, estudos que envolvem amplo espectro de doenças pediátricas revelam uma lacuna referente à avaliação do sofrimento e da qualidade de vida da criança por seus cuidadores.[10,11]

Algumas questões provocam reflexões mais profundas como: "será que a criança, por si, tem experiências de sofrimento?"; "a criança tem uma representação de morte: como a expressa e que significados dá a ela?"; "percebe o perigo da morte, quando está doente, com ou sem expressão de cura? O sofrimento, a doença, e a morte dos seus entes queridos são percebidos, mesmo quando esse fato é omitido e negado?".

A literatura revela que a criança tem percepção do sofrimento e sua representação de morte está relacionada ao seu grau de desenvolvimento, adquirindo capacidade progressiva de representar conceitos como: 1) reversibilidade; 2) não funcionalidade (funções vitais cessam com a morte); 3) universalidade (todas as coisas morrem, que é evento inevitável); e 4) personificação (morte como alguém que vem para levar as pessoas).[12]

Dessa forma, a partir das fases de desenvolvimento cognitivo da criança de Piaget, até os 2 anos (período sensório-motor), não há conceito formado sobre a morte. Entre 2 e 7 anos (período pré-operacional), ocorre o pensamento mágico e egocêntrico e a morte é percebida como reversível. Entre 7 e 11 anos (período operacional concreto), a morte é irreversível com explicações fisiológicas (velhice ou doença). Após os 11 anos (período formal), a morte é irreversível, universal, pessoal. A concepção da morte, na criança, inicia-se pela consideração da morte do outro para evoluir para a concepção de sua própria morte, percebendo a ausência e, posteriormente, a permanência da ausência. Por sua vez, vivências prévias em família podem produzir variações nessas percepções.[13,14]

A criança doente e hospitalizada demonstra sensibilidade e capacidade de observação e de captação de situações que acontecem ao seu redor. A omissão de fatos relacionados ao seu estado de saúde pela equipe e familiares pode provocar isolamento, dor, sofrimento e conflitos. A forma como os adultos compartilham os sentimentos de dor, tristeza e desesperança com as crianças e que tipo de informação transmitem impactam esse processo.[14]

A Equipe de Saúde também apresenta sofrimento na relação com a criança doente ou terminal e sua família, podendo apresentar sentimento de culpa por condutas agressivas ou insucesso, impotência, afastamento, negação ou necessidade de silenciar diante da dificuldade de enfrentamento do diagnóstico ou da evolução clínica desfavorável.

Considerando-se todos esses aspectos, faz-se necessária a reflexão quanto ao cuidado para além da dimensão curativa. Assistir, interver, acolher e acompanhar o paciente expõe uma dimensão subjetiva do cuidado em que suportar a dor do outro promove a saúde psíquica.

A assistência ao ser humano, adulto ou criança, em contexto de saúde, não se restringe ao tratamento da doença, de forma que nosso campo de trabalho e de atuação é a experiência humana. Nesse sentido, ocupamo-nos em acolher e cuidar do sofrimento, ou seja, abrimos espaço para a escuta do relato da dor, dos sentidos atribuídos a ela, às angústias e fantasias associadas ao quadro clínico, às transformações físicas, emocionais e relacionais envolvidas nesse processo, num movimento de acompanhar o paciente na construção de conhecimento quanto a si mesmo, potencializando-o na produção de mecanismos de significação e enfrentamento.[15]

O sofrimento no âmbito familiar

E quando a criança adoece? O diagnóstico de uma doença crônica na família pode resultar em profundo sofrimento, com mudanças estruturais e conjunturais em seu núcleo; sendo assim, a equipe de cuidados paliativos volta sua atenção às repercussões do processo de adoecimento e seus desdobramentos.

A constituição de núcleo familiar deve ser entendida de maneira ampla. Tendo por base a Constituição Federal (1988), é possível definir família como um grupo de pessoas com laços consanguíneos ou afetivos. De acordo com Hockenberry,[16] a definição de família está relacionada à particularidade de cada indivíduo, pois reflete seus valores, ou as relações estabelecidas entre os membros que compõem o grupo familiar, tendo maior destaque o relacionamento de consanguinidade, a afinidade e a família de origem.

Complementando as definições anteriores, Gomes[17] ressalta que, atualmente, a constituição familiar se faz com a união de duas pessoas com objetivos em comum. Trata-se de um grupo que estabelece normas internas para o seu desenvolvimento. O adoecimento de um de seus membros pode comprometer seu funcionamento, fato que se agrava quando diz respeito a uma criança/adolescente.

Conforme, Ichikawa e colaboradores,[18] doença crônica em Pediatria é configurada por sintomas prolongados, que podem resultar em sequelas e limitações à criança, que é submetida a procedimentos que podem ser dolorosos, e a longos períodos de internação. Durante esse período, geralmente a criança é acompanhada pela família na qual se desperta profundo sofrimento, com sentimentos de incerteza, medo e perda iminente.

A doença crônica pode resultar em alterações na condição de saúde da criança levando a limitações na capacidade física, comprometimento neurológico, dependência de tecnologia/dispositivos médicos, necessidade de cuidados especiais e ausência de rede familiar que resultam em vulnerabilidade para a criança e a família.[19]

No momento de recebimento da notícia de doença crônica, a família passa a se adequar àquela realidade, a partir de mudanças socioeconômicas, estruturais e emocionais. São exemplos comuns a perda do papel social do cuidador, quando se faz necessário deixar o emprego, resultando na diminuição da renda, fato agravado quando esta é a renda principal da família. Também podem ocorrer o afastamento do convívio familiar e o abandono escolar do paciente e dos irmãos. Tais fatores podem gerar sofrimento a determinado núcleo familiar.

Sendo assim, quando nos referimos à família, no âmbito da saúde, podemos ressaltar algumas variáveis que refletirão no contexto de sua estrutura. Fortalecimento dos vínculos familiares pode ser prejudicado pela ausência do cuidador e do paciente do convívio familiar diante da demanda de consultas médicas, exames e internações frequentes.

Geralmente, as mães se tornam as principais cuidadoras, tomando para si a gestão dos cuidados em sua totalidade, sobrecarregando sua rotina, pois ainda continuam sendo as responsáveis pelas atividades domésticas, tendo, por vezes, que se desvincular do emprego, o que pode desencadear dificuldades financeiras e o afastamento social, propiciando, assim, o aparecimento de sintomas depressivos, problemas conjugais e o aumento de sua carga de trabalho diária.[20,21]

Um sujeito importante a ser levado em consideração nesse processo são os irmãos do paciente que costumam sentir os rebatimentos dessas mudanças na família, pois, geralmente, com o distanciamento da mãe, como principal cuidadora, da sua rotina, pode haver menor atenção quanto ao seu rendimento escolar ou até mesmo à presença na escola; em casos de internações prolongadas, seus cuidados são terceirizados para familiares.

Além da mudança na sua rotina, há a falta dos pais e do irmão, causando inseguranças e maior risco de se tornar mais suscetível a sentimentos de tristeza e sofrimento. De acordo com o que cita Humphrey e colaboradores[22] acerca das experiências vivenciadas pelos irmãos de crianças doentes, estes podem desencadear alterações emocionais relacionadas a procedimentos traumatizantes, mudanças no estado de saúde do irmão e desconhecimento da enfermidade causadora de sofrimento.

A presença da doença crônica em uma criança e seus desdobramentos implicam mudanças na família, resultando em uma trajetória de dor e sofrimento, mas também de superação e muito amor.

Considerações finais

A questão do sofrimento humano alberga em si uma dimensão ética e filosófica, uma vez que se encontram aspectos referentes à passividade do sofrer, infringido ou não pelo outro, e a uma necessidade de dar sentido ao sofrimento. Considerando-se a doença e a morte constitutivos da condição humana, um olhar profundo, amplo e compassivo para o sofrimento torna-se essencial para um cuidar humano integral. Dessa forma, a experiência humana, o acolher e o cuidar do sofrimento são a essência do campo de atuação dos profissionais da Saúde. Que possamos, assim, lidando com nossos próprios sofrimentos, medos, angústias e inseguranças, agir de forma solidária no acompanhamento de crianças e famílias no processo de saúde e doença; no processo complexo e ambíguo do viver.

Referências bibliográficas

1. Freud S. O mal-estar na civilização. In: Freud S (ed.). O futuro de uma ilusão, o mal-estar na civilização e outros trabalhos. Edição standard brasileira das "Obras psicológicas completas de Sigmund Freud", v. XXI. Rio de Janeiro: Imago, 1976. 368 p. [Texto original publicado em 1930].
2. Calçado T. O sofrimento como redenção de si: doenças e vida nas filosofias de Nietzsche e Pascal. São Paulo: Paulus, 2012. 192 p.
3. Kamers M, Marcon HH, Moretto MLT (org.). Desafios atuais das práticas em hospitais e nas instituições de saúde. São Paulo: Escuta, 2016.
4. Canguilhem G. O normal e o patológico. 6. ed. rev. 2. reimpr. Rio de Janeiro: Forense Universitária, 2009. 129 p. Traduzido de "Le normal et le pathologique".
5. De Marco MA. A face humana da medicina: do modelo biomédico ao modelo biopsicossocial. São Paulo: Casa do Psicólogo, 2003. 269 p.
6. Clark D. Cicely Saunders: a life and legacy. Oxford: Oxford University Press, 2018. 352 p.
7. Ellingsen S, Roxberg A, Kristoffersen K et al. The pendulum time of life: the experience of time, when living with severe incurable disease: a phenomenological and philosophical study. Med Health Care Philos. 2015;18(2):203-15. doi: 10.1007/s11019-014-9590-9.
8. Jackson VA, Jacobsen J, Greer JA et al. The cultivation of prognostic awareness through the provision of early palliative care in the ambulatory setting: a communication guide. J Palliat Med. 2013;16(8):894-900. doi: 10.1089/jpm.2012.0547.
9. Cassell EJ. The nature of suffering and the goals of medicine. In: Younger SJ, Arnold RM (ed.). The Oxford handbook of ethics at the end of life. New York (NY): Oxford University Press, 2016. 470 p.

10. Tate T. Pediatric suffering and the burden of proof. Pediatrics. 2020;146(Suppl 1):S70-4. doi: 10.1542/peds.2020-0818N.
11. Ólafsdóttir LB, Egilson ST, Árnadóttir U et al. Child and parent perspectives of life quality of children with physical impairments compared with non-disabled peers. Scand J Occup Ther. 2019;26(7):496-504.
12. Torres R. O tema da morte na psicologia infantil: uma revisão da literatura. Arquivos Brasileiros de Psicologia. 1980;32(2):59-71.
13. Ajuriaguerra J, Marcelli D. Manual de psicopatologia infantil. Porto Alegre (RS): Artes Médicas, 1991. 454 p.
14. Brun D. A relação da criança com a morte: paradoxos de um sofrimento. Psychê. 2003;7(12):13-25.
15. Moretto MLT. Abordagem psicanalítica do sofrimento nas instituições de saúde. São Paulo: Zagodoni, 2019.
16. Hockenberry MJ. A influência da família na promoção da saúde da criança. In: Hockenberry MJ, Wong WD (ed.). Enfermagem da criança e do adolescente. 9. ed. Loures: Lusociência, 2014.
17. Gomes MFP. Promoção da saúde das famílias com pessoas doentes mentais [Tese de Doutorado em Enfermagem, especialização em Enfermagem Avançada]. Universidade Católica Portuguesa (UCP), Instituto de Ciências da Saúde, 2015. Disponível em: https://repositorio.ucp.pt/bitstream/10400.14/20093/3/Tese%20Final%20Doutoramento_Filomena%20Gomes.pdf. Acesso em: 14 out. 2023.
18. Ichikawa C, Bousso R, Misko M et al. Cultural adaptation of the family management measure among families of children and adolescents with chronic diseases. Revista Latino-Americana de Enfermagem. 2014;22(1):115-22. doi: 10.1590/0104-1169.2978.2379.
19. Hockenberry MJ, Wong WD. Fundamentos de enfermagem pediátrica. 10. ed. Loures: Lusociência, 2018.
20. Romley JA, Shah AK, Chung PJ et al. Family-provided health care for children with special health care needs. Pediatrics [Online]. 2017;139(1):e20161287 [citado em 15 jan. 2019]. Disponível em: https://publications.aap.org/pediatrics/article-abstract/139/1/e20161287/51697/Family-Provided-Health-Care-for-Children-With?redirectedFrom=fulltext.
21. Macedo EC, Silva LR, Paiva MS et al. Burden and quality of life of mothers of children and adolescents with chronic illnesses: an integrative review. Rev Latino-Am Enfermagem [Online]. 2015. Disponível em: https://www.scielo.br/j/rlae/a/WSGZjfM4qcmGgvV8MPv8bTs/?format=pdf &lang=en. Acesso em: 13 jan. 2019.
22. Humphrey L, Hill D, Carroll K et al. Psychological well-being and family environment of siblings of children with life threatening illness. Journal of Palliative Medicine. 2015;18(11):981-4. doi: 10.1089/jpm.2015.0150.

Capítulo 4

A experiência do adoecimento

Julia Schmidt Maso
Gláucia Faria da Silva

Este capítulo tem como objetivo compreender a experiência do adoecimento da criança a partir das perspectivas da psicanálise e da teoria do apego que permite explorar as complexidades emocionais desse processo ao refletir sobre o que é ser uma criança, sobre suas necessidades e sobre o que pode desestruturar a criança durante a enfermidade e hospitalização.

Serão abordados elementos relacionais do desenvolvimento da criança e o terremoto psíquico e psicodinâmico causado pelo adoecimento visando mapear momentos de encontro, único espaço para uma intervenção eficaz e específica dos profissionais da Saúde junto a crianças e suas famílias. Esse olhar mais amplo permitirá refletir sobre o papel dos profissionais junto às famílias e sobre a potência das equipes de cuidados paliativos.

Introdução

Um mês depois de começar seu tratamento, Ana, autista com 3 anos de idade, demonstra um comportamento consistente durante nossos encontros. Desde o 1º dia, ela se acomoda e começa a desenhar. Escolhe uma cor, organiza as canetinhas e faz formas circulares, espiraladas ou fechadas. Ao mudar de cor, aparecem traços fragmentados que "sujam" o desenho. O que diz Ana?

As garatujas dos bebês não têm forma definida, são riscos contínuos que não visam uma forma, são movimento puro em ação. Já as formas circulares são uma evolução do desenho e sinalizam o surgimento de uma primitiva representação do eu. Ao fechar um traçado circular intencional, pela primeira vez surge uma forma que se fecha, estabelecendo um dentro e um fora. Do ponto de vista do desenvolvimento, essa marca é essencial: "dentros" e "foras" serão associados ao "eu" e ao "outro", respectivamente, marco do desenvolvimento psíquico de uma criança.

O surgimento do eu e do outro, esse último fonte inesgotável dos momentos mais sublimes ou desastrosos de uma história, tem marcadores, etapas, mas não tem fim. Eis o coração do pensamento deste capítulo.

A criança em desenvolvimento

No campo da Psicologia, o desenvolvimento da criança foi estudado de inúmeras perspectivas. Dunker[1] e Figueiredo[2] trabalham especificamente as matrizes do pensamento psicológico e psicanalítico. Para fins de referência inicial de algumas escolas e matrizes, citamos autores que pensam o desenvolvimento a partir de grandes áreas como: a consciência (Freud, Hartmann); a cognição (Piaget, Vygotsky); e o comportamento (Pavlov, Watson, Skinner) – campos que ocupam hoje a preferência dos racionalistas. Há correntes humanistas interessadas nessa descrição e cujo acento recai sobre a socialização (Leontiev, Vygotsky), o apego (Bolwby, Spitz) e os afetos (Wallon, Stern).

A psicanálise (Freud, 1856-1939) é conhecida pelo acento sobre o inconsciente e a sexualidade, conceitos advindos da presença constitutiva do outro para o sujeito, um sujeito assujeitado, pois essencialmente dependente desse olhar sobre si. Quando Freud[3] propõe as fases oral, anal, fálica da sexualidade infantil, é preciso entender, nos termos do desenvolvimento observável, que essas zonas erógenas corporais condensam a atenção, o prazer da criança e o olhar do outro e organizam modos de relação entre o eu nascente e seu cuidador. Não detalharemos as fases, faremos apenas comentários ilustrativos sobre as três principais.

No contexto do bebê, a boca desempenha um papel central nas expressões de suas emoções, sejam de prazer, sejam de fúria. Em júbilo, o bebê morde a mãe, seu seio, seu ombro, morde a chupeta, colheres, mantas, cobertores, pessoas. Quando fica bravo, expressa suas frustrações de modo similar, por meio de gritos, choros e mordidas. A rotina se organiza dependendo da tonalidade de seus gritos. A boca é, sem dúvida, o principal meio pelo qual o bebê explora, compreende, testa e reage ao mundo. Só lentamente experimentará fronteiras, "dentros" e "foras", partidas e chegadas, coisas que vão e não voltam. Ao fim do 1º ano, um círculo se fecha, o bebê existe e o mundo existe e a grande conquista dessa fase será a simbolização, a descoberta de que a mãe pode não estar, mas não "sumiu", pois uma imagem psíquica (protomemória) a substituiu até que ela volte, evitando o desespero.

Ao pensar a fase anal, fica fácil lembrar o grande poder da criança pequena. Com suas excreções, a criança logo compreenderá que ela tem algum nível de controle sobre o ambiente. É um tal de "pega peniquinho, segura, avisa, aqui não, tchau xixi, dá descarga, dobra o papel, levanta a roupa, lava a mão, pede pro papai, você vai limpar, que feio, uhhh que fedido, que mocinha...". Quando a criança se dobra às contenções exigidas, é uma festa. Quando não, um caos se instala. No caos da fase anal (aproximadamente entre 2 e 3 anos), a criança testa sua potência, bem como a flexibilidade do ambiente. Nessa fase, surgem **quereres**, **regras** e **nãos** de todos os tipos. Aprendem-se o prazer e a frustração na relação com o outro, o preço da obediência e os desafios de amar e ser amado.

Na fase fálica (aproximadamente entre 4 e 6 anos), surgem com veemência as perguntas maravilhosas sobre o próprio corpo e o dos outros, as origens, as "perguntas em ato" que separam os pais no meio do abraço no sofá, os desenhos, as declarações de amor e ódio, a escrita, a atenção ao passado, em que a criança parece sempre perscrutar: "qual meu lugar?" Os pais, por sua vez, se veem à exaustão com as falas: "tira a mão do pipi, isso é íntimo, aqui é público, isso pode, isso não!". Surge o início da compreensão da proibição enquanto lei que limita a todos e não apenas regras, "pipis e não pipis" rondando o pensamento, a interação, a curiosidade, o início da intimidade e dos segredos, a vergonha e a culpa.

Ao fim da primeira infância, um importante círculo se ordena, resultado do exercício do eu com o outro na erogeneidade e na intensidade dessas trocas. O encontro afeta a todos os envolvidos. Junto com cada filho, uma família se constitui e reconstitui.

Alçar os efeitos prazerosos/desprazerosos do encontro primitivo com o outro (o que Freud chamou de "sexualidade") ao primeiro plano implica propor que: 1) o psiquismo inexiste ao nascimento, ele é produto do encontro do bebê com seu ambiente afetivo; 2) esse produto se organiza (ou não) gradual e precocemente em função dessas experiências de prazer e desprazer; e 3) para a Psicanálise, o corpo e o psiquismo serão, se tudo der certo, vividos como totalidade.

Por sua vez, a teoria do apego de John Bowlby, descrita em sua trilogia "**apego, separação e perda**", é uma proposta influente no campo da Psicologia do desenvolvimento e tem como uma de suas premissas que a qualidade dos cuidados primários que a criança recebe em seus primeiros anos de vida terá implicações significativas para a saúde mental e emocional ao longo de sua vida. Quando uma criança estabelece uma relação de apego segura com seu cuidador primário, ela se sente protegida e confortada. Isso permite que explore o mundo ao seu redor com confiança, sabendo que tem um ponto de segurança para retornar em momentos de estresse ou medo.[4]

Nessa abordagem, o apego é o ponto central na formação da personalidade e nos padrões de comportamento. O relacionamento de apego é definido por três funções principais: busca de proximidade; a base segura (fornece uma sensação de segurança e conforto que permite à criança se arriscar e crescer emocionalmente); e o porto seguro (papel do cuidado como um refúgio seguro para a criança em momentos de angústia, medo ou estresse).[5]

As interações precoces entre o bebê e o seu cuidador primário estabelecem padrões de relações sociais e respostas emocionais e fisiológicas a situações estressantes, esclarecendo as diferentes manifestações emocionais tais como ansiedade, raiva, depressão e desligamento emocional, às quais a separação e a perda involuntária dão origem.

Experiências emocionais em determinados estágios da vida mental, como adoecimento e rupturas prolongadas dos pais, podem ocasionar efeitos duradouros na vida da pessoa.[6] De fato, os modelos representacionais formados desde a infância constituem um importante fator de resiliência no enfrentamento de crises, como um processo de adoecer. No contexto hospitalar, em que a criança e seus familiares enfrentam situações de saúde desafiadoras, esses modelos representacionais podem influenciar a forma como eles percebem e lidam com a doença, o tratamento e a hospitalização.

Hospitalização de uma criança

Para adentrarmos o espaço hospitalar, é imprescindível falarmos, ainda que brevemente, como a Psicanálise pensa o corpo. Não há separação, mas tampouco há coincidência entre psiquê-corpo. Há três decorrências quando se pensa o psiquismo como dependente da experiência de prazer compartilhado nas trocas corporais e linguageiras precoces.

Se o corpo biológico tem suas potências e determinações ao nascimento, o reconhecimento desse corpo como seu, com suas sensações, dores, prazeres e limites é algo que a criança constrói junto dos valores e cultura de sua família e de seu tempo histórico. Assim: 1) o corpo é a primeira e conservará sempre uma dimensão de linguagem para um sujeito. Na primeira infância, a existência predominantemente corporal será interpretada por quem cuida do bebê. Se ele está com frio, se chora de dor, se aquela dor é grave são indícios de uma leitura do outro sobre o corpo e as reações do bebê. Logo, a criança entende e apropria-se desse elemento comunicacional, que passa a ser dirigido a alguém, com um valor de troca, ou seja; 2) o corpo, apoio da arquitetura psíquica, é um corpo relacional, que fala e é falado; isso implica que; 3) ele manterá sempre um grau de comunicação **endereçada** a alguém. Mesmo atravessada pela mais grave das doenças orgânicas, as manifestações sintomáticas de cada criança diante de cada interlocutor serão singulares. Assim, é preciso lembrar quando se trabalha com crianças: o corpo diz a **verdade**, mas nem sempre a verdade biológica, ele "revela a grandeza de nossas bobagens, sem cometer a descortesia de reduzi-las à razão".[7]

Depreende-se, portanto, da matriz psicanalítica que, se as emoções vividas no encontro do bebê com os primeiros cuidadores deixam marcas indeléveis, a intervenção psicanalítica considera e instrumentaliza a potência dos encontros para pensar possibilidades de cura do sujeito, bem como busca ler o corpo e seus sintomas em seu valor relacional. Não será diferente ao pensar as intervenções em uma consulta ou em um ambulatório.

Terremotos simultâneos

A hospitalização é uma experiência de ruptura da segurança, da previsibilidade, da rotina, do mundo conhecido, dos vínculos que sustentam o cotidiano. O corpo sadio, em silêncio, é comumente esquecido, por estar submetido às nossas vontades e ordens. A doença, todavia, nos obriga a lembrar que temos o corpo e que somos mortais.

A personalidade se estrutura e expressa-se por meio do corpo, incluindo nossa própria experiência corporal e a relação com o corpo de outras pessoas. O modo de ser da criança parte dessa interpretação da experiência do seu pequeno corpo em desenvolvimento. As experiências originárias da infância são registradas no corpo, moldando sua compreensão do mundo ao seu redor. O modo como a criança enfrentará a perda do domínio do seu corpo pelo adoecimento está intimamente enraizada em suas experiências e suas vivências anteriores. A alteração da imagem corporal e de suas capacidades funcionais pode desencadear um processo de luto simbólico, no qual a criança precisa adaptar-se a uma nova realidade e compreender as mudanças que ocorrem em seu corpo.

Além de todas as implicações psicológicas e biológicas que ocorrem na vida da criança, a experiência do adoecimento e da hospitalização pode afetar seu bem-estar psicossocial, seu envolvimento com os colegas e sua performance escolar. Os pais, por sua vez, podem ser impactados emocionalmente, em suas atividades e desempenho profissionais, *status* econômico, estrutura e funcionamento familiar e no envolvimento na comunidade. O cuidado de uma criança doente pode se tornar uma fonte constante de estresse e de desgaste emocional para todos os envolvidos.

Os irmãos do paciente, muitas vezes negligenciados, também são atingidos, recebendo menos atenção e cuidados adequados dos pais. Alguns desses efeitos podem permanecer após a criança ter alta e interferem em sua saúde mental e de seus irmãos. Nesse sentido, o adoecimento de um membro da família poderá afetar a criação dos filhos e o relacionamento entre si.[7]

Esses elementos, somados às características da internação de uma criança com condições clínicas complexas (CCC), vêm aliados a toda espécie de intrusões no corpo do filho, ao risco de morte, à pequena responsividade da criança, à degeneração independente de qualquer ação, à perda dos lugares identitários dos pais e à deterioração da condição socioeconômica, causando verdadeiros terremotos subjetivos. Nos estilhaços dessas vivências, perde-se, por vezes, o fio da percepção sobre "quem sou eu agora, quem é essa criança, o que será de nós?", levando a uma experiência transitória de enlouquecimento, de perda de referências.[8,9]

A angústia convoca todas as defesas psíquicas. São momentos em que famílias, até então abertas, se fecham, silenciam, aparecem conflitos. Em nome do "amor", surgem ações loucas: atos de grande risco, trincas nas relações, inacessibilidade diante das equipes. E as crianças? Junto das crianças, o terremoto surge quando a doença se estende: o efeito mais comum é vermos crianças "guerreiros e guerreiras", maduros e bonzinhos. Crianças ora imperativas, ora atingidas pela melancolia, que transparece no salto do "faz de conta" para o "tanto faz"![10]

Pode-se afirmar que o hospital é um lugar que predispõe a momentos de urgência subjetiva[11] em que o sujeito fica desprovido de condições de perceber com clareza, entender, assimilar para, então, a partir de sua própria perspectiva, narrar, exigir, negar o que lhe parece fazer sentido.

Há uma definição simples de saúde mental segundo a qual é quando podemos "pensar o que sentimos e sentir o que pensamos".[12] A permeabilidade implícita na frase é o que falta aos enrijecidos relatos traumáticos, quando, por exemplo, uma mãe repete 25 anos depois, com as mesmas palavras e a mesma dor, como o médico lhe deu a notícia do diagnóstico do filho. Por que esse relato nos interessa? Porque ele indica que a narrativa não se tornou passado, ela permanece viva como estilhaço fincado no presente. Então, estamos diante do desespero das famílias, na fronteira caótica e regressiva[13] de ter de reaprender a ver, ouvir, sentir e pensar a "nova e indesejável realidade". O trauma não está exatamente na força destruidora de um acontecimento, mas nos modos muitas vezes impossíveis de assimilá-lo.[14] Quantas vezes presenciamos a ausência de palavras, de psiquismo capaz de assimilar o que se vive em um hospital?

Cyrulnik[15] pensa o trauma como a sensação de vulnerabilidade durante o desenvolvimento, a perda da sensação de segurança. Para ele, a segurança de uma criança estará sempre ligada a seu cuidador primário e à estabilidade de um nicho seguro. Estabilidade, contudo, não é uma idealização. Ela habita os vínculos, e não em uma ideia abstrata e idealizada de amor. Vínculo como algo absolutamente cotidiano: a maneira de falar, de sorrir, de ficar bravo, de enfurecer... Aquele elemento que, uma vez tecido, se torna um laço forte e deixa as crianças tranquilas porque exala um sentimento de familiaridade e a sensação de controle, portanto uma espécie de proteção. O vínculo habita a banalidade do cotidiano! Nesse mesmo caminho, Prata[16] diz: "não há desafio maior que achar a significância na banalidade. A banalidade é o tecido da vida, pois o **importante** está sempre disfarçado de banalidade".

Para compreender como cada um reagirá diante do adoecimento, será necessário entender os mecanismos de enfrentamento da criança e de sua família, que será modulado pela característica de personalidade, circunstâncias sociais e pela própria natureza da patologia e seu tratamento.

Assim, a gravidade da experiência de ruptura diante de um adoecimento dependerá:

- Da narrativa da família (construção de sentido sobre o adoecimento).
- Do grau de porosidade da narrativa familiar (sentido compartilhado ou rígido).
- Do estágio de desenvolvimento da criança (fase do adoecimento em que se dá a desestrutura familiar).
- Da rede de suporte dessa família (inserção afetiva/religiosa).

- Da rede de determinação histórica, cultural, racial, econômica, geográfica, ou seja, conjunto de relações estabelecidas em níveis cada vez mais complexos e determinantes de inter-relação e pertencimento social (inserção social).
- Dos novos encontros vividos com o universo da saúde (acolhimento recebido tanto de outras famílias quanto de profissionais da Saúde).

Conforme citado, o impacto do adoecimento em uma criança também pode variar significativamente com base em sua idade e estágio de desenvolvimento. Assim, a forma como alguém se comunica com a criança deve ser apropriada para sua idade e nível de compreensão. É fundamental preparar a criança para procedimentos com antecedência, utilizando uma linguagem apropriada que transmita segurança e conforto durante todo o processo. A criança, quando possível, deve ser envolvida no seu cuidado para aumentar seu senso de controle e autoestima.

Na Pediatria, estabelecer um vínculo com crianças doentes e seus familiares auxilia no melhor cuidado. A equipe assistencial trabalha em conjunto para abordar as necessidades médicas, emocionais e sociais da criança e da família. Eles devem manter uma comunicação aberta e honesta com a família, explicando os tratamentos e as decisões tomadas. Eles também devem ouvir as preocupações e preferências da família, buscando adaptar-se à abordagem de acordo com as necessidades específicas da criança. É necessário levar sempre em consideração a singularidade de cada caso, pois a vida emocional é sempre maior do que o conhecimento.

Ninguém deveria viver esse abismo sozinho. E, por estranho que possa parecer, um sem-número de vezes, quem estará nesse exato momento com a família e a criança será um profissional da Saúde, aquele que, mesmo sem saber, pode deixar uma profunda e benéfica marca.

A cura possível em cuidados paliativos pediátricos

Vivemos à beira de abismos. Uma situação gravíssima vivida todos os dias não se torna **crônica**, torna-se inóspita. Como dissemos, o inóspito é composto pela perda de referências pessoais, identitárias, familiares e sociais ao se enfrentar a morte das vidas possíveis do filho, de si, da família. Para onde retornar depois desse terremoto? Se não houver para onde retornar, como reencontrar a segurança do cotidiano?

Há uma profunda metáfora que o *kintsugi*, arte milenar japonesa que consiste em reparar cerâmicas quebradas mostrando seu ponto de fratura, pode ensinar: essa arte, que se transformou em filosofia, mostra que, diante de adversidades, o convite para restaurar a ordem só pode se dar quando se incorporam as cicatrizes.

Com essa inspiração, adentramos a espécie de cura possível que os cuidados em saúde e, sobretudo, os CPP, sempre podem oferecer: a cura por intermédio da assimilação da experiência vivida, assimilação que só será possível a partir do recolhimento e do silêncio, do hábito e dos conflitos, na turbulência e nos abismos, quando, sem outra opção, no encontro cotidiano que os cuidados com o corpo da criança exigem, algo acontece.

É apenas no encontro, na banalidade do cotidiano, que um dialeto pode ser criado. Nessa espécie de espaço, uma pessoa pode encontrar um reflexo, um eco a partir do qual ver rebrotar a alma. Quando a alma e o corpo se contraem, a distensão pode ser fisgada pelo "até amanhã", pelo "pega rapaz" da hora do banho de bebês tão machucados, um anzol amoroso de futuro feito de vida possível. A pulsação depende desses encontros fugazes, momentos em que a equipe se torna a garantia da banalidade segura do cotidiano. E essa banalidade é, muitas vezes, o único lugar que se tem para voltar.[17]

No hospital, por vezes, a equipe assume a **função paterna** do corte, da lei, da separação. No entanto, nos desmoronamentos, opera a **função materna** da narratividade: ligar os pequenos momentos nos quais nos reconhecemos, ligação que fornecerá alguma estabilidade à identidade nova, alguma dignidade à experiência da dor, algo que só pode ser construído a partir de outro humano. No cotidiano dos hospitais, surgem generosamente palavras que poderão narrar a experiência! Esse é o milagre que vemos acontecer diariamente no hospital. As palavras curadoras nem existem ainda, elas brotarão em boa medida dos encontros que formos capazes de sustentar junto da família e da criança. Esse é um lugar ético crucial junto das famílias, pois, como vimos, o que é constituinte para um bebê, também o será para a família.

A potência das equipes de cuidados paliativos pediátricos

Chegamos ao fim de nosso capítulo com algumas palavras a dizer sobre a constituição das equipes de cuidados paliativos. Nos terrenos inóspitos pelos quais transitamos, não há protocolo que nos salve, somos convocados em primeira pessoa. Nas longuíssimas internações de casos graves, nos limites de todas as propostas e intervenções, por vezes surgem afetos muito intensos em alguns membros da equipe: um amor imenso por uma criança, uma dificuldade visceral com um familiar, quando **amamos** ou **odiamos** demais... Atenção, é preciso aprender a ler o funcionamento das equipes como sinal de conflitos experimentados nesse espaço não idílico que chamamos **encontro** e aprender a manejá-lo! A fragmentação da resposta afetiva das equipes pode ser reflexo do trabalho com a urgência, a emergência e a criticidade dos casos. Como manejar o que a Psicanálise chamaria de "transferências e contratransferência"? Não há possibilidade de responder a essa questão nesse espaço, mas ficam indicada a leitura de Balint[18] e a dica de lembrarmos constantemente: uma equipe saudável torna-se espaço de proteção e contenção para os pacientes, seus profissionais e outras equipes. Nossa luta é sustentar, sempre que possível, um espaço de reflexão e mantê-lo.

Nem todos os casos respondem ao encontro, alguns precisarão de toda a tribo para sustentar os movimentos esquizoides e paranoicos. Há que se lembrar: no meio da crise, das dúvidas avassaladoras a cada passo, das angústias impensáveis, o que quer que vejamos – não se trata "falta de amor". Nós todos precisamos ousar a cuidar sem moralismos: trata-se do **possível** para cada um em cada momento. Junto dessas famílias, a equipe precisa perdoar-se, agir como continente, em intenso trabalho de integração de fora para dentro.

Os profissionais podem encontrar, na proposta dos cuidados paliativos, a certeza da filosofia e da técnica voltadas para a construção de equipes "continentes", capazes de acolher a dor em todas as suas roupagens, de sustentar o que ainda não existe, de tornar-se anteparo, um **exterior** a desenhar um novo interior, criando novos círculos constituintes de sujeitos que, passada a turbulência, possam ser transformados pela experiência vivida.

Referências bibliográficas

1. Dunker CI. Estrutura e constituição da clínica psicanalítica. Annablume, 2011.
2. Figueiredo LC. Matrizes do pensamento psicológico. Petrópolis: Vozes, 2002.
3. Freud S (1905). Tres ensayos de la teoría sexual. In: Freud S (ed.). Obras completas de Sigmund Freud. Buenos Aires: Amorrortu, 2000. v. 7, 314 p.
4. Bowlby J, Hegenberg L. Apego e perda: separação – angústia e raiva. São Paulo: Martins Fontes, 1998.
5. Bowlby J. The making and breaking of affectional bonds. British Journal of Psychiatry [Online]. 1977 May;130(5):421-31 [citado em 19 nov. 2019]. Disponível em: https://www.cambridge.org/core/journals/the-british-journal-of-psychiatry/article/making-and-breaking-of-affectional-bonds/2B02A1D81A843473A4AC21792603E6B0.
6. Bowlby J. Cuidados maternos e saúde mental. São Paulo: Martins Fontes, 2002.
7. Corso D. Estranhas ninharias [Internet]. 2023. Ana Faria Psicóloga [Blog]. Disponível em: https://anafariaspsicologa.blogspot.com/2014/12/estranhas-ninharias-diana-corso_30.html?m=0. Acesso em: 8 out. 2023.
8. Gaab EM, Owens GR, MacLeod RD. Siblings caring for and about pediatric palliative care patients. Journal of Palliative Medicine. 2014 Jan;17(1):62-7.
9. Castro AC. O atendimento de crianças com condições clínicas complexas (CCC). Hospital Sírio-Libanês. Aula ministrada em junho de 2023.
10. Jerusalinsky J. Melancolia na infância [Internet]. YouTube. Disponível em: https://www.youtube.com/watch?v=tEXNCygMsRQ. Acesso em: 8 out. 2023.
11. Moura MD. Psicanálise e urgência subjetiva. In: Moura MD (org.). Psicanálise e hospital. 2. ed. Rio de Janeiro: Revinter. p. 3-16.
12. Gondar J. Ferenczi como pensador político. Cadernos de Psicanálise (Rio de Janeiro) [Online]. 2012 Dec 1;34(27):193-210. Disponível em: http://pepsic.bvsalud.org/scielo.php?pid=S1413-62952012000200011&script=sci_abstract. Acesso em: 8 out. 2023.

13. Silva GF. Gravidez: regressão e movimentos representacionais na perspectiva de Freud e Winnicott [Internet]. 2015. Biblioteca Digital USP. Disponível em: https://www.teses.usp.br/teses/disponiveis/47/47134/tde-06052009-074146. Acesso em: 08 out. 2023.
14. Moreno MMA, Coelho Junior NE. Trauma: o avesso da memória. Estudos em Teoria Psicanalítica. 2012 Jun;15(1):47-61.
15. Cyrulnik B. Corra, a vida te chama. São Paulo: Rocco, 2013.
16. Prata A. Infância e memória [Internet]. YouTube. Disponível em: https://www.youtube.com/watch?v=yM2z7bjMnco. Acesso em: 08 out. 2023.
17. Silva GF. Ficcionalidade das narrativas parentais e a ética do cuidar em pediatria. Revista da Sociedade Brasileira de Psicologia Hospitalar. 2022 Nov 17;25(1):69-83.
18. Balint M. O médico, seu paciente e a doença. Tradução de Roberto de Oliveira Musachio. 2. ed. Rio de Janeiro: Atheneu, 2005.

Seção 3
Comunicação

Capítulo 5

Comunicação na trajetória da doença

Paula da Silva Kioroglo Reine

O que as pessoas mais desejam é alguém que as escute de maneira calma e tranquila. Em silêncio. Sem dar conselhos. Sem que digam: "se eu fosse você...". A gente ama não é a pessoa que fala bonito. É a pessoa que escuta bonito. A fala só é bonita quando ela nasce de uma longa e silenciosa escuta. É na escuta que o amor começa. E é na não escuta que ele termina. Não aprendi isso nos livros. Aprendi prestando atenção.

Rubem Alves

Introdução

No contexto de cuidados paliativos pediátricos (CPP), as crianças apresentam uma série de diagnósticos que podem cursar de forma distinta com uma expectativa de vida variável e, por vezes, com uma trajetória incerta que traz inúmeros desafios emocionais e sociais para a família.[1]

Segundo a Organização Mundial da Saúde (OMS),[2] existem condições que tornam as crianças elegíveis para a avaliação e o acompanhamento em CPP:

- **Grupo 1:** crianças com condições agudas de risco de vida em que a recuperação pode ou não ser possível.
- **Grupo 2:** crianças com condições crônicas de risco de vida que podem ser curadas ou controladas por um longo período, mas que também podem morrer.
- **Grupo 3:** crianças com condições progressivas de risco de vida para as quais não há tratamento curativo disponível.
- **Grupo 4:** crianças com condições neurológicas graves que não são progressivas, mas podem causar deterioração e morte.
- **Grupo 5:** recém-nascidos que são gravemente prematuros ou têm anomalias congênitas graves.
- **Grupo 6:** membros da família de um feto ou de uma criança que morre inesperadamente.

Dessa forma, os profissionais da Saúde também têm seus desafios no controle de sintomas desses diferentes processos de adoecimento e definição de objetivos de cuidado que requerem uma comunicação clara e cuidadosa para prover conforto emocional em uma situação repleta de incertezas e medos.

Reiteradamente, a equipe encontra a unidade familiar em circunstâncias emocionais complexas. É prevista uma vulnerabilidade emocional diante de três momentos singulares nessa trajetória: diagnóstico de uma doença elegível para CPP; progressão da doença; e fim de vida. Essa vulnerabilidade familiar evidencia a imprescindibilidade de uma relação entre a equipe e a família baseada em uma comunicação efetiva, clara e dinâmica. A construção de um vínculo entre equipe e família pode ser um fator protetivo de sofrimento e de luto complicado ao longo do processo.[3]

Outro dado peculiar do contexto pediátrico é a comunicação se efetuar entre profissionais da Saúde e familiares responsáveis (adultos), sem fornecer às crianças dados que dizem respeito a ela. É de suma importância incluir a criança no diálogo, quando esta apresentar condições, e esclarecer seus questionamentos, de preferência separada dos familiares, para que possa expressar suas dúvidas e ser acolhida em suas angústias. Os irmãos também fazem parte da unidade familiar e precisam ser incluídos na comunicação, o que raramente ocorre. Essa atitude de cuidado e respeito com a criança, paciente ou seu irmão, é determinante na forma como a criança lidará com a doença e construirá sentidos para essa vivência.[3]

Assim, o objetivo deste capítulo é narrar a experiência vivida pela unidade familiar ao longo da trajetória da doença sob a perspectiva científica e instrumentalizar a equipe no estabelecimento de uma comunicação, facilitando a construção do vínculo de cuidado.

Comunicação em cuidados paliativos pediátricos

A comunicação é uma habilidade que progride conforme o desenvolvimento humano e possibilita a criação de relações significativas. Define-se como um ato ou efeito de emitir, transmitir e receber mensagens com a finalidade de entender o mundo, de se relacionar com os outros e de transformar a si mesmo. Toda comunicação tem duas partes: o conteúdo (fato ou informação); e o sentimento (o que se quer comunicar e como se sente a respeito).[4,5]

Dessa forma, é a prática na qual se unem a razão e a emoção, utilizando-se a linguagem de forma clara e objetiva, respeitando-se a capacidade de discernimento e a compreensão do ouvinte. A qualidade da atenção e o uso terapêutico do silêncio são também elementos essenciais da comunicação. O silêncio permite que as informações sejam assimiladas e que as respostas emocionais possam emergir. Essa habilidade, portanto, se expressa pela linguagem verbal e não verbal.

A comunicação verbal se refere às palavras expressas por meio da fala ou da escrita e exterioriza o ser social e a comunicação não verbal exterioriza o ser psicológico, sendo sua principal função a demonstração dos sentimentos.[5-8] A comunicação não verbal, por sua importância, será clarificada no Quadro 5.1 a seguir.

Quadro 5.1 – Classificação da comunicação não verbal.	
Paraverbal	Alude ao modo como se fala e inclui os sons produzidos pelo aparelho fonador que conferem emoção às informações transmitidas verbalmente (ruídos, tom de voz, ritmo do discurso, suspiro, pigarrear, riso e choro)
Cinésica	Refere-se à linguagem do corpo e caracteriza-se por gestos, expressões faciais, olhar, características físicas e postura corporal
Tacêsica	Envolve o toque e o que o contato físico é capaz de provocar por meio de seus elementos sensoriais (forma de oferecer apoio e demonstrar afeto)
Proxêmica	Trata do uso que o homem faz do espaço físico dentro do processo de comunicação identificando os fatores envolvidos na distância que os interlocutores mantêm um do outro na interação
Artefactual	Uso de vestimenta e adornos como forma de transmitir uma mensagem
Cronêmica	Como a percepção do tempo pode afetar a comunicação
Cromática	Uso dos aspectos físicos, químicos e fisiológicos da experiência com as cores na comunicação
Elementos do sistema neurovegetativo	Coloração cutânea, reflexos das pupilas, atividade visceral, entre outros

Fonte: Adaptado de Knapp M, Hall J, 2006 e Araújo MMT, 2009.

Assim, é impossível não se comunicar, e pesquisas realizadas sobre esse tema corroboram essa afirmativa.[3,4,9] O conteúdo assimilado pela mensagem falada é de apenas 7%, a maneira pela qual a mensagem é transmitida representa 38% da percepção, a linguagem corporal é responsável por 55% e, dessa forma, 93% se referem à comunicação não verbal.[3,9] Outro estudo refere que a comunicação não verbal é responsável por, aproximadamente, 80% da comunicação.[4]

A comunicação é imprescindível no contexto de saúde em que diagnósticos e prognósticos podem se configurar como notícias desfavoráveis. Estas são definidas como qualquer notícia que, drástica e negativamente, afeta a vida dos pacientes e seus familiares. É importante considerar não só o conteúdo da informação, mas acima de tudo, a forma como é transmitida ao paciente e à família.[3,10]

Especificamente em CPP, a comunicação de diagnósticos, prognósticos, sequelas, qualidade de vida, irreversibilidade e mesmo da morte faz parte do cotidiano da equipe e desenvolver competências para informar e amparar emocionalmente a criança e os familiares configura-se um dever ético, inclusive.

Entretanto, nesse canário em que a comunicação é essencial e crucial, são comuns dificuldades tanto em comunicar como em receber essa informação, sendo angustiante e doloroso tanto para quem recebe como para quem informa.[11]

A dificuldade em comunicar pode gerar uma comunicação insuficiente ou disfuncional que pode propiciar alívio para a equipe, família e paciente em um primeiro momento, mas invariavelmente resulta em frustração e sofrimento posterior. Outra tendência é o profissional comunicar todo o conteúdo necessário, geralmente de forma acelerada, quando, ao contrário, se espera que seja sensível e mostre compreensão acerca do provável impacto na família.[12]

Para a família, receber uma notícia difícil e assimilá-la cognitiva e emocionalmente são tarefas árduas e complexas. Porém, manter a unidade familiar sem conhecimento sobre a progressão da situação do doente, da piora ou mesmo sobre a possibilidade de morte é colocá-la em uma situação de choque quando a realidade de fato se impuser.

É importante destacar que o processo de luto tem início no momento em que é recebido um diagnóstico de uma doença, pelas perdas, concretas ou simbólicas, que esse diagnóstico traz para o paciente e sua família. Luto é um processo normal e esperado de elaboração psíquica e enfrentamento de perdas significativas, esperadas ou não, no ciclo vital.[13,14]

Diante da instauração de uma doença que ameaça a vida ou apresenta uma cronicidade que demanda cuidados intensivos, inicia-se um processo de luto antecipatório, pela quebra de expectativa, anúncio do rompimento de vínculos ou padrões estabelecidos e pelas sucessivas perdas que se desdobram a partir dessa constatação. O luto antecipatório possibilita que a família vivencie a perda ao longo da trajetória da doença, não estando vinculado estritamente à morte, mas a qualquer rompimento significativo no decorrer desse processo que imponha adaptação e abra a perspectiva de construção de novos significados.

Em meio a essas perdas, famílias que se sentem excluídas dos cuidados ou apresentam desconfiança em relação à equipe não aderem às orientações oferecidas e apresentam maiores equívocos na interpretação das informações sobre o estado da criança.[12]

Em alguns casos, os familiares podem se utilizar da negação momentânea, compreendida como uma defesa psicológica necessária para a manutenção da integridade mental em situações extremas. A negação funciona como um amortecedor ou uma anestesia temporária, permitindo que recursos emocionais e cognitivos sejam mobilizados.

A unidade familiar pode necessitar de um tempo de assimilação e apresentar dificuldade de alcançar uma compreensão comum do real significado do estado clínico da criança. Esse tempo de assimilação familiar deve, sempre que possível, ser respeitado e, usualmente, apenas uma equipe transdisciplinar atenta às necessidades da família e com uma capacidade de comunicação adequada consegue esse feito. A esperança familiar e os objetivos de cuidado podem mudar ao longo do tempo e a equipe precisa estar alinhada com a família diante dessas mudanças.[15]

Assim, o ato de informar vai muito além da questão ética do papel do profissional da Saúde, pois a comunicação contribui significativamente para a tomada de decisões inerentes ao processo de piora e consequente fim de vida da criança. O sucesso dessa comunicação baseia-se em informar o que está acontecendo, entendendo e utilizando os valores a respeito da vida, morte e incapacidade da família em questão.[16]

Muitas famílias enfrentam a situação de crise procurando informações, e a equipe pode fornecer respostas a esses questionamentos. A família poderá lidar melhor com a situação se for informada sobre a piora progressiva e repetidamente, se necessário. Para além das informações técnicas, a busca de sentido para o acontecimento é parte das preocupações familiares e é inerente ao ser humano, assim como são as reflexões sobre a morte e o significado da vida. Oferecer uma escuta ativa e acolhedora, visando auxiliá-los na busca de suas respostas, é aspecto essencial na comunicação em CPP.

Mas o profissional só conseguirá auxiliar nessa busca se ele mesmo já estiver em busca ou em contato com suas próprias respostas. Lidar diariamente com a perda de sonhos que a morte de uma criança mobiliza, com o vazio que se instala na vida dos familiares e com o próprio luto não reconhecido é vivenciar intensas emoções complexas que também impactam o profissional que é, antes de tudo, um ser humano. Se o profissional não apresentar consciência emocional e cuidados consigo próprio, não será capaz de se conectar genuinamente com a unidade familiar e, nesse sentido, o vínculo não se estabelece, apenas a relação, a comunicação não se efetiva, apenas a informação é dada, e a essência humana não vem à tona, apenas o conhecimento científico.

Assim, oferecer tempo e espaço adequados para diálogos frequentes com a família, manter a consistência das informações dadas pelos diferentes membros da equipe, promover espaços de cuidados dos pais com a criança na rotina de tratamento, auxiliar os pais na compreensão das reações emocionais da criança e reforçar a importância da participação deles no conforto e segurança de seu filho são tarefas da equipe. Esse cuidado da equipe com a unidade familiar facilita os momentos mais complexos e aflitivos do diagnóstico ao fim de vida. Outrossim, a equipe pode expressar suas emoções e preocupações para a família que se sentirá verdadeiramente amparada por alguém que se importa e deve ser reassegurada de que as necessidades da criança serão atendidas.[11,16,17]

Recursos e possíveis intervenções para uma melhor comunicação

A vivência da unidade familiar pode ser equiparada à morte de um sonho, aqui entendido como um projeto de vida que recebe o atravessamento de um diagnóstico que confronta o paciente e àqueles que o rodeiam com a falta de controle sobre a própria vida.[18] Nessa trajetória, é papel da equipe de CPP acolher a dor e a experiência de existir em tal condição, assim como fortalecer os vínculos de amor, confiança e cuidado.

A comunicação deve ser sempre centrada nas necessidades da família e da criança em questão, e características do profissional como empatia e disponibilidade para conexão tendem a facilitar essa percepção das necessidades e consequente comunicação. Entretanto, não é possível transformar uma má notícia em uma boa notícia, uma vez que ela provocará profundas modificações e adaptações em quem a recebe. Evidencia-se a importância de o profissional da Saúde aprender a reconhecer, nomear, validar e cuidar das emoções que emergirão nessas comunicações.

Uma comunicação adequada com os familiares no contexto de CPP não necessariamente diminui a esperança e pode, inclusive, reforçá-la. A esperança pode ser direcionada para outras questões que não a sobrevivência, como evitar a dor e o sofrimento. Outra questão importante é que algumas famílias querem manter a esperança de um milagre e, embora possa parecer incongruente com a vivência da criança diante da morte, esses pensamentos e sentimentos podem coexistir e não necessariamente significam negação da morte. Manter a esperança pode ser uma forma de resiliência nessa situação.[19] A teoria da esperança evidencia a capacidade das pessoas de esperarem e atingirem metas ao longo do adoecimento com as mudanças de foco que se fazem necessárias diante da piora paulatina.[20]

Alguns estudos[19,21,22] demonstram uma alta taxa de esperança entre as crianças e adolescentes, dado que corrobora a percepção de que estes têm um enfrentamento, diante das dificuldades inerentes ao adoecimento e tratamento, com menor sofrimento emocional quando comparados aos adultos. A capacidade de superação, a leveza e a abertura ao lúdico que as crianças demonstram diante de um contexto extremamente adverso, muitas vezes, reforça a teoria da esperança nessa população.

Nesse sentido, um modelo atual que integra a esperança e a tristeza no enfrentamento diante de um processo de perda é o Modelo do Processo Dual do Luto,[23-25] que considera que a unidade familiar oscila entre um enfrentamento orientado para a perda e um enfrentamento orientado para a restauração. Isso significa que a experiência de enfrentamento do luto antecipatório coloca o paciente e a família diante das perdas e ele poderá expressar comportamentos e sentimentos relacionados a estas, que envolvem tristeza, choro, percepção da possibilidade de morte, ruminação e profundo pesar. Entretanto, uma oscilação regulatória e saudável é esperada e o paciente e a família também podem apresentar momentos voltados para a restauração em que predominam um discurso esperançoso assim como comportamentos ativos relacionados ao viver.

Destaca-se a importância da oscilação entre esses dois modos de enfrentamento para a configuração de um processo saudável. Outro estudo refere também a presença da oscilação entre a realidade e a esperança.[26]

Nesse modelo, um processo de enfrentamento que resultaria em um luto complicado seria exatamente a ausência de oscilação e, consequentemente, a fixação em apenas um dos polos de enfrentamento. Portanto, a equipe pode sentir-se aliviada se o paciente estiver oscilando e preocupada se não estiver, o que se caracterizaria por uma família que só fala em cura mesmo diante de uma piora progressiva ou aquela que não vive mais satisfatoriamente, apesar da vida com alguma qualidade que a criança apresenta.

Na prática, o processo dual de oscilação é parte de um processo gradual de tomada de consciência e a comunicação precisa estar sintonizada e sincronizada com essa assimilação paulatina.

No começo da discussão dos objetivos de cuidado, prevalece uma maior oscilação do paciente, entretanto, com o passar do tempo e com a tomada de consciência, predomina um enfrentamento voltado para a perda, condizente com a realidade, embora alguma oscilação, mesmo que mínima, ainda esteja presente.

Importante ressaltar que o luto não tem um cronograma definido, pacientes revisitam biografia e legado e tentam resolver pendências. A equipe pode tentar se proteger atrás da ciência, mas memoriza histórias, rostos e gestos. E a família tenta conceber como será a vida sem a criança que está perdendo.[27,28]

Davies e colaboradores[29] destacam que o compartilhamento de informações influencia no bem-estar dos pais. Em seu estudo, pais que não receberam informações descreveram mais raiva, estresse e tristeza durante o tratamento de seus filhos comparados a pais que receberam informações, entenderam as implicações e tiveram suas questões respondidas e emoções amparadas. Uma comunicação insuficiente também pode resultar em um sentimento de culpa nos pais, posterior à morte da criança, pois questionamentos e dúvidas podem surgir sem que se tenha um profissional para responder a elas. A culpa pode ser um complicador no processo de decisão assim como no luto.[16]

A comunicação com a unidade familiar não deve se restringir à evolução da doença. A equipe deve estar atenta a outros focos de sofrimento como problemas sociais e dificuldades de acesso a serviços, a medicamentos e a outros recursos. É dever e responsabilidade da equipe de CPP ser facilitadora para a resolução de problemas, sempre que possível.

Existem alguns protocolos de comunicação que podem auxiliar no processo de comunicação ao longo da trajetória da doença.[29-32] O protocolo SPIKES[30] é o mais citado e descreve seis passos para a comunicação. O primeiro (*setting up the interview*) se refere à preparação do profissional e do espaço físico. O segundo (*perception*) envolve entrar em contato com as percepções do paciente e compreender o que ele sabe. O terceiro (*invitation*) é um convite a compartilhar as informações e procurar compreender o que o paciente quer saber. O quarto (*knowledge*) será a transmissão da informação, preparando-o para as más notícias, oferecendo informações em partes, checando a compreensão e realizando pausas. O quinto passo (*emotions*) visa observar a reação emocional, nomear e validar as emoções. O sexto (*strategy and summary*) buscar verificar o que foi compreendido, resumir o que foi discutido e traçar um plano de cuidados alinhado com o paciente e a família.

Outro protocolo disponível e adaptado para a realidade brasileira é o mnemônico PACIENTE:[31] P – preparar seus conhecimentos e o ambiente; A – acessar o que paciente já sabe e o que quer saber; C – convidar o paciente para saber a verdade de maneira cuidadosa; I – informar de forma clara respeitando o tempo do paciente para assimilar com espaços para perguntas e silêncio; E – emoção expressa permitindo que o paciente tenha tempo de reagir à má notícia e, se possível, utilizar o toque como conforto; N – não abandone o paciente, comprometendo-se independentemente dos resultados e da evolução; TE – traçar uma estratégia e definir um plano de cuidados em equipe multiprofissional.

Outro recurso em comunicação é o modelo para manejo das emoções, baseado no mnemônico NURSE.[32] Neste, o primeiro passo (N – *naming*, reconhecer e nomear) é o profissional se preparar para perceber e interpretar a reação emocional do paciente ou da família demonstrando atenção e estimulando a expressão das emoções. O segundo passo (U – *understanding*, compreender a emoção) refere que o profissional deve acolher e assegurar a compreensão dos medos e preocupações construindo uma relação de confiança e empatia. O terceiro passo (R – *respect the patient*, respeitar a expressão do paciente) significa possibilitar que o paciente se expresse livremente, reforçando os pontos positivos e esforços até o momento. O quarto passo (S – *supporting*, apoiar o paciente ou familiar) implica oferecer suporte emocional de forma empática, reconhecendo as possíveis dificuldades enfrentadas. O quinto passo (E – *exploring*, explorar a emoção) é um convite a estimular o paciente ou familiar a expressar suas preocupações.

O protocolo EMPATHY[33] tem como objetivo auxiliar na comunicação de más notícias com empatia. Esse protocolo preconiza lidar com as emoções (E – *emotions*) reforçando apoio emocional em um ambiente adequado (M – *meeting*) com disponibilidade emocional e de tempo do profissional, ouvindo inicialmente a perspectiva do paciente/família (P – *patient's perspective*) para adaptar as informações de modo que sejam mais bem assimiladas por meio de uma linguagem adequada e clara (A – *adequate language*) dando direito ao paciente/familiar à verdade (T – *truth*) e esperança (H – *hope*) e seu empoderamento (Y – *yes for empowerment*) para a tomada de decisões.

Assim, a comunicação em CPP se tornou foco de atenção nos últimos anos e foi identificada como central no cuidado de qualidade. Configura-se como um dos principais desafios em CPP e cabe ressaltar que, apesar de existirem algumas recomendações ou mesmo protocolos para comunicação, favorecendo um manejo de informações e sentimentos, deve-se atentar para a subjetividade e a especificidade de cada criança e família. Não existe uma "receita" a ser seguida porque nem sempre o mesmo protocolo favorece a comunicação com toda e qualquer família.

A melhor estratégia continua sendo a busca pela compreensão da unidade familiar. Algumas questões como qual o papel que cada familiar acredita ter na família, qual o sentido desse papel exercido para si mesmo e para a família, quais os medos e esperanças[33,34] em relação ao que estão vivendo os auxiliam na construção de uma expressão emocional, de um reasseguramento e de coesão familiar. Para a construção de um vínculo de confiança com a equipe de CPP, uma questão central a ser levantada pela equipe é como a equipe pode auxiliar em seu papel de mãe, de pai, irmãos, avós, entre outros possíveis vínculos familiares. Algo simples de se perguntar (p. ex., "como posso te ajudar?"), mas que pouco é praticado pela equipe que, por hábito, auxilia sem perguntar o que julgam ser desnecessário.

Considerações finais

O sofrimento pode brotar e crescer em uma comunicação falha ou inadequada na qual perguntas não são respondidas, emoções não são validadas ou nem mesmo existe um interlocutor para compartilhar a dor profunda de um diagnóstico de uma doença com evolução incerta ou de uma doença em que a evolução para a morte é certa. A família necessita de informações compreensíveis fornecidas por uma equipe sensível que respeite seu papel na vida da criança.

Referências bibliográficas

1. Santini A, Avagnina I, Marinetto A et al. The intervention areas of the psychologist in pediatric palliative care: a retrospective analysis. Front Psychol. 2022 Mar 22;13:858812. doi: 10.3389/fpsyg.2022.858812. PMID: 35391957; PMCID: PMC8980523.
2. World Health Organization (WHO). Integrating palliative care and symptom relief into paediatrics: a WHO guide for health care planners, implementers and managers. Geneva (CH): World Health Organization (WHO), 2018.
3. Kitajima K, Cosmo M. Comunicação entre paciente, família e equipe no CTI. In: Andreoli PA, Erlichman MR (ed.). Psicologia e humanização: assistência aos pacientes graves. Rio de Janeiro: Atheneu, 2008. p. 101-12.

4. Levetown M, Meyer EC, Gray D. Communication skills and relational abilities. In: Carter BS, Levetown M, Friebert SE (ed.). Palliative care for infants, children and adolescents: a practical handbook. Baltimore (MD): Johns Hopkins University Press, 2011. p. 169-201.
5. Vern-Gross T. Establishing communication within the field of pediatric oncology: a palliative care approach. Curr Probl Cancer. 2011;35(6):337-50.
6. Pedrosa A, Pedrosa F, Pedrosa TF et al. Comunicação do diagnóstico do câncer infantil. In: Perina EM, Nucci NG (ed.). As dimensões do cuidar em psiconcologia pediátrica: desafios e descobertas. Campinas: Livro Pleno, 2005. p. 51-64.
7. Araújo MMT. A comunicação no processo de morrer. In: Santos FS (ed.). Cuidados paliativos: discutindo a vida, a morte e o morrer. Rio de Janeiro: Atheneu, 2009. p. 209-21.
8. Knapp M, Hall J. Nonverbal communication in human interaction. 6th ed. Belmont (CA): Wadsworth/Thomson Learning, 2006.
9. Longuinho SRB. Comunicando notícias difíceis na unidade de terapia intensiva. Arquivos Catarinenses de Medicina. 2015;44(1):82-92.
10. Camargo B, Kurashima AY, Challinor J. Pontos-chave para comunicação em cuidados paliativos: aspectos educacionais. In: Camargo B, Kurashima AY (ed.). Cuidados paliativos em oncologia pediátrica. São Paulo: Lemar, 2007. p. 111-38.
11. Epelman CL. End of life management in pediatric cancer. Curr Oncol Rep. 2012;14:191-6.
12. Azzi SGF, Andreoli PBA. O cuidado da criança hospitalizada com doença grave e sua família. In: Andreoli PBA, Erlichman MR (ed.). Psicologia e humanização: assistência aos pacientes graves. Rio de Janeiro: Atheneu, 2008. p. 93-100.
13. Parkes CM. Luto: estudos sobre a perda na vida adulta. São Paulo: Summus, 1998.
14. Franco MHP. Estudos avançados sobre o luto. Campinas (SP): Livro Pleno, 2002.
15. Ogelby M, Goldstein RD. Interdisciplinary care: using your team. Pediatr Clin N Am. 2014;61(2014):823-34.
16. Hill DL, Miller V, Walter JK et al. Regoaling: a conceptual model of how parents of children with serious illness change medical care goals. BMC Palliat Care. 2014 Mar 13;13(1):9. doi: 10.1186/1472-684X-13-9. PMID: 24625345; PMCID: PMC3975157.
17. Strong C, Feudtner C, Ballard MK et al. Goals, values and conflict resolution. In: Carter BS, Levetown M, Friebert SE (ed.). Palliative care for infants, children and adolescents: a practical handbook. Baltimore (MD): Johns Hopkins University Press, 2011. p. 26-55.
18. Hatano Y, Yamada M, Fukui K. Shades of truth: cultural and psychological factors affecting communication in pediatric palliative care. J Pain Sympton Manage. 2011;41(2):491-5.
19. Pompeia JA, Sapienza BT. Os dois nascimentos do homem: escritos sobre terapia e educação na era da técnica. Rio de Janeiro: Via Verita, 2011.
20. Anandarajah GL, Hight E. Spirituality and medical practice: using the HOPE questions as a practical tool for spiritual assessment. Am Fam Physician. 2001 Jan 1;63(1):81-9.
21. Snyder CR (1989). Reality negotiation: from excuses to hope and beyond. Journal of Social and Clinical Psychology. 1989;8(2):130-57. doi: 10.1521/jscp.1989.8.2.130.
22. Pulewka K, Wolff D, Herzberg PY et al. Physical and psychosocial aspects of adolescent and young adults after allogeneic hematopoietic stem-cell transplantation: results from a prospective multicenter trial. J Cancer Res Clin Oncol. 2017;143:1613. doi: 10.1007/s00432-017-2424-4.
23. Germann JNL, Leonard D, Stuenzi TJ et al. Hoping is coping: a guiding theoretical framework for promoting coping and adjustment following pediatric cancer diagnosis. Journal of Pediatric Psychology. 2015 Oct;40(9):846-55. doi: 10.1093/jpepsy/jsv027.
24. Stroebe M, Schut H. The dual process model of coping with bereavement: rationale and description. Death Studies. 1999;23:197-224.
25. Stroebe M, Schut H. Meaning making in the dual process model of coping with bereavement. In: Neimeyer R (ed.). Meaning reconstruction and the experience of loss. Washington (DC): American Psychological Association, 2001.
26. Stroebe M, Schut H. Handbook of bereavement research and practice: advances in theory and intervention. Washington (DC): American Psychological Association, 2008.
27. Jackson VA, Jacobsen J, Greer JA et al. Prognostic awareness through the provision of early palliative care in the ambulatory setting: a communication guide. Journal of Palliative Medicine. 2013;16(8).

28. Hallenbeck J. Fast fact and concept: grief and bereavement. Palliative Care Network of Wisconsin, 2015.
29. Davies B, Contro N, Larson J et al. Culturally-sensitive information-sharing in pediatric palliative care. Pediatrics. 2010;125(4):859-65.
30. Baile WF, Buckman R, Lenzi R et al. SPIKES – A six-step protocol for delivering bad news: application to the patient with cancer. Oncologist. 2000;5(4):302-11. doi: 10.1634/theoncologist.5-4-302. PMID: 10964998.
31. Pereira CR, Calônego MA, Lemonica L et al. The P-A-C-I-E-N-T-E protocol: an instrument for breaking bad news adapted to the Brazilian medical reality. Revista da Associação Médica Brasileira. 2017;63(1):43-9.
32. Back A, Arnold R, Tulsky J. NURSE mnemonic. In: Back A, Arnold R, Tulsky J (ed.). Mastering communication with seriously ill patients: balancing honesty with empathy and hope. Cambridge University Press, 2009.
33. Witt MM, Jankowska KA. Breaking bad news in genetic counseling: problems and communication tools. J Appl Genetics. 2018;59:449-52. doi: 10.1007/s13353-018-0469-y.
34. Weaver MS, Hinds P, Kellas JK et al. Identifying as a good parent: considering the communication theory of identity for parents of children receiving palliative care. J Palliat Med. 2021 Feb;24(2):305-9 [Epub 2020 Aug 28]. doi: 10.1089/jpm.2020.0131. PMID: 32865455; PMCID: PMC7840296.

Capítulo 6

A criança, o adolescente e suas vozes

Poliana Cristina Carmona Molinari

Ser criança é dureza, todo mundo manda em mim.
Se pergunto o motivo, me respondem "porque sim"... Adulto deve explicar pra
criança compreender... Criança exige carinho, e sim! Consideração!...
Tatiana Belinky

Introdução

Esse trecho do poema de Tatiana Belinky expressa, na sua essência, a necessidade de uma comunicação de qualidade com a população infantojuvenil, principalmente no cenário de doenças graves e ameaçadoras de vida. Quando ela se faz dessa forma, permite com que os profissionais da Saúde promovam relacionamentos de confiança e respeito com as crianças, adolescentes e suas famílias. Nesse contexto, frequentemente lidam com situações de mudanças e incertezas, especialmente quando confrontados com patologias graves e com a perspectiva de morte. Angústias físicas, psicológicas, sociais e espirituais estão, muitas vezes, presentes e interligadas e podem ser evidentes durante essa jornada. Como os adultos, as crianças precisam de oportunidades para fazer sentido por meio do entendimento de suas experiências de vida.[1]

No cenário de doenças graves e limitantes de vida, a maior parte dos encontros e conversas envolve notícias difíceis. Estas podem ser definidas como "situações em que há um sentimento de falta de esperança, uma ameaça ao bem-estar físico ou mental de uma pessoa, um risco de perturbar um estilo de vida estabelecido, ou em que é dada uma mensagem que transmite a um indivíduo menos escolhas em sua vida". Quando a informação é fornecida de maneira indevida, as memórias dessa experiência podem ficar gravadas na mente das crianças e das famílias por tempo prolongado, causando sofrimentos e estratégias de enfrentamento desadaptativas.[2,3]

Os objetivos da comunicação feita de forma adequada são: proporcionar a construção de um vínculo de confiança; realizar escuta ativa na busca de entendimento de valores e crenças familiares; fornecer informações de qualidade, respeitando-se o ritmo e o entendimento de cada um.[2,3] No entanto, a inclusão de pacientes pediátricos em conversas sobre a situação de doença nem sempre é de fácil de implementação na prática clínica. Isso é especialmente verdade no momento do diagnóstico, quando as emoções estão muito presentes e quando todos os participantes precisam confrontar seus próprios sentimentos sobre essa situação. Alguns estudos demonstraram que os pais não querem que seu filho esteja presente, levantando questões sobre o impacto da presença da criança na capacidade dos pais de obter as informações necessárias. No entanto, outros estudos encontraram efeitos benéficos na presença da criança nas conversas sobre sua própria doença, como diminuição do sofrimento parental.[4]

Explorar as preocupações e enfatizar um ambiente de comunicação aberta e honesta é fundamental e desafiador. As crianças em particular podem encontrar dificuldade em expressar seus sentimentos e articular suas preocupações verbalmente à equipe ou à família. Isso deixa uma lacuna na prestação de cuidados holísticos, visto que se cria uma barreira no apoio ao bem-estar psicossocial e espiritual do paciente pediátrico e de seus familiares.[1,5]

É recomendado que os profissionais da Saúde comuniquem informações aos pacientes pediátricos de forma verdadeira e apropriada para o desenvolvimento destes, além de incluí-los nas tomadas de decisões, tanto quanto possível. Entretanto, há inúmeras dificuldades sobre como traduzir essas recomendações na prática clínica. Além disso, embora a comunicação seja a situação mais comum nesse cenário, a arte de se comunicar com crianças e adolescentes raramente é ensinada formalmente e é uma área para a qual a equipe se sente mal preparada.[5]

Nesse contexto, envolvê-los nas conversas sobre sua saúde e nas deliberações sobre seus cuidados mostra respeito por suas capacidades, aumenta sua contribuição para as decisões que melhor atendem às suas necessidades individuais e fornece-lhes competências de autogestão que as ajudarão a manterem-se bem ao longo da vida. Entretanto, os pais querem ser envolvidos no processo de como seus filhos são informados sobre suas condições. Portanto, é importante compreender essa relação familiar, seus valores e dinâmicas, os modelos de apego, a sua forma de comunicação e o desejo de participar de seu próprio plano de cuidados. Simultaneamente, a determinação das perspectivas dos pais sobre o fornecimento de informações à criança é imperativa. A qualidade da assistência à saúde pediátrica melhorará se for reconhecido que a criança tem suas próprias necessidades cognitivas e emocionais, se ela for levada a sério e considerada inteligente, capaz e cooperativa. Os pais e os profissionais devem decidir juntos se a criança estará presente nas consultas de informação ou se eles preferem conversar sozinhos. Apesar disso, estudos recentes indicam que as crianças são geralmente receptores passivos de cuidados, com poucas oportunidades de expressar suas preocupações e praticamente nenhuma tentativa de incluí-las na criação ou implementação de um plano de cuidados viável.[6,7]

As crianças geralmente entendem mais do que se supõe; elas precisam ter informações úteis, ter opções (incluindo o nível de envolvimento desejado) e expressar sua opinião, até mesmo quando sua decisão não será determinante. A compreensão aprimorada fornece uma sensação de controle, que, por sua vez, mitiga o medo, reduzindo os danos associados a doenças e lesões. Além disso, se ela está perguntando sobre sua condição, geralmente já sabe que algo está errado e quer verificar em quem pode confiar.[7] Por isso, nesse cenário de comunicação, existe a influência de três fatores importantes: características relacionadas à criança; à família; e ao profissional da Saúde.[8] Este capítulo dará mais destaque àquelas relacionadas ao período infantojuvenil.

Desenvolvimento cognitivo e socioemocional infantojuvenil

O desenvolvimento infantil pode ser definido como um processo de continuidade e mudança das características biopsicológicas da criança, a fim de adquirir novas competências que podem contribuir para sua sobrevivência e autonomia ao longo de sua vida. Vários fatores influenciam esse processo, incluindo os ambientes em que ela é criada, os relacionamentos que constrói e as experiências que têm.[9] Todos esses fatores são fundamentais no estabelecimento de uma conexão para a comunicação em saúde.

A exposição a condições adversas durante esse desenvolvimento pode ser prejudicial e influenciar o crescimento e o amadurecimento intelectual e somático da criança. Nesse cenário, ela é exposta a várias situações estressoras como hospitalizações, isolamento de seus pares, procedimentos dolorosos e ruptura nas relações e rotinas familiares e sociais. Como consequência, ela pode apresentar diversos impactos, desde deterioração da saúde física até desajustes psicológicos.[10] Por isso, seu desenvolvimento social e emocional desempenha um papel fundamental. Por meio dele, as crianças aprendem a expressar e administrar suas emoções e a construir relacionamentos saudáveis com os outros. Ele estabelece a base para todas as outras aprendizagens e constitui um fator de proteção, podendo diminuir os efeitos dos eventos estressantes causados pela doença. Esse desenvolvimento começa com uma conexão aberta e próxima com os pais, com outros cuidadores principais e com profissionais da Saúde.[11]

Nesse contexto, as habilidades socioemocionais (HSE) são extremamente importantes e referem-se a um conjunto de competências que ajudam as pessoas a entender e gerenciar suas emoções, a se relacionarem positivamente com outras pessoas e a tomar decisões responsáveis. Essas habilidades são essenciais para a saúde emocional e mental, bem como para o sucesso pessoal e profissional. Algumas dessas habilidades incluem autoconhecimento, autocontrole, empatia, habilidades de comunicação e resolução de conflitos, pensamento crítico e tomada de decisões responsáveis.[12] Compreender o conceito de competências socioemocionais envolve o estudo das emoções e, dentro de um processo de doença na infância, tornam-se indispensáveis para que tanto a criança como seus cuidadores possam enfrentar essa trajetória repleta de desafios. A descoberta da doença e as limitações impostas pelo tratamento afetam a rotina familiar elevando os riscos para o desenvolvimento de problemas sociais e emocionais. A família, sobretudo os pais, são mais afetados pelo diagnóstico, pois, além de ter de enfrentar suas dificuldades emocionais e perdas, precisam lidar com as necessidades físicas, psicológicas e sociais da criança portadora da doença. Nesse sentido, as HSE constituem estratégias fundamentais para o enfrentamento da trajetória da doença. Os recursos psicológicos dos genitores e da própria criança e a estrutura familiar podem contribuir para a sua adaptação à doença.[13,14]

Embora muitas crianças e adolescentes queiram informações sobre sua doença, incluindo discussões sobre morte, cerca de um terço a um quarto não expressa essa necessidade, por diversos motivos: sentem-se inibidos para expor suas preocupações, principalmente se perceberem ansiedade e desconforto de seus pais em relação ao assunto; outras vezes, querem demonstrar coragem; temem desfechos negativos; receiam o julgamento por parte dos pais e de profissionais da Saúde; entre outros.[8]

A quantidade e a qualidade das informações fornecidas às crianças aumentam conforme sua idade. Portanto, é fundamental conhecermos e respeitarmos o desenvolvimento cognitivo e emocional de cada faixa etária, para servir como referências em relação às estratégias de comunicação que serão utilizadas, propiciar melhor conexão e apoiar a elaboração de perguntas de forma que elas possam compreender. A classificação do desenvolvimento cognitivo, de Piaget, é um método para identificar o tipo de informação que pode ser compartilhada com essa população (Quadro 6.1). Nesse modelo, são descritos quatro estágios: sensório-motor (0 a 2 anos de idade); pré-operacional (3 a 7 anos de idade); operacional concreto (7 a 11 anos de idade); e operacional formal (≥ 12 anos).[6,8] A capacidade de uma criança compreender uma mensagem também depende das experiências prévias, das suas vivências e observações.

Quadro 6.1 – Características do desenvolvimento cognitivo e emocional baseados nas diferentes faixas etárias.

Faixa etária	*Características cognitivas e emocionais*
Menores de 3 anos	• Exploração e conhecimento do mundo por meio de sentidos e habilidades motoras • Construção das referências cognitivas • Início da linguagem/sabem nomear partes do corpo • Angústia da separação dos pais
Entre 3 e 6 anos	• Pensamento mágico: crença de que pensamentos, fatos ou desejos podem causar eventos externos (p. ex., doença) • Uso de símbolos, palavras e números para representar aspectos do mundo • É capaz de simbolizar e formar imagens mentais • Compreendem por intermédio da experiência individual, não do pensamento lógico
Entre 7 e 11 anos	• Início do pensamento lógico e de experiências centradas no aqui e agora • Mudança na compreensão dos conceitos biológicos sobre função do corpo e transmissão de doenças • Habilidades de raciocínio com informações concretas
Acima de 12 anos	• Desenvolvem o raciocínio hipotético dedutivo de forma complexa e abstrata • Discutem e questionam os valores dos pais e constroem os seus próprios • Tornam-se mais consciente de seu próprio pensamento e conseguem refletir sobre ele • Usam o pensamento lógico e formam conceitos abstratos como os de amor, felicidade, fantasia e sonhos • Estabelecimento da autonomia

Fonte: Stein A, Dalton L, Rapa E et al., 2019.

Estratégias de comunicação

Um dos aspectos mais importantes na comunicação com a criança e com o adolescente é explorar as preocupações e enfatizar um ambiente aberto e honesto. Eles podem ter dificuldade em expressar seus sentimentos e articular suas preocupações verbalmente à equipe e à família. Por isso, podemos utilizar algumas técnicas verbais e não verbais para encorajar a comunicação, como arte, música, psicoterapia e ludoterapia.[1] Utilizar as características cognitivas e emocionais é o passo inicial para esse encontro: podemos fazer uso de livros de histórias, brinquedos, jogos, filmes, desenhos (Figura 6.1), arte com tintas, massinhas de modelar, entro outros, com o objetivo de explorar o entendimento, as emoções e os valores de cada paciente.

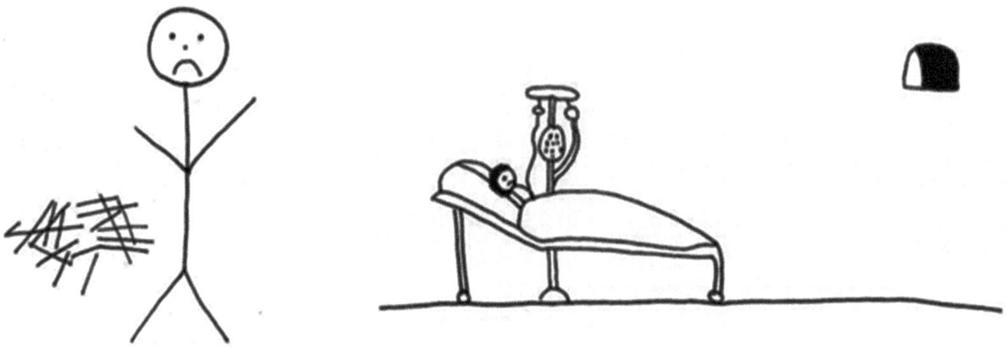

Figura 6.1 – Expressão por meio do desenho. O da esquerda representa a queda do cabelo após quimioterapia e o da direita, sobre sentir-se sozinho no hospital.
Fonte: Sourkes B, 2018.

Para iniciar e estabelecer uma primeira conexão, é fundamental manter contato visual com a criança ou adolescente e iniciar a conversa com um tema que eles possam achar interessante. Perguntas simples para crianças em idade escolar, como "quantos anos você tem?" ou "o que você gosta de fazer na escola?", ajudarão a aumentar seu conforto ao interagir com alguém que não conhecem. Cada uma dessas perguntas pode aumentar o nível de envolvimento da criança e aumentar a probabilidade de ela fazer as próprias perguntas e de responder às demais que lhe forem feitas. Já os adolescentes devem ser as principais pessoas que recebem e fornecem informações sobre sua saúde durante um encontro. Embora possam relutar em falar, eles apreciarão a oportunidade de falar e de serem tratados como adultos.[6]

Perguntas abertas são geralmente recomendadas; no entanto, as crianças em idade escolar podem ter mais dificuldade em compreender as questões apresentadas. Nesse caso, perguntas fechadas podem ser úteis para coletar informações específicas. Por exemplo, você pode ter mais sucesso perguntando "você sentiu dor em casa ontem?" em vez de "quando você sentiu dor?". Para se obterem informações de uma criança, é importante lembrar que ela geralmente leva mais tempo para se comunicar do que os adultos e deve ser lhe dado tempo suficiente para responder às perguntas. Esse atraso na resposta, muitas vezes, leva os cuidadores a responderem à pergunta pela criança, diminuindo ainda mais a probabilidade de ela continuar a participar da conversa.[6]

Em um estudo que explorou as experiências com a comunicação sobre o câncer de crianças e adolescentes, foram vistos alguns aspectos importantes: os jovens geralmente queriam saber sobre o prognóstico, de forma horizontal e no tempo deles e desejaram participar de conversas sobre sua saúde. Houve valorização da comunicação aberta e honesta com a equipe cuidadora, que era sua fonte mais frequente de informações sobre saúde.[5] Além disso, levantaram aspectos fundamentais do papel dos pais nessa comunicação (Quadro 6.2).[8]

Quadro 6.2 – O papel dos pais na comunicação com a criança e o adolescente.
• Facilitadores e intermediários da comunicação com os profissionais da Saúde
• Fonte de informações cruciais em relação aos filhos
• Filtro de notícias difíceis
• Traduzem as informações para facilitar o entendimento
• Confidentes – ouvem as opiniões e sentem emocionalmente os filhos
• Sabem as preferências dos filhos
• Fonte de segurança e apoio emocional

Fonte: Desenvolvido pela autoria do capítulo.

No turbilhão emocional de notícias angustiantes, as crianças podem funcionar como se tivessem uma compreensão menos desenvolvida do que sua idade cronológica poderia sugerir. As necessidades específicas de crianças com deficiências cognitivas ou sensoriais também devem ser consideradas. Embora elas sejam mais propensas do que aquelas sem deficiência a sofrerem problemas de saúde substanciais, suas necessidades de comunicação geralmente são mal-entendidas em ambientes hospitalares, o que pode afetar negativamente seus resultados.[8]

Com todas essas reflexões, podemos destacar alguns pontos fundamentais na comunicação de notícias difíceis no cenário da tríade criança/adolescente, família e profissionais da Saúde:[8]

- **Prepare-se:** reflita sobre seu próprio nível de conforto e crenças; certifique-se de que, quando você conhecer a criança ou o adolescente, eles possam vê-lo como uma pessoa calma e focada, capaz de ouvir e tolerar a angústia que sentem e fornecer apoio emocional.
- **Prepare as informações:** tenha todas as informações relativas à condição clínica, aos exames, ao tratamento, ao prognóstico, entre outras; planeje o que você precisa comunicar; priorize informações importantes; verifique se você sabe o nome da criança e o dos membros da família; certifique-se sobre as relações entre a criança e a família (p. ex., padrastos).
- **Prepare o ambiente:** identifique uma área tranquila e privada; considere quem está com a criança e quem deve ser incluído na consulta, como parentes ou outros profissionais da Saúde bem conhecidos da criança ou da família; tenha materiais lúdicos como lápis de cor, papel para desenho, alguns brinquedos – a criança, muitas vezes, se expressa por meio deles; se os irmãos estiverem presentes, considere as necessidades destes (p. ex., organizar brinquedos ou colorir).
- **Prepare os pais:** discuta a importância de se comunicar com a criança sobre o diagnóstico. É completamente compreensível querer protegê-los dessa notícia. Contudo, sabemos que as crianças são muito boas em perceber as mudanças ao seu redor, e ajudá-las a entender o que está acontecendo pode auxiliá-las a se sentirem menos assustadas e sozinhas. Podemos utilizar frases como "o quanto você acha que seu filho entende sobre a sua condição e seu cuidado?".
- **Conheça e avalie o desenvolvimento cognitivo e emocional:** verifique a idade da criança e quaisquer problemas de neurodesenvolvimento ou deficiências na comunicação; considere como tornar as informações relevantes para o contexto e a cultura do dia a dia da criança; escolha uma linguagem apropriada ao desenvolvimento; considere o uso de materiais lúdicos. Uma pergunta útil pode ser esta: "existe alguma maneira que você se comunica com seu filho e que podemos utilizar?".
- **Ouça primeiro:** descubra a história da criança e dos pais e o que a criança já sabe. Pergunte a ela o que acha que está acontecendo. Use essas informações para avaliar o seu nível de autonomia e independência para que as informações possam ser direcionadas de acordo com ele. Crianças e adolescentes devem ter a oportunidade de conversar sozinhos com o profissional da Saúde para que possam levantar assuntos que não desejam compartilhar com seus pais. Algumas perguntas que podem ser utilizadas: "você sabe o que está acontecendo com você?", "o que seu corpo está lhe dizendo hoje?", "diga-me o que mamãe ou papai lhe contaram sobre o porquê você está aqui?".

- **Ritmo das informações:** forneça informações simples e em pequenas porções. Dê tempo à família e à criança para assimilar o que você disse; procure observar as reações da criança e dos pais para avaliar quando estão prontos para mais informações; comunique-se nos termos da criança e com o apoio dos pais; identifique as prioridades da criança e adapte as informações a elas – por exemplo, a principal preocupação de alguns jovens será a perda de cabelo ou se a internação hospitalar interferirá em um evento social futuro, em vez das opções de tratamento.
- **Fontes de informação:** use informações visuais e verbais; forneça opções de outras fontes (p. ex.: grupo de apoio, *sites* ou recursos úteis); dê informações à criança para levar para casa; considere opções para se conectar com outra família com experiências semelhantes para ajudar a orientá-la (com base na preferência da família).
- **Compreensão emocional:** siga as dicas da criança sobre sua compreensão emocional da informação; permita que a criança expresse seus sentimentos e explique que são normais nessa situação; tranquilize a família sobre o fato de os sentimentos de choque e angústia serem normais e dificultarem o processamento das informações. Podemos usar: "você sabia que outras crianças também se sentem tristes, confusas ou assustadas?", "como você está se sentindo?", "há alguma coisa que você gostaria de dizer?".
- **Compreensão cognitiva:** pergunte à criança e aos pais o que entenderam sobre o que foi dito; verifique se a família está habituada com os termos médicos usados e se algum precisa ser explicado; tente avaliar a compreensão de todos os envolvidos para garantir que ninguém se perca na conversa; se possível, pergunte à criança o que ela entendeu; dê aos pais e filhos a oportunidade de fazer perguntas. Mais algumas perguntas úteis que o profissional da Saúde pode fazer: "existe alguma coisa que você não entendeu ou que gostaria que eu explicasse melhor?", "posso verificar se expliquei bem as coisas para você?", "você gostaria de me dizer o que você entendeu até agora?".
- **Faça um plano:** explique à família o que acontecerá a seguir; dê-lhe uma ideia da escala de tempo para próximos passos; assegure-lhe que não terá de lidar com isso sozinhas se apropriado ou disponível, explique que os sintomas podem ser controlados por medicação, especialmente a dor; considere outras fontes de apoio para a família – por exemplo, profissionais da Saúde da comunidade.[8]

É de extrema relevância que os profissionais da Saúde que trabalham com crianças portadoras de doenças ameaçadoras de vida tenham conhecimento da importância de alguns pontos fundamentais envolvidos no tratamento: o nível de desenvolvimento cognitivo e emocional do paciente; o papel essencial da família; e o olhar além da fisiopatologia da doença, englobando a biografia e a história de crianças e seus familiares. Conhecer o desenvolvimento físico, cognitivo e emocional permite ao profissional distinguir as respostas normais daquelas disfuncionais. Além disso, compreender a capacidade cognitiva de uma criança para processar informações é essencial para comunicar sobre sua doença e sobre as adversidades no decorrer do tratamento.

Referências bibliográficas

1. Chin LE, Loong LC, Ngen CC et al. Pediatric palliative care: using miniature chairs to facilitate communication. Am J Hosp Palliat Care. 2014;31(8):833-5.
2. Sisk BA, Friedrich AB, Mozersky J et al. Core functions of communication in pediatric medicine: an exploratory analysis of parent and patient narratives. J Cancer Educ. 2020;35(2):256-63.
3. Molinari PCC, Karam VB. Como contar aos pais que a criança tem uma doença grave? Pediatria Atualize-se (Boletim da Sociedade de Pediatria de São Paulo). 2023 Maio/Jun;8(3).
4. McCarthy SRB, Kang TI, Mack JW. Inclusion of children in the initial conversation about their cancer diagnosis: impact on parent experiences of the communication process. Support Care Cancer. 2019;27(4):1319-24.
5. Brand SR, Fasciano K, Mack JW. Communication preferences of pediatric cancer patients: talking about prognosis and their future life. Support Care Cancer. 2017;25(3):769-74.
6. Bell J, Condren M. Communication strategies for empowering and protecting children. J Pediatr Pharmacol Ther. 2016;21(2):176-84.

7. Levetown M; American Academy of Pediatrics (AAP), Committee on Bioethics. Communicating with children and families: from everyday interactions to skill in conveying distressing information. Pediatrics. 2008;121(5):1441-60.
8. Stein A, Dalton L, Rapa E et al. Communication with children and adolescents about the diagnosis of their own life-threatening condition. Lancet. 2019;393:1150-63.
9. Silva DI, Mello DF, Mazza VA et al. Disfunções no desenvolvimento socioemocional de lactentes e seus fatores relacionados: uma revisão integrativa. Texto & Contexto Enfermagem. 2019;28:e20170370.
10. Morris JN, Roder D, Turnbull D et al. The impact of cancer on early childhood development: a linked data study. J Pediatr Psychol. 2020;46(1):49-58.
11. St. Jude Children's Research Hospital; Together. How can cancer may affect social and emotional development in early childhood [Internet]. 2021. Together (by St. Jude™). Disponível em: https://together.stjude.org/en-us/for-families/early-childhood-development/social-emotional-development.html. Acesso em: 12 nov. 2023.
12. Brasil. Ministério da Educação. Base nacional comum curricular. Brasília: Ministério da Educação (MEC), 2018.
13. Kirchner LF, Löhr SS, Guimarães ATB. Avaliação das habilidades sociais de mães de crianças em tratamento de doença oncohematológica. J Human Growth Develop. 2012;22(2):187-95.
14. Sourkes B. Children's experience of symptoms: narratives through words and images. Children (Basel). 2018 Apr;5(4):53.

Capítulo 7

A família como centro do cuidado

Patrícia Luciana Moreira Dias

Introdução

Na abordagem dos cuidados paliativos, a família pode ser compreendida como uma unidade indissociável da criança. Tal percepção nos convida a expandir o olhar para a criança e a família como indivíduos ativos na experiência de doença. A comunicação, nesse sentido, tem um papel essencial, que vai além de oferecer informações, mas que também permite dar voz às famílias e ouvir com empatia e acolhimento suas aflições e angústias.

O adoecimento da criança é parte da história da família, impactando todo o sistema familiar. Pensar na família como "centro do cuidado" é permitir que ela ocupe o lugar de protagonista nessa história, e não o de uma expectadora no cuidado da criança. A família como centro do cuidado reflete um relacionamento de parceria e colaboração por intermédio da participação efetiva e constante da família no cuidado e nos processos de tomada de decisão.

Considerando-se que os cuidados paliativos podem ser oferecidos por longo período na trajetória de doença da criança, envolver a família é uma condição fundamental. Autores defendem que envolver ativamente os pais nas decisões de cuidado e trabalhar em parceria com eles parece particularmente desafiador, mas é essencial no contexto das crianças com condições de longo prazo, pois o gerenciamento cotidiano da condição da criança é principalmente responsabilidade da família.[1]

Assim, criança e família compõem a unidade de cuidado, considerada em seu contexto cultural e social, além das questões éticas de respeito e dignidade.[2] Respeitar as forças e os valores da criança e de sua família são elementos fundamentais para apoiá-las no desenvolvimento de seus papéis e na tomada de decisão. Essa perspectiva aproxima-se de uma abordagem de cuidado reconhecida como "cuidado centrado no paciente e na família", cujos princípios serão abordados a seguir.

Cuidado centrado no paciente e na família

O Cuidado Centrado no Paciente e na Família é um modelo amplamente utilizado em Pediatria, sendo descrito não somente como um método de prestação de cuidados, mas também como uma filosofia que valoriza o papel vital da família na garantia da saúde e do bem-estar da criança, planejando, cuidando e trabalhando em parceria. Parece ser a melhor maneira de prestar cuidados às crianças vivenciando condições ameaçadoras à continuidade da vida, considerando-se que a família é onipresente na trajetória de doença da criança.

A American Academy of Pediatrics (AAP) descreve o cuidado centrado no paciente e na família como uma abordagem que se fundamenta na parceria mutuamente benéfica entre pacientes, familiares e profissionais que reconhece a importância da família na vida do paciente. É considerada uma abordagem inovadora para o planejamento, a entrega e a avaliação dos cuidados de saúde, moldando as políticas, os programas e o projeto das unidades de saúde, avaliação dos cuidados de saúde e as interações do dia a dia entre pacientes, familiares, médicos e outros profissionais da Saúde. Os profissionais da Saúde que praticam o cuidado centrado no paciente e na família reconhecem que o apoio emocional, social e de desenvolvimento são componentes integrais dos cuidados de saúde, legitimando o papel vital que as famílias desempenham na garantia da saúde e do bem-estar das crianças e membros da família de todas as idades. A família é compreendida como a principal fonte de força e apoio da criança, e suas perspectivas e informações são importantes na tomada de decisão clínica. A abordagem centrada no paciente e na família proporciona maior satisfação. As experiências positivas do cuidado em parceria podem melhorar a confiança dos pais em seus papéis e, com o tempo, aumentar a competência de crianças e jovens adultos para assumir seu próprio cuidado.[3]

Pacientes que vivenciam condições crônicas avançadas e suas famílias têm necessidades multidimensionais. Ou seja, as necessidades vivenciadas por essas pessoas ultrapassam a dimensão física da doença, mas inclui necessidades emocionais, psicológicas, espirituais, sociais, econômicas, éticas. As situações de evolução progressiva são marcadas por frequentes crises de necessidades e enormes demandas por cuidados. As necessidades da família são semelhantes às do paciente, já que a doença afeta a todos os membros da família. As famílias precisam, frequentemente, receber cuidados para prestar cuidados, que devem promover a capacidade de adaptação ao curso da doença, aumentar a capacidade de oferecer cuidado ao membro da família que está doente, a prevenção de crises e do luto complicado.[4]

O cuidado centrado no paciente e na família não somente reconhece a família como central na vida do paciente, como também considera a singularidade da família e apoia os seus membros no papel de cuidadores. As definições concentram-se na parceria entre prestadores de cuidados e família, na construção do plano de cuidados de forma colaborativa, na negociação da assistência e tomada de decisões sobre os cuidados de saúde e na avaliação contínua dos cuidados prestados ao paciente.[5]

De acordo com o Institute for Patient and Family Centered Care (IPFCC), a definição de cuidado centrado na família inclui quatro conceitos centrais: respeito e dignidade; informação compartilhada; participação; e colaboração. O objetivo do cuidado centrado na família é melhorar a satisfação do paciente e da família e os resultados do cuidado, com o potencial para influenciar os serviços de Saúde, desde as políticas sociais e institucionais até as interações cotidianas interpessoais entre equipe e família.[6]

O primeiro conceito central do cuidado centrado na família (CCF) refere-se ao respeito e à dignidade. Isso significa que os profissionais da Saúde ouvem e respeitam as perspectivas e escolhas do paciente e da família. Os conhecimentos, valores, crenças e antecedentes culturais do paciente e da família são incorporados ao planejamento e à prestação de cuidados. A informação compartilhada significa que os profissionais da Saúde comunicam e compartilham informações completas e imparciais com pacientes e familiares de maneira afirmativa e útil. Pacientes e familiares recebem informações oportunas, completas e precisas para participarem efetivamente do cuidado e da tomada de decisões. O conceito de participação refere-se ao incentivo e apoio aos pacientes e às famílias na participação nos cuidados e na tomada de decisões no nível que escolheram. Colaboração significa que pacientes e famílias também estão incluídos em toda a instituição. Líderes de cuidados de saúde colaboram com pacientes e famílias no desenvolvimento, implementação e avaliação de políticas e programas; no desenho de instalações de Saúde; e na educação profissional, bem como na prestação de cuidados.[6]

Assim, o cuidado centrado no paciente e família pode ser um modelo que oferece subsídios para uma prática assistencial nos cuidados paliativos pediátricos (CPP) que garante o lugar da família no centro do cuidado e que tem o potencial de minimizar o sofrimento humano em sua integralidade. Nesse sentido, a comunicação é um importante pilar, pois permeia todos os princípios dessa filosofia de cuidado.

Comunicação e família como centro do cuidado

A partir do princípio de que as famílias são únicas e indissociáveis da criança durante sua trajetória de doença, e do compromisso de garantir o lugar central no cuidado, é necessário buscar estratégias, como a comunicação empática, sensível e honesta, convidando a participação da família mediante um trabalho colaborativo e de tomada de decisão conjunta pautado na corresponsabilidade.

Cuidar da família de crianças em condições ameaçadoras de vida, portanto elegíveis para os cuidados paliativos, é um dever ético, pautado na crença de que as crianças existem no contexto da família. A família é a principal influência na vida da criança e o bem-estar dela e o da família estão intrinsecamente vinculados. Além disso, as famílias têm o direito ético de cuidar em virtude do sofrimento e da vulnerabilidade de seus filhos, sendo fundamental que os profissionais assumam o dever de as ouvir com compaixão, melhorando a comunicação e a tomada de decisão compartilhada quando as crianças vivenciam uma doença grave e ameaçadora de vida.[7] A criança existir no contexto da família convida a um olhar para questões que vão além do pertencimento, que alcançam questões existenciais, sendo indissociáveis o cuidado à criança e o cuidado à família.

Vale salientar que a família como centro do cuidado não exclui a criança, e que o processo de comunicação nessa abordagem deve incluir a criança. Atualmente, é sustentado na literatura que crianças não são adultos pequenos, mas seres em pleno desenvolvimento físico e psicossocial. Isso demanda dos profissionais que atuam em Pediatria habilidades de comunicação sensíveis ao desenvolvimento da criança. Compreender a perspectiva da criança exige de todos - profissionais e famílias - esforço e sensibilidade. Além do conhecimento científico, atender as necessidades da criança é uma questão legal, visto que é seu direito ter conhecimento adequado de sua doença e tratamento, prognóstico e cuidados, respeitando-se sua fase cognitiva, sua integridade física, psíquica e moral, além do direito à identidade e à autonomia de valores.[8]

A comunicação com a criança é um caminho para estabelecer a conexão com ela e com sua família. Um estudo revelou que os profissionais se utilizam de estratégias de comunicação para estabelecer o vínculo e a confiança com a criança, considerando seu desenvolvimento cognitivo e psíquico, além de estratégias como o brincar, e que, por meio do brincar, as crianças se comunicam com o mundo e expressam seus medos e vontades.[9] A literatura tem se ampliado nos últimos anos no que se refere à comunicação com a criança em situações de doenças graves e complexas. Estudo revelou que menos da metade das crianças entre 3 e 12 anos estava presente nas conversas entre profissionais e suas famílias sobre sua doença, apesar de incluir as crianças nessas conversas ser um imperativo bioético. As crianças que tinham pior prognóstico ou diagnóstico de neoplasias hematológicas eram as com menos oportunidade de estar presentes na conversa. Isso pode revelar o intuito de as proteger de conversas difíceis sobre prognóstico.[10]

O processo de comunicação com uma criança em torno de uma doença é dinâmico, influenciado por vários fatores relacionadas à própria criança ou ao próprio adolescente (idade, desenvolvimento cognitivo, experiências de doença), fatores relacionados às suas famílias (crenças familiares, nível educacional e de entendimento sobre a doença da criança, bem-estar emocional) e aos profissionais da Saúde (conhecimento e experiência, contexto cultural e religioso, crenças). Esses fatores podem facilitar a comunicação ou criar barreiras, bem como evoluir com o tempo.[11] Além disso, falar sobre doença e prognóstico com crianças deve partir da compreensão de que cada criança é única e a comunicação deve ser adaptada a cada criança, individualmente. A experiência singular da criança com a doença pode ser ainda mais importante que a idade e o nível de desenvolvimento da criança. As conversas devem ser em um ambiente seguro e aberto no qual a criança tenha segurança de que não mentirão para ela e que não será forçada a discussões de que não deseja participar.[12] As funções essenciais da comunicação são promover relacionamentos de cura, trocar informações, responder às emoções, gerenciar incertezas e tomar decisões. Nesse sentido, crianças e famílias têm necessidades persistentes de informação e preferem uma comunicação honesta, sensível, empática e esperançosa.[13]

O planejamento antecipado de cuidados parte da concepção de que compartilhar perspectivas com a família por meio de uma comunicação sensível e honesta é fundamental para garantir a qualidade de vida e o conforto da criança, especialmente em fim de vida. As conversas iniciais nem sempre acontecem naturalmente, mas uma intenção consciente e direcionada ao objetivo de alinhar a perspectiva sobre cuidados e tratamentos futuros. As incertezas quanto à imprevisibilidade do curso da doença e a forma como os pais lidam com as perdas influenciam a capacidade de discutir cuidados futuros, visto que a tendência é se concentrarem no momento presente. Porém, em função de o cuidado paliativo ser idealmente centrado na família, antecipar o futuro pode ser uma estratégia para explorar os valores e as preferências das famílias e facilitar a tomada de decisão compartilhada.[14]

Com relação à tomada de decisão, os profissionais que participaram de um estudo consideraram os pais relutantes para se envolverem nas discussões ou sobrecarregados para tomar uma decisão "certa". Eles acreditam que, quando os pais não estão prontos, ficam mais propensos a rejeitar limitações do tratamento para seus filhos. Para os pais, porém, a tomada de decisão foi considerada um processo contínuo de comunicação que transcende as conversas com os profissionais de CPP. Eles desejam que os profissionais considerem as necessidades individuais, tenham a criança como foco, discutam cenários hipotéticos e permitam a tomada de decisão sem pressão. Quando os pais percebem que o filho não melhorará, sentem-se mais preparados para engajar no planejamento antecipado de cuidados. Apesar disso, é difícil delimitar o que seria o melhor momento para isso.[15]

Os profissionais da Saúde consideram importante alinhar a comunicação sobre questões atuais e questões futuras relacionadas à criança e à família. A antecipação desses alinhamentos oferece aos pais a oportunidade de se preparem para conversas difíceis e de lidarem com a perda futura de seus filhos. O profissional acredita que são necessárias sensibilidade e habilidades específicas de comunicação para interpretar corretamente os valores da família e respeitar suas estratégias de enfrentamento.[16]

Os aspectos legais do cuidado à criança com relação ao poder e à responsabilidade dos pais parecem ser questão importante para os profissionais que atuam em cuidados paliativos, visto que se trata de uma situação de doença ameaçadora de vida e que, portanto, aspectos relacionados ao viver e ao morrer permeiam todo o processo de cuidar em consequentemente, as interações entre profissionais e famílias.

As preocupações do profissional quanto às tomadas de decisão compartilhadas com as famílias são legítimas, como mostram as evidências de alguns estudos que exploram as experiências dos pais no planejamento antecipado de cuidados. Embora muitos pais afirmem viver um dia de cada vez, eles sentem que não podem negligenciar as perspectivas futuras, mesmo que se concentrem em um futuro próximo, mas se preparando para um futuro mais distante. Os medos e as preocupações em relação ao futuro referem-se à morte do filho, ao enfrentamento de decisões difíceis, ao possível sofrimento da criança, ao pesado fardo contínuo de cuidados e ao alcance de uma vida o mais normal possível para seu filho. Estudo sobre os medos e necessidades dos pais de crianças em cuidados paliativos mostrou a demanda dos pais para que a esperança fosse fortalecida e de serem bons pais. Além disso, pais de crianças gravemente doenças têm esperanças sobre qualidade de vida, saúde física, bem-estar futuro e cuidados com a criança.[17-19]

Apesar de legitimadas como um recurso, as intervenções direcionadas a mobilizar a esperança concentraram-se na comunicação. A literatura, porém, aponta outras intervenções que podem oferecer apoio à esperança dos pais. As cartas terapêuticas, por exemplo, permitem reconhecer suas habilidades e promover a autoeficácia durante a hospitalização da criança em cuidados paliativos, além de promover a expressão emocional dos pais, uma estratégia que facilita a comunicação terapêutica.[20]

Em sua essência, os cuidados paliativos estão focados na comunicação centrada na família para trazer todos a um entendimento comum sobre como o cuidado será dado para apoiar a criança que enfrenta a doença, a família da criança e a equipe clínica.[21]

Considerações finais

A construção de uma interação colaborativa na qual a família é o centro do cuidado se faz a partir das atitudes do profissional para adentrar no universo da criança e da família, compreendendo e atendendo as suas necessidades, e depende, entre outros pilares, do exercício da comunicação empática e compassiva. O sofrimento é o elemento central no cuidado paliativo que pode ser transformado mediante a conexão humana, construindo, junto à família, experiências de vida significativas. Cuidar da criança é indissociável do cuidado da família, assim como cuidar da família, de forma alguma, exclui a criança.

A família como centro do cuidado é uma prática que se dá por intermédio de um trabalho construído de forma conjunta, conhecendo-se a família, quem são os membros que a compõe, sua dinâmica e seu funcionamento, as estratégias de enfrentamento que utilizam na trajetória de doença da criança, mergulhando na singularidade de cada família. Essa ação se configura no rompimento de fronteiras e da quebra de muros que, muitas vezes, são construídos entre os profissionais e as famílias. Porém, para que os princípios dos cuidados paliativos sejam praticados, esse rompimento é necessário para que profissionais e famílias possam adentrar seus universos e construir um projeto em conjunto, visando o melhor cuidado e as melhores decisões acerca da vida da criança.

Referências bibliográficas

1. Smith J, Swallow V, Coyne I. Involving parents in managing their child's long-term condition: a concept synthesis of family-centered care and partnership in care. J Pediatr Nurs. 2015; 30(1):143-59.
2. Coyne I, Holmström I, Söderbäck M. Centeredness in healthcare: a concept synthesis of family-centered care, person-centered care and child-centered care. J Pediatr Nurs. 2018;42:45-56. doi: 10.1016/j.pedn.2018.07.001.
3. United States of America (USA). American Academy of Pediatrics (AAP). Patient and family-centered care and the pediatrician's role. Pediatrics. 2012;129(2):394-404.
4. Gómez-Batiste X, Connor S, Murray S et al. The model of comprehensive, person-centered and integrated palliative care. In: Gómez-Batiste X, Connor S (ed.). Building integrated palliative care programs and services. Barcelona: Liberdúplex, 2017.
5. Smith W. Concept analysis of family-centered care of hospitalized pediatric patients. J Pediatr Nurs. 2018;42:57-64.
6. Institute for Patient and Family Centered Care (IPFCC) [Internet]. Patient and family-centered care. Institute for Patient and Family Centered Care (IPFCC). Disponível em: http://www.ipfcc.org/about/pfcc.html. Acesso em: 21 out. 2023.
7. Jones BL, Contro N, Koch KD. The duty of the physician to care for the family in pediatric palliative care: context, communication and caring. Pediatrics. 2014 Feb;133(Suppl 1):S8-15. doi: 10.1542/peds.2013-3608C.
8. Brasil. Conselho Nacional de Direitos da Criança e do Adolescente (CONANDA). Resolução n. 41, de 13 de outubro de 1995 – Direitos da criança e do adolescente hospitalizados [Internet]. Disponível em https://www.sbp.com.br/fileadmin/user_upload/img/documentos/doc_criancas_hosp.pdf. Acesso em: 16 dez. 2021.
9. Moreira-Dias PL, Franco LF, Bonelli MA et al. Searching for human connection to transcend symbolisms in pediatric palliative care. Rev Bras Enferm [Online]. 2023;76(3):e20220476. doi: 10.1590/0034-7167-2022-0476.
10. McCarthy SRB, Kang TI, Mack JW. Inclusion of children in the initial conversation about their cancer diagnosis: impact on parent experiences of the communication process. Support Care Cancer. 2019;27(4):1319-24. doi: 10.1007/s00520-019-4653-3.
11. Dalton L, Rapa E, Ziebland S et al. Communication Expert Group. Communication with children and adolescents about the diagnosis of a life-threatening condition in their parent. Lancet. 2019;393(10176):1164-76. doi: 10.1016/S0140-6736(18)33202-1.
12. Sisk BA, Bluebond-Langner M, Wiener L et al. Prognostic disclosures to children: a historical perspective. Pediatrics. 2016;138(3):e20161278. doi: 10.1542/peds.2016-1278.
13. Sisk BA, Mack JW, Ashworth R et al. Communication in pediatric oncology: state of the field and research agenda. Pediatr Blood Cancer. 2018;65(1):10.1002/pbc.26727.
14. Verberne LM, Fahner JC, Sondaal SFV et al. Anticipating the future of the child and family in pediatric palliative care: a qualitative study into the perspectives of parents and healthcare professionals. Eur J Pediatr. 2021 Mar;180(3):949-57. doi: 10.1007/s00431-020-03824-z.

15. Hein K, Knochel K, Zaimovic V et al. Identifying key elements for paediatric advance care planning with parents, healthcare providers and stakeholders: a qualitative study. Palliat Med. 2020;34(3):300-8. doi: 10.1177/0269216319900317.
16. Verberne LM, Kars MC, Schouten van MAYN et al. Parental experiences and coping strategies when caring for a child receiving paediatric palliative care: a qualitative study. Eur J Pediatr. 2019;178:1075-85. doi: 10.1007/s00431-019-03393-w.
17. Fahner JC, Thölking TW, Rietjens JAC et al. Towards advance care planning in pediatrics: a qualitative study on envisioning the future as parents of a seriously ill child. Eur J Pediatr. 2020 Sep;179(9):1461-8. doi: 10.1007/s00431-020-03627-2.
18. Lotz JD, Daxer M, Jox RJ et al. "Hope for the best, prepare for the worst": a qualitative interview study on parents' needs and fears in pediatric advance care planning. Palliat Med. 2017;31(8):764-71. doi: 10.1177/0269216316679913.
19. Hill DL, Nathanson PG, Carroll PG et al. Changes in parental hopes for seriously ill children. Pediatrics. 2018;141(4):e20173549. doi: 10.1542/peds.2017-3549.
20. Fonseca R, Carvalho M, Querido A et al. Therapeutic letters: a qualitative study exploring their influence on the hope of parents of children receiving pediatric palliative care in Portugal. J Special Pediatr Nurs. 2021 26(3):e12325. doi: 10.1111/jspn.12325.
21. Akard TF, Hendricks-Ferguson VL, Gilmer MJ. Pediatric palliative care nursing. Ann Palliat Med. 2019 Feb;8(Suppl 1):S39-48. doi: 10.21037/apm.2018.06.01.

Capítulo 8

Interdisciplinaridade

Nichollas Martins Areco

Como se fora brincadeira de roda (memória)
Jogo do trabalho, na dança das mãos (macias)
No suor dos corpos, na canção da vida (história)
O suor da vida no calor de irmãos (magia).
Gonzaguinha

Introdução

Segundo o dicionário Michaelis, na língua portuguesa, o vocábulo **comunicar** deriva do radical latino *commune* e pode ter como significado tornar algo comum a um grupo de pessoas em determinada realidade, dividir comportamentos, compartilhar experiências, comunicar uma notícia ou informação. Ou seja, a palavra traz em seu cerne a concepção de que o ato de comunicar está intimamente atrelado ao processo social de compartilhar ideias, difundir formas de interpretar e compreender o mundo e, assim, responder à realidade percebida de forma coordenada, comum.[1]

Ao adotarmos esse sentido como ponto de partida, percebemos que os processos de comunicação na área da Saúde não deveriam se resumir quase exclusivamente a metodologias e procedimentos de transmissão de informações entre equipes e pacientes, bem como seus familiares. Antes, é relevante considerar que a comunicação pode ser apontada como uma trajetória para a construção de identidades, convergência e dissonância de expectativas e desejos, estabelecimento de vínculo e reconhecimento mútuo.[2]

E se a comunicação necessita de sensibilidade, conhecimento e compaixão, podemos compreender o motivo de esta ser considerada um dos pilares no âmbito dos cuidados paliativos pediátricos (CPP). Portanto, é decisivo compreendermos qual seria o papel da comunicação no âmbito dos CPP.

Para examinar com maior cuidado essa questão, talvez seja necessário dividirmos a reflexão em duas vertentes. A primeira tange ao papel do comunicar na articulação entre profissionais da Saúde de modo que possam se constituir como uma equipe, reconhecendo o alcance dos processos de comunicação no estabelecimento de características básicas do grupo, sua coesão, e sua capacidade de tecer conhecimentos e práticas focadas em seu saber de modo não hierárquico.

Como desdobramento, prosseguiremos o exercício de compreensão buscando avaliar como as possibilidades de comunicação podem impactar no estabelecimento da trajetória de cuidado ao paciente pediátrico e em qual medida pode contemplar, de formas distintas, a criança ou o adolescente que é alvo principal da assistência, sem que isso signifique negligenciar as peculiaridades da família nesse contexto.

Comunicação e equipes

De antemão, é preciso considerar que a simples presença de profissionais de múltiplas formações em um mesmo serviço de Saúde não constitui naturalmente uma equipe. Vivemos vizinhos de um passado recente, em que quaisquer instituições de assistência e cuidado eram compostas quase exclusivamente de profissionais da Medicina e da Enfermagem, com papéis bem definidos tanto do posto de vista do trabalho junto ao paciente como no da administração e de liderança dos equipamentos.

Nesse sentido, a partir da instituição do Serviço Único de Saúde (SUS), no Brasil, em 1988, ganha impulso a inclusão de novas categorias profissionais que reflitam saberes e práticas diferentes das já instaladas nos quadros tradicionais dos serviços de Saúde. Todavia, a racionalidade biomédica moldou a introdução desses novos atores, moldando a organização do cuidado e dos processos de trabalho ainda na lógica da fragmentação do ser humano, na supremacia da dimensão biológica, na saúde como a ausência de doença e em relações hierárquicas desiguais.[3]

Assim, era muito comum o emprego da expressão "médicos e não médicos" para demarcar as diferenças entre categorias, posicionando a atuação médica como centro, e as demais em sua órbita de modo a representarem valor de menor importância. Apesar de o termo ter sido amplamente abandonado, mais recentemente o uso em larga escala da expressão "equipe multidisciplinar" aglutinou Enfermagem, Fisioterapia, Psicologia, Serviço Social, Terapia Ocupacional, Odontologia, Fonoaudiologia, educadores físicos, entre outras formações, em um grande grupo, apartado da equipe médica, que se constituiria em outra entidade dentro do próprio serviço.

Portanto, constatamos que a implementação da multidisciplinariedade está inequivocamente ligada à superação do senso de posse do capital científico e metodológico dos processos de saúde, bem como das relações de exclusividade e submissão entre as áreas do saber. Em última instância, um grupo de profissionais só se torna uma equipe multidisciplinar quando seus diversos componentes mantêm abertura à articulação entre diversas naturezas de conhecimentos e práticas, sem buscar a homogeneização e a unanimidade no estabelecimento do cuidado, mas composições mais complexas que admitam o dissenso e a alteridade.[4]

Essas possibilidades de articulação são o próprio fundamento da organização e do funcionamento de uma Equipe de Saúde. Assim, o grupo de profissionais que conseguem estabelecer acordos de articulação entre suas diversas percepções do mundo e das pessoas, em prol da organização de abordagens que tenham como o intuito diminuir a dor e o sofrimento do outro, pode se considerar uma equipe real.

Vale ressaltar que uma Equipe de Saúde, incluindo aquelas que se destinam ao cuidado paliativo pediátrico, tem como tarefa constante lidar com conflitos internos e externos (com outras equipes de especialidades distintas), a formulação de vínculos, além de suportar a angústia depositada em si, sendo constantemente alvo de medos e ansiedades produzidos pelo contexto da perda da saúde e da ameaça à vida. As equipes que conseguem processar essas tarefas em seu dia a dia tendem a produzir um clima de pertença, contenção de sofrimentos de múltiplas ordens e gerenciamento de afetos, expectativas e frustrações advindos tanto de seus membros como da instituição e dos próprios pacientes e familiares.[5]

A comunicação é justamente o meio do qual a equipe se serve para manter sua estruturação, desempenhando a dinâmica de relacionamento entre as pessoas filiadas a ela, bem como produzindo intercâmbio entres as distintas possibilidades de avaliação e condução terapêutica. Sendo assim, o ato de comunicação é o modo pelo qual os desafios trazidos pela fronteira da vida e da morte são pensados, interpretados, organizados, enfrentados e conduzidos.

Na prática, o tempo dedicado a encontros que possam contemplar diversas vozes e saberes, a consideração pelo parecer de determinada especialidade que compõe o grupo sobre uma situação-alvo, a avaliação realizada pelos colegas sobre determinada intervenção implementada por um membro ou conjunto de membros diante do paciente pediátrico, o planejamento para dar sequência a abordagem feito por membro do grupo, tudo isso pode ser considerado atividades pertinentes ao comunicar.

No campo do cuidado paliativo pediátrico, o aprimoramento da comunicação perpassa necessariamente a construção de mecanismos colaborativos integradores, que produzam sensação de partilha e de pertença entre as pessoas, que distribuam e alinhavem informações e que articulem os papéis e ações dos diversos membros da equipe. Conflitos de posicionamentos e de interesses, discordâncias profundas entre profissionais, expressão de sentimentos pungentes como impotência e luto, pressões vindas da natureza e carga de trabalho devem também ganhar visibilidade e ser alvo de tematização e diálogo.[6]

Para ilustrar os conceitos apresentados até aqui, consideremos uma situação hipotética: criança de 7 anos de idade passa a apresentar visão dupla, perda na motricidade fina, desequilíbrio e forte cefaleia acompanhada de vômitos, chegando a acordar em razão desses sintomas. Após entrada no serviço terciário para investigação, foi diagnosticado um tumor de sistema nervoso central de difícil controle terapêutico, portanto fora indicado acompanhamento em CPP. A família é composta por avô paterno, pai, mãe e três irmãos (10, 8 e 3 anos de idade). No último ano, por causa de fortes chuvas na região em que moravam, perderam sua casa, e, nesse desastre natural, a avó acabou falecendo. Por isso, apesar de esperançosos, se mostram sempre muito entristecidos e com dificuldade de manter vínculo de maior proximidade com a equipe de cuidados.

Inicialmente, cada profissional que compõe a equipe se valerá de seu arcabouço teórico e técnico para avaliar a criança e seus familiares, construindo o diagnóstico pertinente ao seu campo do saber. Posteriormente, por meio de encontros na rotina hospitalar, os profissionais trocarão entre si impressões, percepções e leituras sobre as diversas dimensões da criança, sobre a forma como ela e sua família podem ter sido afetadas pelo adoecimento, pelas transformações no contexto, por suas perdas. Paralelamente, conforme a investigação diagnóstica se aprofunda, revelar-se-ão detalhes sobre a natureza e a extensão da doença, seus potenciais efeitos sobre as funções orgânicas da criança, possibilidades terapêuticas, pertinência de abordagens para o controle da neoplasia e diminuição dos sintomas desagradáveis.

Até aqui, temos processos de comunicação mais particularizados e lineares, que propiciam o encontro entre práticas e saberes, porém dentro de barreiras estritas de campos dos conhecimentos e especialidades. Nesse sentido, as informações advindas do diagnóstico médico e do plano terapêutico biológico se sobrepõem a outras, que orbitarão e ficarão relegadas a um plano secundário.

Na sequência, é possível promover a integração dos saberes mediante discussões sobre a criança e sua família em *rounds* clínicos que incluam todos os membros da equipe. Assim, a interdisciplinaridade começará a se dar por meio do intercâmbio entre os profissionais de modo a gerar a compreensão global sobre o paciente e a articular as dimensões biológicas, psicológicas, sociais, e espirituais de forma indissociável.

Nesse nível de integração, não serão discutidos unicamente os efeitos do tratamento sobre a evolução da doença, nem sobre como a família lida com a ameaça de vida trazido pelo diagnóstico oncológico. Outrossim, a partir da tomada de consciência da história de vida da família, em como a criança compreende e vivencia o processo de cuidado, quais as expectativas e frustrações diante do diagnóstico, e as facilidades e dificuldades trazidas pelo tratamento, os profissionais poderão balizar suas intervenções pensando em um todo, servindo-se do conhecimento produzido de forma colaborativa pela Equipe de Saúde em conjunto.

Aqui, a hierarquia não é mais constituída pelas profissões dos membros da equipe, mas determinada pelas necessidades da criança que recebe o cuidado paliativo. A efetividade das abordagens não será de responsabilidade única e exclusiva de um só profissional detentor do saber, mas dos componentes do grupo que se ligam ao paciente e tenham maior proximidade com a modalidade de intervenção.

No caso exposto, podemos dizer que, em alguns momentos, será importante para a família informar-se a respeito do sucesso da terapêutica para controle do dor, necessitando trabalhar a compreensão sobre resultados de exames de estadiamento. Essa atividade poderia ser feita, por exemplo, após o encontro de membros da Medicina, Psicologia e Serviço Social, que previamente discutirão a necessidade da família sobre as informações, como lidam com dados do cuidado e quais os impactos para suas relações, como se sentem diante da ameaça de vida; e, assim, estabelecendo a melhor estratégia de abordagem.

Como vimos, as tarefas comuns podem e devem ser compartilhadas entre os componentes da equipe. Desse modo, visitas ao leito, atendimentos ambulatoriais, conferências familiares, entre outros, podem ser desenvolvidos em conjunto, havendo plena integração na própria assistência.

Vale ainda complementar que a interdisciplinaridade não é sinônimo de estabelecimento forçoso de consenso e de silenciamento de vozes e contrastes. Longe disso, ela passa pela capacidade de costurar posições e opiniões divergentes que serão expressas abertamente, debatidas e problematizadas em uma ação autorreflexiva da equipe que olha para si e para o próprio funcionamento, mantendo-se longe do expediente do boicote ou do exercício do poder.

Em resumo, é possível reconhecer que, para a comunicação se constituir em um caminho para a consolidação da equipe multidisciplinar e para o vislumbre de sua atuação interdisciplinar, são relevantes as seguintes condições descritas no Quadro 8.1.

Quadro 8.1 – Variáveis pertinentes ao processo de comunicação intraequipe.	
Tempo	• Disponibilidade de tempo para encontros de discussão e troca de impressões sobre a tarefa do cuidar • Compreender que o debate sobre cada paciente pediátrico faz parte da própria assistência • Implementar reuniões ou rodadas clínicas periódicas
Espaços	• Locais propícios ao encontro dos membros da equipe • Situação "face a face" para melhor comunicação • Privacidade para a equipe poder dialogar sobre aspectos técnicos e afetivos do cuidado • Espaços acessíveis ao uso da equipe como um todo, sem exclusividade de ocupação
Atitude	• Horizontalização da equipe • Postura de interesse e apreço uns pelos outros • Capacidade de interação e de convivência • Estabelecimento de vínculos profissionais e interpessoais • Desejo de contribuir com o outro
Linguagem	• Tornar acessível o conhecimento específico de determinada disciplina aos membros da equipe de formações diversas • Mediação eficaz entre a avaliação especializada e os membros da equipe • Instrumentalização pela equipe dos conhecimentos específicos de cada área, orientada pelas necessidades e demandas da família e paciente • Uso de linguagem clara, direta, sem jargões técnicos que dificultem o acesso ao conhecimento e a reflexão
Habilidades socioafetivas	• Tolerância à frustração • Gestão de anseios pessoais e expectativas sobre o grupo, o tratamento e o paciente e familiares • Capacidade de diálogo sobre discordâncias de ordem técnica ou comportamentais • Abertura para lidar com posições diferentes e contrastantes • Empatia • Escuta • Abertura para relações interpessoais positivas

Fonte: Desenvolvido pela autoria do capítulo.

Comunicação e cuidado

No campo dos CPP, os processos de comunicação se confundem com o próprio ato de cuidar. Entende-se que a comunicação é capaz não somente de auxiliar o paciente pediátrico e seus familiares a se situarem na realidade de seu *status* clínico ou do tipo de projeto terapêutico proposto.

Ultrapassando o papel de informar, cultivam a autonomia uma vez que busca produzir consciência sobre si e sobre os desdobramentos possíveis das escolhas realizadas, negociando e validando significados sobre o que é viver com dignidade, mesmo diante da morte.

Neste sentido, ao se dedicar a construção de vínculos com a criança ou o adolescente que se beneficia do cuidado, e com seus familiares, a equipe consegue produzir uma atmosfera de pertença e parceria, algo extremamente benéfico ao considerarmos a vivência de intensa ameaça representada pelo diagnóstico de uma enfermidade severa e potencialmente mortal. Por tanto, ao manter maior esmero no processo de comunicação, a equipe poderá compreender as necessidades da unidade familiar perante a finitude, conseguindo direcionar o cuidado de formas mais personalizadas e resolutivas, incluindo na interação a atenuação de medos, angústias e dúvidas trazidas por esta experiência.[7]

Não se pode negar que o desenvolvimento da comunicação em Pediatria ainda vive sob o signo de dois poderosos tabus: a infância inocente; e a adolescência esclarecida.

O desafio da comunicação com crianças, em todas os contextos do desenvolvimento do ciclo vital, ainda recai sobre a concepção comum segundo a qual elas são incapazes de compreender seu mundo ou de entender a gravidade e a importância da ameaça à sua vida. A ideia de inocência que precisa ser protegida e defendida a todo custo é um subterfúgio útil para quem se sente desconfortável diante da necessidade de se comunicar com a infância.

É factível asseverar que o adulto se sente inseguro nesse processo, acovardando-se, muitas vezes, por não saber o que esperar dessa interação. Ao se comunicar com a criança, a equipe de CPP deverá lançar mão da capacidade de adaptar sua linguagem às possibilidades de compreensão da criança, bem como se manter atenta e permeável às suas estratégias de comunicação que se darão por vias da expressão corporal ou comportamental. Ademais, a manutenção da responsividade e a abertura afetiva, bem como atenção ao inédito, fazem o profissional se sentir mais exposto e com menor controle da situação.[8]

Destaca-se que a partir da compreensão sobre as características do desenvolvimento cognitivo e socioafetivo da criança, a equipe poderá se colocar como um mediador entre ela e seu mundo. Por meio das possibilidades de comunicação (verbais, não verbais, atitudinais, de relacionamento ou lúdicas), a equipe assistente favorecerá a sensação de segurança e proteção, a expressão de sentimentos pungentes como medo e culpa, a validação de suas percepções, favorecendo a elaboração da vivência e seu posicionamento como alguém capaz de influenciar sua própria realidade.

De modo inverso, vemos, muitas vezes, a adolescência sendo abordada como a antecipação da vida adulta. Assim, frases como "ele já é grande" ou "você não é mais uma criança" decretam que, mesmo em pleno enfrentamento dos desafios desenvolvimentais de construção e afirmação da personalidade e identidade individual e grupal, esse paciente deverá atender a expectativa social de adequação ao contexto e ao controle externo e submeter-se quase silenciosamente às orientações da equipe e desejos da família.

Quando a equipe se propõe a se comunicar com o paciente na adolescência, é relevante que tenha em mente que as características dessa fase variarão de acordo com o contexto familiar, social, cultural e econômico, havendo uma gama variadíssima de possibilidades de desenvolvimento e de comportamento. Ademais, é justamente nessa fase que o adolescente fará descobertas e lidará com a ideia de um ser em projeto para o futuro.

Portanto, há, nesse ponto, alguém que ainda está em fase de aquisições do pensamento formal e das habilidades socioafetivas, e suas respostas adaptativas frente às angústias advindas da ameaça da vida poderão assumir uma grande variação no que tange à adequação e ao nível de maturidade.

É importante destacar que, diante do adolescente, cabe a equipe de cuidados paliativos manter o clima de aceitação e parceria genuína, no qual serão realizados acordos verbais estabelecendo os limites da comunicação e os papéis de cada membro da equipe. Através de sua expressão, reconhecer até que ponto deseja conhecer sobre a realidade do seu quadro de saúde e seus desdobramentos, além de aproveitar os encontros entre paciente e profissionais para refletir sobre como ele deseja viver a vida, sem ignorar o luto por si e as preocupações com seus familiares.[9]

Como vimos, as demandas e as necessidades do paciente pediátrico não são divisíveis entre as disciplinas que sustentam as especialidades da equipe. Esses limites estão borrados pela subjetividade que atravessa o espaço da vida até que se encontre com a morte; e, por isso mesmo, é necessário que o grupo atue de forma interdisciplinar amalgamando conhecimentos nas dimensões ideográfica (particulares, pessoal, caso a caso) e nomotética (leis gerais de compreensão de um grupo e suas tendências).

No tocante à comunicação com a família que convive com uma criança ou adolescente em cuidados paliativos, a comunicação assume a função de promover o aproveitamento dos recursos de cada membro da família, e do grupo como um todo, para lidar com situações difíceis. Uma vez imersos em um oceano de dúvidas e incertezas, fornecer instrumentos à família para que ela lide com a realidade é uma forma de amenizar a percepção de limitação e impotência.

Assim, as interações com os profissionais da equipe multidisciplinar podem acolher os familiares que lidam com a dupla cidadania de exercer o cuidado ao ente querido, ao mesmo tempo que necessitam de apoio especializado por experimentarem as repercussões do papel do cuidador de um ente querido fora de possibilidade de cura. Esse tipo de contato pode encorajar a família a estabelecer melhor equilíbrio entre suas esperanças e os medos diante da morte, assim, mesmo que esperem sempre o melhor, conseguem se adaptar de forma menos intranquila diante de cenários mais difíceis.[10]

A família poderá recorrer à própria equipe para tratar não apenas de informações acerca do diagnóstico e abordagens terapêuticas do paciente pediátrico. O espaço de interação entre o grupo familiar e o grupo profissional poderá ser campo para o diálogo acerca de detalhes da dinâmica das relações familiares, solicitações para auxiliar a mediar e a resolver conflitos internos, busca de validação ou de reparação de sentimentos e emoções, ajuda no desenvolvimento de estratégias de enfrentamento e adaptação diante das complicações da saúde da criança ou mesmo para pensar como será a experiência de perda e como lidar com a morte e o luto.

Novamente percebemos que o ato de comunicar ultrapassa a doação de informações sobre a evolução do adoecimento, esclarecimento de dúvidas sobre a nutrição ou as atividades de vida diária da criança. À medida que equipe e família passam aprofundar a relação de conhecimento mútuo, os processos de interação poderão fortalecer a capacidade da equipe de desenvolver deliberações éticas baseadas nos valores e demandas da unidade familiar, assim como, em maior ou menor grau, a família se sentirá capaz de participar dos encaminhamentos no projeto terapêutico.

Conforme é possível notar, a manutenção da tônica interdisciplinar no processo de cuidado paliativo pediátrico genuinamente interdisciplinar requer atenção redobrada a detalhes desse processo. Listaremos a seguir alguns pontos nevrálgicos do comunicar como estratégia de cuidado:

- **Temas:** o estabelecimento do assunto da comunicação não será unidirecional, voltado da equipe para paciente e sua família. Mas será multidirecional e multideterminado, uma vez que os familiares podem expressar necessidades diferentes entre si, e entre o grupo e o paciente.
- **Vínculo:** relações empáticas, compassivas, de aceitação e validação são sempre bem-vindas. Entretanto, é importante notar que cada unidade familiar sinalizará o nível de permeabilidade tolerada e os limites que a equipe poderá ocupar em cada momento do processo de cuidado. A natureza do vínculo e o nível de confiança poderão variar conforme o momento vivido e aproximação com a morte.
- **Liberdade e autonomia:** é relevante que a equipe sempre considere como a comunicação poderá promover a inclusão e o engajamento da criança ou do adolescente em sua realidade. Auxiliar a família a assimilar o papel da comunicação na promoção da proteção e no bem-estar do jovem paciente também é um papel importante do grupo multiprofissional.
- **Compreender dificuldades e resistências:** muitas vezes, a família lançará mão do pacto do silêncio para tentar poupar seu ente querido do sofrimento ou mesmo para tentar se afastar da angústia diante da morte. É essencial que se compreendam a natureza do conflito e o nível de sofrimento experimentados pelos familiares para possibilitar melhor enfrentamento das dificuldades.
- **Uso de recursos:** o emprego de protocolos de comunicação e de estratégias lúdicas, o uso de tecnologia para favorecer a compreensão e a utilização de linguagem verbal ou não verbal devem sempre estar de acordo com a necessidade de cada família e envolver os profissionais de maior proximidade com o caso.

Considerações finais

A comunicação não é um ato simples, tampouco transparente em suas intenções e alcances. Em um mundo permeado de informações, a comunicação ainda ocupa papel vital na consolidação de relações, na sacramentação de visões de mundo, na organização de um grupo distinto de pessoas em torno das mesmas tarefas e dos mesmos objetivos.

Pensar sobre como a comunicação pode ser um caminho para a interdisciplinaridade no contexto dos CPP e ainda se constitui um desafio provocante. A criação de repertório linguístico e interativos capaz de estabelecer pontes não só entre distintas compreensões acerca da gravidade da doença, mas também de favorecer a interlocução entre desejos e temores, expectativas e realidades, angústias e lenitivos é um processo delicado e extremamente exigente que pode ser comparado a pavimentar uma estrada que se perde no horizonte da existência, porém garantindo que a viagem seja oportuna e o mais pacífica possível.

Referências bibliográficas

1. Michaelis. Dicionário brasileiro da língua portuguesa [Internet]. São Paulo: UOL, 2023 [citado em 22 set. 2023]. Comunicar. Disponível em: https://michaelis.uol.com.br/moderno-portugues/busca/portugues-brasileiro/comunicar.
2. De Marco MA. Modelos de comunicação e comunicação em saúde. In: De Marco MA, Abud CC, Lucchese AC et al. (org.). Psicologia médica: abordagem integral do processo saúde doença. Porto Alegre: Artmed, 2012. p. 63-73.
3. Severo SB. Integralidade e transdisciplinaridade em equipes multiprofissionais na saúde coletiva. Cien Saude Colet [Online]. 2008 Nov. [citado em 03 dez. 2023]. Disponível em: http://cienciaesaudecoletiva.com.br/artigos/integralidade-e-transdisciplinaridade-em-equipes-multiprofissionais-na-saude-coletiva/3077?id=3077&id=3077.
4. Spynk MJP. Psicologia social e saúde: práticas, saberes e sentidos. 5. ed. Petrópolis: Vozes, 2009. p. 51-60, cap. 3.
5. Mellier D. L'équipe, c'est aussi un groupe: six propositions d'analyse. Enfances & Psy [Online]. 2002;3(19):22-8. doi: 10.3917/ep.019.0022. Disponível em: https://www.cairn.info/revue-enfances-et-psy-2002-3-page-22.htm.
6. Boucher S, Atout M, McNamara-Goodger K. Communication with children and their families. In: Downing J (ed.). Children's palliative care: an international case-based manual. Switzerland (CH): Springer, 2020. doi: 10.1007/978-3-030-27375-0_5.
7. Silva RS, Trindade GSS, Paixão GPN et al. Family conference in palliative care: concept analysis. Rev Bras Enferm [Online]. 2018;71(1):206-13. doi: 10.1590/0034-7167-2016-0055.
8. Astudillo W, Soler D, Acinas P et al. Comunicação, brincar e desenhos em crianças. In: Astudillo W, Souza ZBBS, Salinas A et al. (org.). San Sebatian: Paliativos Sin Fronteras, 2016. p. 449-62.
9. Testoni I, Nicoletti AE, Moscato M et al. A qualitative analysis of the experiences of young patients and caregivers confronting pediatric and adolescent oncology diagnosis. Int J Environ Res Public Health. 2023 Jul 8;20(14):6327. doi: 10.3390/ijerph20146327. PMID: 37510561; PMCID: PMC10378996.
10. Kaye EC, Kiefer A, Blazin L et al. St. Jude Quality of Life Steering Council. Bereaved parents, hope and realism. Pediatrics. 2020 May;145(5):e20192771 [Epub 2020 Apr 9]. doi: 10.1542/peds.2019-2771. PMID: 32273435.

Seção 4
Dor

Capítulo 9

Fisiopatologia da dor

Carlota Vitória Blassioli Moraes

Introdução

Todos as pessoas, crianças ou adultos, sentirão dor em algum momento da vida. A dor, na infância assim como no adulto, pode ser aguda ou crônica e pode estar relacionada a procedimentos médicos, a doenças, lesão no esporte ou mesmo surgir durante brincadeiras. Apesar de sua onipresença, a dor é um grande desafio para todos, pacientes, famílias, profissionais da Saúde e sociedade. Como uma experiência individual, a dor, muitas vezes, está oculta e pode passar despercebida ou ignorada, a dor frequentemente não é reconhecida e não tratada adequadamente.

A dor, quando presente na infância, normalmente causa sofrimento intenso e pode ter consequências negativas que podem continuar na idade adulta, incluindo dor crônica contínua, incapacidade e sofrimento.

Para se prevenir esse subtratamento da dor, é de extrema importância que todos os profissionais da Saúde conheçam e entendam a fisiopatologia da dor, só assim é possível se avaliar a dor e indicar o melhor tratamento.

Particularmente prejudicial para o entendimento da dor é a crença de que a dor de um indivíduo só pode ser objetivamente investigada, ou seja, avaliada e estudada somente segundo os fatores biológicos, negando-se, assim, os elementos psicológicos e sociais que afetam a experiência de todos os tipos de dor.

É importante ter claro, ao se descreverem os modelos de nocicepção e ao se tentar compreender ou explicar a dor, que fatores psicossociais interferirão na percepção da dor e, na Pediatria, ambos os mecanismos biológicos e psicossociais estão presentes e são uma função da idade e do desenvolvimento infantil; conforme a criança se desenvolve, o sistema e vias nervosas também se desenvolvem.

Para se compreender a fisiopatologia da dor, sua definição deve ser entendida.

Definição e classificações da dor

Em 2020, a Associação Internacional para o Estudo da Dor (IASP) reuniu vários pesquisadores e formou uma força-tarefa que propôs uma definição atualizada da dor: "uma experiência sensorial e emocional desagradável associada a dano tecidual real ou potencial, ou descrita em termos de tais danos", com notas adicionais reconhecendo que, em muitas circunstâncias, a dor não poderia ser avaliada verbalmente:

> A descrição verbal é apenas um dos vários comportamentos para expressar a dor; a incapacidade de se comunicar não nega a possibilidade de que um humano ou um animal não humano experimenta dor.

A dor pode ser classificada ou descrita de múltiplas maneiras, entre elas:

Em relação ao tempo

- **Dor aguda:** funciona como alerta, dor que dura menos de 3 meses (p. ex., dor aguda pós-operatória e dor de vacinação). O mecanismo da dor aguda é sobretudo nociceptivo e a resolução é normalmente esperada quando a cura ocorre.
- **Dor crônica:** dura ou recorre por mais de 3 meses (p. ex., dor musculoesquelética crônica e dor crônica relacionada a doenças). A dor crônica pode envolver mecanismos nociceptivo, mecanismos neuropáticos e nociplásticos.
- Em situações clínicas, a dor também pode ser descrita como contínua ou intermitente (dor episódica), ou como previsível (incidental) ou imprevisível (espontâneo).

Por contexto ou localização

- **Dor relacionada à doença:** associada a condições específicas, diagnósticos ou condições (p. ex., artrite inflamatória juvenil e dor oncológica).
- **Dor dependente de tecido ou órgão:** dor decorrente de tecidos ou órgãos – dor visceral, pélvica, musculoesquelética (associada com ossos, articulações e músculos), dores de cabeça.
- **Dor pós-procedimentos:** associada a tratamento médico ou que surge depois dele (p. ex.: dor de procedimento incluindo vacinação, cirúrgico ou após tratamentos induzidos por quimioterapia).
- **Dor idiopática (também conhecida como "dor funcional" ou "dor primária"):** dor para a qual não há uma causa claramente identificada (p. ex., dor crônica, dor abdominal primária).
- Quando a dor é descrita em termos da localização, os mecanismos podem ser nociceptivo, neuropático ou nociplástico, e pode ser aguda ou crônica.

Quanto à intensidade

- A dor pode ser classificada em leve, moderada e intensa.

Por mecanismo somatossensorial

- "Nocicepção" é um termo neurofisiológico que se refere aos mecanismos neurológicos mediante um estímulo lesivo, que é detectado.
  - **Dor nociceptiva:** surge de ocorrência real ou de ameaça de dano ao tecido não neural e é devida à ativação de nociceptores, ou seja, nervos detectores de dor. A dor nociceptiva é o mecanismo presente na maioria das experiências dolorosas cotidianas, quando resulta de uma lesão ou dano e, normalmente, essa dor se resolve quando ocorre a cura da lesão ou da causa da dor.
  - **Dor neuropática:** dor causada por uma lesão ou doença do sistema somatossensorial quando o sistema que detecta a dor está danificado. Mecanismos celulares e moleculares da dor neuropática são diferentes daqueles de dor nociceptiva e a dor neuropática é menos propensa a se resolver com o processo de cura, ou seja, esse tipo de dor normalmente se mantém após o processo de cura. Durante o desenvolvimento e a maturação, os mecanismos e as apresentações clínicas da dor neuropática diferem e dependem da causa subjacente do dano.
  - **Dor nociplástica:** surge da nocicepção alterada apesar de não haver evidência clara de lesão do tecido real ou ameaçado que cause a ativação de nociceptores periféricos ou cause lesão do sistema somatossensorial.

Mecanismos da dor

Nocicepção e transmissão somatossensorial da dor

O mecanismo envolvido na percepção da dor, a nocicepção, pode ser dividida em quatro processos: transdução; transmissão; percepção; e modulação da dor.

Transdução

O primeiro passo na sequência de eventos que originam a dor é a transformação de estímulos mecânicos, térmicos e químicos em impulsos elétricos, a transdução, estímulos que serão transmitidos ao sistema nervoso central (SNC) através das fibras nervosas periféricas.

Os nociceptores, os receptores desses estímulos, são encontrados em tecidos somáticos, por exemplo, córnea, mucosa, ossos, articulações, membranas mucosas e, em menor número, nos tecidos viscerais (trato gastrointestinal e órgãos).

Há dois tipos de fibras nervosas com diferentes nociceptores, que são terminações nervosas livres com receptores especializados.

- **Fibras C:** pequenas, não mielinizadas que conduzem os impulsos lentamente. São polimodais, respondem a estímulos químicos térmicos e mecânicos, a dor tem localização mais difusa e essas fibras são responsáveis pela segunda dor (surda, desagradável).
- **Fibras A-delta:** largas, mielinizadas, conduzem rapidamente o estímulo e respondem a estímulos mecânico e térmico, a dor tem localização mais precisa e essas fibras são responsáveis pela primeira dor.

Ativação dos nociceptores

A ativação dos nociceptores é essencialmente um processo químico, os nociceptores respondem a diferentes estímulos térmicos, mecânicos e/ou químicos.

O processo envolve os seguintes estágios:

1. Nociceptores são ativados por diferentes estímulos e atinge o limiar para o impulso elétrico.
2. Quando o limiar é alcançado, o nervo terminal é despolarizado e o impulso (potencial de ação) é criado.
3. Na presença de estímulo persistente (como uma inflamação), os nociceptores tornam-se mais sensíveis e capazes de transmitir mais impulsos com um menor limiar.

Inflamação

Lesões teciduais e celulares causadas por respostas inflamatórias liberam substâncias capazes de ativar e sensibilizar os nociceptores (p. ex., potássio, íons hidrogênio, leucotrienos e prostaglandinas).

A resposta inflamatória aumenta a liberação de outros mediadores da inflamação como a histamina, serotonina, bradicinina e substância P.

Muitas dessas substâncias têm receptores específicos nos nociceptores e podem iniciar ou até diminuir o limiar da dor, além de poderem ocasionar a sensibilização periférica (menor limiar da dor e aumento da resposta dolorosa).

Transmissão e percepção

A transmissão da dor pode ocorrer em três fases:

1. Do axônio na periferia até a medula espinhal (via ascendente).
2. Da medula espinhal até o tronco e o tálamo.
3. Do tálamo até o córtex cerebral.

O potencial de ação iniciado nos nociceptores na periferia é carreado até a medula espinhal dos axônios primários aferentes, as fibras A-delta e fibras C, e, através das vias ascendentes, será projetado no córtex, onde ocorre a percepção consciente da dor, após conexões como o tálamo e a formação reticular.

Uma vez que estímulos alcancem a medula espinhal, são transmitidos através das sinapses entre os neurônios primários aferentes e os neurônios de 2ª ordem que ascendem a medula espinhal. Os impulsos são transmitidos através da medula espinhal até o trato espinotalâmico anterolateral, que envia impulsos de dor ao tálamo. No tálamo, as fibras nociceptivas formam sinapses com outros neurônios que retransmitem o impulso para outras áreas do cérebro.

As fibras do trato espinorreticular transmitem impulsos do corno dorsal da medula espinhal para a formação reticular no tronco cerebral antes de progredirem para o córtex cerebral. Essa via está principalmente envolvida na resposta emocional ou afetiva à dor.

Neurotransmissores envolvidos na transmissão

Os neurotransmissores são substâncias químicas liberadas em resposta a um impulso nervoso que atinge o neurônio pré-sináptico. Os neurotransmissores difundem-se através da fenda sináptica e ligam-se a locais receptores em neurônios pós-sinápticos que despolarizam a membrana e, quando o limiar é atingido, um potencial de ação é gerado (converte o sinal químico de volta em um sinal elétrico).

Os neurotransmissores interagem com diferentes receptores, o que pode resultar em efeitos excitatórios ou inibitórios na transmissão nervosa. Vários neurotransmissores excitatórios e inibitórios participam da nocicepção. Os principais neurotransmissores são:

- **Gaba (ácido gama-aminobutírico):** causa inibição dos receptores neuronais do SNC.
- **Glutamato:** causa excitação dos neurônios no SNC.
- **Substância P:** causa excitação dos neurônios em corno dorsal da medula espinhal e no cérebro, aumentando a percepção da dor.
- **Noradrenalina:** está concentrada no tronco cerebral e causa inibição ou excitação dos neurônios dependendo do subtipo de receptor.
- **Serotonina:** está concentrada no tronco cerebral e envolvida na regulação da temperatura, na percepção sensorial, no sono e no humor e, dependendo do subtipo de receptor com o qual interage, pode ter efeitos inibitórios ou facilitadores.
- **Dopamina:** está concentrada no mesencéfalo e envolvida na regulação das respostas emocionais e nos movimentos subconscientes dos músculos esqueléticos e causa inibição dos receptores neuronais nos dendritos.

Modulação

A dor pode ser influenciada (modulada) por uma série de fatores biológicos, psicológicos e sociais que modificam a experiência de dor. Esses fatores inibem ou amplificam os estímulos nociceptivos. A multiplicidade de fatores modificadores da dor forma os modelos biopsicossociais.

Os principais mediadores da inibição da dor no nível espinal são serotonina, noradrenalina, encefalina, gaba, glicina e acetilcolina.

As regiões do encéfalo envolvidas na inibição descendentes são o hipotálamo anterior, a área septal, o tálamo, a substância cinzenta periaquedutal e o núcleo da rafe.

A teoria do controle do portão de Melzack e Wall, elaborada em 1965, ajuda a conceituar a mecânica da transmissão da dor. O princípio da teoria é que existe um mecanismo de bloqueio no corno dorsal (substância gelatinosa – SG) da medula espinhal, onde terminam os neurônios aferentes primários. A teoria propõe que, quando o portão está fechado, os impulsos dos nociceptores não podem subir pela medula espinhal. A teoria foi mais bem compreendida, levando Melzack a desenvolver a teoria da neuromatriz, que resultou na compreensão dos mecanismos descendentes da dor.

Na teoria da neuromatriz, Melzack sugere que os mecanismos de interpretação da dor e de resposta a ela são mais bem vistos como uma rede de áreas do cérebro interagindo entre si e com o mecanismo de bloqueio na medula espinhal. Juntas, essas áreas influenciam a forma como o indivíduo se sente em relação a uma experiência de dor e como a interpreta, bem como determinam a resposta a ela. Coletivamente, as áreas que contribuem para a neuromatriz da dor também garantem que a informação recebida dos nociceptores seja combinada com outras informações sensoriais, memória, emoções e estados de excitação; uma noção consistente com a visão da dor como um processo biopsicossocial.

Fisiopatologia da dor neuropática

A dor neuropática é causada por lesão do sistema somatossensorial, central ou periférico e caracteriza-se por hiperatividade patológica das membranas excitáveis.

A interrupção parcial ou total de fibras aferentes causa degeneração de terminações pré-sinápticas da célula desaferentada e ocorrem alterações funcionais e morfológicas.

Na sinapse, podem acontecer conexões anormais, o neurônio denervado pode ser reinervado por outros axônios, sinapses inibitórias podem ser substituídas por sinapses excitatórias, sinapses ineficazes tornam-se ativas, regiões que eram silenciosas e não recebiam estímulos podem se tornar ativas, neurônios do SNC podem se tornar mais sensíveis aos neurotransmissores.

Com a lesão do axônio, o neurônio apresenta sensibilidade ao estímulo mecânico e despolarização espontânea, podem ocorrer impulsos ectópicos espontâneos e aumento da sensibilidade dos nociceptores.

Com a persistência da dor (crônica), pode ocorrer um processo conhecido como "sensibilização central" ou "aumento da capacidade de resposta neuronal central".

A sensibilização central envolve tanto uma redução no limiar da dor como uma amplificação da dor que é transmitida, estímulos que antes eram inócuos passam a causar a dor e surgem:

- Hipersensibilidade à dor.
- Alodinia.
- Percepção da dor em tecidos não afetados pela lesão.
- Dor que continua após a remoção do respectivo estímulo.

A dor neuropática é um grande desafio na ciência médica, causa grande sofrimento ao paciente, apresenta grande complexidade na avaliação, principalmente na Pediatria, e seu tratamento é difícil e complexo, normalmente responde mal às terapêuticas farmacológicas disponíveis.

A fisiopatologia da dor na infância depende da fase do desenvolvimento. As estruturas envolvidas na percepção da dor incluem componentes dos sistemas nervosos periférico e central que percebem uma sensação e geram sentimentos sobre a experiência, bem como modulam os impulsos de entrada e saída.

A compreensão da fisiologia da dor permite aos profissionais da Saúde apreciar os efeitos físicos e psicológicos da dor que, a partir desse ponto, têm melhor capacitação para criar e manejar estratégias de gestão da dor, aliviando-a e melhorando a qualidade de vida de crianças, de adolescentes e de suas famílias.

Referências bibliográficas

1. Almeida TF, Roizenblatt S, Tufik S. Afferent pain pathways: a neuroanatomical neuroanatomical review. Brain Research. 2004;1000:40-56.
2. Caillet R. Soft tissue pain and disability. Philadelphia: FA Davies, 1996. p. 470-88.
3. Chalmers DJ. Facing up to the problem of consciousness. J Conscious Stud. 1995;2:200-19.
4. Chalmers DJ. Moving forward on the problem of consciousness. J Conscious Stud. 1997;4:3-46.
5. Clancy J, McVicar A. Physiology and anatomy for nurses and health care practitioners: a homeostatic approach. London: Hodder Arnold, 2009.
6. Davis KD. Legal and ethical issues of using brain imaging to diagnose pain. Pain Reports. 2016;1:e577.
7. Eccleston C, Fisher E, Howard RF et al. Delivering transformative action in paediatric pain: a Lancet Child & Adolescent Health Commission. Lancet Child Adolesc Health. 2021 Jan;5(1): 47-87 [Epub 2020 Oct 13]. doi: 10.1016/S2352-4642(20)30277-7. PMID: 33064998.
8. Gottschalk A, Smith DS. New concepts in acute pain therapy: preemptive analgesia. Am Fam Physician. 2001 May 15;63(10):1979-84. PMID: 11388713.
9. Melzack R, Wall RD. Pain mechanisms: a new theory. Science. 1965;150:971-9.
10. Melzack R, Wall RD. The challenge of pain. 2nd ed. London: Penguin, 2008.
11. Melzack R. From the gate to the neuromatrix. Pain Supplement. 1999;6:S121-6.

12. Merskey H, Bogduk N. IASP Task Force on Taxonomy. Classification of chronic pain [Internet]. 2nd ed. rev. 2021. International Association for the Study of Pain (IASP). Disponível em: https://www.iasp-pain.org/publications/free-ebooks/classification-of-chronic-pain-second-edition-revised. Acesso em: 15 out. 2023.
13. Miller GA. Mistreating psychology in the decades of the brain. Perspect Psychol Sci. 2010;5:716-43.
14. Nagel T. What is it like to be a bat? Philos Rev. 1974;83:435-50.
15. Patel NB. Physiology of pain. In: Kopf A, Patel NB (ed.). Guide to pain management in low-resource settings. Seattle: International Association for the Study of Pain, 2010. p. 13-7.
16. Raja SN, Carr DB, Cohen M et al. The revised International Association for the Study of Pain definition of pain: concepts, challenges and compromises. Pain. 2020 Sep 161(9):1976-82. doi: 10.1097/j.pain.0000000000001939.
17. Robinson ME, Staud R, Price DD. Pain measurement and brain activity: will neuroimages replace pain ratings? J Pain. 2013;14:323-7.
18. Smith J. Anatomy and physiology of pain. In: Twycross A, Dowden SJ, Bruce E (ed.). Managing pain in children: a clinical guide. Oxford: Wiley-Blackwell, 2009. p. 17-28.
19. Tortora GJ, Derrickson B. Principles of anatomy and physiology. 13th ed. Chichester: John Wiley & Sons, 2012.
20. Woolf CJ. Central sensitization: implications for the diagnosis and treatment of pain. Pain. 2011;152:S2-15.

Capítulo 10

Terapêutica farmacológica e não farmacológica da dor

Sílvia Maria de Macedo Barbosa
Vivian Taciana Simioni Santana

A dor é um processo complexo que envolve tanto aspectos físicos como emocionais, e a percepção da dor varia ao longo do desenvolvimento do sistema nervoso. A experiência dolorosa está presente desde a vida fetal, a partir da 20ª semana de gestação, estando totalmente desenvolvida por volta das 28 semanas, mantendo-se por toda a vida.

O controle da dor na criança representa um desafio na prática clínica, principalmente porque ela armazena a memória da dor e esta, quando não controlada, pode acarretar prejuízos ao neurodesenvolvimento e ao comportamento, com consequências danosas a curto, médio e longo prazo. Por essa razão, há um aumento do interesse pela natureza da dor, sua forma de avaliação e pela melhor forma de tratamento.[1]

Mesmo sabendo que há ainda um longo caminho a ser trilhado, progressos têm sido notados em diferentes níveis com a melhora dos instrumentos de avaliação e o aprimoramento do seu manuseio com utilização de fármacos e métodos não farmacológicos. Enquanto os medicamentos desempenham um papel significativo no gerenciamento da dor, as abordagens não farmacológicas exercem um papel crucial, oferecendo alternativas eficazes para melhorar o bem-estar dos pacientes e proporcionar um conforto abrangente de modo multimodal e atendendo cada faixa etária.

A meta do tratamento do paciente que sofre de dor é tentar entender sua experiência e adequar o manuseio do seu sofrimento físico e psíquico com o objetivo de uma abordagem apropriada e aceitável para ele.

O adequado manuseio da dor implica uma abordagem multidisciplinar, especialmente quando ocorre a dor crônica ou quando se relaciona aos cuidados paliativos.[1,2]

O tratamento de crianças e de adolescentes com uma condição clínica complexa frequentemente necessita de abordagem de analgesia multimodal. Essa abordagem se relaciona com a utilização de múltiplos agentes analgésicos como anti-inflamatórios não hormonais, opioides, adjuvantes, anestesia regional como bloqueio de nervos ou analgesia neuro axial, e medidas não farmacológicas como reabilitação, atendimento psicológico, hipnose e medidas integrativas.[1]

Por se tratar de pacientes pediátricos, devem-se considerar as questões relativas aos aspectos pertinentes à farmacologia.[1,2]

Em uma adequada abordagem racional para que o objetivo terapêutico seja alcançado, os princípios farmacocinéticos e farmacodinâmicos que determinam a relação dose-efeito devem ser conhecidos. De forma conceitual, a farmacocinética estuda os processos de absorção, distribuição, metabolização e a eliminação de forma quantitativa, determinando, assim, a rapidez com que o fármaco aparecerá no órgão-alvo e quanto tempo lá permanecerá.[1,2]

Por sua vez, a Farmacodinâmica estuda o local, o mecanismo de ação e os efeitos dos fármacos, definindo a resposta máxima e a sensibilidade que determinam a magnitude do efeito. A terapêutica farmacológica também é influenciada consideravelmente pelas variações interindividuais. As variações podem ser causadas por diferentes concentrações do fármaco nos locais de ação ou pelas diferentes respostas à mesma concentração desse fármaco, que, se não forem levadas em consideração, poderão resultar na perda da eficácia e dos efeitos adversos inesperados, principalmente na população pediátrica.[1,2]

Na administração de fármacos em Pediatria, é vital entender o desenvolvimento farmacológico dos neonatos, lactentes e crianças. Muitos aspectos farmacodinâmicos e farmacocinéticos diferem entre a população adulta e pediátrica. A falha em levar em consideração essas diferenças podem resultar em aumento da morbidade ou, até mesmo, na morte.

A dor experimentada pelas crianças e adolescentes em cuidados paliativos, dentro e fora do ambiente hospitalar, pode se relacionar com a doença e/ou com o tratamento e pode decorrer de várias ou de uma fisiopatologia:[3-6]

- **Dor somática aguda:** (lesão tecidual) resultante da ativação das terminações nervosas (nociceptores) ao estímulo nociceptivo. Responde à estimulação nociceptiva e pode ser descrita como localizada, aguda, que comprime, latejante ou penetrante. A dor nociceptiva aguda pode decorrer de lesão tecidual causada por doença, trauma, cirurgia, intervenções e/ou terapia dirigida à doença. A dor aguda não tratada pode causar medo e, até mesmo, evitar futuros procedimentos médicos.
- **Dor neuropática:** resultante de lesão ou disfunção do sistema somatossensorial (em queimação, pontada, choque ou formigamento). A dor central seria causada por uma lesão ou doença do sistema somatossensorial central.
- **Dor visceral:** resulta da ativação de nociceptores das vísceras torácicas, pélvicas ou abdominais (dor mal localizada, em cólica).
- **Dor total:** sofrimento que abrange a todas as esferas físicas, psicológicas, sociais e espirituais do paciente.
- **Dor crônica (ou persistente):** dor além do tempo esperado de cura.

Segundo a recomendação da Organização Mundial da Saúde (OMS), dos princípios para o tratamento farmacológico da dor, a utilização correta de medicamentos analgésicos aliviará a dor na maioria das crianças com dor persistente baseando-se nestes conceitos principais:

- Utilização de uma estratégia em duas fases.
- Dosagem em intervalos regulares.
- Utilização da via de administração adequada.
- Adaptação do tratamento a cada criança.

Os últimos três princípios foram introduzidos pela OMS como "pelo relógio", "pela boca" e "pelo indivíduo", em 1986, com a introdução da escada de três degraus para o alívio da dor. Essa escada de três degraus foi abandonada para as crianças em favor de uma abordagem em duas etapas.[7]

A analgesia multimodal é a abordagem atualmente recomendada para tratar a dor em crianças. Os princípios são indicados tanto para a dor aguda como para a crônica ou persistente. A Farmacologia (incluindo analgesia básica, opioides e analgesia adjuvante) por si só pode não ser suficiente para tratar crianças com dor. A adição e a integração de modalidades como anestesia regional, reabilitação, intervenções psicossociais eficazes, espiritualidade e modalidades integrativas ("não farmacológicas") atuam sinergicamente para um controle da dor na Pediatria de forma mais eficaz. Além de poupar o uso de opioides a analgesia multimodal leva a menos efeitos colaterais na comparação ao uso de um único medicamento.[3]

Terapêutica farmacológica da dor

Analgésicos não opioides

A analgesia básica (ou "simples") geralmente inclui paracetamol, dipirona e os anti-inflamatórios não esteroidais (AINE). Se os AINE forem contraindicados em razão de seu perfil de efeitos colaterais (que inclui risco de sangramento e efeitos colaterais gastrointestinais), pode-se considerar um inibidor da COX-2 (p. ex., celecoxibe). O perfil de toxicidade renal pode ser um pouco melhor quando comparado com o dos AINE clássicos.[3,4]

Os AINE têm três efeitos farmacológicos desejáveis: anti-inflamatório; analgésico; e antipirético. Todos os AINE e agentes COX-2 parecem ser igualmente eficazes no tratamento das perturbações da dor.

O paracetamol e a dipirona têm efeitos analgésicos e antipiréticos semelhantes aos AINE, mas não tem um anti-inflamatório específico. São uma opção de 1ª linha em razão de seu perfil de segurança e de seu baixo custo.[5] A sua associação aos AINE e aos opioides potencializa a analgesia.

Analgésicos opioides

Incluem medicações como tramadol, morfina, fentanil e metadona que devem ser tituladas de forma lenta. A constipação é um efeito colateral esperado.

Os opioides são frequentemente indicados para dor aguda moderada e intensa por causa da lesão tecidual. A etapa 2 da OMS sugere o uso de opioides em crianças com dor persistente moderadamente intensa em razão de doença, além da analgesia básica. A morfina continua sendo o padrão-ouro, mas outros opioides "fortes", como fentanil, e metadona são igualmente eficazes em seus respectivos efeitos analgésicos.[7]

Os opioides "fracos", com um efeito analgésico máximo, incluem a codeína, que já não pode ser recomendada para o uso em crianças em virtude de mortes em Pediatria, especialmente em metabolizadores ultrarrápidos do citocromo P450 2D6.[5]

O tramadol, um analgésico com múltiplas formas de ação parece continuar a desempenhar um papel fundamental no tratamento da dor em Pediatria, em parte por causa de seu perfil de segurança respiratória relativa, mas também no tratamento de episódios de inconsolabilidade em crianças com condições neurológicas progressivas, metabólicas ou de base cromossômica com comprometimento do sistema nervoso central (SNC).[4] No Brasil, o tramadol está liberado para crianças a partir de 1 ano. A OMS recomenda seu uso a partir dos 12 anos.

O tramadol exerce um efeito analgésico por intermédio da ligação ao receptor opioide mu como agonista que inibe o efeito opioide, além de inibir fracamente a recaptação de serotonina e norepinefrina (efeito não opioide), semelhante ao efeito dos antidepressivos tricíclicos (TCA).[5]

Quadros convulsivos foram registrados com o tramadol, tal como a síndrome da serotonina. Decorrente desse fato, pacientes com história de convulsões e os que estão em uso de antidepressivo tricíclico ou SSRI (inibidor da receptação da serotonina), um medicamento antipsicótico ou outros opioides podem estar expostos a um risco acrescido.[5]

Para obter uma dose que proporcione alívio adequado da dor com grau aceitável de efeitos secundários, as doses de morfina ou de outros opioides fortes têm de ser aumentadas gradualmente até serem eficazes. Ao contrário do paracetamol e dos AINE, não existe um limite máximo de dosagem para os analgésicos opioides uma vez que não existe um efeito analgésico "máximo". A dose adequada é a que produz alívio da dor para a criança. O objetivo da titulação para o alívio da dor é selecionar uma dose que impeça a criança de sentir dor entre duas doses, utilizando o menor efeito analgésico eficaz. A melhor forma de o conseguir é com a avaliação frequente da resposta da criança ao alívio da dor e com o ajustamento das doses de analgésico, conforme necessário.[7]

A morfina está bem-estabelecida como o opioide forte de 1ª linha, sendo relativamente barata, com uma vasta gama de formulações de disponíveis.[7]

Apresenta como efeitos colaterais mais comuns náusea, constipação e sonolência, tonturas e vômitos. O uso prolongado pode promover hipogonadismo.[5]

A tolerância aos opioides se estabelece quando o organismo se habitua a uma determinada dose do medicamento e, por conseguinte, é necessário aumentar a dose para obter o mesmo efeito.

Esse fenômeno fisiológico não deve ser confundido com a síndrome de dependência, que envolve fenômenos comportamentais e cognitivos, incluindo um forte desejo de tomar o psicofármaco, a persistência no seu consumo apesar das consequências nefastas e a atribuição de uma prioridade mais elevada ao consumo de droga do que a outras atividades e obrigações.[7]

Se os analgésicos opioides forem subitamente retirados, as crianças apresentam sinais neurológicos, como irritabilidade, ansiedade, insônia, agitação, aumento do tônus muscular e tremores anormais, sintomas gastrointestinais, como náuseas, vômitos, cólicas abdominais, diarreia e falta de apetite.[7]

A síndrome de abstinência em crianças pode também incluir taquipneia, taquicardia, febre, suores e hipertensão.

O risco de abstinência de opioides aumenta com a duração de administração do fármaco e sua dosagem. As crianças que receberam doses significativas de analgésicos opioides durante longo tempo não podem ter o tratamento interrompido subitamente. O desmame de opioides pode ser efetuado de forma segura sem representar um risco significativo para a saúde do paciente. Do ponto de vista médico, o desmame deve ser efetuado lentamente. Para uma terapia de curto prazo (7 a 14 dias), a dose original pode ser reduzida em 10% a 20% da dose original a cada 8 horas, aumentando gradualmente o intervalo de tempo. No caso de um protocolo de terapia a longo prazo, a dose deve ser reduzida não mais do que 10% a 20% por semana.[7] Essas abordagens farmacológicas devem ser acompanhadas de uma medição dos sintomas de abstinência.

Sobredosagem de opioides

A sobredosagem de opioides pode ser causada por um erro de cálculo da dose inicial necessária para uma criança. Também pode ocorrer quando as doses não são corretamente calculadas durante a mudança de opioides ou quando são utilizadas drogas de liberação prolongada incorretamente em vez de formulações de ação curta. É importante que os profissionais da Saúde sejam treinados para prescrever e administrar as formulações de analgésicos opioides disponíveis para o alívio da dor no seu serviço, a fim de evitar erros no manuseamento desses medicamentos.[7]

Qualquer novo analgésico opioide em qualquer nova formulação só deve ser introduzido num serviço de Saúde com uma formação adequada dos prestadores de cuidados sobre a utilização médica racional.

Em caso de sobredosagem de opioides, a criança pode apresentar depressão respiratória geralmente acompanhada da clássica pupila em ponto – que pode levar ao coma.

A naloxona é um antídoto específico, mas é necessário cuidado na sua administração para não precipitar a síndrome de abstinência de opiáceos. A sobredosagem moderada de opioides pode ser tratada com ventilação assistida, enquanto as doses de naloxona a partir de 1 micrograma (mcg)/kg são tituladas ao longo do tempo, por exemplo, a cada 3 minutos, até se encontrar a dose necessária. Uma infusão de dose baixa sob monitorização rigorosa pode ser necessária para manter a vigília até que o efeito adverso da superdosagem de opioides se resolva.[7]

Nas crianças que recebem tratamento regular com opioides para a dor e nas crianças tolerantes aos opioides, a naloxona deve ser utilizada com precaução, de modo a não provocar dor extrema ou reações de abstinência. Doses necessárias para reverter a sobredosagem de opioides nesses doentes são inferiores às normalmente indicadas para a intoxicação por opioides e a sobredosagem em crianças não afetadas por opioides.

Analgésicos adjuvantes

Os analgésicos adjuvantes podem melhorar o controle da dor, quer como complemento da analgesia básica e/ou opioides, quer como analgésicos primários, especialmente no tratamento da dor neuropática e visceral. Esse grupo heterogéneo inclui os gabapentinoides (como a gabapentina e a pregabalina), os agonistas alfa-2-adrenérgicos (como a clonidina ou a dexmedetomidina), antidepressivos tricíclicos em dose baixa (como amitriptilina ou nortriptilina), bloqueadores dos canais N-metil-D-aspartato (NMDA) (como cetamina em dose baixa) e bloqueadores dos canais de sódio (como lidocaína).[3,5]

Os medicamentos adjuvantes têm uma indicação primária que não o controle da dor, mas têm propriedades analgésicas em algumas condições dolorosas. Podem ser coadministrados com analgésicos comuns e opioides para aumentar o alívio da dor.

Foram investigadas diferentes categorias de medicamentos para determinar o seu potencial como adjuvantes no alívio da dor persistente e em casos específicos, como a dor neuropática, a óssea e a aquela associada a espasmos musculares.

Os antidepressivos tricíclicos são utilizados no tratamento de múltiplas condições de dor. Normalmente, as suas doses são mais baixas do que as aquelas normalmente necessárias para o tratamento da depressão. As desvantagens dos antidepressivos tricíclicos são efeitos secundários (que podem ser menores, no entanto, quando se prescrevem as doses mais baixas usadas para analgesia), incluindo os efeitos cardiovasculares (p. ex., hipertensão, hipotensão postural, arritmias) e quedas.[5]

Os anticonvulsivantes têm sido utilizados no tratamento da dor desde os anos 1960 e, com os antidepressivos, constituem uma das duas classes de medicamentos adjuvantes mais importantes de medicamentos para o controlo da dor. A impressão clínica é que são úteis para a dor de caráter neuropático crônica, especialmente quando descrita como lancinante ou ardente. A gabapentina e a pregabalina têm as evidências mais fortes para o tratamento da dor. Esses dois "gabapentinoides" atuam como neuromoduladores e ligam-se seletivamente à proteína da subunidade $\alpha 2\delta$ dos canais de cálcio de cálcio em várias regiões do cérebro e no corno dorsal da medula espinal. Isto resulta na inibição da inibição da libertação de neurotransmissores excitatórios que são importantes na produção de dor.

Anestesia regional

Uma das modalidades analgésicas mais eficazes em crianças com lesão tecidual é a anestesia regional ou neuraxial. As vias nociceptivas podem ser bloqueadas por meio de infusões neuraxiais centrais, bloqueios ou infusões de nervos periféricos e plexos, ou bloqueios neurolíticos.[3]

Os benefícios da anestesia regional incluem a redução (ou ausência) da necessidade de analgésicos opioides, a ausência de efeitos secundários sistêmicos como sedação ou náuseas, a melhoria da motilidade gastrointestinal, a redução da incidência de delírio e a oportunidade de o doente estar acordado e ser capaz de se lembrar de conversas com os médicos e a família. Para além da fraqueza motora, os potenciais efeitos secundários menos comuns da epidural incluem prurido, retenção urinária e hipotensão.

Terapêutica não farmacológica da dor

A primeira medida não farmacológica para alívio da dor que deve ser gerenciada é, sem dúvida nenhuma, a ambiência adequada. Um ambiente ruidoso, com luz intensa, causa estresse, alterações no ciclo de sono e piora da dor. Sabe-se que unidade hospitalar sem ruídos é algo impraticável pelas atividades diárias, porém níveis aceitáveis de ruídos contínuos (RC) é uma prerrogativa necessária para a evolução clínica do paciente, devendo-se ser respeitados valores de RC entre 35 e 45 decibéis (dB) segundo a Associação Brasileira de Normas Técnicas (ABNT 10152/1987) e a American Academy of Pediatrics (AAP) por meio do *Consensus Committe on Recommended Standards for Advanced Neonatal Care.*[8]

A luz intensa também deve ser considerada um fator estressante, visto que pode afetar os estados de sono e vigília principalmente nos recém-nascidos prematuros, além de interferir em todo o ritmo circadiano hormonal. Na unidade de terapia intensiva neonatal (UTIN), recomenda-se o uso de lâmpadas do tipo fluorescentes de 40 a 60 W/m^2, o que permite ampla visibilidade nos procedimentos especiais, mas, ao mesmo tempo, não interfere no conforto do recém-nascido. As normas técnicas relacionadas à iluminância (NBR 5413) estabelecem que os valores ideais em berçários não devem ultrapassar 100 Lux.[9]

Os recursos não farmacológicos são diversos e o método de escolha dependerá dos objetivos de tratamento, da idade da criança e da preferência pessoal em casos de pacientes com capacidade de escolha. Esses recursos se dividem em dois grandes grupos, intervenções físicas e comportamentais.

Intervenções físicas

- **Toque terapêutico:** o toque é uma forma de comunicação que transcende palavras e, quando aplicado adequadamente, pode liberar endorfinas, reduzir o estresse e melhorar a circulação, associado à massagem relaxante. O profissional da Saúde pode associar alongamentos e mobilização, o que ajuda o paciente a alcançar o relaxamento muscular e melhora sua mobilidade, proporcionando um alívio tangível da dor.[10]
- **Posicionamento terapêutico:** pode ser considerado desde o posicionamento no leito, respeitando-se a posição anatômica da criança, até o colo dos pais, ou contato pele a pele, utilizando-se a posição canguru principalmente para os neonatos, estimulando sistemas tátil ventral e proprioceptivo.[11]

- **Seio materno ou leite materno:** a sucção, o contato pele a pele com o seio materno e o contato ventral aumentam os níveis de betaendorfina e oxitocina. Os efeitos dos açúcares, gorduras e outros nutrientes do leite materno combinados com a sucção nutritiva diminuem a dor e, durante um procedimento doloroso, desvia a atenção do paciente, o que diminui a percepção dolorosa por meio da sensação de bem-estar. Na impossibilidade de amamentação, a estimulação pode ser realizada com leite materno de forma suplementar, porém é menos eficaz.[12]
- **Sucção não nutritiva (SNN):** acredita-se que o ato de sugar pode produzir analgesia pela estimulação oral de mecanorreceptores da boca, os quais modulam a percepção dolorosa ou seu processamento por meio da ativação de mecanismos não opioides, que promovem a liberação de serotonina.[13] O maior aporte dessa substância nas fendas sinápticas neuronais resulta em inibição da hiperatividade, modulação do desconforto e diminuição da dor. A técnica pode ser utilizada em recém-nascidos com idade superior a 28 semanas, quando a capacidade de sugar e deglutir se inicia, estando completamente madura entre 32 e 34 semanas.[14]
  - Essa intervenção deve ser realizada com o dedo do profissional enluvado com luvas livres de látex e talco ou, em casos de bebês não elegíveis para aleitamento materno, pode ser utilizado chupeta.
  - A SNN associada a outras técnicas é mais efetiva do que de forma isolada, por exemplo, associar com soluções adocicadas (sacarose 24% ou glicose 20% a 30%) ou, ainda, com próprio leite materno.[15]
- **Contenção facilitada:** indicada para recém-nascidos, consiste em envolver o bebê com as mãos e/ou com um tecido, de maneira a promover contorno corporal e regulação térmica, por meio do contato. A contenção visa favorecer o posicionamento fetal flexor, restringindo os movimentos do recém-nascido e mantendo o alinhamento do eixo corporal, sendo capaz de tranquilizá-lo e apoiar o rápido retorno ao estado basal após uma intervenção dolorosa.[16]
- **Aplicação de frio local:** a crioterapia é eficaz para diminuição de dores agudas, oferecendo propriedades analgésicas e anti-inflamatórias por meio da vasoconstrição. A aplicação deve ser orientada ou realizada pelo profissional da Saúde, considerando cuidados como tempo de aplicação (15 a 20 minutos) e proteção da pele para que não haja queimaduras.
- **Aplicação de calor local:** a compressa quente ou o infravermelho alivia a dor proporcionando relaxamento muscular por intermédio da vasodilatação. É necessário respeitar o tempo adequado (15 a 20 minutos), não exceder a temperatura suportável pelo paciente e, no caso do infravermelho, manter distância de pelo 30 cm entre o local de aplicação e a lâmpada.
  - É importante o profissional da Saúde avaliar se não há contraindicação para utilizar calor ou frio na região indicada.
- ***Laser*:** um dos efeitos da terapia de *laser* de baixa intensidade é a diminuição de dor local mediante estimulação celular, melhora da circulação, reduzindo inflamação e promovendo regeneração tecidual. Deve ser realizado por profissional da Saúde qualificado e habilitado, respeitando as contraindicações.
- **Estimulação elétrica nervosa transcutânea (*transcutaneous electrical nerve stimulation* – TENS):**[17] diminui a dor mediante o estímulo de nervos aferentes condutores, seu efeito se dá pela teoria das comportas e/ou pela liberação de endorfinas endógenas. Para maior efetividade terapêutica, é necessária a avaliação correta do tipo de dor, para escolha da TENS adequada (convencional, acupuntura, breve-intenso ou *burst*), assim como o tempo de duração, assegurando que haja sensação cutânea suficiente para dar proteção contra a aplicação de corrente excessiva, sem perder eficácia na estimulação.
- **Cinesioterapia:** o exercício desempenha um papel fundamental na diminuição da dor pelo aumento de mobilidade, melhora da flexibilidade, força muscular e liberação de endorfinas endógenas.
- **Outras intervenções:** acupuntura, acupressão, auriculoterapia, ofuroterapia, redeterapia e aromaterapia.

Intervenções comportamentais

- **Hipnose:** descrita como um modo singular de comunicação, estabelecida por intermédio de uma relação de confiança entre paciente e hipnólogo, reconhecida como uma prática integrativa pela Política Nacional de Práticas Integrativas e Complementares no Sistema Único de Saúde (PNPIC-SUS) desde 2018 e considerada uma abordagem terapêutica de simples aplicação, baixo custo, boa receptividade e efetividade que leva a um estado de relaxamento profundo e foco mental para alterar a percepção da dor. Entre os procedimentos hipnóticos utilizados no manejo da dor, destacam-se:[18]
  a) sugestão hipnótica direta para supressão total da dor;
  b) permissão hipnótica indireta para supressão da dor;
  c) amnésia hipnótica;
  d) analgesia e anestesia;
  e) substituição de sintoma e sensação;
  f) distorção do tempo e reenquadre;
  g) anestesia hipnótica indireta via dissociação.

Observa-se que a indução hipnótica não está restrita ao aspecto analgésico, tendo, inclusive, superioridade comprovada em alguns estudos quando comparada com outras práticas em razão de seu significativo fator de impacto na redução de ansiedade, de depressão e de estresse associados à dor.[19]

- **Musicoterapia:** estratégia complementar valiosa que exerce influência sobre aspectos neurocognitivos, emocionais, psíquicos e sociais, o que representa impacto positivo na qualidade de vida. Também ajuda a controlar sintomas psíquicos e físicos, como ansiedade, depressão e dor, além de promover o relaxamento e o prazer, bem como o fortalecimento das relações interpessoais. A musicoterapia favorece a construção de um ambiente humanizado na assistência à saúde.[20]
- **Práticas distrativas:** a distração auxilia na diminuição da percepção da dor, sua eficácia pode variar de pessoa para pessoa e da intensidade da dor. Entre elas, está o uso da realidade virtual, brincadeiras com bolhas de sabão, língua de sogra, brinquedos eletrônicos, desenhos, histórias contadas e jogos mentais como quebra-cabeça. As intervenções são, em sua maioria, de fácil programação, considerando-se seu baixo custo.

Mais uma opção a ser considerada é a terapia assistida por animais (TAA) que pode promover distração, prazer, entretenimento, acolhimento e calma, além de reduzir o sofrimento e melhorar a função cognitiva, física, social e emocional. Tal resultado pode estar associado a efeitos metabólicos advindos da interação do animal com a criança já que, durante o contato com o animal, há alterações hormonais que podem explicar a diminuição da dor, como o estímulo da produção de endorfina, aumento de ocitocina, prolactina e dopamina após 5 a 24 minutos acariciando o animal. Além disso, o aumento da ocitocina por meio da TAA provoca diminuição do nível de estresse e de ansiedade, estimulando interações sociais e intensificando a saúde humana.[21]

As abordagens não farmacológicas são um complemento valioso para o tratamento da dor em pacientes pediátricos em cuidados paliativos. Ao adotar uma abordagem multidisciplinar, combinando essas técnicas com as medidas farmacológicas, consegue-se criar planos de cuidados holísticos e centrados no paciente, visando a qualidade de vida das crianças e das suas famílias durante momentos delicados.

Considerações finais

O acesso ao tratamento da dor é um direito humano fundamental, e é uma violação dos direitos humanos não tratar a dor. No entanto, a prevenção e o tratamento da dor em doentes pediátricos, em comparação com a Medicina de adultos, não só são muitas vezes inadequados, como são ainda menos implementados quanto mais jovens são os doentes pediátricos. A analgesia multimodal eficaz para a dor inclui Farmacologia, anestesia regional, reabilitação, psicologia, espiritualidade e modalidades integrativas ("não farmacológicas"), que atuam em sinergia para um controle mais eficaz da dor pediátrica com menos efeitos secundários do que um único analgésico ou modalidade.

Referências bibliográficas

1. Hain R, Goldman A, Rapoport A et al. (ed.). Oxford textbook of palliative care for children. 3. ed. Oxford: Oxford University Press, 2021. Oxford Textbooks in Palliative Medicine Series.
2. Posso IP, Grossmann E et al. Tratado de dor: publicação da Sociedade Brasileira para Estudo da Dor (SBED). Rio de Janeiro: Atheneu, 2017.
3. Friedrichsdorf SJ, Goubert L. Pediatric pain treatment and prevention for hospitalized children. Pain Rep. 2019 Dec 19;5(1):e804.
4. Friedrichsdorf SJ. Prevention and treatment of pain in hospitalized infants, children and teenagers: from myths and morphine to multimodal analgesia. In: International Association for the Study of Pain (IASP) (ed.). Pain 2016: refresher courses – 16th World Congress on Pain. Washington (DC): International Association for the Study of Pain (IASP) Press, 2016. p. 309-19.
5. Kroenke K, Krebs EE, Bair MJ. Pharmacotherapy of chronic pain: a synthesis of recommendations from systematic reviews. Gen Hosp Psychiatry. 2009 May-Jun;31(3):206-19.
6. Chidambaran V, Sadhasivam S, Mahmoud M. Codeine and opioid metabolism: implications and alternatives for pediatric pain management. Curr Opin Anaesthesiol. 2017;30:349-56.
7. World Health Organization (WHO). WHO guidelines on the pharmacological treatment of persisting pain in children with medical illnesses. Geneva (CH): World Health Organization (WHO), 2012. PMID: 2372086.
8. Jordão KR, Pinto LAP, Costa LBVL et al. Possíveis fatores estressantes na unidade de terapia intensiva neonatal em hospital universitário. Rev Bras Ter Intensiva. 2016;28(3):310-14.
9. Weich TM, Ourique AC, Tochetto TM et al. Eficácia de um programa para redução de ruído em unidade de terapia intensiva neonatal. Rev Bras Ter Intensiva. 2011;23(3):327-3.
10. Zargham-Boroujeni A, Elsagh A, Mohammadizadeh M. The effects of massage and breastfeeding on response to venipuncture pain among hospitalized neonates. Iran J Nurs Midwifery Res. 2017;22:308.
11. Freire NB, Garcia JB, Lamy ZC. Evaluation of analgesic effect of skin to skin contact compared to oral glucose in preterm neonates. Pain. 2008;139:28.
12. Benoit B, Martin-Misener R, Latimer M et al. Breast-feeding analgesia in infants: an update on the current state of evidence. J Perinat Neonatal Nurs. 2017;31:145.
13. Mohri Y, Fumoto M, Sato-Suzuki I et al. Prolonged rhythmic gum chewing suppresses nociceptive response via serotonergic descending inhibitory pathway in humans. Pain. 2005;118(1):35-42.
14. Junqueira-Marinho AF, Cunha PVS et al. Diretriz para prevenção e manejo da dor aguda por procedimentos dolorosos no período neonatal. Rio de Janeiro: Fiocruz, Instituto Nacional de Saúde da Mulher, da Criança e do Adolescente, 2023.
15. Lau C, Smith EO. A novel approach to assess oral feeding skills of preterm infants. Neonatology. 2011;100(1):64-70.
16. Axelin A, Salantera S, Lehtonen L. "Facilitated tucking by parents" in pain management of preterm infants: a randomized crossover trial. Early Hum Dev. 2006;82(4):241-7.
17. Frampton V. Estimulação nervosa elétrica transcutânea (TENS). In: Kitchen S, Bazin S (ed.). Eletroterapia de Clayton. 10. ed. São Paulo: Manole, 1998. p. 276-94.
18. Machado RS, Silva JC, Silva AS. Eficácia da hipnose no manejo da dor não procedimental: revisão sistemática. BrJP. 2021;4(3):268-75.
19. Ardigo S, Herrmann FR, Moret V et al. Hypnosis can reduce pain in hospitalized older patients: a randomized controlled study. BMC Geriatr. 2016;16(1):14.
20. Brazoloto TM. Intervenções musicais e musicoterapia no tratamento da dor: revisão de literatura. BrJP. 2021;4(4):236-73.
21. Beetz A, Uvnäs-Moberg K, Julius H et al. Psychosocial and psychophysiological effects of human-animal interactions: the possible role of oxytocin. Front Psychol. 2012;3:234.

Capítulo 11

Avaliação da dor

Rita Tiziana Verardo Polastrini
Carolina Kasa

Introdução

Considerado um dos pilares dos cuidados paliativos pediátricos, o controle de sintomas é uma preocupação diária para os profissionais da Saúde no acompanhamento de crianças portadoras de doenças crônicas complexas, graves, ou limitantes de vida.[1,2]

O objetivo é melhorar a qualidade de vida de bebês, crianças e adolescentes com um cuidado holístico, sendo a prevenção, a identificação precoce, a avaliação abrangente, o tratamento da dor e de outros sintomas alguns dos pilares desse cuidado.[2]

No fim de vida, a dor é prevalente e vivenciada por muitos pacientes de maneira angustiante, principalmente em doenças malignas progressivas em diferentes populações. Em um estudo americano, apenas 27% de todas as crianças estudadas relataram dor, mas, na verdade, tiveram sua dor aliviada, isso pode ser indicativo de que a dor ainda é subavaliada e subtratada, mesmo havendo por perto profissionais com *expertise* para seu manejo.[2] Uma das dificuldades mais relatadas no manejo adequado da dor é identificar e avaliar a dor e isso decorre da condição do paciente, da faixa etária, da redução ou da incapacidade de se comunicar. Nesse sentido, os pais ou cuidadores desempenham um papel importante, já que podem ajudar a equipe com relatos sobre o comportamento da criança.[3]

A avaliação de dor deve ser realizada da maneira mais precisa possível e com ferramentas validadas. Uma boa avaliação é a base para um bom manejo de dor.[1,4]

No entanto, para que possamos atender as necessidades do nosso paciente, é preciso educar e capacitar as equipes para aplicar as ferramentas de avaliação de maneira adequada e tornar o controle da dor uma prioridade no cuidado para que ele possa enfrentar sua trajetória de doença com menos sofrimento.[3,5]

Causas da dor na criança

Estudos mostram que a criança submetida a procedimentos invasivos e dolorosos desde muito cedo e que não foram tratadas adequadamente podem apresentar repercussões físicas e psicológicas durante sua vida.[6] Sabemos que, além da dor física, a criança experimenta sentimentos de ansiedade, medo e estresse diante de situações desconhecidas ou quando os adultos não explicam o que acontecerá, caso, por exemplo, da realização de um exame doloroso como a punção venosa ou a aplicação de uma vacina.[7] Traumas que provocam lesões físicas como queimadura, queda com lesão ou fratura podem causar dor e sofrimento que são experimentados pela criança de forma aguda e inesperada.[8]

Nos pacientes portadores de doenças crônicas complexas, como câncer, doenças reumatológicas, doenças inflamatórias intestinais, fibrose cística, entre outras, a dor é experimentada pela criança desde muito cedo e por vários motivos – antes do diagnóstico, durante o tratamento, evolução da doença e no fim de vida –, devendo ser prevenida, identificada, avaliada e tratada.[7,9] Em muitos casos, torna-se crônica, passando a fazer parte do cotidiano da criança, podendo interferir nas suas atividades diárias como brincar e ir à escola, com prejuízos à qualidade de vida.[10]

No caso de crianças internadas, os procedimentos invasivos e dolorosos são realizados de forma rotineira em razão da necessidade diagnóstica e terapêutica ou por agravo de doença. A equipe deve estar atenta, pois tanto a criança como a família estão diante de momentos estressantes, de sofrimento e ansiedade.[11] Em pacientes com piora da condição clínica ou evolução da doença para o fim de vida, podemos identificar a "dor total", considerada uma experiência multidimensional que envolve aspectos físicos, psicológicos, social e espiritual.[2] Em todas essas situações, identificamos a necessidade de uma equipe capacitada e treinada para, se não puder evitar, minimizar a dor da criança e trabalhar de forma humanizada, acolhendo, apoiando e orientando tanto a criança como sua família.[9]

Anamnese e exame físico

Uma anamnese bem realizada deve preceder o exame físico de modo a direcioná-lo e este ser realizado de maneira focada e eficiente.

Logo na primeira infância, até os 2 anos de idade, assim que é capaz de verbalizar mesmo que com poucas palavras, a criança já consegue apontar o local da dor ou do desconforto que está sentindo. No período pré-escolar, dos 3 aos 6 anos de idade, já é possível informar, além do local, o escore da dor por meio das escalas de autorrelato apropriadas para o nível de entendimento. Na fase escolar, dos 6 aos 11 anos de idade e nas fases posteriores do desenvolvimento, as características da dor já são passíveis de identificação com cada vez mais detalhes.

Diante da capacidade da criança em expressar sua dor logo na primeira infância, é muito importante, quando possível, colocá-la no centro do cuidado e perguntar-lhe sobre sua dor, respeitando-se o momento vivenciado e o nível de detalhes que ela consegue oferecer. Nessas situações, o profissional da Saúde deve contar com a ajuda dos pais e familiares para informar ou complementar.

As informações mais importantes a serem obtidas a respeito da dor durante a anamnese são:

- Local da dor.
- Início da queixa.
- Características (aperto, pontada, queimação, formigamento).
- Escore da dor.
- Frequência.
- Fatores de alívio.
- Fatores de piora.
- Condutas farmacológicas ou não farmacológicas já realizadas que promoveram alívio da dor ou não foram efetivas.
- Influência da dor no sono, humor, relações sociais, atividades de vida diária e no brincar.

Diagramas topográficos podem auxiliar o profissional na identificação mais detalhada e fidedigna quanto à percepção da criança em relação à sua dor. Importante, quando possível, é desejável que ela mesma realize a demarcação do local, simplesmente apontando ou por meio de traços, desenhos ou pinturas em figuras.

As informações da anamnese oferecidas pela criança e/ou por familiares nortearão a realização do exame físico que deve ser realizado em local iluminado, privativo e respeitando o momento vivenciado por eles. Em algumas situações específicas, como na terminalidade, é importante ser o mais direcionado possível e com o mínimo de manipulação no momento do exame físico, buscando sinais que, ao serem identificados, possam ser manejados para alívio do sintoma e promover maior conforto à criança.

Escalas avaliativas

A avaliação da dor pediátrica mediante escalas é um desafio muito grande em razão do nível de compreensão e de linguagem apresentado pela criança e principalmente pela subjetividade da dor e dos muitos fatores que a influenciam. Por essa razão, é imprescindível a indicação correta das escalas levando em consideração o nível de compreensão e de linguagem e o estado clínico.

As escalas podem ser classificadas como autorrelato, quando o paciente refere o escore de dor, seja verbalizando, seja apontado para a escala; como comportamental, na qual o profissional, diante da impossibilidade de o paciente expressar sua dor, aplica a escala e obtém a percepção da dor com base nas expressões e nos movimentos apresentados.

Diante da somatória dos fatores físicos, sociais, emocionais e espirituais que determinam o escore final da dor do paciente e associado à individualidade e subjetividade desses aspectos, é preconizada, sempre que possível, a indicação das escalas de autorrelato para que o próprio paciente, diante da sua dor e dos fatores que a determinam, torne o mais fidedigna possível sua caracterização na avaliação.

É muito importante orientar a criança sobre a maneira correta de relatar a dor por meio das escalas, preferencialmente em um momento em que ela não esteja sentindo dor, de modo a não prejudicar a sua concentração. Deve ser enfatizada que a escala é para medir a dor, e não o grau de ansiedade, tristeza ou medo (sentimentos e sintomas muito confundidos pelas crianças no relato da dor).

Alterações fisiológicas (da frequência cardíaca, respiratória, da saturação de oxigênio, da pressão arterial sistêmica e presença de sudorese) são utilizadas para avaliação da dor em algumas situações, são os sinais indicativos de dor. Vale ressaltar que essas alterações estão mais presentes na mensuração da dor aguda, uma vez que, na dor crônica, o paciente não apresenta esses sinais alterados por mecanismos orgânicos compensatórios.

Cada escala avaliativa da dor apresenta particularidades. A confiabilidade do instrumento depende do contexto de desenvolvimento e clínico nos quais a criança se encontra, fato que corrobora a importância de o profissional conhecer as escalas e indicá-las de maneira assertiva.[12]

Levando em consideração o estado de desenvolvimento da criança, é descrita, a seguir, a indicação das principais escalas, validadas no Brasil, de acordo com as faixas etárias de desenvolvimento.

De 0 a 3 anos de idade

Em virtude da linguagem verbal ausente ou pouco desenvolvida da criança nessa fase, o familiar desempenha um papel importante na identificação da dor junto ao profissional.

A partir dos 18 meses, tendo bom estado clínico, a criança já consegue verbalizar a dor e indicar o local.

O uso da escala comportamental FLACC (*Face, Legs, Activity, Cry, Consolability*) é indicado e, sempre que possível, associado às informações que a criança é capaz de oferecer.[13-15]

De 4 a 6 anos de idade

A criança já é capaz de explicar o que está acontecendo com ela, porém pode confundir fantasia com realidade e ter pensamento mágico de que doença e dor são punições e, se mudar suas atitudes, pode fazer tudo melhorar. Importante muita empatia para explicar que ela nem ninguém tem culpa do que está acontecendo e que todos farão de tudo para ajudá-la a melhorar.

Começa a ter capacidade de utilizar escalas de face, porém se faz necessário explicar-lhe que é importante mostrar a dor, e não alegria e tristeza, como algumas escalas podem sinalizar.

A escala de Wong Baker, publicada em 1983, é interessante pela forma lúdica identificada, por não ter sexo nem traços étnicos, porém as limitações estão nos contornos felizes e tristes e na presença de lágrimas.[16]

A escala de Faces Revisada não se assemelha a uma criança, porém os traços não se relacionam a sentimentos e não há presença de lágrimas.[17,18]

Diante do exposto a respeito das escalas de face, é importante conhecer o uso e as limitações que apresentam para indicá-las de maneira o mais assertiva possível.

Nessa faixa etária ainda, é possível utilizar a escala Visual Analógica (EVA), cuja versão vertical é mais indicada para as crianças. Seu uso é simples, não se relaciona a números e deixa a criança livre para escolher sem gerar dúvidas sobre em que posição, na linha, sua dor se enquadra entre sem dor e dor mais intensa que já teve.[12]

Acima de 7 anos de idade

As crianças que frequentam escolas e seguem o desenvolvimento cognitivo de acordo com a faixa etária estão alfabetizadas completamente após os 7 anos, conhecendo não apenas os números, mas também as dimensões entre eles.

As escalas numéricas podem ser apresentadas visual ou verbalmente. Na primeira, para escolha sem o uso verbal; na segunda, depois de orientar seu uso para o 0 ser associado à ausência de dor e o 10, à dor mais forte que já sentiu.[19]

É comum vermos o profissional que aplica a escala explicar ao paciente que 10 é a dor mais forte que existe, porém essa explicação pode confundir a criança a respeito do nível álgico, o mais adequado é inserir um ponto concreto na explicação, sendo o 10 comparado a dor mais forte que ela já sentiu, se for a maior que já teve, é um novo marco para o próximo questionamento.

A escala comportamental FLACC é indicada para todas as crianças, independentemente da idade e do seu nível cognitivo, em qualquer circunstância que não permite o autorrelato de sua dor.[13-15] É um desafio utilizá-la em situações que impossibilitem o relato da dor, inclusive para crianças com rebaixamento do nível de consciência, seja por progressão de doença, seja por indução via sedativos.

Nenhuma escala consegue nem conseguirá exprimir a dor de maneira fidedigna em virtude da individualidade e da subjetividade dos fatores que a envolvem. Por essa razão, é preconizado aplicar a escala e paralelamente levar em consideração o que se conhece do paciente, os relatos da família e os sinais clínicos que sugerem dor.

É comum indicarmos as escalas avaliativas da dor de acordo com a faixa etária da criança, porém, levando em consideração pacientes debilitados, alguns que, por inúmeros fatores, não foram alfabetizados adequadamente ou apresentam alterações clínicas e cognitivas que limitam o uso das escalas, é imprescindível individualizar a escolha da escala de acordo com os fatores já citados, bem como as preferências da criança. É possível uma criança acima de 7 anos não conhecer as dimensões numéricas adequadamente, não sendo indicada escala numérica, como também é possível que uma criança alfabetizada queira demostrar sua dor por meio da escala de face ou da EVA.

Importante destacar que mesmo o paciente, sendo capaz de relatar sua dor por escalas, ele pode colocar um escore maior ou menor de acordo com o que quer relatar diante dos multifatores da sua dor. Portanto, não existe escala avaliativa de dor ideal, existe escala mais bem indicada para a situação; é de fundamental importância conhecer a criança e seus familiares e acolher todas as informações fornecidas por eles. Para tanto, o olhar integral e a individualização do cuidado são essenciais.

Principais escalas avaliativas de dor

Escala FLACC

- **Indicações e vantagens:** crianças de todas as idades que não conseguem relatar sua dor.
- **Limitações:** a escala (Quadro 11.1) é aplicada pelo profissional, não sendo possível expressar o escore real que contempla os multifatores da dor (físico, emocional, social e espiritual).

Quadro 11.1 – Escala FLACC (*Face, Legs, Activity, Cry, Consolability*).

Categorias	*Pontuação*		
	0	*1*	*2*
F (*face*)	Sem expressão particular ou sorriso	Presença ocasional de careta ou sobrancelhas salientes, introspecção, desinteresse. Parece triste ou preocupado	Sobrancelhas esporádica ou constantemente salientes, mandíbulas cerradas, queixo trêmulo. Face aparentando estresse: expressão assustada ou de pânico

(*Continua*)

Quadro 11.1 – Escala FLACC (*Face, Legs, Activity, Cry, Consolability*). (*Continuação*)			
Categorias	***Pontuação***		
	0	***1***	***2***
L (*legs* – pernas)	Posição normal ou relaxada	Desconforto, inquietação, tensão. Tremores ocasionais	Chutes ou pernas soltas. Aumento considerável da espasticidade, tremores constantes ou sacudidelas
A (*activity* – atividade)	Em silêncio, posição normal, movimentando-se facilmente	Contorcendo-se, movimentando o corpo para frente e para trás, tensão. Moderadamente agitado (p. ex., movimento da cabeça para a frente e para trás, comportamento agressivo); respiração rápida, superficial, suspiros intermitentes	Corpo arqueado, rígido ou trêmulo. Agitação intensa, cabeça chacoalhando (não vigorosamente), tremores, respiração presa em *gasping* ou inspiração profunda, intensificação da respiração rápida e superficial
C (*cry* – choro)	Sem choro (acordado ou dormindo)	Gemidos ou lamúrias, reclamações ocasionais. Impulsos verbais ou grunhidos ocasionais	Choro regular, gritos ou soluços, reclamações frequentes. Repetidos impulsos verbais, grunhidos constantes
C (*consolability* – consolabilidade)	Contente, relaxado	Tranquilizado por toques ocasionais, abraços ou conversa e distração	Difícil de consolar ou confortar. Rejeita o cuidador, resiste ao cuidado ou a medidas de conforto

Orientações para aplicação da escala

1. Cada uma das cinco categorias: *face* (F), *legs* (L), *activity* (A), *cry* (C), *consolability* (C) é pontuada de 0 a 2, resultando num escore total entre 0 e 10.
2. **Pacientes acordados:** observá-los por pelo menos 1 a 2 minutos. Observar pernas e corpo descobertos. Reposicionar os pacientes ou observar sua atividade, avaliar tonicidade e tensão corporal. Iniciar intervenções de consolo, se necessário.
3. **Pacientes dormindo:** observá-los por pelo menos 2 minutos ou mais. Observar corpo e perna descobertos. Se possível, reposicionar os pacientes. Tocá-los e avaliar tonicidade e tensão.
4. A **FLACC revisada** pode ser utilizada para todas as crianças não verbais. As descrições adicionais (em negrito) são descritores validados em crianças com dificuldades cognitivas. A enfermeira pode revisar com os pais os descritores dentro de cada categoria. Ela deve perguntar a eles se há comportamentos adicionais que melhor indiquem a dor em seus filhos. Adicionar esses comportamentos à categoria apropriada da escala.

Fonte: Adaptado de Bussotti EA, Guinsburg R, Pedreira MLG, 2015.

Escala de Faces de Wong Baker

- **Indicações:** crianças acima de 3 anos e que têm capacidade de expressar sua dor por meio das faces apresentadas na escala.
- **Vantagens:** escala sem identificação de idade, sexo e etnia, portanto a criança consegue se identificar facilmente.
- **Limitações:** a escala apresenta sorrisos e lágrimas (Figura 11.1), sendo possível confundir com alegria, tristeza e outros sentimentos como medo.

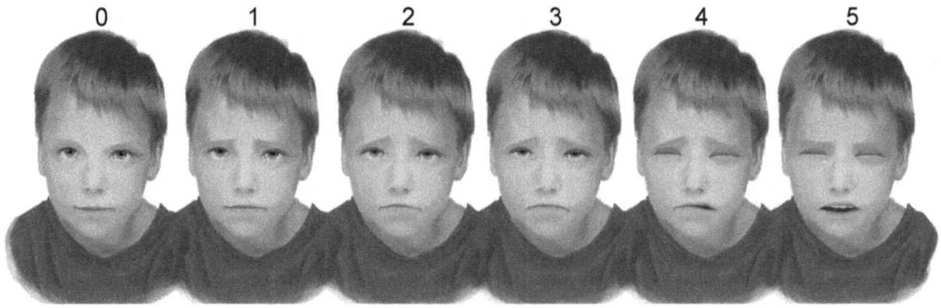

Figura 11.1 Escala de faces de Wong Baker.
Fonte: Adaptada de Wong DL, Baker CM, 1988.

Escala de Faces Revisada

- **Indicações:** crianças acima de 3 anos e que têm capacidade de expressar sua dor por meio das faces apresentadas na escala.
- **Vantagens:** a Escala não apresenta riso que transpareça alegria nem apresenta lágrimas (Figura 11.2).
- **Limitações: a** face não se assemelha ao rosto de uma criança e não tem traços lúdicos.

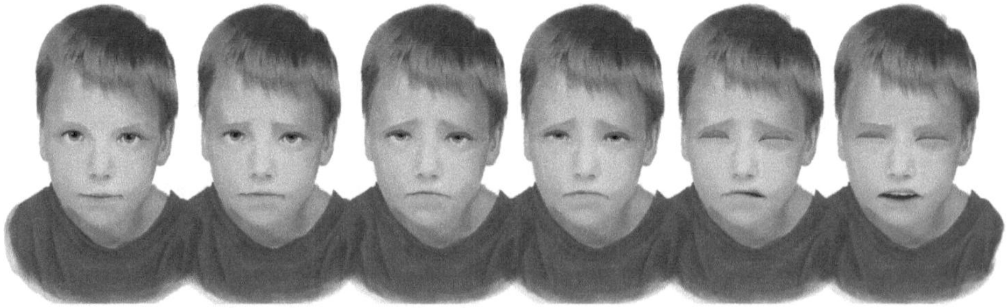

Figura 11.2 Escala de faces revisada.
Fonte: Adaptada de Tsze DS, Hirschfeld G, Dayan OS et al., 2018.

Escala Visual Analógica

- **Indicações:** crianças acima de 3 anos e que têm capacidade de expressar sua dor por meio da graduação da Eva, seja na horizontal, seja vertical.
- **Vantagens:** quando utilizada colorida, com graduação de cores mais claras para mais escuras ou mais frias para mais quentes.
- **Limitações:** se for percebido pelo profissional esta predileção, é possível escolher outro instrumento que se adapte as particularidades da criança.

Exemplos de escalas visuais analógicas (Figuras 11.3, 11.4 e 11.5):

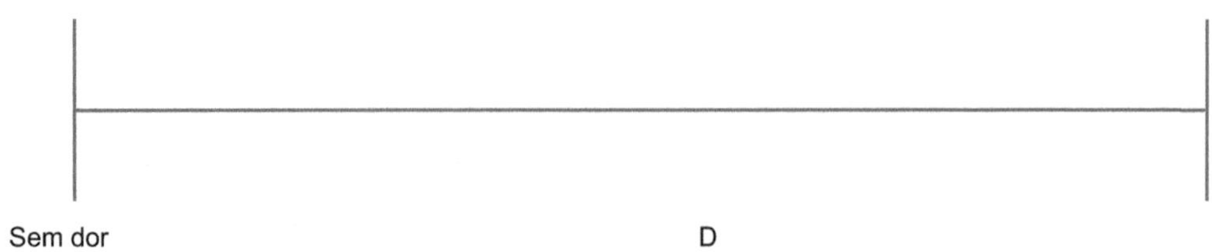

Figura 11.3 Escala visual da dor, modelo 1.
Fonte: Adaptada de Beltramini A, Milojevic K, Pateron D, 2017.

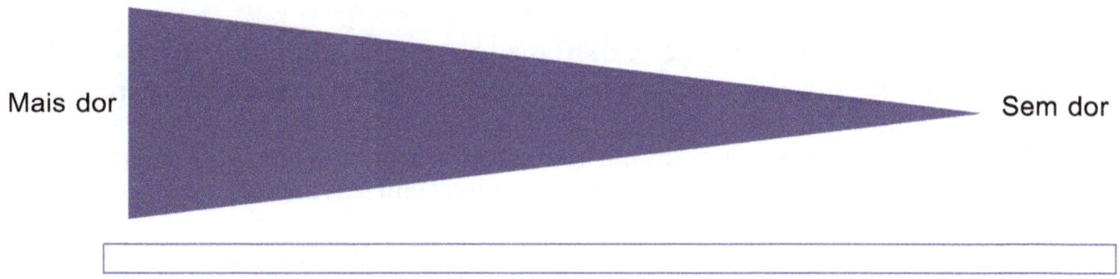

Figura 11.4 Escala visual da dor, modelo 2.
Fonte: Traduzida e adaptada de Beltramini A, Milojevic K, Pateron D, 2017.

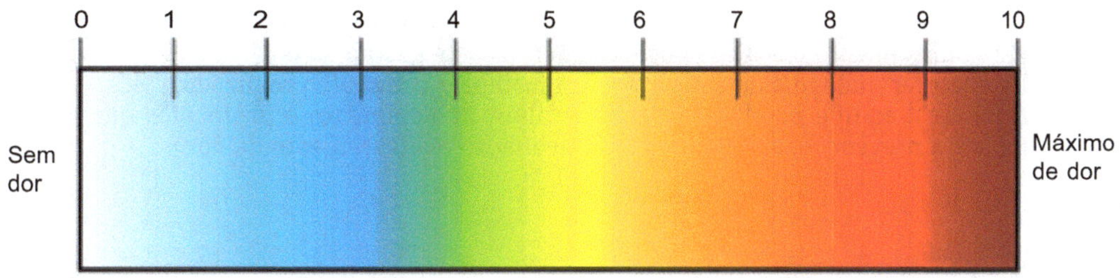

Figura 11.5 Escala visual da dor, modelo 3.
Fonte: Adaptada de Beltramini A, Milojevic K, Pateron D, 2017.

Escala Numérica

- **Indicações:** crianças já alfabetizadas e que entendem a dimensão numérica.
- **Vantagens:** oferece maior quantidade de opções, em comparação às demais escalas de autorrelato, com a maior possibilidade de ser o mais fidedigna possível (Figura 11.6).
- **Limitações:** a criança necessariamente precisa entender a dimensão dos números e a relação entre eles, não sendo possível uma breve explicação simplificada anterior ao uso.

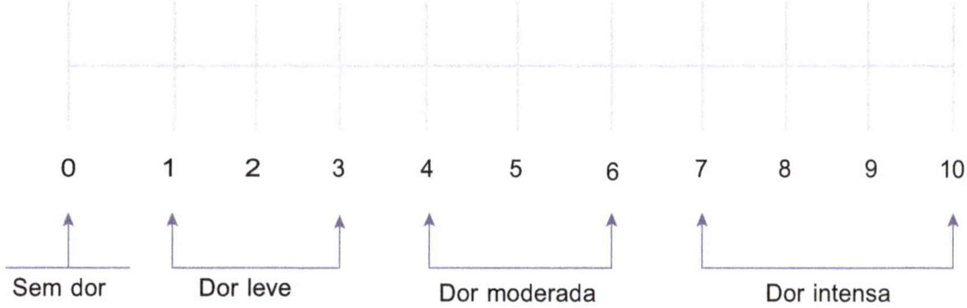

Figura 11.6 Escala numérica da dor.
Fonte: Adaptada de Castarlenas E, Jensen M, 2017.

No Brasil, não temos escalas para diagnóstico de dor neuropática para a população pediátrica. As escalas *Leeds Assessment of Neuropathic Symptoms and Signs* (LANSS) e *Douleur Neuropathique* (DN4), com alto grau de confiabilidade na literatura internacional, estão validadas apenas para a população adulta.

Competências do enfermeiro para uma avaliação adequada da dor

A formação do enfermeiro é voltada para o cuidar, e ele também exerce o papel de especialista, educador e consultor. Essas habilidades são de suma importância para o cuidado da criança já que o profissional usa essas ferramentas para estreitar seu vínculo com ela e seus familiares.[20,21]

Do ponto de vista técnico, o enfermeiro é um excelente avaliador de sintomas e de sua intensidade, entre eles, a dor e suas dimensões.[21]

Para um manejo adequado da dor, é desejável que o profissional desenvolva habilidades e conhecimento técnico para que possa prestar uma assistência de qualidade, atendendo, assim, as necessidades da criança e de seus familiares.[20]

Podemos citar o desenvolvimento de algumas competências para um manejo adequado da dor:[20]

- Buscar conhecimento e ajustá-lo à prática, de acordo com a necessidade.
- Desenvolver estratégias para o manejo da dor na criança e em situações imprevisíveis.
- Ter conhecimento e atitude positiva em relação à gestão da dor.
- Estabelecer diálogo com a equipe, para melhorar o trabalho realizado.
- Auxiliar a equipe na elaboração de rotinas, planejamento e protocolos que possam incluir a prevenção, a identificação, a avaliação e o tratamento da dor.

Considerações finais

O manejo da dor constitui ainda um grande desafio para a Equipe de Saúde, o que resulta da falta de conhecimento, de treinamento e de capacitação das equipes no que diz respeito à avaliação e ao tratamento.

As ferramentas de avaliação são fundamentais para uma abordagem adequada, principalmente para pacientes cujo autorrelato não é possível em decorrência de limitação de comunicação, do comprometimento cognitivo ou da sua idade.

O objetivo do gerenciamento da dor na criança deve incluir a prevenção, a avaliação e o tratamento adequado. Devemos estabelecer estratégias para minimizar o impacto e o sofrimento que a dor pode causar na vida dessa população tão peculiar que, em muitos casos, enfrenta longos períodos de tratamento e de trajetória de doenças graves e/ou limitantes de vida.

Recomenda-se a elaboração de protocolos institucionais com o objetivo de sistematizar, padronizar e publicizar as informações sobre o manejo adequado da dor.

Referências bibliográficas

1. Hain R, Goldmann A, Rapoport A et al. Oxford textbook of palliative care for children. In: Bioy A, Wood C (ed.). Introduction pain. 3rd ed. Oxford University Press, 2021.
2. Chan AY, Ge M, Harrop E et al. Pain assessment tools in paediatric palliative care: a systematic review of psychometric properties and recommendations for clinical practice. Palliative Medicine. 2022;36(1):30-43.
3. Sedrez ES, Monteiro JK. Pain assessment in pediatrics. Rev Bras Enferm. 2020;73(Suppl 4): e20190109. doi: 10.1590/0034-7167-2019-0109.
4. Hauer J, Jones BL. Dor em crianças: abordagem à avaliação da dor e visão geral dos princípios de gestão [Internet]. 2023. UpToDate. Disponível em: https://www.uptodate.com/contents/pain-in-children-approach-to-pain-assessment-and-overview-of-management-principles/print?source=relate.
5. Santos JP, Maranhão DG. Cuidado de enfermagem e manejo da dor em crianças hospitalizadas: pesquisa bibliográfica. Rev Soc Bras Enferm Ped. 2016 Jun;16(1):44-50.
6. Candido LK, Tacla MTGM. Avaliação e caracterização da dor na criança: utilização de indicadores de qualidade. Rev Enferm UERJ (Rio de Janeiro). 2015 Jul/Ago;23(4):526-32. doi: 10.12957/reuerj.2015.10514.
7. Rossato LM, Ebner C, Nascimento LC et al. Facilidades e dificuldades identificadas pelas enfermeiras pediatras na aplicação dos "cartões de qualidade da dor". Saúde Rev (Piracicaba). 2015 Abr/Ago;15(40):3-14.

8. Walco G. Needle pain in children: contextual factors. Pediatrics. 2008;122(3):125-9.
9. World Health Organization (WHO). WHO guidelines on the pharmacological treatment of persisting pain in children with medical illnesses [Internet]. 2012. World Health Organization (WHO). Disponível em: http://whqlibdoc.who.int/publications/2012/9789241548120_guideline. Acesso em: 2 out. 2023.
10. Tacla MTGM, Hayashida M, Lima RAG. Registros sobre dor pós-operatória em crianças: uma análise retrospectiva de hospitais de Londrina (PR), Brasil. Revista Brasileira de Enfermagem (São Paulo). 2008;61(3):289-95.
11. Torritesi P, Vendrúsculo DMS. A dor na criança com câncer: modelos de avaliação. Rev Latinoam Enfermagem (Ribeirão Preto). 1998 Out;6(4):49-55.
12. Beltramini A, Milojevic K, Pateron D. Pain assessment in newborns, infants and children. Pediatric Annals. 2017;46(10).
13. Manworren RCB, Hynan LS. FLACC: face, legs, activity, cry and consolability. 2003.
14. Silva FC, Thuler LC. Cross-cultural adaptation and translation of two pain assessment tools in children and adolescents. J Pediatr (Rio de Janeiro). 2008;84(4):344-9.
15. Bussotti EA, Guinsburg R, Pedreira MLG. Adaptação cultural para o português do Brasil da escala de avaliação de dor – Face, legs, activity, cry, consolability revised (FLACCr). Rev Latino-Am Enfermagem. 2015 Jul/Ago;23(4):651-9.
16. Wong DL, Baker CM. Pain in children: comparison of assessment scales. Pediatric Nursing. Feb 1988;14(1).
17. Tsze DS, Hirschfeld G, Dayan PS et al. Defining no pain, mild, moderate and severe pain based on the faces pain scale-revised and color analog scale in children with acute pain. Pediatr Emerg Care. 2018 Aug;34(8):537-44.
18. Quinn BL, Sheldon LK, Cooley ME. Pediatric pain assessment by drawn faces scales: a review. Pain Manag Nurs. 2014 Dec;15(4):909-18. doi: 10.1016/j.pmn.2014.03.004.
19. Castarlenas E, Jensen M. Psychometric properties of the numerical rating scale to assess self-reported pain intensity in children and adolescents: a systematic review. Clinical Journal of Pain. 2017 Apr;33(4):376-83.
20. Ljusegren G. Nurses competence in pain management in children [Licentiate Thesis]. Jönköping University, School of Health Sciences, 2011. Dissertation Series n. 16.
21. Silva MJP, Araújo MT, Firmino F. Enfermagem. In: Oliveira RA (coord.). Cuidado paliativo. São Paulo: Conselho Regional de Medicina do Estado de São Paulo (CREMESP), 2008. 689 p.

Capítulo 12

Dor no paciente oncológico/ hematológico – condutas para o tratamento da dor

Joaquim Pinheiro Vieira Filho

O tratamento da dor em crianças e adolescentes com patologias onco-hematológicas requer abordagem multidisciplinar e atendimento individualizado para atender às suas necessidades específicas. O manejo da dor nessa população pode ser desafiador, mas é essencial para o seu bem-estar geral e qualidade de vida.

O número de casos novos de câncer infantojuvenil estimado pelo Instituto Nacional de Câncer (INCA), para o Brasil, para cada ano do triênio de 2023 a 2025, é de 7.930 casos, o que corresponde a um risco estimado de 134,81 por milhão de crianças e adolescentes.[1]

Estimam-se, para 2023, 4.230 casos novos no sexo masculino e 3.700 no sexo feminino em todo o território nacional, com distribuição percentual apresentando a região Sudeste com 40,18% dos casos masculinos e 43,51% dos casos femininos; a região Nordeste com 28,13% do sexo masculino e 25,40% do sexo feminino; seguida pelas regiões Sul, Centro-Oeste e Norte.[1]

Revisões sistemáticas com foco na avaliação de sintomas entre crianças e adolescentes em tratamento de patologias onco-hematológicas apontaram que a dor esteve consistentemente entre os sintomas mais relatados pelos pacientes e seus pais, com prevalência variando de 28% a 62% entre os estudos,[2] não diferenciando o tipo, a etiologia ou o momento do relato da dor na trajetória dos pacientes.

Na jornada onco-hematológica de crianças e adolescentes, foi possível estimar, com base na literatura, a prevalência da dor em 78% dos casos durante diagnóstico, entre 25% e 58% no decorrer do tratamento e em até 90% na fase terminal da doença.[3] A dor em sobreviventes apresenta grande variedade de prevalências em estudos de revisão, com qualidade da avaliação da dor bastante fraca, resultados inconsistentes e, por isso, a prevalência estimada nessa população merece mais estudos.[4]

Estima-se que mais de 80% das crianças com câncer, em regime de internação, apresentem dor, e cerca da metade delas classifica a sua dor como intensa. Nas crianças que permanecem em regime ambulatorial, a dor está presente em quase 35% dos casos.[3]

A dor relacionada às patologias onco-hematológicas, assim como a outras patologias, apresenta mecanismos fisiopatológicos de dores nociceptivas, dores neuropáticas e dores mistas[3,5] e classifica-se como aguda ou crônica.[6] A maior especificidade da dor onco-hematológica está na classificação da etiologia dividida em três categorias (Quadro 12.1):

1. Dor relacionada à doença de base.
2. Dor relacionada aos procedimentos diagnósticos e de reavaliações.
3. Dor relacionada aos tratamentos e/ou seus efeitos colaterais.

Quadro 12.1 – Exemplos de etiologias da dor onco-hematológica pediátrica separadas por categoria.		
Doença de base	***Procedimentos diagnósticos/reavaliações***	***Tratamentos/efeitos colaterais***
• Infiltração tecidual • Infiltração medular • Distensão visceral • Obstrução orgânica	• Biópsia tecidual • Biópsia óssea • Mielograma • Punção lombar • Punções cavitárias	• Quimioterapia • Radioterapia • Cirurgia oncológica • Implante de cateteres • Radiodermite • Mucosite • Punções venosas/subcutâneas e intramusculares

Fonte: Desenvolvido pela autoria do capítulo.

A dor relacionada à doença de base decorre de fatores diretamente relacionados ao envolvimento orgânico da doença onco-hematológica como: invasão direta de nervos; ossos; partes moles; ligamentos; fáscia; e, ainda, causada por dor visceral a partir de distensão e obstrução, entre outros mecanismos.[5,6]

A dor relacionada aos procedimentos são experiências dolorosas das intervenções realizadas tanto na investigação inicial para diagnóstico da patologia onco-hematológica de base como nos momentos de reavaliações ao longo do tratamento e em momentos de suspeitas de recidivas, progressões ou novas lesões que precisam de investigação.

A dor relacionada aos tratamentos e/ou a seus efeitos colaterais, considerando-se protocolos de tratamentos onco-hematológicos com diversas associações de terapias quimioterápicas, radioterápicas, cirúrgicas e com tempo prolongado de tratamento, é a categoria com mais causas prováveis de etiologia da dor. A sua presença pode ser grave e incapacitante, afeta negativamente o bem-estar emocional, psicológico e social dos pacientes, comprometendo a qualidade de vida da criança e do adolescente com sofrimento vivido não somente por eles, mas também pelos pais e pela família.[3,6,7]

Na jornada onco-hematológica pediátrica, estudos demonstraram que a principal preocupação dos pacientes é a dor dos procedimentos, que supera até mesmo as preocupações com a dor relacionada à doença de base.[6,8] Essa preocupação está associada à memória de experiências anteriores, o que gera ansiedade e medo do sofrimento nos pacientes para as experiências subsequentes;[9] assim, o manejo da ansiedade precisa ser concomitante ao manejo da dor ou, até mesmo, previamente a este.

A falha no manejo da dor de crianças e adolescentes com patologias onco-hematológicas, além de trazer prejuízo à sua qualidade de vida, pode aumentar o risco de eventos adversos, incluindo transtorno de estresse pós-traumático, comportamentos desadaptativos,[10] percepção alterada da dor, desenvolvimento de dor crônica e aumento da sensibilidade a estímulos dolorosos futuros. Aumenta também o risco de evasão aos cuidados de saúde,[11] podendo reduzir a adesão aos procedimentos oncológicos e, portanto, pode influenciar negativamente os resultados do tratamento.[6]

Manejo da dor relacionada à doença de base

A dor relacionada à doença de base onco-hematológica, considerando-se a etiologia como ação direta da doença às estruturas orgânicas adjacentes, apresenta características fisiopatológicas e também clínicas como nociceptivas e/ou neuropáticas, às vezes sendo difícil dissociar essas classificações,[5] podendo, então, ser considerada, na maioria das vezes, uma dor mista.

O manejo da dor relacionada à doença de base segue as estratégias universais do tratamento de dor em Pediatria:

1. **Avaliação da dor**
   - Avaliar e documentar regularmente a intensidade, localização e características da dor usando escalas de dor apropriadas à idade.
   - Considerar a utilização de escalas de autorrelato para crianças mais velhas e adolescentes e escalas observacionais para crianças não verbais ou mais novas.

2. **Tratamento multimodal da dor:** usar uma combinação de abordagens farmacológicas e não farmacológicas para controlar a dor.
3. **Gestão de medicamentos**
   - Selecionar medicamentos analgésicos apropriados com base no tipo e intensidade da dor.
   - Analgésicos opioides frequentemente são necessários para dor moderada a intensa.
   - Medicamentos não opioides são usados em dores leves.
   - Garantir dosagem e titulação adequadas para obter alívio da dor e, ao mesmo tempo, minimizar os efeitos colaterais.
   - Considerar medicamentos adjuvantes.
4. **Apoio psicológico:** abordar, na criança e no adolescente, a ansiedade, o medo e a angústia relacionados à dor, envolvendo especialistas da Equipe de Saúde mental.
5. **Apoio às famílias**
   - Incluir os membros da família nas discussões sobre o manejo da dor e fornecer-lhes educação sobre técnicas de avaliação e manejo da dor domiciliar.
   - Oferecer apoio emocional e recursos para lidarem com a condição da criança.
6. **Avaliação contínua**
   - Reavaliar regularmente os níveis de dor e a eficácia das intervenções de tratamento da dor.
   - Ajustar o plano de tratamento conforme necessário para garantir o controle ideal da dor.

Manejo da dor relacionada aos procedimentos diagnósticos e de reavaliações

A dor relacionada aos procedimentos na Onco-Hematologia Pediátrica pode surgir ao longo de toda a jornada da criança e do adolescente doente e, por ser um evento normalmente programado, eletivo, não deveria ter seu manejo negligenciado, uma vez que é essa dor relacionada aos procedimentos que mais preocupa as crianças e os adolescentes.[6,8]

Além da dor no momento do procedimento, as crianças sofrem com sentimentos de ansiedade e medo (antecipação), antes e durante a realização desses procedimentos. O uso de analgesia e sedação pré-procedimento para reduzir a dor e o estresse é descrito na literatura e, atualmente, é prática comum em diversos centros de Onco-Hematologia Pediátrica.[5]

Os protocolos de sedoanalgesia em Pediatria para procedimentos fora do centro cirúrgico são individualizados para cada serviço. Vários medicamentos, como propofol, opioides, benzodiazepínicos (como midazolam), cetamina e dexmedetomidina, são usados em combinação ou isolados. A combinação de medicamentos pode reduzir a dose necessária e os potenciais efeitos colaterais de cada medicamento, sendo uma premissa dos protocolos.[12]

Uma revisão sistemática, que também foi uma metanálise da literatura comparando a segurança e eficácia do propofol e da cetamina com outros regimes medicamentosos, encontrou resultados que evidenciaram que o risco de hipotensão, bradicardia e apneia pode diminuir ligeiramente com propofol e cetamina, enquanto o risco de hipertensão, taquicardia e outros eventos respiratórios pode aumentar ligeiramente. O trabalho concluiu que o uso de propofol e de cetamina para sedação e analgesia, em procedimentos em crianças, tem efeito mínimo sobre o risco de eventos adversos em comparação com outros regimes medicamentosos.[12]

Os objetivos comuns dos protocolos de sedoanalgesia são: manter a segurança e o bem-estar do paciente pediátrico durante os procedimentos; minimizar a dor física e o desconforto; controlar a ansiedade; minimizar o trauma psicológico; e garantir a liberação segura do paciente ao fim do procedimento.[13]

Além dos protocolos de sedoanalgesia que manejam o controle da dor relacionada aos procedimentos de maneira sistêmica, é importante lembrar as terapias farmacológicas anestésicas tópicas e/ou por infiltração local, bem como as terapias não farmacológicas, que também são indicadas para o controle desse tipo de dor em crianças e adolescentes, como técnicas de distração, incluindo hipnose, mente-corpo, ouvir música e realidade virtual.[14]

Manejo da dor relacionada aos tratamentos e/ou a seus efeitos colaterais

As várias modalidades de tratamentos onco-hematológicos como quimioterapia, radioterapia, cirurgia oncológica, transplante de células-tronco hematopoiéticas, imunoterapia, terapia-alvo e, mais recentemente no Brasil, a terapia celular com CAR-T, utilizadas isoladas ou em associações, podem causar dor nas crianças e nos adolescentes com as mais variadas intensidades, características e duração.

Além da dor causada diretamente pela modalidade terapêutica, não podemos esquecer que a dor pode estar presente em um cluster de sintomas secundários aos efeitos colaterais agudos ou tardios desses tratamentos, como alguns exemplos:

- Dor neuropática relacionada à quimioterapia.
- Dor da radiodermite secundária à radioterapia.
- Dor da mucosite secundária à quimioterapia e/ou radioterapia.
- Dor pós-operatória da cirurgia oncológica.
- Dor fantasma após amputação.

O manejo da dor relacionada aos tratamentos e/ou a efeitos colaterais também segue as estratégias universais do tratamento de dor em Pediatria com uma avaliação adequada da dor utilizando escalas de acordo com a faixa etária, escolha de terapia multimodal (farmacológica e não farmacológica), gerenciamento medicamentoso (analgésicos simples, analgésicos opioides, adjuvantes), apoio psicológico, apoio familiar e reavaliações contínuas.

A dor neuropática em crianças e adolescentes submetidos a tratamentos onco-hematológicos é, na maioria das vezes, associada como secundária à quimioterapia (principalmente vincristina); mas existem outras causas de lesões ou processos de doença que afetam o sistema somatossensorial, como o envolvimento de estruturas neurais relacionado a tumores sólidos, dor neuropática pós-cirúrgica, incluindo dor de membro fantasma, dor secundária à radiação, dor da mucosite e as complexas circunstâncias da dor neuropática no fim da vida.[15]

O tratamento farmacológico da dor neuropática nas patologias onco-hematológicas também se baseia numa estratégia multimodal, uma vez que a abordagem mais eficaz é com combinações de medicamentos como gabapentinoides e antidepressivos tricíclicos recomendados como agentes terapêuticos de 1ª linha; a metadona, cetamina e lidocaína (endovenosa ou tópica) podem ser adjuvantes úteis em pacientes selecionados.[15]

As cirurgias oncológicas nas patologias onco-hematológicas apresentam diferentes graus de complexidade, comorbidades e sequelas para as crianças e adolescentes. Importante ter atenção às fases da dor pós-operatória para o planejamento adequado do seu controle.

Para a dor aguda pós-operatória, a combinação de analgésicos simples com opioides, bem como a analgesia regional espinhal, os anti-inflamatórios não esteroidais (AINE), gabapentina e/ou cetamina em pacientes selecionados, parecem ser regimes analgésicos eficazes para esses pacientes.[16]

A analgesia controlada pelo paciente (do inglês *patient controlled analgesia* – PCA), nas modalidades espinhal ou venosa, pode ser adequada para adolescentes que conseguem compreender e operar o dispositivo e fornece aos pacientes controle sobre o manejo da dor dentro dos limites de segurança predefinidos.

A avaliação e o tratamento precoce e frequente da dor aguda pós-operatória são imperativos para permitir que esses pacientes participem precocemente de terapia física e ocupacional; o que é essencial para atingir o objetivo ideal e o resultado funcional máximo após cirurgias onco-hematológicas.[16]

À medida que o tempo pós-operatório passa, se não houver nenhuma complicação pós cirúrgica desencadeadora ou mantenedora de dor; deve-se planejar a suspensão gradual de alguns componentes analgésicos que não têm indicação de uso prolongado como a PCA, os AINE, a cetamina, podendo ser manejados por último o opioide, os analgésicos simples e os adjuvantes.

Manejo da dor nas crianças e adolescentes com patologia onco-hematológica

Procedimentos intervencionistas

Procedimentos intervencionistas são empregados com sucesso no tratamento da dor onco-hematológica em adultos; mas esses procedimentos são de rara utilização em populações pediátricas, provavelmente por falta de estudos randomizados e controlados nessa faixa etária, o que foi comprovado em uma recente revisão sistemática de literatura quando o levantamento evidenciou a maior parte de relatos de casos e apenas dois estudos prospectivos, mas não randomizados.[7]

A indicação de intervenções para controle da dor na população pediátrica onco-hematológica, identificada no levantamento, foi estabelecida em situações de dor refratária que não respondem ao tratamento não invasivo. Isso demonstra uma tendência para o conservadorismo na população pediátrica em comparação com a população adulta, provavelmente em virtude de maior receio de complicações nas crianças e nos adolescentes em comparação com os adultos.[7]

As intervenções antálgicas encontradas na revisão sistemática aplicadas na população pediátrica onco-hematológica foram: bloqueios de nervos periféricos; bloqueios simpáticos; analgesia epidural; terapias intratecais; cordotomia; remoção por radiofrequência; e aumento vertebral.

A análise e a discussão do levantamento permitiram concluir que procedimentos intervencionistas nessa população podem ser usados como tratamentos eficazes para a dor.[7] Futuros ensaios randomizados e controlados sobre o manejo intervencionista da dor em pacientes pediátricos com patologias onco-hematológicas são necessários para determinar melhor sua eficácia nessa população.

Medidas não farmacológicas

É amplamente reconhecido que uma abordagem abrangente e holística, incluindo modalidades farmacológicas e não farmacológicas, para o tratamento da dor onco-hematológica, deve ser o padrão de tratamento.[6] Porém, a dor nem sempre responde completamente às intervenções farmacológicas; por isso, associar terapias não farmacológicas complementares para obter alívio da dor e da ansiedade é uma alternativa.[3]

Existem boas evidências de que modalidades complementares, também conhecidas como "medicina integrativa", podem ajudar no controle da dor de crianças e adolescentes submetidos a tratamento onco-hematológico em geral e em procedimentos dolorosos em particular, como já dito anteriormente. Embora esses estudos apresentassem universalmente amostras pequenas, todos os estudos utilizaram algum tipo de randomização e muitos usaram o desenho de controle randomizado padrão-ouro.[3,14]

Algumas modalidades incluindo técnicas mente-corpo, terapia artística criativa, musicoterapia, terapia motora, massagem e hipnose tiveram bons efeitos e resultados significativos para dor e ansiedade.[14] Outras intervenções não farmacológicas como dança, ioga, acupuntura, *reiki*, homeopatia e espiritualidade também podem ser importantes recursos para minimizar a dor e o sofrimento vivenciado por esses pacientes.[3]

Novas tecnologias também estão sendo consideradas medidas não farmacológicas para melhorar o controle da dor de crianças e adolescentes, como os aplicativos, a robótica, os videogames e a realidade virtual, tratando não somente a dor, mas também a ansiedade e a depressão das crianças e dos adolescentes.[17] Apesar de serem necessários mais estudos com melhores desenhos, que tenham maior qualidade metodológica e forneçam resultados mais significativos, podemos afirmar que esse é um campo de pesquisa em expansão.

A criança tem o direito de não sentir dor, quando existem meios para evitá-la e, por isso, é fundamental criar um plano de manejo da dor personalizado para cada criança ou adolescente com patologias onco-hematológicas levando-se em consideração sua idade, estágio de desenvolvimento e experiências individuais de dor.

A colaboração entre os profissionais da Saúde por meio de equipe multidisciplinar, a criança e sua família, é essencial para garantir o manejo abrangente da dor e a melhoria da qualidade de vida.

Referências bibliográficas

1. Brasil. Instituto Nacional de Câncer (INC). Estimativa 2023: incidência de câncer no Brasil. Rio de Janeiro: Instituto Nacional de Câncer (INCA), 2022.
2. Linder LA, Hooke MC. Symptoms in children receiving treatment for cancer – Part II: pain, sadness and symptom clusters. J Pediatr Oncol Nurs. 2019 Jul/Aug;36(4):262-79. doi: 10.1177/1043454219849578. PMID: 31307323; PMCID: PMC7197222.
3. Paes TV, Silva-Rodrigues FM, Ávila LK. Métodos não farmacológicos para o manejo da dor em oncologia pediátrica: evidências da literatura. Rev Bras Cancerol [Online]. 2021 Mar 1;67(2): e-031027 [citado em 03 nov. 2023]. Disponível em: https://rbc.inca.gov.br/index.php/revista/article/view/1027.

4. Schulte FS, Patton M, Alberts NM et al. Pain in long-term survivors of childhood cancer: a systematic review of the current state of knowledge and a call to action from the Children's Oncology Group. Cancer. 2021;127(1):35-44.
5. Araújo CM, Oliveira BM, Silva YP. Avaliação e tratamento da dor em oncologia pediátrica. Rev Med (Minas Gerais). 2012;22(Suppl 7):S22-31.
6. Comparcini D, Simonetti V, Galli F et al. Immersive and non-immersive virtual reality for pain and anxiety management in pediatric patients with hematological or solid cancer: a systematic review. Cancers [Online]. 2023 Feb 3;15(3):985. doi: 10.3390/cancers15030985.
7. Le-Short C, Katragadda K, Nagda N et al. Interventional pain management for the pediatric cancer patient: a literature review. Children [Online]. 2022 Mar 10;9(3):389. doi: 10.3390/children9030389.
8. Yap KYL, Koh DWH, Lee VSJ et al. Use of virtual reality in the supportive care management of paediatric patients with cancer. Lancet Child Adolesc Health. 2020;4:899-908.
9. Benini F, Sainati L, Farina MI et al. The management of procedural pain at the Italian centers of pediatric hematology-oncology: state of the art and future directions. Support Care Cancer. 2012;20:2407-14.
10. Yuki K, Daaboul DG. Postoperative maladaptive behavioral changes in children. Middle E J Anaesthesiol. 2011;21:183-9.
11. Eijlers R, Utens EMWJ, Staals LM et al. Systematic review and meta-analysis of virtual reality in pediatrics: effects on pain and anxiety. Anesth Analg. 2019;129:1344-53.
12. Hayes JA, Aljuhani T, Oliveira K et al. Safety and efficacy of the combination of propofol and ketamine for procedural sedation/anesthesia in the pediatric population: a systematic review and meta-analysis. Anesthesia & Analgesia. 2021 Apr;132(4):979-92. doi: 10.1213/ANE.0000000000004967.
13. Cravero JP, Hsu DC. Procedural sedation in children outside of the operating room [Internet]. 2016. Up To Date.
14. Thrane S. Effectiveness of integrative modalities for pain and anxiety in children and adolescents with cancer: a systematic review. J Pediatr Oncol Nurs. 2013 Nov-Dec;30(6):320-32. doi: 10.1177/1043454213511538. PMID: 24371260; PMCID: PMC4109717.
15. Anghelescu DL, Tesney JM. Neuropathic pain in pediatric oncology: a clinical decision algorithm. Paediatr Drugs. 2019 Apr;21(2):59-70. doi: 10.1007/s40272-018-00324-4. PMID: 30761460; PMCID: PMC6779139.tes
16. Revuri VR, Moody K, Lewis V et al. Pain and analgesia in children with cancer after hemipelvectomy: a retrospective analysis. Children (Basel). 2022 Feb 11;9(2):237. doi: 10.3390/children9020237. PMID: 35204957; PMCID: PMC8870295.
17. Lopez-Rodriguez MM, Fernández-Millan A, Ruiz-Fernández MD et al. New technologies to improve pain, anxiety and depression in children and adolescents with cancer: a systematic review. Int J Environ Res Public Health. 2020 May 19;17(10):3563. doi: 10.3390/ijerph17103563. PMID: 32438762; PMCID: PMC7277488.

Capítulo 13

Dor no paciente com neuropatia - condutas para o tratamento da dor

André Luíz Santos do Carmo

Introdução

A International Association for the Study of Pain (IASP) define dor como "uma experiência sensitiva e emocional desagradável associada, ou semelhante àquela associada, a uma lesão tecidual real ou potencial".[1] Definir e identificar uma experiência sensitiva e emocional em uma criança com deficiência grave que naturalmente tem grande dificuldade de elaborar e expressar suas sensações e emoções pode ser bastante desafiador, o que leva a altos índices de subdiagnóstico e consequente subtratamento da dor nesse conjunto de crianças e adolescentes.[2]

Nessa população, quando considerada a avaliação dos cuidadores, que são aqueles que melhor aprenderam a se comunicar com eles, a dor pode ser extremamente prevalente, com episódios chegando a durar 9 horas por semana.[3]

Em virtude da alta prevalência e da complexidade na identificação, a avaliação da dor deve ser sistematizada e fazer parte da rotina de todo profissional da Saúde que lida com crianças e adolescentes neuropatas.

A avaliação envolve escuta ativa dos pais e cuidadores, anamnese direcionada e exame físico pormenorizado. Em razão da complexidade, escalas de avaliação são imprescindíveis.[4]

A escala FLACC (*Face, Legs, Activity, Cry, Consolability* – em português, Face, Pernas, Atividade, Choro e Consolabilidade) –, apesar de criada e validada para lactentes, por se tratar de um instrumento idealizado para crianças não verbais, tem sido amplamente utilizada para avaliação de dor em neuropatas, ainda que seus resultados apresentem limitações.[4]

Uma vez determinada a presença da dor, é fundamental que se possa caracterizar o estado dessa dor: se aguda ou crônica. Tal caracterização auxilia muito na pesquisa das causas, bem como no tratamento a ser instituído.[5]

A abordagem da dor em geral, na criança neuropata, deve seguir os mesmos estágios das crianças neurotípicas, com o uso da escada analgésica da dor na criança, da Organização Mundial da Saúde (OMS).[6] Contudo, uma particularidade deve ser salientada: a neuropatia leva a uma debilidade importante, a uma fragilidade profunda e a uma condição crônica e complexa de saúde. Crianças com neuropatias graves têm uma trajetória de vida que costuma ser repleta de intercorrências clínicas, intervenções e procedimentos dolorosos e tal trajetória as predispõe ao desenvolvimento de um quadro de dor crônica muito mais facilmente que crianças previamente hígidas. Essa situação deve sempre ser levada em consideração na avaliação da dor.

Causas de dor e seus tratamentos específicos

Para que sejamos capazes de melhor tratar a dor nesse grupo de crianças e adolescentes, é fundamental que possamos conhecer e identificar os principais causadores de dor.

Além das causas já consagradas de dor em crianças e adolescentes, precisamos conhecer as causas específicas relacionadas à sua condição de base. As principais causas de dor em crianças e adolescentes neuropatas estão descritas no Quadro 13.1.

Quadro 13.1 – Principais causas de dor em crianças e adolescentes neuropatas.

Causa	*Achados*
Distonia	• A distonia é uma contração muscular sustentada e incoordenada que leva a movimentos repetitivos e desarmônicos, além de uma marcante postura anômala. A dor por si só pode causar e aumentar a distonia, gerando um ciclo vicioso
Espasticidade	• Aumento importante do tônus muscular. Pode causar contraturas musculares e deformidades ósseas
Dor visceral	• Alimentação por tubos artificiais pode provocar distensão abdominal e dor visceral. Constipação intestinal é bastante frequente. Doença do refluxo gastroesofágico é comum
Ortopédica	• Fraturas são achados frequentes. Neuropatas crônicos costumam apresentar osteoporose • Luxações são comuns devido às contraturas musculares. A principal articulação acometida é o quadril
Medicamentosa	• Algumas medicações de uso regular têm efeitos adversos importantes, como pancreatite com ácido valproico, nefrolitíase com topiramato, úlceras com anti-inflamatórios

Fonte: Desenvolvido pela autoria do capítulo.

Além dessas causas, é comum que se identifiquem causas relacionadas a outras intercorrências clínicas como pneumonias e infecções do trato urinário.[3]

O tratamento específico da dor em neuropatas passa obrigatoriamente pela identificação das causas mais prevalentes e seu tratamento.

Distonia

Distonias são contrações musculares involuntárias sustentadas ou intermitentes que causam torções, posturas anormais ou ambas. A dor por si só pode causar e aumentar a distonia, estabelecendo um ciclo vicioso.[7]

A distonia quando sustentada pode levar a uma entidade clínica denominada *status dystonicus*, caracterizada por uma distonia generalizada que causa alterações sistêmicas como febre, distúrbios eletrolíticos, rabdomiólise, lesão renal e dor de forte intensidade.

O tratamento da distonia em neuropatas costuma ser realizado com relaxantes musculares tais como baclofeno e triexifenidil. Pacientes com alto risco de desenvolver *status dystonicus* ou no início desse quadro podem receber uma sedação leve com benzodiazepínicos, hidrato de cloral ou clonidina.[8,9]

Espasticidade

A espasticidade é um aumento importante do tônus muscular, velocidade dependente. Pode levar a contraturas musculares e a deformidades ósseas. Crianças com espasticidade costumam assumir posturas tônicas características de membros.

O tratamento da espasticidade se por fisioterapia motora, com técnicas de relaxamento. O uso de relaxantes musculares como o baclofeno ou, em casos mais específicos, os benzodiazepínicos também são indicados. Em pacientes selecionados, pode-se usar a toxina botulínica.[10]

Dor visceral

Crianças neuropatas costumam ter uma mobilidade extremamente reduzida, o que ocasiona uma série de complicações; entre elas, a constipação intestinal.

Além disso, costumam ter importante disfagia, o que leva à necessidade de alimentação através de tubos artificiais. Essa modalidade de alimentação está bastante ligada à distensão abdominal e à dor.[2]

Alterações de dieta, tempo de infusão, posicionamento, melhora da hidratação e da ingesta de fibras, bem como a indicação de uso de laxativos como a lactulona, podem trazer alívio da dor visceral em neuropatas.[2]

Ortopédica

A baixa mobilidade e o uso frequente de medicações anticonvulsivantes como o fenobarbital podem gerar um quadro de osteoporose grave, facilitando muito o surgimento de fraturas e microfaturas, que, muitas vezes, demoram a ser diagnosticadas. O uso de profilaxia com cálcio, vitamina D e inibidores da reabsorção óssea bem como a detecção precoce de fraturas são fundamentais no manejo desse tipo de acometimento.

A espasticidade, com o passar dos anos, resulta em deformidades importantes nas extremidades, além de escoliose grave. Tais deformidades podem causar luxações nas articulações. Crianças com acometimento de membros inferiores e cintura pélvica têm alta probabilidade de desenvolver luxação ou subluxação dolorosa dos quadris. O *screening* periódico com radiografia e a avaliação ortopédica nessas crianças são indicados.[2,5,10]

Medicamentosa

Alguns fármacos comumente utilizados por crianças com neuropatias crônicas têm efeitos adversos bastante graves que ocasionam síndromes dolorosas.

O ácido valproico, um anticonvulsivante, entre seus vários efeitos adversos, produz maior suscetibilidade ao desenvolvimento de pancreatite aguda. Esse diagnóstico deve sempre ser levantado em crianças com náuseas, vômitos, irritabilidade e dor.[2,5]

O topiramato, outro anticonvulsivante, aumenta de maneira importante o risco do desenvolvimento de litíase renal.[2,5]

Referências bibliográficas

1. Raja SN, Carr DB, Cohen M et al. The revised International Association for the Study of Pain definition of pain: concepts, challenges and compromises. Pain [Online]. 2020;161(9). Disponível em: https://journals.lww.com/pain/fulltext/2020/09000/the_revised_international_association_for_the.6.aspx. Acesso em: 7 out. 2023.
2. Hauer J, Houtrow AJ. Pain assessment and treatment in children with significant impairment of the central nervous system. Pediatrics. 2017;139(6).
3. Breau LM, Camfield CS, McGrath PJ et al. The incidence of pain in children with severe cognitive impairments. Arch Pediatr Adolesc Med. 2003 Dec;157(12):1219-26.
4. Crellin DJ, Harrison D, Santamaria N et al. Systematic review of the face, legs, activity, cry and consolability scale for assessing pain in infants and children: is it reliable, valid and feasible for use? Pain. 2015;156(11):2132-51.
5. Vinkel MN, Rackauskaite G, Finnerup NB. Classification of pain in children with cerebral palsy. Dev Med Child Neurol. 2022;64(4):447-52.
6. World Health Organization (WHO). WHO guidelines on the pharmacological treatment of persisting pain in children with medical illnesses. Geneva (CH): World Health Organization (WHO), 2012. 172 p.
7. Appleton RE, Gupta R. Cerebral palsy: not always what it seems. Arch Dis Child. 2019 Aug;104(8):809-14.
8. Iodice A, Pisani F. Status dystonicus: management and prevention in children at high risk. Acta Biomed. 2019;90(3):207-12.
9. Allen NM, Lin JP, Lynch T et al. Status dystonicus: a practice guide. Dev Med Child Neurol. 2014;56(2):105-12.
10. Graham D, Paget SP, Wimalasundera N. Current thinking in the health care management of children with cerebral palsy. Med J Aust. 2019;210(3):129-35.

Capítulo 14

Dor no paciente com doença reumatológica – condutas para o tratamento da dor

Esther Angélica Luiz Ferreira

Introdução

Doenças com curso nem sempre previsível e com necessidades de tratamentos variáveis são parte dos cuidados paliativos pediátricos (CPP), a exemplo das patologias em Reumatologia Pediátrica (RP).[1] Além de dolorosas e limitantes, podem gerar restrições físicas permanentes e redução da qualidade de vida, da participação em atividades sociais e da inserção no mercado de trabalho, além de causarem elevados custos aos sistemas de Saúde e até mesmo óbito.[2,3]

As crianças também podem ser acometidas por doenças reumatológicas, que podem se apresentar de maneira ainda mais grave e de difícil controle se comparadas às dos adultos, suscitando situações ameaçadoras à vida. Houve avanços científicos e tecnológicos recentes na RP, mas, além de ainda existirem limitações quanto à possibilidade de cura para grande parte das doenças, muitas crianças, antes consideradas intratáveis, agora podem ser parcialmente tratadas, o que as conduz para um possível convívio com sequelas importantes ou até incapacitantes.[4]

Entre as queixas mais comuns dos pacientes no início do acompanhamento com a RP, a dor em membros, nas articulações ou em outros locais é o sintoma mais frequente, chegando a mais de 90% dessas queixas.[2] Assim, o reumatologista infantil é um dos principais profissionais que lidam com a dor pediátrica e deve ser capacitado para isso.

Patologias mais comuns em Reumatologia Pediátrica e dores

As síndromes dolorosas em RP podem ter origem primária ou secundária. A dor de origem secundária está relacionada a doenças de base, por exemplo, artrites, lúpus e vasculites, aparecendo como sintoma frequente.

Já as síndromes dolorosas primárias são comuns na infância e, muitas vezes, não são diagnosticadas e muito menos tratadas. A seguir, descrevemos as duas patologias primárias mais comuns na RP: dor de crescimento; e síndrome de hipermobilidade articular generalizada.

Dor de crescimento

A dor de crescimento é uma das causas mais comuns de dores nos membros na faixa etária pediátrica. Importante esclarecer que o nome não tem relação com a fisiopatologia da doença, pois nunca se provou nenhuma relação entre dores e estatura, peso ou velocidade de crescimento.[5,6] Sua idade de início varia entre 4 e 10 anos e 20% dos afetados têm relação com dor igual à dos pais quando estes eram crianças.[7] Não há ainda estudos que expliquem satisfatoriamente a fisiopatologia da dor de crescimento. É comum encontrar distúrbios emocionais, enxaqueca ou dor abdominal recorrente nos pacientes que sofrem desse problema.[5,6]

A história típica é a dor difusa, com localização vaga, geralmente bilateral e nos ossos longos, como coxas e pernas. As dores aparecem usualmente à noite e desaparecem pela manhã. Ao exame físico, não há nenhuma alteração. Os episódios são intermitentes, ocorrendo comumente de 2 a 3 vezes na semana, a depender da criança. A dor é bastante intensa e tem padrão muscular, como câibra, chegando a despertar o paciente. Pode durar até 60 minutos, com pico ao redor dos 15 a 20 minutos, quando regride lentamente.[5,6]

Em casos típicos, como supradescrito, não são necessários exames laboratoriais ou radiológicos específicos. Se estes forem feitos, quando há a necessidade de descartar alguma outra afecção, estarão normais.[5,6]

O tratamento é feito com orientações, à família e ao paciente, sobre a natureza benigna e autolimitada da doença, com a aplicação de massagens e de calor local e com o uso de outras técnicas não farmacológicas, além de não se limitar a atividade física nessas crianças.[5,6]

Síndrome de hipermobilidade articular generalizada

Uma das causas mais comuns de dores em membros em crianças, a síndrome de hipermobilidade articular generalizada (SHAG) aparece com o quadro de hipermobilidade com dor articular, ou seja, causada pelo aumento idiopático de flexibilidade. A dor típica é aquela que aparece depois da atividade física.[8]

Algumas síndromes genéticas podem cursar com hipermobilidade articular generalizada, como as síndromes de Ehlers-Danlos, de Marfan e de Down e osteogênese imperfeita, não caracterizando SHAG.[8]

O diagnóstico é clínico. Segundo o critério diagnóstico, a criança precisa ser avaliada e ter o diagnóstico de hipermobilidade, ou seja, apresentar, no mínimo, quatro itens positivos no escore de Beighton (Tabela 14.1), ou, em algumas referências, seis itens, de um total de nove. Além disso, necessita ter dores por, pelo menos, 3 meses. Outros sintomas podem estar presentes, mas são menos frequentes, como fadiga, dores abdominais e de cabeça, além de alterações do sono e do humor.[5,6,8]

Tabela 14.1 – Escore de Beighton.

Critério	*Pontuação à direita*	*Pontuação à esquerda*	*Pontuação ao centro*
Capaz de tocar o polegar na superfície volar do antebraço	1	1	–
Capaz de hiperestender a articulação MCP do 5º dedo em 90 graus	1	1	–
Capaz de hiperestender os cotovelos > 10 graus	1	1	–
Capaz de hiperestender os joelhos > 10 graus	1	1	–
Capaz de tocar as palmas das mãos no chão com os joelhos estendidos	–	–	1
Os primeiros quatro itens representam 1 ponto de cada lado, direito ou esquerdo. O último item representa apenas 1 ponto, totalizando 9 pontos possíveis. O paciente será hipermóvel se tiver 4/9 itens positivos ou, em algumas referências, 6/9.			

Fonte: Weiss JE, Stinson JN, 2018 e Laxer RM, Cellucci T, Rozenblyum E, 2019.

O tratamento é individualizado, realizado com auxílio de profissionais da Terapia Ocupacional, Fisioterapia e Educação Física, pois é se baseia em fortalecer a musculatura ao redor das articulações afetadas, além de outros tratamentos não farmacológicos.[8]

Avaliação da dor

Avaliação clínica

A anamnese completa, além do exame físico detalhado, ajudará na avaliação tanto da causa da dor como no entendimento de suas características e intensidade. A avaliação da dor, especificamente, é feita usando-se a tríade: perguntas à criança; aos seus cuidadores; e utilização de ferramentas apropriadas de avaliação de dor.[9]

Ao se perguntar às crianças e aos adolescentes, é importante entender o tipo de dor, se há irradiação e demais características, pois são pontos-chave para o reumatologista pediátrico fazer o diagnóstico, podendo, assim, tratar e oferecer um plano de cuidados adequado. Um resumo dessas questões pode ser visto no Quadro 14.1.[9,10]

Quadro 14.1 – Perguntas que o profissional da Saúde deve fazer às crianças e aos pais durante a avaliação clínica da Reumatologia Pediátrica.

- Que palavras a criança e a família usam para identificar a dor?
- Que pistas verbais e comportamentais a criança usa para expressar dor?
- O que os pais e/ou cuidadores fazem quando a criança sente dor?
- O que os pais e/ou cuidadores não fazem quando a criança tem dor?
- O que funciona melhor para aliviar a dor?
- Onde está a dor e quais são as características (local, gravidade, caráter da dor como descrito pela criança/pai; p. ex., afiada, queimando, doendo, esfaqueando, atirando, latejando)?
- Como começou a dor atual (foi súbita ou gradual)?
- Há quanto tempo a dor está presente (duração desde o início)?
- Onde está a dor (local único/múltiplos)?
- A dor está perturbando o sono/estado emocional da criança?
- A dor está restringindo a capacidade da criança de realizar atividades físicas normais (sentar-se, ficar de pé, andar e correr)?
- A dor está restringindo a capacidade/vontade da criança de interagir com os outros e sua capacidade de brincar?

Fonte: World Health Organization (WHO), 2012 e Blassioli C, Barbosa SMM, Ferreira EAL, 2023.

Há escalas para crianças até 3 anos, como a FLACC (*Face, Legs, Activity, Cry, Consolability* – em português, "Face, Pernas, Atividade, Choro, Consolabilidade" (FPACC)), que são de fácil aplicabilidade. Já as escalas de cores, aliadas aos esquemas corporais, são ótimas ferramentas para avaliar dores crônicas na RP: a criança pinta, no desenho que demonstra o esquema do corpo do paciente, os locais onde estão suas dores, utilizando lápis de diferentes cores, conforme a intensidade da dor (p. ex., de verde – sem dor, passando por amarelo – dor leve; e laranja – dor moderada; até vermelho – dor forte). Um resumo das ferramentas mais utilizadas para avaliar a dor na reumatologia infantil é encontrado no Quadro 14.2.[9]

Quadro 14.2 – Resumo de algumas escalas para avaliação de dor na criança em Reumatologia Pediátrica que já estão validadas para a faixa etária em questão.

Escala	*Idade apropriada para sua utilização*	*Comentários*	*Extra*
Escala de classificação numérica (0 a 10)	A partir de 8 anos de idade	O escore é relatado pela criança. Não há necessidade de nenhum material	–
Escala Visual Analógica (EVA ou VAS – *Visual Analogic Scale*)	A partir de 8 anos	O escore é apontado pela criança. Fácil de aplicar e reproduzir	–

(*Continua*)

Quadro 14.2 – Resumo de algumas escalas para avaliação de dor na criança em Reumatologia Pediátrica que já estão validadas para a faixa etária em questão. (*Continuação*)

Escala	***Idade apropriada para sua utilização***	***Comentários***	***Extra***
Escala FLACC (*Face, Legs, Activity, Cry, Consolability* ou FPACC – Face, Pernas, Atividade, Choro, Consolabilidade)	Do nascimento até 3 anos	O escore é avaliado pelo profissional. Há necessidade de treinamento, mas é de fácil aplicação	0 a 3 (dor leve); 4 a 6 (dor moderada); e 7 a 10 (dor intensa)
Esquema corporal	Pode ser utilizado em crianças a partir da pré-escola	A criança necessita ter noção corporal. Boa ferramenta para localização da dor. Necessário ter o material disponível	–
Escala de cores (do verde ao vermelho ou tons de cinza)	Pode ser utilizada em crianças a partir da pré-escola	A criança necessita ter noção de cores. Necessário ter o material disponível	–
Escala de Dor Facial Revisada ou FPS-R – *Faces Pain Scale – Revised*	4 a 12 anos de idade	O escore é apontado pela criança. Fácil de aplicar e reproduzir	–

Fonte: Adaptado de World Health Organization (WHO), 2012 e Blassioli C, Barbosa SMM, Ferreira EAL, 2023.

O exame físico em RP é um alicerce para o diagnóstico sindrômico e específico, que será base para a tomada de decisões e elaboração do plano de cuidado. Ele, deve conter, além do exame geral, o exame das articulações de maneira sistematizada; a avaliação da musculatura proximal, incluindo observação de marcha e o ato de subir de escadas; a avaliação da força distal, incluindo grau de força; e a observação impecável de fâneros e mucosas.[5,6]

Avaliação laboratorial e de imagem

Os exames laboratoriais auxiliam no diagnóstico das causas primárias. Os exames laboratoriais, como hemograma, ferritina, complemento e velocidade de hemossedimentação (VHS) são importantes para medir a atividade da doença em questão, assim como anticorpos podem auxiliar no diagnóstico. As enzimas musculares são importantes avaliações laboratoriais a serem feitas em casos de suspeita de fraqueza muscular, especialmente proximal.[5,6]

Exames de imagem podem ser necessários para diagnóstico em algumas doenças e para descartar diagnósticos diferenciais, como é o caso das síndromes dolorosas primárias. Dúvidas sobre sinovites, por exemplo, podem requerer a realização de ultrassonografia, já a evolução de artrites exige o acompanhamento com radiografias das áreas cometidas; diagnósticos diferenciais e entesites pedem o uso de ressonância magnética.[5,6]

Tratamento da dor

Sendo a dor um dos sintomas mais prevalentes nas doenças reumatológicas, tratamentos farmacológicos, assim como não farmacológicos, devem fazer parte do plano de cuidados dessas crianças e desses adolescentes.[5,6]

- **Tratamento não farmacológico:** na Reumatologia Pediátrica, o tratamento interdisciplinar é essencial para o cuidado da dor do paciente; a atividade física e o exercício físico são aliados importantes nessa abordagem, assim como terapias psicológicas, distração e massagem. Técnicas como a terapia por estimulação elétrica nervosa transcutânea (TENS – *transcutaneous electrical nerve stimulation*) e acupuntura são indicadas a depender da patologia e idade do paciente. A dessensibilização é uma técnica muito utilizada em dores crônicas específicas. O reforço positivo, para crianças que têm múltiplas coletas de exames, casos de ocorrência comum na Reumatologia Infantil, também é amplamente utilizado como abordagem para acolher a dor pós-procedimento.[5,6]

- **Tratamento farmacológico:** sendo a escada da Organização Mundial da Saúde (OMS) para o tratamento de dor em crianças diferente da utilizada para os adultos, é importante relatar que, na RP, as drogas adjuvantes são utilizadas em conjunto com os degraus 1 e 2 da escada, conforme a Figura 14.1. Alguns medicamentos comumente usados na RP e as respectivas doses estão descritos na Tabela 14.2.[5,6,10]

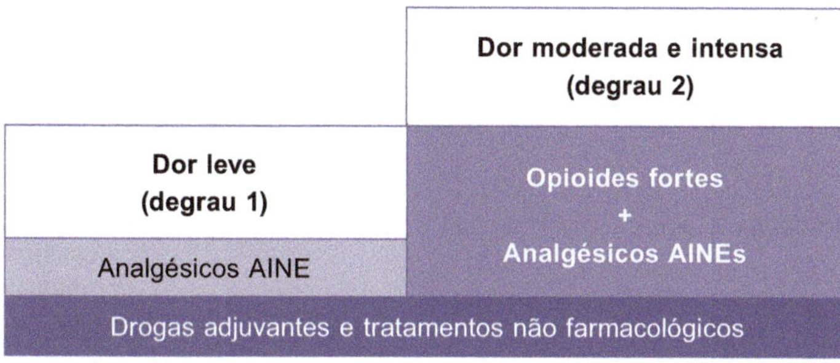

Figura 14.1 Escada analgésica da Organização Mundial da Saúde (OMS) para crianças.
AINE: anti-inflamatórios não esteroidais.
Fonte: Adaptada de World Health Organization (WHO), 2012.

Tabela 14.2 – Medicamentos comumente usados na Reumatologia Pediátrica e respectivas doses.

Medicação	***Dose***	***Observações***
Analgésicos		
Dipirona	15 a 20 mg/kg, até 6/6 horas	A partir de 3 meses de idade
Paracetamol	15 mg/kg, até 6/6 horas	Liberado desde o nascimento; até 4 g/dia
Anti-inflamatórios não hormonais		
Ibuprofeno	10 a 20 mg/kg, até 6/6 horas (se anti-inflamatório, dose de 20 a 40 mg/kg/dia)	A partir de 3 meses de idade
Cetoprofeno	1 mg/kg, até 8/8 horas	Após 6 meses de idade
Naproxeno	20 mg/kg/dia, dividido em 12/12 horas	Após 1 ano de idade; máximo de 500 mg/dose
Antidepressivos		
Amitriptilina	• **Crianças:** dose usual de 1 a 3 mg/kg/dia, em 3 doses diárias • **Adolescentes:** dose usual de 25 a 50 mg/dia, fracionados em 2 a 3 administrações; aumentar gradualmente até 100 mg/dia	Cuidado com alterações de ritmo cardíaco; dose máxima de 200 mg/dia
Fluoxetina	10 a 20 mg, 1 vez/dia	A partir de 8 anos

(Continua)

Tabela 14.2 – Medicamentos comumente usados na Reumatologia Pediátrica e respectivas doses. (*Continuação*)

Medicação	*Dose*	*Observações*
Corticosteroides		
Prednisona/prednisolona	1 a 2 mg/kg/dia, VO, dose única	–
Metilprednisolona	Pulso IV, 30 mg/kg, máximo de 1 g	
Hexacetonide de triancinolona	2 a 20 mg, intra-articular (a depender do tamanho da articulação), dose única	
DMARD (*disease-modifying anti-rheumatic drug*)		
Metotrexato, sulfassalazina, hidroxicloroquina, entre outras	–	Medicamentos modificadores da doença que atuarão na causa de base. Prescritos por reumatologista infantil
Biológicos		
Anti-TNF – etanercepte, infliximabe	–	Medicamentos que atuarão na causa de base. Prescritos por reumatologista infantil
Anti-IL-6 – tocilizumabe, entre outros		

VO: via oral; IV: (via) intravenosa; TNF: *tumor necrosis factor* (fator de necrose tumoral); IL: interleucina.

Fonte: Adaptada de Cassidy JT, Petty RE, Laxer RM et al., 2010; World Health Organization (WHO), 2012 e Laxer RM, Cellucci T, Rozenblyum E, 2019.

Os analgésicos simples, como dipirona e paracetamol, são seguros e utilizados amplamente; como apresentam sinergismo, são sempre utilizados em conjunto quando os opioides são indicados. Já os anti-inflamatórios são usados como potencializadores da analgesia, sendo a 1ª escolha no tratamento de determinados tipos de artrite: podem ocorrer diversos efeitos colaterais em seu uso crônico, como lesão renal e outros sintomas gástricos, portanto exigem monitorização. Os medicamentos adjuvantes para o tratamento da dor, como corticosteroides, antidepressivos, DMARD (*disease-modifying anti-rheumatic drug*) e biológicos, são utilizados em casos específicos e devem ser avaliados por um profissional especializado quanto à sua necessidade: o uso dessas medicações necessita ser bem indicado e com acompanhamento regular pelo médico que fez a prescrição.[6,10]

Cuidados paliativos pediátricos e Reumatologia Infantil

A Reumatologia Pediátrica tem estreita relação com os cuidados paliativos pediátricos, não apenas no que se referem à dor, mas também porque a especialidade atende crianças e adolescentes com doenças graves e crônicas de maneira intensa. Existem crianças e adolescentes que se encontram em diferentes estágios de evolução das doenças reumatológicas, sendo possível inseri-los nos grupos de indicação de CPP da Organização Mundial da Saúde (OMS), conforme se observa no Quadro 14.3.[4,11]

Quadro 14.3 – Exemplos de doenças reumatológicas que se encaixam nos grupos que podem se beneficiar dos cuidados paliativos pediátricos.

	Situações envolvidas	*Exemplos de doenças e condições reumatológicas*
Grupo 1	Crianças com condições agudas de risco de vida, das quais a recuperação pode ou pode não ser possível	Doença de Kawasaki grave, síndrome de ativação macrofágica

(*Continua*)

Quadro 14.3 – Exemplos de doenças reumatológicas que se encaixam nos grupos que podem se beneficiar dos cuidados paliativos pediátricos. (*Continuação*)

	Situações envolvidas	*Exemplos de doenças e condições reumatológicas*
Grupo 2	Crianças com condições crônicas de risco de vida que podem ser curadas ou controladas por longo período, mas que também podem morrer	Lúpus eritematoso sistêmico juvenil (LESJ), arterite de Takayasu
Grupo 3	Crianças com condições progressivas de risco de vida para as quais não há tratamento curativo disponível	Dermatomiosite juvenil em fase avançada
Grupo 4	Crianças com condições neurológicas graves que não são progressivas, mas podem causar deterioração e morte	Sobreviventes de acidente vascular cerebral em síndrome do anticorpo antifosfolípide (SAAF)
Grupo 5	Recém-nascidos que são gravemente prematuros ou têm anomalias congênitas graves	Lúpus neonatal com bloqueio atrioventricular total (BAVT)
Grupo 6	Membros da família de um feto ou criança que morre inesperadamente	Sepse avassaladora em lúpus eritematoso sistêmico

Fonte: Ferreira EAL, Medeiros PBS, 2023.

Considerações finais

A dor é um dos sinais mais importantes e comuns da Reumatologia Pediátrica; assim, a abordagem adequada deve ser realizada, com investigação e avaliação de maneira ampla, como também tratando a causa de base e cuidando do todo da criança e do adolescente. A Reumatologia Pediátrica é uma das especialidades em que há maior intersecção com os cuidados paliativos pediátricos por tratar de crianças com doenças crônicas e graves. Há a necessidade de investir nos potenciais que o paciente possa apresentar, de maneira individualizada, para permitir que seu crescimento e desenvolvimento ocorram da melhor maneira possível.

Referências bibliográficas

1. Ferreira EAL, Gramasco H, Iglesias SBO. Reumatologia infantil e cuidados paliativos pediátricos: conceituando a importância desse encontro. Resid Pediatr. 2019;9(2):189-92. doi: 10.25060/residpediatr-2019.v9n2-21.
2. Ribeiro RG, Bandeira M. Interconsultas em reumatologia pediátrica: casuística de hospital terciário no Sul do Brasil. Resid Pediatr. 2022;12(3). doi: 10.25060/residpediatr-2022.v12n3-520.
3. Minden K. Outcomes of paediatric rheumatic disease. In: Watts RA, Conaghan PG, Denton C et al. (ed.). Oxford textbook of rheumatology. 4th ed. New York: Oxford University Press, 2013. p. 1.553.
4. Ferreira EAL, Medeiros PBS. Reumatologia pediátrica. In: Ferreira EAL, Barbosa SMM, Iglesias SBO (ed.). Cuidados paliativos pediátricos. Rio de Janeiro: Medbook, 2023. cap. 63.
5. Cassidy JT, Petty RE, Laxer RM et al. Textbook of pediatric rheumatology. 6th ed. Saunders Elsevier Publishing, 2010.
6. Laxer RM, Cellucci T, Rozenblyum E. Hospital for Sick Children (SickKids). A resident's guide to pediatric rheumatology [Internet]. 4th ed. rev. Canadian Rheumatology Association, 2019. Disponível em: https://renaissance.stonybrookmedicine.edu/sites/default/files/2019_Revised_Residents_Guide__FINAL.pdf. Acesso em: 07 set. 2023.
7. Molina J, Silva SGL, Teles FM et al. Dor musculoesquelética idiopática difusa na infância e na adolescência. Rev Paul Pediatr (São Paulo). 2011 Jun;29(2):294-9. Disponível em: http://www.scielo.br/scielo.php?script=sci_arttext&pid=S0103-05822011000200023&lng=en&nrm=iso. Acesso em: 01 out. 2020.

8. Weiss JE, Stinson JN. Pediatric pain syndromes and non-inflammatory musculoskeletal pain. Pediatr Clin North Am. 2018;65(4):801-26.
9. Blassioli C, Barbosa SMM, Ferreira EAL. Dor em pediatria: aguda e crônica. In: Ferreira EAL, Barbosa SMM, Iglesias SBO (ed.). Cuidados paliativos pediátricos. Rio de Janeiro: Medbook, 2023. cap. 16.
10. World Health Organization (WHO). Persisting pain in children package: WHO guidelines on the pharmacological treatment of persisting pain in children with medical illnesses [Internet]. 2012. WHO Library Cataloguing-in-Publication Data. ISBN: 978-92-4-154812-0. Disponível em: www.who.int.
11. World Health Organization (WHO). Integrating palliative care and symptom relief into paediatrics: a WHO guide for health care planners, implementers and managers. Geneva (CH): World Health Organization (WHO), 2018. ISBN: 978-92-4-151445-3.

Seção 5
Controle de sintomas físicos

Capítulo 15

Avaliação dos sintomas

Sílvia Maria de Macedo Barbosa
Ivete Zoboli

Introdução

O número global estimado de crianças que necessitavam de cuidados paliativos em 2017 era de quase 4 milhões (n = 3.957.030 crianças). Crianças e adolescentes de 0 a 19 anos compreendem 7% do total das necessidades globais de cuidados paliativos. Muitas são as condições de doenças que geram essa necessidade na faixa etária pediátrica como: prematuridade, anomalias congênitas, doenças neurológicas e doenças oncológicas entre outras. As doenças oncológicas perfazem um total de 5,2% (doenças oncológicas + leucemias).

Apesar do significativo aumento de sobrevida, uma menor atenção é dada para a avaliação e tratamento abrangente dos sintomas. Mesmo com as novas terapias dirigidas às doenças oncológicas e às doenças raras, as crianças continuam sofrendo de sintomas angustiantes como dor, fadiga, náuseas e vômitos, diminuição do apetite, ansiedade, depressão, entre outros.

Os sintomas apresentados podem ser decorrentes da própria doença ou consequência dos tratamentos recebidos. Muitos desses sintomas são vivenciados em casa, o que pode contribuir para um manejo inadequado e a percepção de poucas opções de tratamentos. Vale ressaltar, que mesmo em serviços hospitalares, muitas vezes este manejo também é insatisfatório, devido a vários fatores, como: falta de capacitação dos profissionais desde avaliação até a prescrição medicamentosa; valorização somente do tratamento curativo; percepção que é a evolução esperada e que não há medidas a serem tomadas; falta de tempo e habilidades dos profissionais da Saúde em lidar com sintomas desagradáveis, peculiaridades das ferramentas de avaliação e dos tratamentos na Pediatria (muitas vezes adaptadas dos adultos); incerteza dos profissionais da Saúde quanto a precisão dos sintomas relatados pelo próprio paciente ou pela sua família.

O manuseio dos sintomas é uma parte sensível e essencial dos cuidados adequados dos pacientes com condições clínicas complexas. O conhecimento sobre a natureza multifacetada dos sintomas, o contexto e o impacto que causam para os pacientes e suas famílias é fundamental. Sendo assim, precisamos avaliar cada queixa primorosamente, introduzir medidas farmacológicas e não farmacológicas sempre que possível, saber sobre a patologia e suas possíveis evoluções, acompanhar os pacientes e replanejar o tratamento se necessário.

Avaliação dos sintomas

Identificar de forma acurada as crianças com doenças limitantes ou ameaçadoras de vida e reconhecer o padrão de apresentação específica dos sintomas das subpopulações das diversas patologias pediátricas pode permitir melhor manuseio dos sintomas e, se necessário, acesso às equipes especializadas em cuidados paliativos pediátricos para melhor controle.

No século XXI, a avaliação dos sintomas se tornou mais sofisticada, sendo possível o uso de ferramentas específicas, inclusive com o uso de aplicativos em alguns casos.

Fato é que o progresso técnico-científico permite uma avaliação mais adequada dos sintomas. Há também o reconhecimento da diversidade destes que podem ser relatados pela criança, pelos cuidadores ou pelos profissionais da Saúde. Essa nova combinação fornece uma perspectiva valiosa para o paciente, o que permite planejamento terapêutico mais adequado e, consequentemente, controle mais eficiente.

Na Medicina, os sinais de uma patologia descrevem os efeitos no paciente que podem ser observáveis por um avaliador. A avaliação adequada e a valorização da queixa proporcionam, ao paciente e à sua família, a sensação de respeito e a perspectiva de que há algo a ser feito.

Ao se avaliarem os sintomas, é útil obter a classificação da gravidade dos sintomas dentro de um determinado período, como nas últimas 24 horas. A abordagem para avaliar os sintomas, na falta de um instrumento adequado, depende exclusivamente de como o paciente os relata, utilizando uma escala verbal ou numérica. Pode-se pedir ao paciente que faça uma marca em uma linha reta de 10 centímetros (escala visual analógica (EVA)) ou avalie a gravidade em uma escala de 0 a 10, em que 10 é o pior. Para muitos sintomas, no entanto, não há evidências claras sobre quais são os pontos de corte ideais para definir a gravidade.

Alguns pacientes não conseguem avaliar a gravidade dos sintomas em uma escala numérica. Uma abordagem alternativa é perguntar aos pacientes a classificação do sofrimento dos sintomas, em vez da gravidade, e fornecer-lhes categorias de resposta (p. ex.: nada incomodado, um pouco, um pouco, um pouco, muito). Alguns sintomas, como fadiga, podem ser classificados pelos pacientes como leves em gravidade, mas graves em sofrimento. A quantidade e o tipo de interferência nas atividades diárias causadas por um sintoma também podem ilustrar a gravidade dos sintomas e fornecer outro meio de determinar o sucesso terapêutico.

Sendo assim, deve-se levar em conta que sintomas leves podem causar em alguns pacientes sofrimentos significativos, portanto a informação deve ser valorizada e adequadamente conduzida.

Para gerir com sucesso um sintoma, é necessário reconhecê-lo, avaliá-lo e diagnosticá-lo em cada indivíduo. Uma história clínica dos sintomas é essencial e estes devem ser investigados quanto a seu início, fatores desencadeadores, qualidade, resposta a tratamentos anteriores, fatores/sintomas relacionados, gravidade e temporalidade. A compreensão do significado pessoal de um sintoma para o paciente e de como este afeta o seu bem-estar psicossocial deve ser levada em consideração.

Algumas perguntas podem ajudar a nortear o impacto dos sintomas para o paciente e devem fazer parte da avaliação, como:

- "Entre os diversos sintomas, qual deles o incomoda mais?"
- "Como os sintomas afetam você? Quanto interferem na sua vida?"
- "Os sintomas fazem você se preocupar com sua saúde/doença? Quais são as suas preocupações?"
- "Como estes sintomas estão afetando você e sua família?"

A história deve ser idealmente obtida do paciente que experimenta os sintomas, mas a informação pode ser passada por terceiros, como pais ou cuidadores, principalmente no caso de adolescentes e de crianças não verbais. Em determinadas situações, a informação do acompanhante pode ser a única maneira de sabermos o que está ocorrendo.

A informação ajuda a contextualizar os sintomas em situações particulares para determinado paciente, o que pode ajudar a monitorizar ao longo do tempo e os efeitos da intervenção. O paciente pediátrico, necessita de um plano de manuseio individualizado, incluindo-se a abordagem para avaliação e identificação das causas reversíveis, opções de tratamento e reavaliação periódica e programada.

Algumas crianças com condições clínicas complexas têm peculiaridades que devem ser considerados. Por exemplo, as crianças com atraso de desenvolvimento neuropsicomotor, alterações cognitivas, alterações motoras e doenças limitantes de vida expressam sintomas de formas diferentes das outras crianças e podem ter vias de processamento e percepção distintas.

Em cada fase da doença, o paciente pode apresentar sintomas e respostas ao manejo dos sintomas de forma diferente. Esses fatos representam um desafio tanto para a identificação dos sintomas como para o desenvolvimento de ferramentas objetivas de avaliação nessa população.

À medida que os pacientes se aproximam da morte, a avaliação dos sintomas se torna mais difícil porque a maioria dos pacientes progride para um estado de não comunicação ou de sintomas, como inquietação e confusão, que pode interferir na comunicação eficaz. A observação de mudanças comportamentais pode servir como pistas para a presença de dor e dispneia.

Alguns sintomas são esperados no fim de vida como a dor, dispneia, quadros convulsivos, náusea, constipação, choro prolongado, ansiedade, irritabilidade, sonolência, agitação, anorexia, fadiga, tosse e diminuição de energia entre tantos outros sintomas. Cabe aos profissionais que estão dedicados ao cuidado ficarem atentos para avaliação e manejo adequados.

Manejo para alívio dos sintomas

A maneira óbvia para aliviar os sintomas desagradáveis, se puder ser feita, implica o tratamento da doença de base. Infelizmente, nem todas as patologias são reversíveis e, muitas vezes, no processo de cura ou de evolução desfavorável, os pacientes experimentam sofrimento importante pela patologia, pelos tratamentos ou mesmo pelas sequelas.

Nos dias de hoje, os profissionais da Saúde reconhecem cada vez mais que a gestão dos sintomas deve ser considerada junto com os esforços para tratar o processo da doença subjacente e que se a reversão do processo não for mais possível, a terapia deve ser direcionada para atenuar os sintomas desagradáveis desde os físicos até os emocionais, passando pelos sociais ou, até mesmo, espirituais.

Após a avaliação inicial, a reavaliação periódica dos sintomas é valiosa para identificar ou modificar os objetivos do tratamento, monitorar a resposta a intervenções sintomáticas específicas e para a comunicação entre os membros da Equipe de Saúde e os cuidadores.

Ao se fazer um plano de manuseio dos sintomas, deve-se avaliar o local no qual está ocorrendo o cuidado, se na internação, no ambulatório ou domicílio.

Idealmente, devemos antecipar possíveis sintomas que podem aparecer e fornecer à criança e à família informações sobre o quadro clínico e seu tratamento, os riscos e benefícios da terapêutica para o paciente e em que fase da doença este se encontra.

Essa antecipação e a informação capacitam o paciente e a sua família e ajudam a aliviar um pouco a ansiedade sobre o que o futuro reserva. Permitem a realização de planos e facilita o envolvimento nos cuidados.

A gravidade dos sintomas é um guia útil para o tratamento e pode fornecer algumas informações prognósticas.

Algumas situações levantam desafios específicos para a avaliação dos sintomas, especialmente em pacientes em cuidados paliativos pediátricos.

- Os sintomas podem mudar com o tempo.
- Muitos sintomas são de origem multifatorial. Um processo de avaliação abrangente ajudará a definir todos os possíveis fatores que podem estar causando um sintoma específico (consulte os demais capítulos desta parte).
- Os pacientes e/ou as suas famílias ou outros entes queridos podem ter sofrido danos no sistema de cuidados de saúde e perdido a confiança no sistema e/ou nos prestadores de cuidados. Isso pode torná-los particularmente relutantes em discutir sintomas psicológicos. Particularmente nesses casos, a entrevista de avaliação com o paciente e a família pode, por si só, ter valor terapêutico na melhoria das relações do prestador de cuidados com o paciente e a família, suscitando preferências de cuidados e desenvolvendo confiança.

Na Pediatria, é comum haver pacientes que não conseguem relatar os seus sintomas e sofrimentos. Um dos sintomas mais frequentes é a dor. A avaliação da dor em pacientes incapazes de autorrelatar é um problema desafiador. O espectro de pacientes com comunicação prejudicada inclui pacientes com déficits permanentes, como encefalopatias, com deficiências cognitivas mais temporárias, como delírio, em ventilação mecânica ou mesmo nas fases precoces da vida. Esses pacientes com capacidade prejudicada de autorrelatar dor e outros sintomas estão presentes em unidades de terapia intensiva, ambulatórios e domicílios e correm maior risco de um manejo inadequado.

Para os médicos que assistem o paciente em cuidados paliativos, o desenvolvimento da experiência no manejo das doenças oncológicas e não oncológicas facilita a apreciação das diferenças na trajetória das doenças entre as duas situações, e pode facilitar o acompanhamento e o tratamento dessas crianças.

Por exemplo, o tratamento da dor sensível a opioides no fim de vida pode implicar um rápido incremento na necessidade da medicação decorrente de uma rápida titulação. Já na dor crônica em pacientes com doença neurológica, ocorre uma estratégia diferente para o tratamento desse tipo de dor, minimizando os efeitos secundários e maximizando a capacidade funcional, que pode implicar, muitas vezes, soluções de longo prazo.

Considerações finais

- Muitos dos desafios enfrentados na avaliação dos sintomas referentes às diversas doenças vividas por crianças e adolescentes foram descritos na literatura principalmente para as doenças oncológicas, porém, muitas dessas questões são extrapoladas para as doenças não oncológicas.
- Outro aspecto que merece atenção são as peculiaridades da infância, considerando-se a diversidade do desenvolvimento nas diversas faixas etárias, a variação da experiência dos sintomas em diferentes ambientes, a vulnerabilidade dessa população associada à falta do reconhecimento do sintoma como fator de sofrimento para a criança e para a família, diferenças de patologias, além da posologia e das indicações de medicamentos.
- Os sintomas devem ser avaliados e mensurados sempre que possível utilizando-se os instrumentos de avaliação disponíveis e apropriados. Idealmente, devemos envolver as crianças e os adolescentes nesse processo.
- Utilizando-se o conceito da diversidade do desenvolvimento, reconhece-se que, na dependência da idade e nas diversas fases do desenvolvimento da população pediátrica, as avaliações da doença e as respostas a esta se expressam de diferentes maneiras.
- Algumas escalas utilizadas para adolescentes mais velhos foram originadas de escalas da população adulta como a de sintomas de angústia, enquanto outras escalas foram modificadas para o uso na Pediatria, como a *Memorial Symptom Assessment Scale*.
- O manejo adequado dos sintomas desagradáveis na população portadora de doença crônica complexa e/ou limitante de vida pode proporcionar além de uma melhor qualidade de vida, sentimentos de satisfação com a Equipe de Saúde e minimizar sofrimentos além da esfera física.

Referências bibliográficas

1. Brock KE, Wolfe J, Ullrich C. From the child's word to clinical intervention: novel, new and innovative approaches to symptoms in pediatric palliative care. Children (Basel). 2018 Mar 28;5(4):45. doi: 10.3390/children5040045. PMID: 29597333; PMCID: PMC5920391.
2. Chang VT. Approach to symptom assessment in palliative care [Internet]. 2022 [latest update]. UpToDate. Disponível em: https://www.uptodate.com/contents/approach-to-symptom-assessment-in-palliative-care?search=palliative%20care%20and%20simptom%20assessment&source=search_result&selectedTitle=1~150&usage_type=default&display_rank=1#H4. Acesso em: 03 nov. 2023.
3. Hain R, Goldman A, Rapoport A et al. (ed.). Oxford textbook of palliative care for children. 3rd ed. Oxford: Oxford University Press, 2021. Oxford Textbooks in Palliative Medicine Series.
4. Hoekstra J, Vernooij-Dassen MJ, Bindels PJ et al. The added value of assessing the "most troublesome" symptom among patients with cancer in the palliative phase. Patient Educ Couns. 2007;65:223.
5. Mehta A, Ezer H. My love is hurting: the meaning spouses attribute to their loved one's pain during palliative care. J Palliat Care. 2003;19:87.
6. Papa S, Mercante A, Giacomelli L et al. Pediatric palliative care: insights into assessment tools and review instruments. Children (Basel). 2023 Aug 17;10(8):1406. doi: 10.3390/children10081406. PMID: 37628404; PMCID: PMC10453330.
7. Worldwide Hospice and Palliative Care Alliance (WHPCA); World Health Organization (WHO). Global atlas of palliative care at the end of life. 2nd ed. Geneva (CH): Worldwide Hospice and Palliative Care Alliance (WHPCA); World Health Organization (WHO), 2020.

Capítulo 16

Sintomas respiratórios

Carlos Eduardo Jouan Guimarães

Respiras-me
Saboreando momentos
Feitos de sorrisos
Metamorfoseados em ar

Na intuição do sentir...

Com os sentidos a divagar
Vens até mim
Sem saberes
Se me vais encontrar

E, mesmo assim,
Partes sem rumo certo.
Só para me ver sorrir...

Abençoado respirar
Que me faz não saber
Para onde ir...
Maria Sousa

Sialorreia

Definição

Trata-se do aumento do fluxo salivar, que pode vir ou não por escape labial da saliva. A perda involuntária é fisiológica na criança até 15 a 18 meses e considerada patológica após os 4 anos de idade.[1]

Fisiologia

As principais glândulas salivares são as parótidas, as submandibulares e as sublinguais, mas também há diversas minúsculas glândulas orais envolvidas no processo de formação da saliva. As glândulas parótidas são responsáveis pela secreção mais serosa da saliva, já as submandibulares e as sublinguais produzem secreções tanto serosa como mucosa. A produção diária varia de 800 a 1.000 mL, com valor médio de 1.000 mL. O estímulo para produção salivar é parassimpático, vindo de nervos que se originam nos núcleos salivatórios superior e inferior no tronco cerebral.[2]

Epidemiologia e etiologia

Pode variar de 10% a 58% em patologias neurológicas,[3] 80% em pacientes com Parkinson.[4] Outras causas são: problemas dentários; efeitos colaterais de medicamentos (p. ex., anticonvulsivantes); doença do refluxo gastroesofágico; câncer de cabeça e pescoço; macroglossia; esclerose lateral amiotrófica (ELA), acidente vascular cerebral (AVC); doença de Wilson; síndrome de Moebius; paralisia facial; entre outras. As etiologias mais comuns são as que causam disfunção neuromuscular.[1,5]

Fisiopatologia

Pode ser causado pelo aumento de produção salivar ou por dificuldade na deglutição da saliva, sendo que a maior parte dos pacientes apresenta produção normal de saliva.[5]

Apresentação clínica

Pode ser dividida em anterior e posterior. Na anterior, vemos a presença de saliva na boca e ocorre a "babação". Já na posterior temos um deslizamento da saliva a partir da língua com acúmulo em hipofaringe.[3,6]

Consequências clínicas/sociais

Dermatite facial, odor fétido, aumento de infecções periorais e orais, trocas de roupas frequentes, risco de aspirações pulmonares, alteração nos processos mastigatórios, disfagia, distúrbios da fala, perda de fluidos e eletrólitos, perda proteica. Todos esses fatores tendem a causar um estresse ao paciente, sobrecarga ao cuidador e, como consequência final, isolamento social do paciente.[1,3,5,7]

Avaliação

Podemos utilizar métodos quantitativos e qualitativos para avaliar a severidade do quadro.

Os métodos quantitativos medirão a quantidade de saliva ou perda de saliva, porém são de difícil utilização e alguns são invasivos.

Vários autores citam que os métodos qualitativos são mais adequados, pois avaliam o impacto da sialorreia na vida do paciente e de sua família.[3]

Alguns exemplos de escalas: *Teacher Drooling Scale, Drooling Impact Scale* (Figura 16.1), *Visual Analogue Scale, Drooling Severity and Frequency Scale, Drooling Quotient Scale* (Figura 17.6).

Durante a semana passada

1. Com que frequência a saliva escorre da boca do(a) seu(sua) filho(a)?

Nem um pouco 1 2 3 4 5 6 7 8 9 10 Constantemente

2. Em relação à quantidade da saliva que escorreu da boca do(a) seu(sua) filho(a):

Permaneceu seca 1 2 3 4 5 6 7 8 9 10 Permaneceu abundante

3. Quantas vezes por dia você teve que trocar o babador ou a blusa por ter ficado molhada devido a saliva que escorreu da boca do(a) seu(sua) filho(a)?

Uma vez ou nunca 1 2 3 4 5 6 7 8 9 10 10 vezes ou mais

4. Quão desagradável (ofensivo) foi o cheiro da saliva do(a) seu(sua) filho(a)?

Não foi desagradável 1 2 3 4 5 6 7 8 9 10 Muito desagradável

5. Quanta irritação na pele seu(sua) filho(a) teve por ter escorrido saliva da boca?

Nenhuma 1 2 3 4 5 6 7 8 9 10 Erupção cutânea grave

6. Com que frequência a boca do(a) seu(sua) filho(a) precisou ser limpa?

Nenhuma vez 1 2 3 4 5 6 7 8 9 10 O tempo todo

7. Quão envergonhado(a) seu(sua) filho(a) parecia ficar com o fato de salivar em excesso?

Não ficou envergonhado 1 2 3 4 5 6 7 8 9 10 Muito envergonhado

8. Quanto você precisou enxugar ou limpar a saliva de utensílios domésticos (p. ex., brinquedos, móveis e computadores)?

Nenhuma vez 1 2 3 4 5 6 7 8 9 10 Muito

9. Até que ponto escorrer saliva da boca afetou a vida do(a) seu(sua) filho(a)?

Nem um pouco 1 2 3 4 5 6 7 8 9 10 Muito

10. Até que ponto o fato de escorrer saliva da boca do(a) seu(sua) filho(a) afetou a sua vida e a da sua família?

Nem um pouco 1 2 3 4 5 6 7 8 9 10 Muito

Figura 16.1 *Drooling Impact Scale.*

Fonte: Desenvolvida pela autoria do capítulo.

Formulário de pontuação para o DQ5 minutos

Atividade DQ5

Interação/cantar/brincar

	Intervalos de observação (15 segundos)	Pontuação 1 de 0
1	0.00–0.15	
2	0.15–0.30	
3	0.30–0.45	
4	0.45–1.00	
5	1.00–1.15	
6	1.15–1.30	
7	1.30–1.45	
8	1.45–2.00	
9	2.00–2.15	
10	2.15–2.30	
11	2.30–2.45	
12	2.45–3.00	
13	3.00–3.15	
14	3.15–3.30	
15	3.30–3.45	
16	3.45–4.00	
17	4.00–4.15	
18	4.15–4.30	
19	4.30–4.45	
20	4.45–5.00	

DQ5 Descanso

Assistir à televisão/ouvir música

	Intervalos de observação (15 segundos)	Pontuação 1 de 0
1	0.00–0.15	
2	0.15–0.30	
3	0.30–0.45	
4	0.45–1.00	
5	1.00–1.15	
6	1.15–1.30	
7	1.30–1.45	
8	1.45–2.00	
9	2.00–2.15	
10	2.15–2.30	
11	2.30–2.45	
12	2.45–3.00	
13	3.00–3.15	
14	3.15–3.30	
15	3.30–3.45	
16	3.45–4.00	
17	4.00–4.15	
18	4.15–4.30	
19	4.30–4.45	
20	4.45–5.00	

Pontuação: quantidade total de intervalos com nova saliva × 100 = 20

Figura 16.2 *Drooling Quotient Scale.*
Fonte: Traduzida e adaptada de Radboud University Medical Center.

Tratamento

Não farmacológico

É o tipo de tratamento que deve ser priorizado, por exemplo: terapia oromotora; modificação comportamental via *biofeedeback*; terapia de regulação orofacial; fonoterapia para disfagia; tratamento ortodôntico para melhora da oclusão dentária; acupuntura; bandagem; terapias dentais (cáries).[3,5,7]

Farmacológico

Visa diminuir o estímulo parassimpático do qual a acetilcolina é o neurotransmissor.

Os fármacos mais utilizados agem por meio do bloqueio anticolinérgico, diminuindo o estímulo parassimpático nas glândulas salivares (Tabela 16.1).[1]

Tabela 16.1 – Fármacos utilizados no tratamento da sialorreia.	
Medicamento	***Posologia***
Atropina (0,5% colírio)	1 a 2 gotas a cada 6 horas
Escopolamina (adesivo transdérmico 1,5 mg)	1 adesivo de 72 em 72 horas para maiores de 8 anos e 1/2 para menores de 8 anos, aplicar em região retroauricular (risco de efeitos colaterais neurológicos em idosos)
Escopolamina	40 mg/dia de 8 em 8 horas ou de 12 em 12 horas
Escopolamina inalatória	800 mcg, 2 a 3 vezes por dia
Propantelina (gel transdérmico 10%)	Iniciar passando na região retroauricular até região submandibular até 3 vezes por dia
Propantelina	0,5 a 2 mg/kg/dia de 8 em 8 ou de 12 em 12 horas
Glicopirrolato	40 a 100 mcg/kg/dia de 8 em 8 ou de 12 em 12 horas
Amitriptilina	1 a 2 mg/kg/dia a cada 8 horas
Triexifenidil	0,09 a 0,55 mg/kg/dia de 8 em 8 ou de 12 em 12 horas

Fonte: Desenvolvida pela autoria do capítulo.

Alguns medicamentos têm sido utilizados por apresentarem como efeito adverso a diminuição da produção de saliva.

Medicamentos anticolinérgicos

- **Atropina:** medicamento mais utilizado pelo baixo custo e aplicação sublingual; em nosso meio, está disponível na forma de colírio. Pode apresentar resposta clínica em até 85% dos casos. A atropina é contraindicada em pacientes com rebaixamento do nível de consciência, com demência ou alucinações.
- **Escopolamina (hioscina):** também é um medicamento muito utilizado e pode ser utilizado na forma de adesivos transdérmicos, inalatório enteral, endovenoso; os efeitos colaterais mais comuns são prurido e hiperemia no local de aplicação do adesivo, dilatação pupilar, retenção urinária, sedação, psicose e midríase unilateral.
- **Propantelina:** pode ser utilizada de forma enteral ou gel transdérmico.
- **Glicopirrolato:** utilizado de forma sublingual, mas em nosso meio deverá ser manipulado. Liberado a partir de 3 anos de idade, tem meia-vida longa, porém até 69% dos pacientes apresentam efeitos colaterais que são dose-dependentes; efeitos colaterais mais comuns são boca seca, retenção urinaria, constipação, irritabilidade e reações alérgicas.

Todos os medicamentos antimuscarínicos têm contraindicação em pacientes com cardiopatia, glaucoma, hipertrofia prostática, íleo paralítico e obstrução pilórica. Apresentam, fora os efeitos colaterais já citados, turvação da visão, confusão e psicose tóxica.[1,3,5,8]

Efeitos colaterais

- **Amitriptilina:** antidepressivo que apresenta como efeito colateral "boca seca", contraindicado em arritmias e insuficiência hepática; efeitos colaterais: constipação intestinal, sonolência.[1,3,5,8]
- **Triexfenidil:** antiespasmódico que também apresenta como efeito colateral "boca seca", grande incidência de efeitos colaterais, como alterações gastrointestinais, visão turva, tontura, náuseas, retenção urinaria, bradicardia; deve ser usado com cuidado em pacientes com insuficiência hepática ou renal.[1,3,5,8]

Outras terapias

Toxina botulínica

A toxina botulínica pode ser injetada nas glândulas salivares (normalmente parótidas e submandibulares) para diminuição da produção de saliva. A maior parte dos estudos utiliza a toxina botulínica A, mas a toxina B também se encontra liberada para uso. Estudos mostram doses que variam a aplicação de 2 a 30 unidades de toxina. A aplicação pode ser guiada por ultrassom ou feita "às cegas", sendo aquela preferível na maior parte dos estudos. Estudos mostram uma resposta importante a esse tratamento, podendo alcançar a taxa de 67%. O início do efeito se dá ao redor do 15º dia após a aplicação. O tempo para reaplicação variou de 8 a 20 semanas na maior parte dos pacientes, mas foi relatado duração de efeito de até 9 meses. Como efeitos colaterais, os mais citados foram dor à aplicação e hematoma no local da aplicação, mas podem ocorrer também lesão de nervo facial, sangramento intenso, reações alérgicas, disfagia, xerostomia, dificuldade de mastigação, cálculo de ducto salivar, lesão nas artérias carótidas.[1,5-10]

Radioterapia

Está indicada para casos severos de sialorreia, com resposta pobre ou nenhuma resposta aos tratamentos não farmacológicos, farmacológicos, toxina botulínica. Utiliza-se irradiação em dose baixa a moderada nas glândulas parótidas e/ou submandibulares. Foi observado resposta em até 82% dos pacientes em alguns estudos. As doses variaram de 10 Gy aplicadas em 2 frações até 20 Gy aplicada em 5 frações.[5,11]

Cirurgia

Deve ser indicada para os pacientes que não apresentaram resposta a nenhuma terapêutica implantada. As técnicas têm como objetivo a diminuição na produção de saliva e/ou do desvio posterior da saliva produzida. As mais utilizadas são a excisão das glândulas salivares, a ligação dos ductos salivares e a secção dos nervos envolvidos na produção de saliva.[5,6]

Hipersecreção pulmonar

O muco é responsável pela hidratação do aparelho respiratório e contém fatores para defesa desse sistema. Existe broncorreia quando na presença de uma produção superior a 100 mL/dia desse muco. A broncorreia pode ocorrer de forma maciça no doente com carcinoma broncoalveolar, bronquite crônica, asma, metástase em região broncoalveolar, bronquiectasias.[12]

Esse sintoma pode causar desconforto ao paciente principalmente quando ligado à dispneia, hipóxia, exaustão, dor torácica.

Cabe recordar que a aspiração brônquica é um procedimento invasivo e desconfortável, devendo sempre ser indicado de forma apropriada.[13]

Como medidas farmacológicas, podemos utilizar inalação com brometo de ipatróprio, atropina 0,5% sublingual, escopolamina (Tabela 16.2).[12,13]

Tabela 16.2 – Medidas farmacológicas utilizadas no tratamento da hipersecreção pulmonar.

Medicamento	***Posologia***
Atropina (0,5% colírio)	• 1 a 2 gotas de 4 em 4 ou de 6 em 6 horas
Escopolamina inalatória	• 800 mcg de 8 em 8 horas
Brometo de ipatrópio inalatório	• Até 6 anos de idade: 8 a 20 gotas • De 6 a 12 anos: 20 gotas • Acima de 12 anos: 40 gotas de 6 em 6 horas

Fonte: Desenvolvida pela autoria do capítulo.

Em casos mais graves, pode-se associar antibióticos, preferencialmente macrolídeos, pois diminuem a secreção mediada por macrófagos, e corticosteroides sistêmicos, estes com melhor resposta em caso de paciente asmático.[12-14]

Em última instância e se todas as medidas falharem, pode-se utilizar a sedação paliativa.[13]

Tosse

Definição

E um mecanismo de defesa que previne a entrada de substâncias tóxicas no trato respiratório e elimina o excesso de secreção produzida.[1]

Apesar de ser um reflexo natural, pode comprometer a qualidade de vida do paciente quando se apresenta de forma intensa, podendo causar dor muscular, incontinência urinária, astenia, distúrbios do sono e, em casos extremos, fratura de arcos costais.[12]

Prevalência

Tem incidência variando entre 23% e 42,9% no câncer em geral, chegando a 86% no câncer de pulmão.[15,16]

Fisiopatologia

Tem três fases: **inspiratória**, com fortalecimento dos músculos expiratórios; **compressão**, na qual a glote é fechada causando o aumento da pressão intratorácica; e **expiratória**, expelindo o ar em alta velocidade junto com a compressão dinâmica do ar, produzindo o som típico da tosse.[15]

Causas

- **Neoplásicas e pulmonares:** massa tumoral, derrame pleural, derrame pericárdio, atelectasia, infecção, fistula esôfago-respiratória, linfangite carcinomatosa, síndrome da veia cava superior.[1,15-17]
- **Medicamentos/tratamentos:** quimioterapia, radioterapia, inibidor da enzima conversora de angiotensina (IECA), brometo de ipatrópio, salbutamol, cromoglicato de sódio, corticosteroide inalatório, anti-inflamatórios não hormonais, midazolam.[1,15-17]
- **Outras:** doença pulmonar obstrutiva crônica (DPOC), insuficiência cardíaca congestiva, doença do refluxo gastroesofágico, tromboembolismo pulmonar, doença pulmonar intersticial, sinusopatia, sarcoidose, aspiração de corpo estranho, fibrose cística.[1,15]

Tratamento

Diagnosticar a causa da tosse é fundamental para decisão do melhor tratamento a ser realizado.

Após o tratamento específico ou se nenhuma causa tratável for encontrada, a tosse persistir, deve-se instituir o tratamento específico para a tosse.[12]

- **Tratamento não medicamentoso:** fisioterapia respiratória, aspiração de vias aéreas (controverso).
- **Tratamento medicamentoso:**[1,8,12,13,15-18]
  - **Codeína:** opioide fraco tem ação antitussígena, pode ser utilizada por via entérica, subcutânea e endovenosa. Contraindicada para menores de 12 anos.
  - **Morfina:** tratamento de escolha, pois age diretamente no centro cerebral da tosse. Dose: 25% a 50% da dose analgésica, no caso de o paciente estar em uso do medicamento, não se recomenda o aumento de dose; classe de droga com melhor efeito antitussígeno para pacientes com neoplasia.
  - **Corticosteroide inalatório:** mais indicado para pacientes com HPP de asma e/ou DPOC. Melhor resposta quando associado a beta-2 agonista de longa ou curta duração. Apresentam como efeito a diminuição do processo inflamatório pulmonar. Disponíveis no Brasil: beclometasona (*spray* oral e inalador de pó seco), budesonida (inalador de pó seco, em associação a beta-2 agonista de longa duração *spray* oral), fluticasona (inalador de pó seco e *spray* oral), mometasona (inalador de pó seco).
  - **Gabapentina:** tem sido citada por vários autores no tratamento da tosse crônica refratária ao tratamento, chegando a apresentar boa resposta terapêutica em 95% dos pacientes adultos, sem estudos na Pediatria. Apresenta como efeito colateral comum a sonolência. Dose recomendada: mesma da utilizada para analgesia. Outro fármaco análogo do GABA que pode ser utilizado no tratamento é a pregabalina com mesma indicação que a gabapentina.

Dispneia

A dispneia é um sintoma de grande importância nos cuidados paliativos por sua alta prevalência no final de vida além do fato de ser comumente subdiagnosticada e subnotada. Apresenta caráter multidimensional, com intensa carga de emoções.[19]

A American Thoracic Society (ATS) define dispneia como "experiência subjetiva de desconforto respiratório que consiste em sensações qualitativamente distintas que variam de intensidade a experiência deriva da interação entre múltiplos fatores fisiológicos, psicológicos, sociais e ambientais, e pode induzir respostas fisiológicas secundárias e respostas comportamentais".[20]

Outra definição da ATS de 2009 refere a dispneia como "desconforto respiratório em repouso, sustentado e importante, que ocorre em pacientes com doenças avançadas, frequentemente limitantes à vida, e prevalece por completo sobre a capacidade do paciente e cuidadores em obter alívio do sintoma".[21]

Levando em consideração esses conceitos, podemos considerar que, assim como a dor, a dispneia é um sintoma total, que engloba os domínios físicos, emocional, espiritual e social, estando ligada à perda de controle e à vulnerabilidade do paciente.[22]

Fisiopatologia

Os mecanismos que envolvem a dispneia ainda não estão totalmente esclarecidos, mas acumulam-se evidências que estão correlacionados a diversos processos neurológicos.[15]

Diversos quimiorreceptores, receptores sensoriais nos músculos respiratórios, receptores vagais, receptores pulmonares de estiramento e no epitélio brônquico estão envolvidos na regulação dos movimentos respiratórios e sua eficiência.[2]

A gênese da dispneia na atualidade é explicada pela teoria da dissociação eferente-aferente. A dispneia resultaria de uma dissociação neuromecânica, ou seja, incompatibilidade entre o estímulo neural para respirar e a resposta efetora (mecânica). Diante desse desequilíbrio, a respiração se torna consciente e surge a sensação de dispneia.[23]

Avaliação

A maneira mais adequada de avaliação de dispneia é pelo autorrelato do paciente, o que pode causar dificuldade para a equipe quando se trata de crianças não verbais.[6]

À ausência de escalas de avaliação de dispneia validadas em Pediatria, podemos utilizar como recursos a escala de Borg modificada (Figura 16.3), a escala análoga visual (Figura 16.4) e a escala de Dalhousie (Figura 16.5), que avalia a dimensão física, porém não a emocional do desconforto respiratório.[15,24,25]

0	Nenhuma
0,5	Muito, muito leve
1	Muito leve
2	Leve
3	Moderada
4	Pouca intensa
5	Intensa
6	
7	Muito intensa
8	
9	Muito, muito intensa
10	Máxima

Figura 16.3 Escala de Borg modificada.
Fonte: Desenvolvida pela autoria do capítulo.

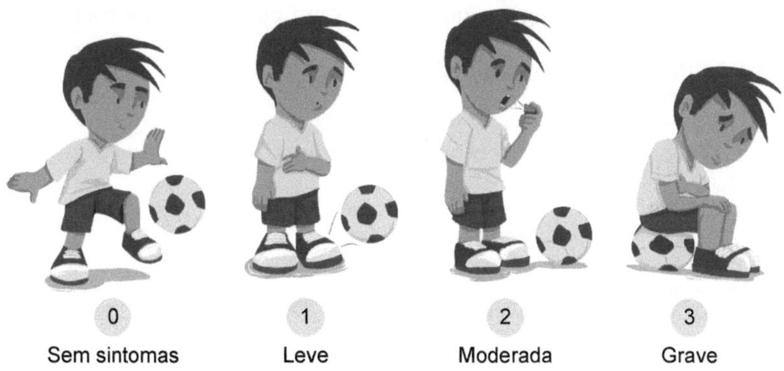

Figura 16.4 Escala análoga visual (dispneia).
Fonte: Desenvolvida pela autoria do capítulo.

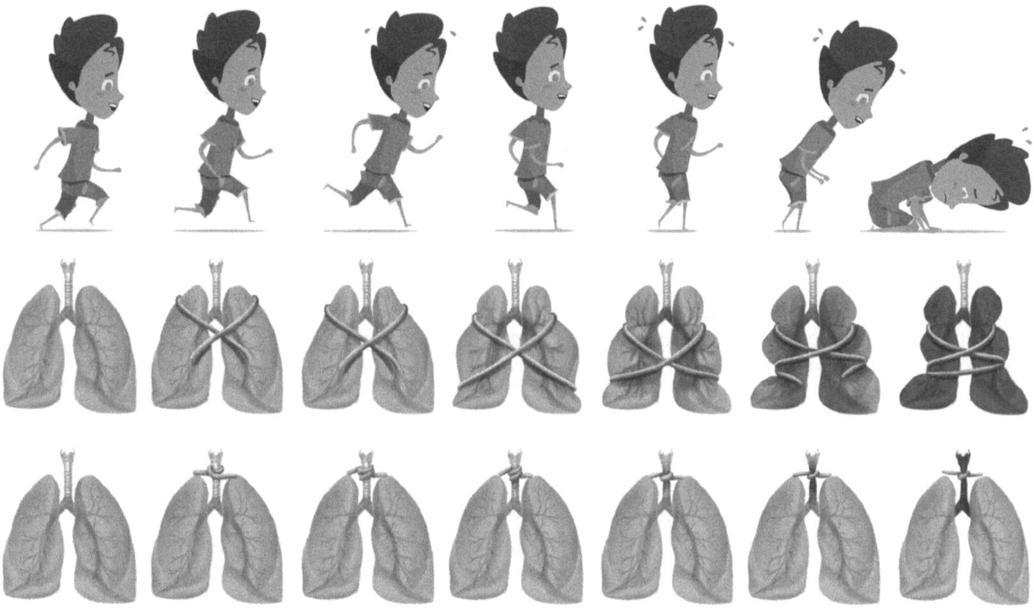

Figura 16.5 Escala de Dalhousie.
Fonte: Desenvolvida pela autoria do capítulo.

Manejo

Os cuidados básicos para manejo da dispneia devem contemplar intervenções em causas modificáveis e o cuidado dirigido à experiência subjetiva do paciente.[6]

Pelo fato de a respiração estar sujeita a controle autonômico e voluntário, medidas de autorregulação tendem a contribuir para alívio do sintoma.

Manejo não farmacológico

Isoladamente, medidas como ioga, acupuntura, meditação não apresentam evidências para sua utilização,[20] porém existem evidências da melhora do sintoma quando associado essas medidas não farmacológicas são associadas às farmacológicas em centros que realizam tratamento holísticos para dispneia.[13,26]

Intervenções não farmacológicas que apresentam bons resultados associados a medidas farmacológicas:[19]

- Educação para pacientes e cuidadores.
- Suporte psicológico.
- Ventilador facial.
- Terapias integrativas: musicoterapia, arteterapia, técnicas de relaxamento, *mindfulness*, meditação.
- Posicionamento.
- Técnicas de controle de respiração.
- Fisioterapia e exercício físico.
- Suporte espiritual.

Oxigenioterapia

A utilização é controversa. Quando realizados estudos comparando sua utilização e a utilização de ar na face (p. ex., ventilador) na eficiência da melhora de dispneia, os resultados foram controversos. Sua utilização em pacientes com hipoxemia apresenta bom embasamento técnico. Em caso de desconforto do paciente quando da sua utilização, essa medida deve ser suspensa.[6,13,15,27]

Ventilação não invasiva

Sua utilização vem apresentando aumento na última década na Pediatria, e há reconhecido benefício para crianças com doenças neuromusculares. Também se nota melhora da dispneia com sua utilização.

Existem poucos estudos para sua indicação no controle desse sintoma, prevalecendo resultados com pouca aceitação pelos pacientes e aumento do desconforto.[27]

Sua utilização para controle de dispneia em casos de evolução de doença deverá ser criteriosa e individualizada e com objetivo claro, sendo contraindicada quando o paciente apresenta rebaixamento do nível de consciência.[28] Pode estar associada a prolongar o processo de morte.

A utilização de CNAF (cateter nasal de alto fluxo) ainda apresenta poucos estudos para controle desse sintoma, mas na prática vem sendo utilizado com mais frequência, pois permite que o paciente mantenha maior interação com seus familiares e amigos, gera menos desconforto quando comparado à ventilação não invasiva (VNI) e promove uma pressão positiva em vias aéreas.[15,19]

Menejo farmacológico

Opioides

Única classe de medicamentos com evidência para tratamento da dispneia.

Ainda não foi estabelecido totalmente o mecanismo de ação dessa classe de medicamentos no controle da dispneia. Sabe-se que diminuem o drive respiratório, alteram a percepção central, alteram a atividade dos receptores M-opioide agonista localizado nas paredes brônquicas e alveolares, além de diminuírem a ansiedade. Acredita-se que provoquem uma modulação central com desconexão de percepção de desconforto.

A morfina é o opioide de escolha, sendo a dose recomendada de 25% da dose analgésica, podendo chegar a 50% da dose analgésica. Em caso de o paciente estar em uso desse medicamento, a dose deve ser aumentada em 25% a 50%.[8,13,15,19,24]

Benzodiazepínicos

Considerados medicamentos de 2ª linha para tratamento desse sintoma. Sempre deverão ser utilizados em associação à morfina quando esta não apresentar controle total do sintoma. Sua maior indicação se faz quando o paciente apresenta grande fator de ansiedade associado à dispneia.

Recomenda-se a utilização de benzodiazepínicos de meia-vida curta como midazolam, lorazepam e alprazolam.

Sedação paliativa

Essa intervenção deverá ser cogitada quando o paciente se encontrar refratário a todas as intervenções, sendo normalmente indicada quando ele paciente se encontra em últimos dias de vida.

Referências bibliográficas

1. Carvalho RT, Souza MRB, Franck EM et al. (ed.). Manual da residência de cuidados paliativos: abordagem multidisciplinar. São Paulo: Manole, 2020.
2. Hall JE, Guyton AC (ed.). Tratado de fisiologia médica. 12. ed. Rio de Janeiro: Elsevier, 2011.
3. Dias BLS, Fernandes AR, Maia FHS. Treatment of drooling with sublingual atropine sulfate in children and adolescents with cerebral palsy. Arq Neuropsiquiatr. 2017 May;75(5):282-7. doi: 10.1590/0004-282X20170033. PMID: 28591387.
4. Sridharan K, Sivaramakrishnan G. Pharmacological interventions for treating sialorrhea associated with neurological disorders: a mixed treatment network meta-analysis of randomized controlled trials. J Clin Neurosci. 2018 May;51:12-7 [Epub 2018 Feb 21]. doi: 10.1016/j.jocn.2018.02.011. PMID: 29475576.
5. Paine CC, Snider JW. When saliva becomes a problem: the challenges and palliative care for patients with sialorrhea. Ann Palliat Med. 2020 May;9(3):1333-9 [Epub 2020 Mar 25]. doi: 10.21037/apm.2020.02.34. PMID: 32279509.
6. Ferreira EAL, Barbosa SMM, Iglesias SOB. Cuidados paliativos pediátricos. Rio de Janeiro: Medbook, 2022.
7. Corso BL, Silveira VC, Binha AMP et al. Abordagem terapêutica na sialorreia em paralisia cerebral: revisão sistemática. Med Reabil. 2011;30(1);9-13.
8. Watson M, Campbell R, Vallath N (ed.). Oxford handbook of palliative care. 3rd ed. United Kingdom (UK): Oxford University Press, 2017.
9. Abboud WA, Nadel S, Hassin-Baer S et al. Ultrasound-guided botulinum toxin injections into the salivary glands for the treatment of drooling. Isr Med Assoc J. 2019 Feb;21(2):116-9. PMID: 30772963.
10. Steffen A, Hasselbacher K, Heinrichs S et al. Botulinum toxin for salivary disorders in the treatment of head and neck cancer. Anticancer Res. 2014 Nov;34(11):6627-32. PMID: 25368267.
11. Slade A, Stanic S. Managing excessive saliva with salivary gland irradiation in patients with amyotrophic lateral sclerosis. J Neurol Sci. 2015 May 15;352(1-2):34-6 [Epub 2015 Feb 11]. doi: 10.1016/j.jns.2015.02.008. PMID: 25881952.
12. Oliveira EP, Medeiros Junior P. Palliative care in pulmonary medicine. J Bras Pneumol. 2020;46(3):e20190280.
13. Castilho RK, Silva VCS, Pinto CS. Manual de cuidados paliativos da ANCP. 3. ed. Rio de Janeiro: Atheneu, 2021.
14. Chalmers JD, Smith MP, McHugh BJ et al. Short and long-term antibiotic treatment reduces airway and systemic inflammation in non-cystic fibrosis bronchiectasis. Am J Respir Crit Care Med. 2012 Oct 1;186(7):657-65 [Epub 2012 Jun 28]. doi: 10.1164/rccm.201203-0487OC. PMID: 22744718.
15. Haim R, Rapport A, Meiring M et al. Oxford textbook of palliative care for children. 3rd ed. United Kingdom (UK): Oxford University Press, 2021.
16. Molassiotis A, Smith JA, Bennett MI et al. Clinical expert guidelines for the management of cough in lung cancer: report of a UK task group on cough. Cough. 2010 Oct 6;6:9. doi: 10.1186/1745-9974-6-9. PMID: 20925935; PMCID: PMC2978117.
17. Molassiotis A, Smith JA, Mazzone P et al. CHEST Expert Cough Panel. Symptomatic treatment of cough among adult patients with lung cancer: CHEST guideline and expert panel report. Chest. 2017 Apr;151(4):861-74 [Epub 2017 Jan 17]. doi: 10.1016/j.chest.2016.12.028. Erratum in: Chest. 2017 Nov;152(5):1095.
18. Gibson P, Wang G, McGarvey L et al. CHEST Expert Cough Panel. Treatment of unexplained chronic cough: CHEST guideline and expert panel report. Chest. 2016 Jan;149(1):27-44 [Epub 2016 Jan 6]. doi: 10.1378/chest.15-1496. PMID: 26426314; PMCID: PMC5831652.
19. Sousa-Barroso R, Fernades G. Oncologia princípios e prática clínica. São Paulo: Manole, 2023.
20. Parshal MB et al. An official American Thoracic Society statement: update on the mechanisms, assessment and management of dyspnea. Am J Respir Crit Care Med. 2012;185(4):435-52.

21. Mularski RA et al. Management of dyspnea crisis: an official American Thoracic Society workshop report – assessment and palliative management of dyspnea crisis. Ann Am Thorac Soc. 2013:10(5):98-106.
22. Lovell N, Ektind SN, Bajwab S et al. Control and context are central for people with advanced illness experiencing breathlessness: a systematic review and thematic synthesis. J Pain Symptom Manage. 2019;57(1):140-55.e2.
23. Martinez JAB, Padua AI, Terra Filho J. Dispneia. Medicina (Ribeirão Preto) [Online]. 2004 Dez 30;37(3/4):199-207 [citado em 24 ago. 2021].
24. Barbosa SMM, Zoboli I, Iglesias SOB. Cuidados paliativos na prática pediátrica. Rio de Janeiro: Atheneu, 2019.
25. McGrath PJ, Pianosi PT et al. Dalhoousie dyspnea scales: construct and content validity of pictorial scales for measuring dyspnea. BMC Pediatr. 2005;5(33).
26. Higginson IJ et al. An integrated palliative and respiratory care service for patients with advanced disease and refractory breathlessness: a randomized controlled trial. The Lancet Resp Med. 2014;4/2(12):979-87.
27. Pisani I, Hill NS, Pacilli AMG et al. Management of dyspnea in terminally ill. Chest. 2018;154(4):106-14.
28. D'Alessandro MPS, Pires CT, Forte DN et al. Manual de cuidados paliativos. São Paulo: Hospital Sírio-Libanês; Ministério da Saúde, 2020.

Capítulo 17

Sintomas gastrointestinais

Graziela de Araujo Costa

Náuseas e vômitos

Muitas crianças vivenciam episódios de náuseas e vômitos durante a evolução de algumas doenças que ameaçam a vida. Trata-se de sintomas desagradáveis e frequentes no fim de vida e considerados entre os mais incapacitantes. Podem ser decorrentes de uma doença crônica ou de seu tratamento e estar relacionados tanto com causas físicas como psicológicas. Além disso, vômitos repetidos podem causar desidratação, distúrbios hidroeletrolíticos e desnutrição, deteriorando ainda mais a condição clínica do paciente.[1]

Náusea é definida como uma sensação desagradável, geralmente no epigástrio ou no abdome, às vezes acompanhada de vômitos. Por ser um sintoma subjetivo, assim como a dor, sua intensidade é influenciada por fatores emocionais (ansiedade e medo) e cognitivos.[2]

Vômito consiste na ejeção de conteúdo estomacal através da boca causada por espasmos musculares involuntários do estômago e esôfago.[1]

Os estudos sugerem que 40% a 63% das crianças em cuidados paliativos sofrem por náusea e/ou vômito.[3]

Fisiopatologia

Os vômitos constituem um processo complexo que não tem todas as suas etapas bem esclarecidas. A Figura 17.1 esquematiza as principais vias envolvidas no mecanismo das náuseas e vômitos (periférica, córtex cerebral, vestibular e amígdala) assim como os estímulos e os receptores envolvidos em cada uma dessas vias:

- **Córtex cerebral:** estimulado por quimioterapia, toxinas bacterianas e metabólitos (p. ex., uremia). Os principais receptores envolvidos são dopamina (D2), neuroquinina-1 (NK1) e serotonina (5HT3).
- **Amígdala:** envolvida no mecanismo de náuseas e vômitos induzidos por ansiedade (náusea e vômito antecipatório), estímulos sensoriais (gustativo e olfativo), irritação meníngea e aumento da pressão intracraniana. Os principais receptores envolvidos são histamina (H1), muscarínicos (acetilcolina) e GABA.
- **Vestibular:** nesse mecanismo, o movimento é responsável pelas náuseas e vômitos. Além disso, os opioides podem sensibilizar o centro vestibular, resultando em náuseas e vômitos. Os principais receptores envolvidos são histamina (H1) e muscarínicos (acetilcolina).

- **Via periférica:** náuseas e vômitos ocorrem por meio do estímulo vagal em virtude da estimulação de mecanorreceptores ou quimiorreceptores localizados no intestino. Estase gástrica, obstrução intestinal, medicação, doença metastática, toxinas bacterianas, quimioterapia e irradiação podem estar envolvidos nesse mecanismo. Os principais receptores envolvidos são dopamina (D2), muscarínicos (acetilcolina) e serotonina (5HT3).

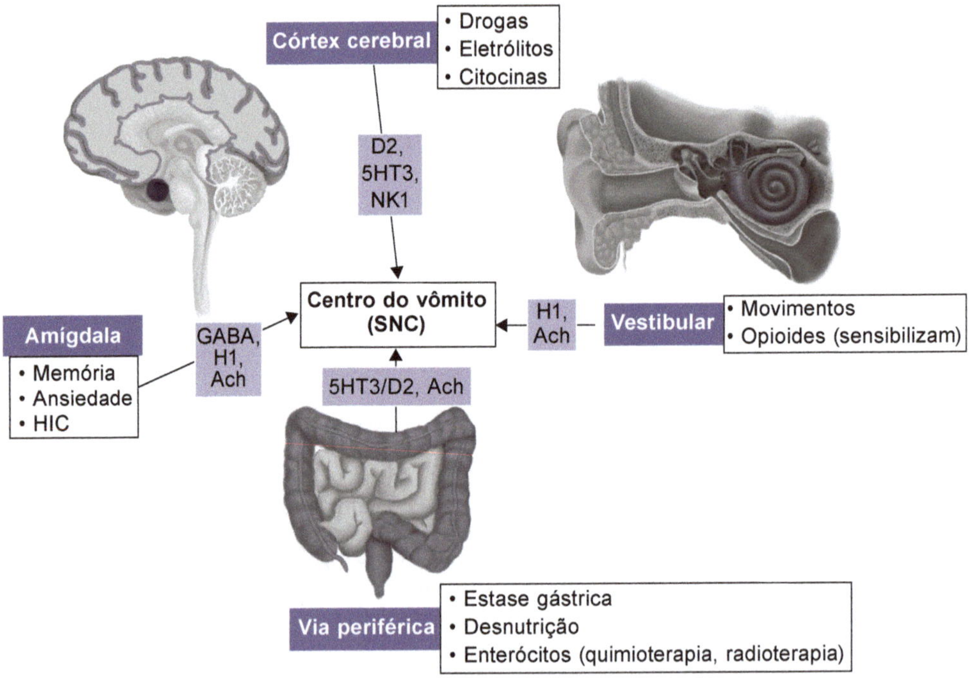

Figura 17.1 Centro do vômito com suas relações e receptores.

SNC: sistema nervoso central; GABA: receptor de ácido gama-aminobutírico; H1: receptor de histamina; Ach: receptor de acetilcolina; D2: receptor de dopamina; 5HT3: receptor de serotonina; NK1: receptor de neurocinina.

Fonte: Desenvolvida pela autoria do capítulo.

Etiologia

As principais causas de náusea crônica são:[3]

- Ansiedade.
- Disfunção autonômica.
- Obstrução intestinal.
- Constipação.
- Gastroparesia.
- Infecção.
- Aumento da pressão intracraniana.
- Dor.
- Medicações: antibióticos, anti-inflamatórios não hormonais, quimioterapia, opioides e overdose/abstinência.
- Disfunções metabólicas (p. ex., hipercalcemia e insuficiência renal).
- Radiação.
- Refluxo.

Avaliação

A anamnese e o exame físico são muito importantes para o entendimento do sintoma com o objetivo de revelar o mecanismo fisiopatológico que originou as náuseas e os vômitos para o direcionamento do tratamento adequado, pois, quando não tratados adequadamente, influenciam negativamente na qualidade de vida desses pacientes.

A escala de BARF (*Baxter Retching Faces* – Figura 17.2) é uma das escalas utilizadas para avaliação de náusea e vômito e pode ser aplicada em pacientes de 7 a 18 anos de idade.

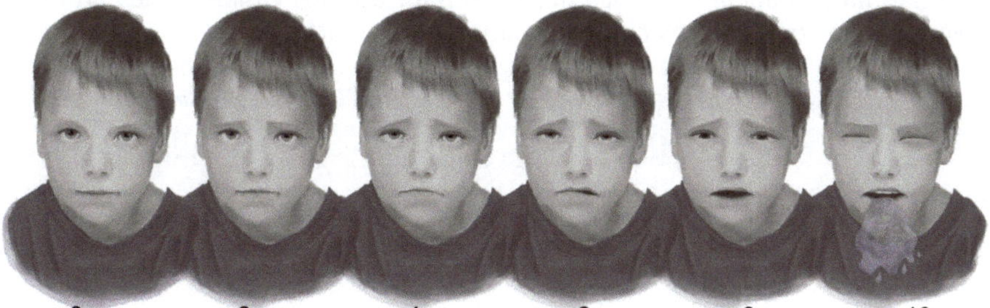

Figura 17.2 Escala de BARF para náusea e vômito.
Fonte: Adaptada de Hunt MO, 2014.

Tratamento

Entender a fisiopatologia do sintoma é fundamental para o manejo clínico. As estratégias terapêuticas são embasadas na determinação e eliminação da causa subjacente e incluem qualquer medida que busque controlar a causa da náusea/vômito. É fundamental corrigir distúrbios hidroeletrolíticos, tratar a mucosite e a constipação intestinal e fazer uso de terapia antiemética, se necessário. Pode ser preciso interromper ou substituir medicamentos emetizantes.[1]

Não farmacológico

- Acupuntura ou pressão em pontos de acupuntura (*acupressure*).
- Evitar alimentos com odores fortes (preferencialmente gelados/frios).
- Fracionar alimentação.
- Distração: músicas, jogos, contação de histórias, televisão.
- Higiene oral adequada.
- Técnicas de relaxamento.

Farmacológico

O tratamento inicial deve ser realizado com base na fisiopatologia da náusea e do vômito e no mecanismo de ação do agente (Quadro 17.1).

Quadro 17.1 – Mecanismo de ação dos medicamentos antieméticos.

Receptor	*Medicamentos*
Dopamina	Metoclopramida, bromoprida, haloperidol
Histamina	Difenidramina, dimenidrinato, prometazina
Acetilcolina	Metoclopramida, bromoprida, domperidona, eritromicina
Anticolinérgico	Escopolamina
Serotoninérgico (5HT3)	Ondansetrona, granisetrona
NK1	Aprepitanto, fosaprepitanto

Fonte: Desenvolvido pela autoria do capítulo.

Importante destacar que os medicamentos muscarínicos (colinérgicos) e anticolinérgicos não devem ser usados concomitantemente de rotina, pois antagonizam os efeitos entre si.

Náuseas e vômitos são efeito colateral comum dos opioides e ocorrem no início do seu uso com tolerância após 5 a 7 dias do uso do opioide. Não há estudos randomizados para escolha do antiemético (metoclopramida e haloperidol parecem ser melhores, embora com evidência fraca). Casos refratários devem ser tratados com rotação ou troca de via da administração dos opioides[4] (Quadro 17.2 – as doses dos medicamentos podem ser encontradas no Capítulo 46 – Bulário).

Ainda não há evidência científica para uso habitual dos canabinoides no tratamento de náuseas e vômitos no contexto dos cuidados paliativos pediátricos.[5]

Quadro 17.2 – Medicamentos procinéticos e neurolépticos utilizados no tratamento de náusea e vômito.	
Procinéticos	
Metoclopramida[6-8]	• Contraindicada em menores de 1 ano; não recomendada entre 1 e 18 anos em razão de seus efeitos colaterais (discinesia, acatisia, confusão e cólicas) • Ação em receptores dopaminérgicos e muscarínico (acetilcolina) • Indicação: principalmente em estase gástrica e hipomotilidade • Contraindicação: obstrução intestinal completa • Recomendado fazer 30 minutos antes das refeições
Domperidona e bromoprida[6-8]	• Atravessam menos a barreira hematoencefálica com menor risco de efeitos colaterais (discinesia), principalmente a domperidona • Ação em receptores dopaminérgicos e muscarínico (acetilcolina) • Efeitos colaterais: cólicas e discinesia
Eritromicina[3,9]	• Antibiótico macrolídeo • Em dose baixa: ação em receptores muscarínico (acetilcolina) • Indicação: gastroparesia • Efeito colateral: diarreia • Pode ter tolerância com uso prolongado (> 1 mês)
Neurolépticos	
Haloperidol[3,8]	• Liberado > 3 anos (em pacientes < 3 anos se não responsivo a outros antieméticos) • Antagonista dopaminérgico • Efeitos colaterais: distonia, discinesia, acatisia • Uso com cuidado em pacientes com intervalo QT prolongado; pode reduzir limiar convulsivo
Olanzapina[7]*	• Liberada para > 13 anos • Ação em receptores dopaminérgicos, serotoninérgicos, histamina e muscarínico (acetilcolina) • Opção como 2ª linha para náuseas refratárias • Efeitos colaterais: sonolência, aumento do apetite, distonia, acatisia, redução do limiar convulsivo
Fenotiazinas (clorpromazina e levomepromazina*)[3]	• Ação em receptores dopaminérgicos; ação moderada para receptores serotoninérgicos, histamina e muscarínico (acetilcolina) • Boas opções para causa intestinal (obstrução intestinal e irritação peritoneal), causa vestibular ou como 2ª linha de tratamento em casos refratários • Efeitos colaterais: tontura, sonolência, hipotensão, discinesia, intervalo QT prolongado, redução do limiar convulsivo • Devem ser ajustadas na disfunção hepática

(Continua)

Quadro 17.2 – Medicamentos procinéticos e neurolépticos utilizados no tratamento de náusea e vômito. (*Continuação*)	
Anti-histamínicos (difenidramina, dimenidrinato e prometazina)[3]	• Dimenidrinato é o sal cloroteofilinado da difenidramina • Ação em receptores de histamina e muscarínico (acetilcolina) • Boas opções para causa intestinal (obstrução intestinal e irritação peritoneal), causa vestibular e hipertensão intracraniana • Efeitos colaterais: sonolência, boca seca, constipação, redução do limiar convulsivo
Anticolinérgico (escopolamina)[6]	• Ação anticolinérgica periférica (reduz peristalse e secreções) • Boa opção para causa intestinal (obstrução intestinal e irritação peritoneal, especialmente cólicas ou aumento de secreção) • Efeitos colaterais: boca seca, retenção, urinária, íleo
Corticosteroides (dexametasona e metilprednisolona*)[3]	• Mecanismo de ação desconhecido • Usados como medicação de 2ª linha para casos refratários; em obstrução intestinal maligna pode contribuir para resolver a obstrução • Efeito colateral: irritabilidade/insônia • Uso em geral por 1 a 2 semanas (efeito passageiro)
Antagonistas serotoninérgicos (5HT3 – ondansetrona e granisetrona)[4,6]	• Ação periférica em receptores serotoninérgicos (5HT3) de células entéricas e zona quimiorreceptora do gatilho • Sem efeito em náusea dopamina-mediada (p. ex., náuseas e vômitos induzidos por opioides) • Efeitos colaterais: constipação (uso prolongado), cefaleia
Análago da somatostatina (octreotide)[8]	• Ação intestinal local: diminui secreções endócrinas e exócrinas e aumenta reabsorção de eletrólitos • Boa opção para causa intestinal (obstrução maligna), diminuindo distensão, cólicas e náuseas • Efeitos colaterais: dor em local da aplicação (se subcutânea), cólicas, hiperglicemia
Benzodiazepínicos (midazolam, lorazepam, diazepam)[8]	• Ação em receptor GABA • Uso em náusea antecipatória ou associada a sofrimento emocional • Devem ser combinados com psicoterapia comportamental ou cognitiva
Antagonista de receptor de neuroquinina (NK1 – aprepitanto, fosaprepitanto)[10,11]	• Utilizado principalmente em conjunto com dexametasona e antagonistas serotoninérgico em pacientes com uso de quimioterapia com alto potencial emetogênico

*Clorpromazina, levomepromazina, olanzapina, dexametasona e metilprednisolona são utilizadas como 2ª linha de tratamento e podem ter efeito em todos os receptores (exceto NK1).

Fonte: Desenvolvido pela autoria do capítulo.

Constipação e diarreia

A forma e a frequência das evacuações variam de acordo com a idade da criança e o tipo de alimento que ela recebe (Tabela 17.1). Além disso, a descrição do aspecto das fezes é importante na avaliação desses sintomas (Figura 17.3).[12]

Tabela 17.1 – Frequência de evacuações baseada na idade.		
Idade	***Faixa de evacuações/dia***	***Média de evacuações/dia***
0 a 3 meses	–	–
Aleitamento materno	1 a 6	2,9

(*Continua*)

Tabela 17.1 – Frequência de evacuações baseada na idade. (*Continuação*)		
Idade	***Faixa de evacuações/dia***	***Média de evacuações/dia***
Fórmula	1 a 4	2
6 a 12 meses	1 a 4	1,8
1 a 3 anos	0 a 3	1,4
> 3 anos	0 a 2	1

Fonte: Hunt MO, 2014.

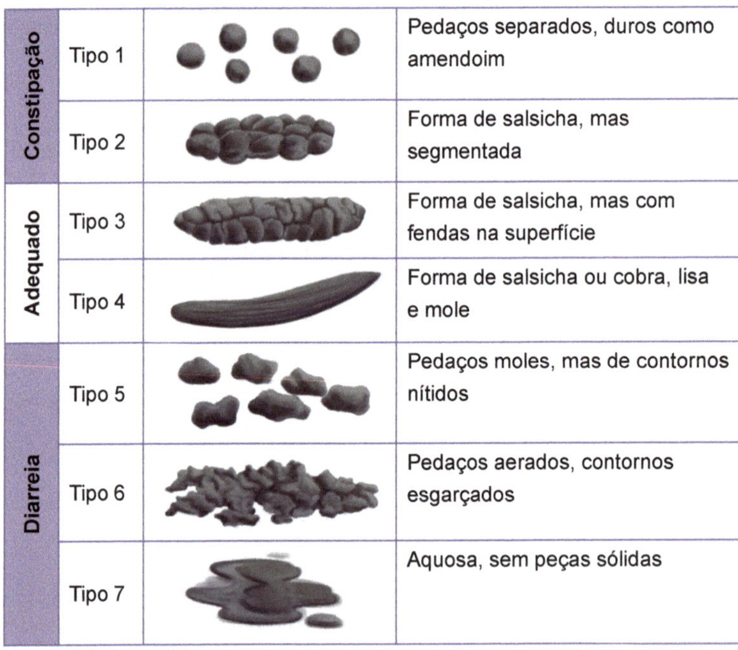

Constipação
Tipo 1
Pedaços separados, duros como amendoim
Tipo 2
Forma de salsicha, mas segmentada
Adequado
Tipo 3
Forma de salsicha, mas com fendas na superfície
Tipo 4
Forma de salsicha ou cobra, lisa e mole
Diarreia
Tipo 5
Pedaços moles, mas de contornos nítidos
Tipo 6
Pedaços aerados, contornos esgarçados
Tipo 7
Aquosa, sem peças sólidas

Figura 17.3 Escala de Bristol.
Fonte: Adaptada de Lewis SJ, Heaton KW, 1997.

Constipação

É definida como a redução dos movimentos do material fecal através do intestino grosso[3] ou pela presença de evacuações difíceis ou dolorosas associadas a fezes endurecidas e evacuações pouco frequentes.[2] Está presente em 27% a 59% das crianças em fim de vida[2] e pode ter impacto físico e emocional tanto no paciente como nos cuidadores.[13]

As causas de constipação são multifatoriais e envolvem (Quadro 17.3):

Quadro 17.3 – Causas de constipação.	
Causas	***Exemplos***
Comportamentais	Imobilidade (doença ou tratamento), medo de evacuar por sentir dor, retenção funcional, problemas sociais (vergonha ou nervoso por evacuar na cama, na fralda ou em locais fora de casa), atividade reduzida ou inatividade (doenças ou debilidade)
Desidratação	Ingesta hídrica inadequada, redução da alimentação (deficiência de alimentos com fibras não absorvíveis), padrões alimentares alterados

(*Continua*)

Quadro 17.3 – Causas de constipação. (*Continuação*)	
Causas	***Exemplos***
Doenças	Doença celíaca, fibrose cística, doença de Hirschsprung, doença inflamatória intestinal, distrofia muscular, lúpus eritematoso sistêmico, neuropatias/miopatias
Medicações	Antagonista serotonina (5HT3), anticolinérgicos, anticonvulsivantes, benzodiazepínicos, quimioterápicos, antagonista do receptor de histamina (H2), ferro, anti-inflamatórios não hormonais, opioides, fenotiazinas, inibidor da bomba de prótons, antidepressivos tricíclicos
Metabólicas	Hipercalcemia, hipocalemia, hipotireoidismo, acidose renal, diabetes *insipidus*, uremia
Condições agravantes	Hemorroidas, fissura anal, acesso limitado a banheiro
Tumores	Tumores intra-abdominais (compressão direta ou da medula espinhal)

Fonte: Adaptado de Hunt MO, 2014 e Iglesias SBO, Falcão MC, Blassioli CVM et al., 2019.

O quadro clínico inclui: dificuldade de evacuação; dor; distensão e desconforto abdominal; flatulência; anorexia; náusea; vômito; dor retal; impactação fecal; encoprese; disfunção urinária.

A avaliação necessita de uma história clínica detalhada: hábito intestinal (frequência, quantidade, consistência); data da última evacuação, aspecto e produtos patológicos; alteração do controle esfincteriano, intensidade do sintoma, hábito alimentar e ingesta hídrica, mobilidade, alterações metabólicas e histórico de medicações. Ao exame físico, são importantes a avaliação dos ruídos hidroaéreos; a palpação abdominal; o exame externo para presença de hemorroidas, de fissura anal ou de dermatite; o exame retal (exceto em pacientes neutropênicos). Se necessário, solicitar exames de imagem como radiografia, ultrassonografia ou tomografia de abdome.

Tratamento

Não farmacológico

- Estabelecer rotina para o hábito intestinal (local, horário e posição).
- Se possível, aumento da mobilidade e de ingesta hídrica.
- Avaliar possibilidade de aumento da quantidade de fibra da dieta (exceto se suboclusão intestinal).
- Massagem abdominal (sem sentido horário; mãos quentes sobre o estômago tendem a aumentar o relaxamento abdominal).
- Hipnose, *biofeedback* e terapia comportamental nos casos de intestino neurogênico.
- Em bebês, estimulação retal.

Farmacológico

O objetivo do tratamento farmacológico, é prevenir constipação ou tratar para evitar impactação. É importante realizar avaliação das possíveis causas e da urgência do tratamento assim como revisar medicações em uso e efeitos colaterais constipantes. Os principais medicamentos estão elencados no Quadro 17.4.

Quadro 17.4 – Principais medicamentos para constipação.		
	Medicação	***Efeitos adversos***
Laxantes osmóticos	Lactulose xarope (667 mg/mL)	Dor e distensão abdominal, náusea, diarreia
	Polietilenoglicol (PEG)	Dor abdominal, náusea, diarreia
	Hidróxido de magnésio (80,95 mg/mL)	Dor abdominal, cólicas, náusea, diarreia, vômitos, **hipermagnesemia**, hipotensão, depressão respiratória

(*Continua*)

Quadro 17.4 – Principais medicamentos para constipação. (*Continuação*)		
	Medicação	***Efeitos adversos***
Laxantes estimulantes	Bisacodil (comprimidos de 5 mg)	Cólica, dor abdominal, náusea
	Senna (Tamarine®)	Cólica, flatulência, diarreia, dor no estômago, refluxo gastroesofágico, vômitos
Antagonistas opioides	Naloxone (0,4 mg/mL)	Sinais e sintomas de abstinência opioide e dor

Fonte: Adaptado de Wolfe J, Hinds OS, Sourkes BM, 2011; Hunt MO, 2014 e Silva LN, 2022.

Diarreia

Pode ser definida como um aumento da frequência de evacuações e/ou liquidez ou passagem de mais de 3 fezes não formadas em 24 horas.[2] Tem uma prevalência de 11% a 40% no final de vida.[3]

Embora tenha múltiplas causas (Quadro 17.5), a mais comum, em qualquer faixa etária, é a gastroenterite.[3]

Quadro 17.5 – Causas de diarreia de acordo com a faixa etária.		
Causas	***Lactentes e pré-escolares***	***Escolares e adolescentes***
Comuns	Vírus, associadas à antibioticoterapia, superalimentação, bactéria, otite média, ITU, alergia alimentar, incontinência por constipação	Vírus, associadas à antibioticoterapia, bactéria, síndrome do cólon irritável, distúrbios psicológicos, incontinência por constipação
Distúrbios alimentares	Excesso de suco de frutas, alergia alimentar, superalimentação, incontinência por constipação	Medicações e alimentos osmóticos, incontinência por constipação
Distúrbios endócrinos	Hiperplasia congênita de suprarrenal	Diabetes *mellitus*, hipertireoidismo, hipoparatireiodismo
Infecções extraintestinais	Otite média, pneumonia, infecção sistêmica, ITU	Infecção sistêmica
Anormalidades gastrointestinais	Incompetência do esfíncter anal, doença de Hirschsprung, linfangiectasia intestinal, intussuscepção, obstrução intestinal parcial, síndrome do intestino curto	Incompetência do esfíncter anal, apendicite, obstrução intestinal parcial
Infecções no trato gastrointestinal	Bactérias, vírus, parasitas	Bactérias, vírus, parasitas
Imunodeficiências	Imunodeficiência combinada, distúrbios genéticos, HIV	HIV
Doença inflamatória intestinal	–	Doença de Chron, retocolite ulcerativa
Má absorção	Acrodermatite enteropática, doença celíaca, fibrose cística, deficiência de dissacaridase	Acrodermatite enteropática, doença celíaca, fibrose cística, deficiência de dissacaridase, neoplasias secretoras
Medicações	Antibióticos, quimioterapia, metoclopramida, contendo sorbitol	Antibióticos, anti-hipertensivos, quimioterapia, laxativos, magnésio, AINE contendo sorbitol

(*Continua*)

Quadro 17.5 – Causas de diarreia de acordo com a faixa etária. (*Continuação*)		
Causas	***Lactentes e pré-escolares***	***Escolares e adolescentes***
Miscelânea	Impactação fecal, síndrome hemoliticourêmica, síndrome de abstinência, colite pseudomembranosa, radioterapia, toxinas	Impactação fecal, síndrome do cólon irritável, colite pseudomembranosa, distúrbios psicológicos, radioterapia, toxinas

ITU: infecção do trato urinário; HIV: *human immunodeficiency virus* (vírus da imunodeficiência humana); AINE: anti-inflamatórios não esteroidais.

Fonte: Hunt MO, 2014.

A diarreia pode ser acompanhada por flatulência, dor abdominal, urgência para evacuar, náuseas e vômitos. Os sinais de alerta para infecção são: febre; presença de sangue oculto; esteatorreia; mudança de apetite; perda de peso; e tenesmo.[3]

As diarreias são classificadas em: osmótica; secretora; exsudativa/inflamatória; e por distúrbio de motilidade (Quadro 17.6).

Quadro 17.6 – Classificação dos tipos de diarreia.		
Tipo	***Fisiopatologia***	***Doenças***
Diarreia osmótica	Substâncias não absorvidas que puxam fluido para a luz intestinal	Pancreatite, obstrução do duto biliar, doença celíaca, intolerância à lactose, laxativos osmóticos
Diarreia secretora	Toxinas bacterianas	Gastroenterite aguda
	Vírus	Tumor carcinoide
	Medicações	Impactação ou obstrução intestinal parcial
	Doença de base	Ressecção intestino
Diarreia exsudativa/ inflamatória	Inflamação	Doença inflamatória intestinal
Distúrbios de motilidade	Redução absorção	Hipertireoidismo, síndrome do cólon irritável

Fonte: Hunt MO, 2014.

É importante realizar uma avaliação minuciosa na tentativa de elucidar a etiologia da diarreia: avaliação da dieta e avaliação nutricional; duração e frequência dos sintomas, aparência das fezes (Figura 17.3), indício de impactação fecal, presença e timbre dos ruídos hidroaéreos, presença de dor e cólica, medicações prévias e em uso, histórico de radioterapia no abdome, sinais de desidratação ou infeção.

Tratamento

- **Não farmacológico:** pode-se tentar modificar a dieta (redução da oferta, considerar iogurtes, reduzir osmolaridade da dieta, encorajar reidratação oral). É importante a prevenção de lesão perineal.
- **Farmacológico:** é importante tratar a causa de base se possível, prevenir e tratar a desidratação. Os principais medicamentos utilizados estão no Quadro 17.7.

Quadro 17.7 – Principais medicamentos para diarreia.		
	Medicação	***Considerações***
Antimotilidade	Loperamida (comprimidos de 2 mg)	• Academia Americana de Pediatria não recomenda para diarreia aguda • Risco de enterocolite necrosante em < 2 anos • Efeito em 16 a 24 horas • Efeitos colaterais: constipação, dor abdominal, íleo, convulsão, cólica, náusea
Adsorventes	Colestiramina (envelope com 4 g)	Poucos efeitos adversos documentados
Diarreia secretora	Rececadotrila	Não recomendado para < 3 meses
Diarreia por *Clostridium*	Metronidazol	Corrigir dose se insuficiência hepática Droga de escolha para *Clostridium difficile* e *Giardia duodenalis*
	Vancomicina	2ª linha (se metronidazol ineficaz); máximo de 2 g/dia

Fonte: Wolfe J, Hinds PSS, Ourkes BM, 2011 e Hunt MO, 2014.

Referências bibliográficas

1. Silva LN. Náuseas e vômitos. In: Ferreira EAL, Barbosa SMM, Iglesias SOB (ed.). Cuidados paliativos pediátricos. Rio de Janeiro: Medbook, 2022. p. 109-15.
2. Iglesias SBO, Falcão MC, Blassioli CVM et al. Aspectos nutricionais/gastrointestinais. In: Barbosa SMM, Zoboli I, Igesias SBO (ed.). Cuidados paliativos na prática pediátrica. Rio de Janeiro: Atheneu, 2019. p. 150-74.
3. Hunt MO. Nausea & vomiting. In: Hunt MO, Protus BM, Winters JP et al. (org.). Pediatric palliative care consultant: guidelines for effective management of symptoms. Montgomery: HospiScript, 2014. p. 181-92.
4. Roila F, Molassiotis A, Herrstedt J et al. 2016 MASCC and ESMO guideline update for the prevention of chemotherapy-and radiotherapy-induced nausea and vomiting and of nausea and vomiting in advanced cancer patients. Ann Oncol. 2016;27(Suppl 5):119-33.
5. Doppen M, Kung S, Maijers I et al. Cannabis in palliative care: a systematic review of current evidence. J Pain Symptom Manage. 2022;64(5):e260-84.
6. Wolfe J, Hinds PS, Sourkes BM. Textbook of interdisciplinary pediatric palliative care. Philadelphia: Elsevier Saunders, 2011.
7. Goldman A, Hain R, Liben S. Oxford textbook of palliative care for children. 3rd ed. United Kingdom (UK): Oxford University Press, 2021.
8. Hardy JR, Glare P, Yates P et al. Palliation of nausea and vomiting. In: Cherny N, Fallon M, Kaasa S (ed.). Oxford textbook of palliative medicine. 5th ed. 2015. UpToDate. Disponível em: https://www.uptodate.com/contents/treatment-of-gastroparesis?search=eritromicina%20dose%20para%20gastroparesia&source=search_result&selectedTitle=1~150&usage_type=default&display_rank=1#H8. Acesso em: 29 set. 2023.
9. UpToDate [Internet]. Disponível em: https://www.uptodate.com/contents/aprepitant-pediatric-drug-information?search=aprepitanto&selectedTitle=1~47&usage_type=panel&display_rank=1&kp_tab=drug_pediatric&source=panel_search_result#F26419175. Acesso em: 29 set. 2023.
10. UpToDate [Internet]. Disponível em: https://www.uptodate.com/contents/fosaprepitant-pediatric-drug-information?sectionName=Pediatric&topicId=17060&search=fosaprepitanto&usage_type=panel&anchor=F51359177&source=panel_search_result&selectedTitle=1~15&showDrugLabel=true&kp_tab=drug_pediatric&display_rank=1#F51359177. Acesso em: 29 set. 2023.

11. Lewis SJ, Heaton KW. Stool form scale as a useful guide to intestinal transit time. Scand J Gastroenterol. 1997;32(9):920-4.
12. Laddie J, Terblanche A, Meiring M. Gastrointestinal and liver-related symptoms in paediatric palliative care. In: Hain R, Goldman AR, Meiring M (ed.). Oxford textbook of palliative care for children. 3rd ed. New York: Oxford University Press, 2021. p. 214-30.
13. Tamarine. Farm. Responsável: Fernando Costa Oliveira. São Paulo. Disponível em: https://www.tamarine.com.br/bulas/bula-tamarine-capsulas-12mg.pdf. Acesso em: 11 mar. 2023.

Capítulo 18

Sintomas neurológicos

Mariana Ribeiro Marcondes da Silveira
Patricia Gushiken Takahashi

Introdução

O controle de sintomas é o motivo para quase metade das consultas realizadas por equipes de cuidados paliativos pediátricos (CPP), de acordo com um estudo de coorte multicêntrico prospectivo envolvendo seis hospitais nos Estados Unidos e 515 crianças e adolescentes. Dessas crianças, cerca de 41% tinham condições genéticas; 39%, doenças neuromusculares; e 5,6%, tumores cerebrais, o que mostra a importância dos diagnósticos neurológicos nas crianças em cuidados paliativos. Quando consideramos seus sinais e sintomas, os mais comuns foram sintomas neurológicos como comprometimento cognitivo (46,8%) e dificuldades de fala (45,8%). As crises epilépticas (24,5%) foram o quinto sintoma mais comum.[1]

Em crianças com comprometimento neurológico significativo, caracterizando a definição de condição crônica complexa, um estudo com cem pacientes cujos sintomas foram relatados pelos pais identificou a irritabilidade (65%), a insônia (55%) e a dor (54%) como sintomas mais prevalentes.[2] Já nas crianças com tumores do sistema nervoso central (SNC) em cuidados paliativos exclusivos, um estudo multicêntrico inglês com 59 crianças mostrou que os sintomas mais comumente encontrados incluem fraqueza (93,2%), dificuldades de mobilidade (89,8%) e dor (81,4%).[3]

Para abordar o controle dos sintomas neurológicos, é importante consideramos a divisão das doenças limitantes e ameaçadoras à vida conforme sua trajetória porque esse conhecimento é fundamental para a elaboração de um plano terapêutico que contenha medidas proporcionais ao momento. Devem ser considerados os objetivos de cuidado relacionados ao controle de sintomas e, quando forem pertinentes, às medidas para habilitação/reabilitação e para prologar o tempo de vida.

Existem condições neurológicas nas quatro categorias, conforme descreve o Quadro 18.1.[4,5]

Quadro 18.1 – Trajetórias das doenças neurológicas limitantes e ameaçadoras à vida.

Categoria	*Condição*
1	Condição ameaçadora de vida passível de tratamento curativo, mas que pode falhar. Exemplo: câncer do sistema nervoso central (SNC)
2	Condições em que a morte prematura é inevitável, com longos períodos de tratamento direcionado à doença. Exemplos: distrofia muscular de Duchenne e atrofia espinal progressiva

(Continua)

Quadro 18.1 – Trajetórias das doenças neurológicas limitantes e ameaçadoras à vida. (*Continuação*)

Categoria	*Condição*
3	Condições progressivas sem opção de tratamento curativo ou específico. Exemplos: lipofucinose ceroide neuronal tipo 1, doenças mitocondriais (como síndrome de Alpers-Huttenlocher) e síndrome de Rett
4	Condições irreversíveis, mas não progressivas, com suscetibilidade à complicação e à morte prematura. Exemplos: paralisia cerebral (PC) com comprometimento motor acentuado, paciente com sequela de traumatismo cranioencefálico ou raquimedular, paciente com malformações do SNC

Fonte: Adaptado de Chambers L, 2018; e Silveira MRM, 2023.

Quando consideramos ainda que o sofrimento está além dos sintomas físicos neurológicos, algumas particularidades do quadro clínico em crianças com condições neurológicas devem ser lembradas, como:

- O fato de terem um curso prolongado e flutuante, com declínios inesperados e acúmulo gradual de déficits, o que pode gerar necessidades redobradas de suporte ao luto pelas perdas sequenciais.
- As incertezas no diagnóstico e poucos marcadores prognósticos validados, dificultando a tomada de decisões.
- A perda de habilidades motoras, cognitivas e de linguagem, dificultando o acesso aos serviços médicos nas fases de maior progressão da doença, o que resulta na perda de oportunidades para a atualização do plano de cuidados e das diretivas antecipadas envolvendo o fim de vida, especialmente quando a telemedicina não é uma realidade para todos.[5,6]

Além disso, muitas das decisões sobre o controle dos sintomas físicos serão tomadas em um cenário de pouquíssimos estudos sobre o manejo do controle de sintomas, mediante apenas os diagnósticos sindrômicos, sem um diagnóstico etiológico definitivo. Na presença dos diagnósticos etiológicos, como no caso da distrofia muscular de Duchenne, atrofia espinal progressiva e lipofuscinose tipo 2, é necessário lembrar que novas terapias específicas estão surgindo e a história natural das doenças com esses tratamentos ainda está em estudo.

Nesse cenário, a melhor maneira de trabalhar é contar com o auxílio do neuropediatra e de profissionais da equipe multidisciplinar como fisioterapeuta, fonoaudiólogo e terapeuta ocupacional para um diagnóstico funcional e sindrômico correto dos sintomas neurológicos. Isso evita que condições como distúrbios do movimento e crises epilépticas, que podem ser de difícil diferenciação clínica, recebam tratamentos inapropriados.[5,6]

Neste capítulo, vamos abordar alguns dos sintomas neurológicos mais comuns, nos aspectos importantes para o conhecimento da equipe de cuidados paliativos pediátricos, para auxílio na identificação e na instituição de medidas apropriadas.

Agitação/irritabilidade

"Agitação" pode ser definida como estado de descontrole comportamental que provavelmente resultará em dano para o paciente ou aos profissionais da Saúde caso não haja intervenção. Deve-se observar se existe alguma causa de base para esse comportamento e tratamento desta antes do uso de medidas comportamentais e farmacológicas. Entre as causas, podemos citar: intoxicação ou abstinência; *delirium*; posicionamento do paciente; obstipação; retenção urinária; efeito colateral de medicação de uso contínuo; dor; lesão encefálica ou trauma cranioencefálico; acatisia; hipóxia; hipercapnia; doença orgânica aguda ou piora da patologia de base crônica.[5,7]

O tratamento não farmacológico consiste nos cuidadores acalmarem a criança com voz tranquila e toques, trazer objetos e brinquedos familiares ao ambiente hospitalar.[8]

O tratamento farmacológico pode ser feito com anti-histamínicos (hidroxizina ou difenidramina) ou benzodiazepínicos (midazolam, lorazepam, diazepam) caso a agitação esteja associada à ansiedade, levando-se em conta efeitos colaterais de ganho de peso para os anti-histamínicos e depressão respiratória para os benzodiazepínicos; antipsicóticos típicos (haloperidol ou clorpromazina) ou atípicos (risperidona, olanzapina, aripiprazol) usados com frequência nos quadros psiquiátricos de base como nos transtornos do neurodesenvolvimento, transtorno afetivo bipolar, psicoses, síndrome de Tourette, deficiência intelectual, transtorno de conduta.[7,8]

No cenário da Neonatologia, a gabapentina é um fármaco que pode ser usado no controle de irritação, pois trata hiperalgesia visceral, dificuldade de introdução de dieta, dor e irritação com bons resultados nessa população, principalmente nos casos de pacientes com demandas de alta complexidade.[9]

Disautonomia

A disautonomia é a disfunção do sistema nervoso autônomo, comandado pelo hipotálamo e pode se apresentar como taquicardia, febre, hipertensão, taquipneia, sudorese e posturas anormais como descerebração, decorticação e distonia. É mais comum nas lesões traumáticas do sistema nervoso central (SNC) e nas injúrias hipoxicoisquêmicas. Ocorre em aproximadamente 10% das crianças com lesões cerebrais e 31% após parada cardíaca e a tríade de diaforese, hipertensão e distonia é o melhor preditor de diagnóstico de disautonomia.[10]

Com relação ao tratamento, nos casos emergenciais com risco de instabilidade respiratória ou hemodinâmica, utilizar diazepam endovenoso, caso seja necessária uma mudança imediata, ou propranolol caso a resposta possa esperar de 20 a 30 minutos. Depois de controlados os sintomas ou se o manejo puder esperar algumas horas, é possível reduzir estímulos ambientais (luz e sons), melhorar obstipação e dor e usar propranolol associado ou não à clonidina e após ajustadas doses até o teto das medicações. Podem ser utilizados bromocriptina como 2ª linha e baclofeno, gabapentina ou dantrolene como 3ª linha de tratamento.[11]

Sono

Crianças com paralisia cerebral grave dos níveis GMFCS IV e V, não deambulantes ou com quadriplegia e com comorbidades como epilepsia, deficiência visual, auditiva ou cognitiva têm prevalência ao redor de 23,4% de transtornos do sono e apresentam impacto na qualidade de vida não só do paciente como de todos os cuidadores com risco de aumento do estresse e irritabilidade, além de redução do tempo de qualidade para interações. Ainda que menor que a incidência de transtornos do sono nos transtornos do neurodesenvolvimento (transtorno do espectro autista: 50% a 80%; transtorno do déficit de atenção e hiperatividade: 35% a 70%), essas crianças merecem cuidados e medidas comportamentais e, quando necessário, medicamentosas.[12,13] Essas medidas serão abordadas em outro capítulo.

Crises epilépticas

Uma crise epiléptica é definida como "a ocorrência transitória de sinais e/ou sintomas secundários à atividade neuronal cerebral anormal excessiva ou síncrona". A primeira coisa que o pediatra precisa é determinar se um evento tem as características de uma crise epiléptica, e não de um dos muitos imitadores de crises. Alguns exemplos incluem distúrbios do movimento como distonia, coreia e mioclonia não epiléptica; e outros como síncope, postura de descerebração (em pacientes com herniação cerebral ou disautonomia), tremores associados à dor ou bacteremia e episódios de parada da atividade motora de natureza comportamental.

O passo seguinte é a classificação do tipo de crise. Crises são divididas em crises de início focal (com ou sem comprometimento da percepção), generalizado ou desconhecido, com subcategorias de crises motoras e não motoras. A classificação correta do tipo de crise e de síndrome epiléptica tem implicações práticas importantes para o tipo de tratamento a ser escolhido.[14] Mesmo que o pediatra possa ter dificuldades na classificação do tipo de crise, é interessante que observe ou tente obter da mãe em detalhes cada sinal observado em ordem cronológica e, quando possível, que ela registre o evento por vídeo para que possa ser avaliado pelo neuropediatra.

O tratamento da epilepsia é complexo e foge ao objetivo deste capítulo abordar as possibilidades farmacológicas, dietéticas ou cirúrgicas para o manejo de crises. Também não abordaremos os protocolos para tratamento do estado de mal convulsivo, pertinentes à área de urgências pediátricas, mas é importante que ao aplicá-los, o paliativista considere o momento da trajetória da doença em que a criança se encontra e seu plano de cuidados.

Na sequência, é preciso definir se a crise é sintomática aguda, primeira crise não provocada ou crise no contexto de um paciente com diagnóstico de epilepsia. As crises sintomáticas agudas ocorrem em relação estreita a um insulto agudo ao SNC, que pode ser metabólico, tóxico, estrutural (fase aguda de acidente vascular encefálico ou trauma cranioencefálico), infeccioso, inflamatório ou febre.[15] Já na pessoa com epilepsia, considera-se que o indivíduo teve pelo menos uma crise não provocada e tenha outros fatores que estão associados a uma probabilidade elevada de apresentar um limiar epiléptico persistentemente diminuído e, portanto, um risco de recorrência elevado (acima de 60%).[16]

Diante de uma crise sintomática aguda, é importante dar o suporte clínico e identificar e tratar quando possível a causa sintomática. Diante de uma primeira crise não provocada, é preciso proceder à avaliação neurológica e com exames complementares, para que se possa definir o risco de recorrência e a necessidade de iniciar o tratamento. No paciente com epilepsia, é importante lembrar que muitas crianças em cuidados paliativos têm quadros de encefalopatia epiléptica, nos quais o controle completo de crises não é possível. Nesses casos, uma piora do controle das crises pode estar associado a esquecimento da medicação, troca de apresentação do medicamento, dose reduzida por dificuldade de deglutição ou absorção, causas de redução do limiar para crises como medicamentos (neurolépticos, baclofeno e psicoestimulantes), causas metabólicas, infecciosas e progressão da doença de base.

A equipe de cuidados paliativos pode auxiliar o neuropediatra no planejamento do controle das crises, entendendo primeiramente o tipo de crise e o impacto desta tanto no conforto como na condição clínica da criança, tendo em vista a possibilidade de resposta aos tratamentos e o momento da trajetória da doença em que a criança está.

Uma criança em estado de mal convulsivo na fase ativa de morte, por exemplo, terá uma condução visando o controle clínico do componente motor que tenha maior impacto para o conforto do paciente (podendo ser toleradas crises focais mais sutis), sem preocupação em tratar crises eletrográficas. No entanto, o controle clínico pode exigir, em alguns casos, sedação paliativa, visando controle do sintoma, sem a intenção de interromper o estado de mal para evitar novos danos ao SNC ou para recuperar o estado clínico anterior. Nesses casos, o midazolam e o fenobarbital podem ser realizados por hipodermóclise.

É importante delimitar planos para o escape de crises de acordo com o momento da criança, incluindo medicações para tratamento agudo das crises e previsão para possibilidade de aumentos dos fármacos em uso e introdução ou troca de medicamento. No tratamento da epilepsia, a meta é manter monoterapia ou o menor número de fármacos anticrise possível, colocando um a um e explorando a dose máxima tolerada para que se evitem efeitos colaterais por interação dos diferentes fármacos.[6]

Hipertonia (espasticidade e distonia)

O tônus muscular é definido como a resistência à distensão passiva. Ele pode ser separado em tônus postural e fásico. O tônus postural é resultado de contração muscular prolongada, sendo a gravidade um dos principais responsáveis por esse estado e a musculatura axial a principal responsável pela manutenção do tônus postural. Já o tônus fásico é o resultado do alongamento rápido de grupamentos musculares e seus tendões, sendo mais facilmente avaliado na musculatura apendicular.

As anormalidades do tônus podem ser definidas como hipertonia (aumento do tônus) e hipotonia (redução do tônus), cada qual com suas consequências sobre o sistema muscular e osteotendíneo. A hipotonia pode ocorrer por envolvimento do SNC ou do sistema nervoso periférico. Já o aumento do tônus sempre envolve o SNC. É importante lembrar que a hipotonia e a hipertonia podem ocorrer de modo combinado, como em pacientes com hipotonia axial por redução do tônus postural e hipertonia apendicular.[17]

As formas mais comuns de hipertonia são a espasticidade, a distonia e a rigidez. A **espasticidade** decorre do envolvimento do trato piramidal, que pode ocorrer desde o córtex até a medula. Trata-se de um aumento do tônus muscular de modo velocidade-dependente, associado à hiper-reflexia. A espasticidade em si não costuma ser dolorosa, mas comumente vem acompanhada de espasmos musculares que o são. Além disso, a espasticidade pode gerar dificuldade em obter posturas funcionais e confortáveis durante a deambulação e os atos de sentar-se e deitar-se para dormir, o que também pode causar dor.

Ao longo do tempo, a espasticidade pode resultar em contraturas e deformidades, além de luxação de quadril, que também estão associados à dor. Os sinais sugestivos de luxação são diferença significativa no tamanho das pernas, dificuldade de abdução e mobilização do quadril, aumento do tônus do quadril, perda de capacidade de sentar-se ou de se posicionar em pé e piora da dificuldade de higiene do períneo. Além da avaliação clínica, a vigilância do quadril com radiografia deve ser realizada, iniciando-se pelo menos aos 2 anos de idade ou no momento do diagnóstico ou suspeita de espasticidade envolvendo os membros inferiores.

Uma vez identificada a condição, o plano terapêutico deve pesar riscos e benefícios. As opções incluem medidas não farmacológicas, medicações e tratamento cirúrgico. Antes de se iniciar o tratamento, é preciso verificar se a espasticidade não é importante para a funcionalidade da criança, contrabalanceando a fraqueza muscular. Caso isso não seja considerado, o tratamento da espasticidade pode causar piora das funções de sentar-se ou ficar em pé.

Medidas não farmacológicas incluem fisioterapia motora, ajuste do ambiente e cadeira de rodas para as atividades de vida diária com a terapia ocupacional e participação dos cuidadores nas massagens, exercícios de alongamento e adaptações. O tratamento farmacológico pode envolver medicações enterais para espasticidade generalizada e medicações injetáveis para alívio localizado da espasticidade.

As medicações mais comumente utilizadas são benzodiazepínicos (diazepam), que têm um início de ação mais rápido e, quando possível, não devem ser mantidos por longo prazo em razão de seus efeitos colaterais. Outras medicações são as com efeito alfa-2-adrenérgicas (tizanidina) e os agonistas de receptores GABA2 (baclofeno). A toxina botulínica A costuma ser utilizada com bons resultados para alívio localizado, como nos pés equinos e na hipertonia dos adutores da coxa com prejuízo a higiene local.

Intervenções neurocirúrgicas e ortopédicas como liberação de tendões, gesso seriado, uso de baclofeno intratecal e rizotomia dorsal seletiva também podem ser consideradas nos casos de maior dificuldade de controle sintomático.[17,18]

A **distonia** resulta do envolvimento dos núcleos da base e suas vias e pode ocorrer de modo isolado ou associado a outras condições como a espasticidade e a coreia. A distonia cursa com contrações sustentadas ou intermitentes da musculatura agonista e antagonista de modo concomitante, gerando posturas atípicas e torcionais. Costuma ser desencadeada ou exacerbada por movimentos voluntários. Pode ser desencadeada também ao toque ou movimento de outras regiões do corpo sem a distonia e costuma melhorar durante o sono.

A distonia é causa comum de dor e dificuldades posturais de sentar-se e deitar-se, sendo associada a desconforto significativos. Quando em repouso, o indivíduo pode ter hipotonia, mas em movimento pode ter um aumento do tônus muscular de modo velocidade-independente, ou hipercinesia com a presença de movimentos coreicos associados. A distonia afeta mais comumente os membros, mas pode envolver também o tronco e regiões cervical, facial e oral. Diferenciá-la entre focal (um segmento do corpo) ou generalizada é importante para as escolhas terapêuticas (medicações ou aplicação local de toxina botulínica).

No princípio, é importante descartar causas farmacológicas da distonia como uso de neurolépticos. A avaliação de etiologias genéticas e estruturais será orientada pelo neuropediatra. O tratamento inicial para distonia focal deve se basear no uso de toxina botulínica e, se necessário, progredir para terapêutica enteral. Para a distonia generalizada, deve-se utilizar como primeira escolha o tratamento farmacológico com anticolinérgicos (como o triexifenidil) e, como segunda opção, para quem não responde adequadamente a essas drogas ou não tolera bem seus efeitos colaterais, deve-se iniciar o uso de benzodiazepínicos (como o diazepam e o clonazepam) e altas doses de agonistas GABA2 como o baclofeno. Para casos mais refratários, nos quais o paciente tem dificuldades de se sentar, deitar-se e dormir, pode ser considerado o uso de agentes que depletem a dopamina como a tetrabenazina e alfa-2-adrenérgicos como a clonidina.

Casos mais específicos podem ser candidatos ao uso do agonista dopaminérgico levodopa. A gabapentina vem sendo cada vez mais utilizada, especialmente nos casos em que o paciente sente dor. Quando o paciente tem distonia generalizada, mas apresenta uma área focal mais problemática, a toxina botulínica poder ser utilizada.[17,18]

Seja de modo paulatino, em que a distonia piora progressivamente sem controle adequado, seja de modo agudo, muitas vezes associado à dor no pós-operatório ou complicações infecciosas, pode haver piora da distonia e a criança desenvolver o *status* distônico, que é uma emergência médica com risco de vida. O *status* distônico é caracterizado pela presença de espasmos distônicos acentuados, de modo contínuo ou a intervalos muito breves, podendo ocasionar fraqueza da musculatura bulbar com prejuízo da manutenção da via aérea pérvia, insuficiência respiratória progressiva, distúrbios metabólicos incluindo elevação da creatinofosfoquinase (CPK) e insuficiência renal, exaustão e dor. Esses casos exigem manejo utilizando drogas endovenosas.

Casos refratários podem ser encaminhados para avaliação neurocirúrgica para procedimentos de estimulação cerebral profunda, incluindo os casos de *status* distônico refratário.[17-19]

Efeito colateral de medicamentos

É muito comum que os pacientes com condições neurológicas e em cuidados paliativos estejam usando múltiplo fármacos, com uma série de interações[1,2,5] e efeitos colaterais. Os fármacos anticrise podem ter interações significativas (como o potencial aditivo de bloqueadores de canal de sódio para sintomas de ataxia) e que são mais conhecidas pelos neuropediatras. Conhecer os mecanismos de ação e a forma de metabolismo e de excreção das principais medicações prescritas em cuidados paliativos permite buscar esquemas farmacológicos mais racionais. Alguns pontos que devem ser observados ao se analisar a prescrição dos pacientes são:

- Todas as medicações prescritas são necessárias?
- Algum dos sintomas atuais do paciente pode ser efeito colateral das medicações? Se sim, algo pode ser feito na prescrição para melhorar (redução, introdução gradual ou associação de outro medicamento sintomático)?
- Para cada teste terapêutico farmacológico sugerido, programar, com base no perfil farmacológico da medicação, um tempo necessário para que se alcance a resposta esperada e a suspensão da medicação caso não se obtenha essa resposta ou caso haja mudança do quadro clínico.
- Evitar o risco de intoxicação por medicações que possam ter seu nível sérico aumentado pela inibição do seu metabolismo com a introdução de outras.
- Evitar o retorno de sintomas controlados por uso de associação de fármacos que reduzam o nível sérico por induzir o metabolismo do medicamento que controla os sintomas, de forma inadvertida.
- Evitar o risco de intoxicação por medicações por associação de dois medicamentos com mecanismo de ação e perfil de efeitos colaterais semelhantes, de forma inadvertida.[5]

Considerações finais

Muitos sintomas neurológicos são irreversíveis e não têm proposta terapêutica para controle, o que pode impactar na maneira como a criança e a família definem seus papéis sociais, seus relacionamentos e suas narrativas. Soma-se a isso, o desafio de ter uma condição que pode limitar o tempo de vida, com seus sintomas neurológicos, numa sociedade capacitista e que ainda procura formas adequadas de inclusão.

Para que o sofrimento existencial que pode advir desse contexto seja adequadamente abordado, o primeiro passo é o controle impecável dos sintomas físicos neurológicos e não neurológicos passíveis de tratamento.[5] Só assim é possível ampliar o cuidado para todas as demais dimensões do sofrimento.

Referências bibliográficas

1. Feudtner C, Kang TI, Hexem KR et al. Pediatric palliative care patients: a prospective multicenter cohort study. Pediatrics. 2011;127:1094-101.
2. Feinstein JA, Feudtner C, Blackmer AB et al. Parent-reported symptoms and medications used among children with severe neurological impairment. JAMA Network Open. 2020;3(12):1-13.
3. Goldman A, Hewitt M, Collins GS et al. Symptoms in children/young people with progressive malignant disease: United Kingdom Children's Cancer Study Group/Paediatric Oncology Nurses Forum Survey. Pediatrics. 2006;117(6):1179-86.
4. Chambers L. A guide to children's palliative care. 4th ed. In: Goldman A, Hain R, Rapoport A et al. (ed.). Bristol: Together For Short Lives, 2018.
5. Silveira MRM. Neurologia pediátrica. In: Ferreira EAL, Barbosa SMM, Iglesias SBO (ed.). Cuidados paliativos pediátricos. Rio de Janeiro: Medbook, 2023.
6. Boegtz JF, Hauer JM. Neurological and neuromuscular conditions and symptoms. In: Hain R, Goldman A, Adam Rapoport et al. (ed.). Oxford textbook of palliative care for children. 3rd ed. Oxford: Oxford University Press, 2021.
7. Sonnier L, Barzman D. Pharmacologic management of acutely agitated pediatric patients. Paediatr Drugs. 2011;13(1):1-10.
8. Wusthoff CJ, Shellhaas RA, Licht DJ. Management of common neurologic symptoms in pediatric palliative care: seizures, agitation and spasticity. Pediatr Clin North Am. 2007;54(5):709-33.
9. Burnsed JC, Heinan K, Letzkus L et al. Gabapentin for pain, movement disorders and irritability in neonates and infants. Dev Med Child Neurol. 2020;62(3):386-9.
10. Kirk KA, Shoykhet M, Jeong JH et al. Dysautonomia after pediatric brain injury. Dev Med Child Neurol. 2012;54(8):759-64.
11. Burton JM, Morozova OM. Calming the storm: dysautonomia for the pediatrician. Curr Probl Pediatr Adolesc Health Care. 2017;47(7):145-50.
12. Horwood L, Li P, Mok E et al. A systematic review and meta-analysis of the prevalence of sleep problems in children with cerebral palsy: how do children with cerebral palsy differ from each other and from typically developing children? Sleep Health. 2019;5(6):555-71.
13. Blackmer AB, Feinstein JA. Management of sleep disorders in children with neurodevelopmental disorders: a review. Pharmacotherapy. 2016;36(1):84-98.
14. Fisher RS, Cross JH, French JA et al. Operational classification of seizure types by the International League Against Epilepsy: position paper of the ILAE Commission for Classification and Terminology. Epilepsia. 2017;58(4):522-30.
15. Beghi E, Carpio A, Forsgren L et al. Recommendation for a definition of acutes symptomatic seizure. Epilepsia. 2010;51(4):671-5.
16. Fisher RS, Acevedo C, Arzimanoglou A et al. A practical clinical definition of epilepsy. Epilepsia. 2014;55(4):475-82.
17. Swaimann KF, Phillips J. Muscular tone and gait disturbances. In: Swaiman KF, Ashwal S, Ferriero DM et al. (ed.). Swaiman's pediatric neurology principles and practice. 6th ed. Elsevier, 2017.
18. Rasmussen LA, Grégoire MC. Challenging neurological symptoms in paediatric palliative care: an approach to symptom evaluation and management in children with neurological impairment. Paediatr Child Health. 2015;20(3):159-65.
19. Allen NA, Lin JP, Lynch T et al. Status dystonicus: a practice guide. Dev Med Child Neurol. 2014 Feb;56(2):105-12.

Capítulo 19

Sintomas psíquicos

Yasmin Zeenni

Introdução

A abordagem dos sintomas psíquicos em cuidados paliativos pediátricos é de importância crucial visto que esses sintomas não apenas impactam diretamente a qualidade de vida dessas crianças e adolescentes, mas também exercem influência significativa sobre a comunicação, a tomada de decisões e os relacionamentos com suas famílias.

Depressão e ansiedade, quando não tratadas, podem ter um impacto considerável no tratamento de doenças crônicas, acarretando consequências adversas, tais como aumento da sensibilidade à dor, atrasos em procedimentos invasivos, prolongamento do tempo de hospitalização, aumento da frequência de consultas ambulatoriais e de solicitação de exames, bem como prejuízo no enfrentamento da doença. Além disso, podem levar à diminuição da adesão ou, até mesmo, ao abandono do tratamento clínico ou cirúrgico.

Ademais, ainda que essas doenças sejam altamente incapacitantes, é alarmante notar que nem todos os doentes têm acesso à adequada assistência psiquiátrica e psicológica. Essa lacuna na prestação de cuidados pode ser atribuída a várias razões, incluindo a falta de abordagem desses temas por parte dos profissionais da Saúde, seja pela falta de conhecimento nessa área, seja pela priorização dos sintomas físicos em detrimento dos psíquicos. Além disso, muitas vezes, os próprios pacientes hesitam em compartilhar tais sintomas devido ao receio do estigma social associado a essas questões.[1]

Adicionalmente, é importante destacar que muitos pacientes enfrentam dificuldades consideráveis no acesso a serviços especializados em saúde mental. Isso decorre tanto da escassez de profissionais qualificados para lidar com condições psiquiátricas como da insuficiência de estruturas dedicadas a esse cuidado. É notável que apenas um número limitado de serviços disponha de um psiquiatra em sua equipe, o que ressalta a urgência de capacitar os médicos paliativistas para que possam abordar, identificar e tratar de maneira competente os sintomas psiquiátricos, proporcionando, assim, uma assistência mais completa e adequada aos pacientes em cuidados paliativos pediátricos.[2]

Este capítulo tem como objetivo proporcionar aos médicos paliativistas uma visão abrangente dos sintomas ansiosos e depressivos em cuidados paliativos pediátricos, incluindo aspectos epidemiológicos, manifestações clínicas, abordagem diagnóstica e estratégias de tratamento.

Epidemiologia

A prevalência dos sintomas psíquicos em cuidados paliativos pediátricos revela uma preocupante tendência de aumento no sofrimento mental, particularmente agravado pela pandemia da covid-19. Segundo dados da Organização Mundial da Saúde (OMS), observou-se aumento notável nos transtornos depressivos maiores e transtornos de ansiedade em adultos após a pandemia, com um aumento de 28% a 26%, respectivamente.[1] No entanto, os números são ainda mais alarmantes quando se trata da faixa etária pediátrica, em que as incidências tanto de ansiedade como de depressão praticamente duplicaram, passando de 11,6% para 20,5%, e de 12,9% para 25,2%, respectivamente.[3]

Esse aumento do sofrimento psíquico na infância e na adolescência é particularmente preocupante dado que as condições de saúde mental já representam uma parcela substancial da carga global de doenças e lesões nessa faixa etária, com 8% das crianças entre 5 e 9 anos e 14% dos adolescentes entre 10 e 19 anos vivendo com algum transtorno psiquiátrico.[1]

A depressão é uma das principais causas de doença e incapacidade entre adolescentes em âmbito mundial, levando o suicídio à terceira posição entre as principais causas de morte de adolescentes de 15 a 19 anos. Metade de todas as condições de saúde mental começa aos 14 anos de idade, mas a maioria dos casos não é detectada ou tratada adequadamente. Isso tem implicações significativas, estendendo-se até a idade adulta e prejudicando tanto a saúde física como a psíquica desses indivíduos, além de limitar suas futuras oportunidades.[1]

Embora o tema seja de grande relevância para a qualidade de vida desses jovens, a literatura disponível sobre a prevalência dos transtornos mentais em cuidados paliativos pediátricos ainda é limitada. Uma metanálise de 2019 revelou que a ansiedade afetava 19,1% desses pacientes, enquanto a depressão atingia 14,3%, números mais elevados do que na população da mesma faixa etária sem doenças físicas.[4] Isso sugere que o sofrimento psíquico aumentou substancialmente após o isolamento social imposto pela covid-19, destacando a necessidade de uma abordagem mais aprofundada e compreensiva da saúde mental desses pacientes em cuidados paliativos pediátricos.

Peculiaridades da adolescência

A adolescência é uma fase de intensas transformações, marcada pelo desenvolvimento cognitivo, construção da identidade, exploração de relacionamentos interpessoais e busca pela independência. No entanto, essa época de autodescoberta também apresenta desafios emocionais e decisões cruciais que moldarão o futuro desses jovens.

A pandemia de covid-19 agravou o impacto na saúde mental dos adolescentes em cuidados paliativos pediátricos, uma população já vulnerável. Além das complexidades emocionais inerentes ao enfrentamento de doenças graves e incuráveis, esses jovens enfrentaram o isolamento social, restrições nas visitas de entes queridos e interrupção das atividades terapêuticas e recreativas que desempenham um papel crucial em sua qualidade de vida. O resultado foi um aumento significativo da ansiedade, depressão e solidão, tornando crucial o foco na saúde mental e no suporte emocional durante seus cuidados integrados.

Além das preocupações imediatas com o sofrimento emocional, é importante destacar que a depressão e a ansiedade não tratadas podem ter um impacto duradouro no desempenho acadêmico, nas relações interpessoais e no desenvolvimento emocional desses jovens. Também vale ressaltar que esses transtornos estão associados a comportamentos de risco, como o abuso de substâncias, e aumentam a incidência de transtornos psiquiátricos na vida adulta.

Além do isolamento social, esses jovens em cuidados paliativos enfrentam uma série de questões relacionadas a suas condições médicas, que podem ser fatores de risco para o desenvolvimento de sintomas psíquicos. Isso inclui a interrupção das atividades diárias e do desenvolvimento típico da infância e da adolescência devido a ausências escolares frequentes e à diminuição do contato com a rede de apoio durante o isolamento médico.[5,6]

Além disso, eles precisam lidar com as perdas causadas pela doença, como sequelas motoras que limitam suas escolhas em lazer, esportes e, até mesmo, carreiras, bem como com o estigma associado às marcas visíveis da doença, como muletas, cadeiras de rodas, cicatrizes e deformidades. A perda ou a diminuição da autonomia também os torna temporária ou permanentemente dependentes de pais e/ou cuidadores.

Enfrentar cada etapa do tratamento é um desafio emocional, sobretudo lidar com a angústia da irreversibilidade da doença e a necessidade de aceitar suas limitações. Os adolescentes, com sua capacidade de pensar de forma abstrata, podem compreender a complexidade de sua condição médica, mas frequentemente não estão preparados para as mudanças no estilo de vida que ela exige. Isso pode desencadear medo, insegurança quanto ao prognóstico, questionamentos sobre o motivo de sua doença e, até mesmo, abalar suas crenças religiosas. Em alguns casos, os adolescentes podem, inclusive, se sentir culpados pelo estado atual de sua saúde.[5]

Buscar tratamento adequado pode capacitar os adolescentes com estratégias para lidar com seus sintomas, melhorar sua qualidade de vida e construir uma base sólida para um futuro emocionalmente saudável.

Particularidades da anamnese psiquiátrica em Pediatria

A abordagem de crianças e adolescentes em cuidados paliativos pediátricos apresenta desafios únicos em virtude das diferenças de desenvolvimento, comunicação e experiência desses pacientes. É essencial reconhecer que essas crianças podem perceber o mundo de outra maneira e ter uma compreensão diferente da saúde e da doença em comparação com crianças saudáveis da mesma idade.[7]

Diferentemente dos adultos, as crianças e os adolescentes nem sempre relatarão prontamente seus sintomas quando questionados. Estabelecer um vínculo de confiança entre o paciente e o médico é fundamental nesse processo. É importante que o médico não tenha pressa para fazer um diagnóstico, pois, muitas vezes, a própria interação e a construção de um relacionamento terapêutico podem ser ferramentas importantes no tratamento.

A criança deve sentir-se acolhida e à vontade para falar sobre seus medos e inseguranças, o que pode ajudar a aliviar seu sofrimento. É também essencial que ela confie plenamente no médico para compartilhar suas preocupações de forma confidencial. Algumas crianças receosas de que seus pais descubram suas dificuldades e angústias, empenham-se em esconder essas emoções, com o objetivo de poupar seus progenitores de qualquer sofrimento resultante do conhecimento de suas dificuldades.

Um desafio comum se apresenta quando a criança, por diversas razões, incluindo a ansiedade, não se expressa verbalmente durante a consulta. Nesses casos, o médico deve evitar pressioná-la a falar e deve permitir que ela entre no processo de consulta no seu próprio ritmo. Iniciar a conversa com tópicos neutros e não relacionados à doença, como jogos favoritos, animais e escola, pode ajudar a criança a se sentir mais à vontade antes de abordar questões psíquicas. É importante explorar possíveis causas de ansiedade, como transtornos de humor, histórico de trauma ou abuso, ou a presença intimidante dos pais ou dos cuidadores no consultório.[8,9]

Em algumas situações, os pais podem ter trazido a criança para a consulta sob outro pretexto, e ela pode estar relutante em falar. Nesses casos, é aconselhável realizar uma interação separada, dando-lhe tempo para se expressar e compreender suas preocupações. O médico deve reconhecer as emoções da criança e mostrar interesse genuíno em ouvir e entender sua perspectiva.

Crianças com atrasos no desenvolvimento ou com déficits na fala e nas habilidades sociais podem ter dificuldade em se expressar verbalmente. Nesses casos, é importante adaptar a interação ao nível de desenvolvimento da criança e usar métodos lúdicos, como jogos e brincadeiras, para avaliá-la.[8,9] As crianças pequenas podem não ter a capacidade de se expressar verbalmente de forma coerente, mas podem expressar seus pensamentos e sentimentos por meio de comportamentos observáveis durante o brincar.[10]

Para a maioria das crianças com menos de 11 anos, a capacidade de pensamento abstrato não está totalmente desenvolvida, o que torna as ferramentas lúdicas, como jogos, desenhos e pinturas, valiosas para estabelecer um vínculo e compreender suas experiências e emoções. A brincadeira é uma forma familiar e natural de expressão para essa faixa etária, e os profissionais da Saúde podem utilizá-la como uma via de comunicação eficaz.[10] Ela permite que a criança se expresse de maneira direta ou simbólica, compartilhando seus sentimentos, pensamentos e experiências.

Diagnóstico

O diagnóstico de transtornos de humor em um ambiente de cuidados paliativos pediátricos apresenta alguns desafios. É importante destacar que diferenciar sintomas clinicamente significativos das dificuldades de ajuste decorrentes do diagnóstico e do tratamento, bem como de seus efeitos colaterais, pode ser uma tarefa complexa para os médicos assistentes.

Os critérios diagnósticos da 5ª edição do *Manual Diagnóstico e Estatístico de Transtornos Mentais* (DSM-5) ressaltam essa complexidade. Muitos sintomas associados à depressão e à ansiedade podem ser observados em crianças com doenças crônicas em razão dos sintomas da própria doença ou dos efeitos colaterais dos medicamentos. Além disso, também podem refletir uma reação emocional ao diagnóstico e ao tratamento da doença orgânica.

O DSM-5 também inclui critérios de exclusão considerações importantes para avaliar crianças e adolescentes em tratamento. Por exemplo, é necessário excluir a possibilidade de que os sintomas sejam resultado direto dos efeitos de medicamentos ou da doença crônica. Além disso, é importante considerar que os sintomas talvez sejam uma reação de luto ou perda, o que é frequente em jovens em cuidados paliativos.[11]

Entre os transtornos de humor, os transtornos ansiosos e depressivos são particularmente prevalentes nesse contexto. O diagnóstico adequado e a distinção entre sintomas relacionados à doença crônica, ao tratamento e aos transtornos de humor são cruciais para fornecer o suporte apropriado às crianças em cuidados paliativos pediátricos uma vez que a presença desses transtornos pode afetar significativamente sua qualidade de vida e o manejo da doença subjacente. Portanto, a avaliação cuidadosa e a consideração de fatores contextuais são essenciais para garantir que as intervenções sejam adequadas e eficazes.

Transtornos de ansiedade

A ansiedade pode ser definida como sentimentos de medo, pavor e mal-estar que podem ocorrer como uma reação ao estresse. É importante destacar que preocupações e medos transitórios são comuns em crianças, especialmente naquelas que vivenciam eventos estressantes na vida cotidiana. No entanto, a ansiedade é considerada problemática quando os sintomas se tornam excessivos, inadequados ou persistentes e estão associados a prejuízo funcional significativo ou sofrimento emocional.

Em crianças e adolescentes com condições médicas crônicas, o risco de desenvolver sintomas ansiosos aumenta substancialmente. Isso ocorre porque elas frequentemente enfrentam desafios adicionais relacionados à sua saúde, como procedimentos médicos invasivos, internações hospitalares frequentes, preocupações com o prognóstico da doença e a possibilidade de limitações físicas. Esses fatores estressantes podem contribuir para o desenvolvimento de um transtorno de ansiedade, que vai além das reações normais de preocupação.[12]

Ansiedade é considerada um importante preditor da qualidade de vida.[15] Quando negligenciada e não tratada, apresenta prognóstico desfavorável. Entre as consequências negativas, pode-se citar a deterioração do bem-estar, o desenvolvimento de outros problemas de saúde mental, o prejuízo no desempenho acadêmico e nos relacionamentos e, também, impactos negativos no tratamento das doenças crônicas.[13]

Crianças e adolescentes hospitalizados enfrentam ansiedade devido ao estresse da hospitalização, falta de compreensão dos profissionais da Saúde sobre a doença, procedimentos médicos invasivos e limitações nas estratégias de enfrentamento. A ansiedade pode atrasar procedimentos, aumentar a suscetibilidade a infecções e prolongar a recuperação, prejudicando o tratamento e a satisfação do paciente.[15]

A ansiedade antecipatória é comum, e crianças podem desenvolver respostas condicionadas a procedimentos dolorosos, resultando em ansiedade, náusea ou dor em resposta a estímulos associados.[5] O tratamento inclui intervenções comportamentais e psicoeducação, além de intervenções farmacológicas quando os sintomas físicos estão presentes.[16] Crianças em idade pré-escolar e escolar frequentemente sofrem de ansiedade de separação durante tratamentos médicos, e objetos familiares e fotos podem ajudar a minimizar esses sintomas.[5]

A falta de reconhecimento e de tratamento de sintomas ansiosos em crianças com doenças crônicas pode levar a experiências traumáticas subsequentes e agravar o sofrimento, contribuindo para sintomas psicossociais significativos.[15]

Além disso, a ansiedade pode se manifestar com sintomas somáticos, como dor abdominal, náusea, diminuição do apetite e cefaleia, o que pode levar a investigações clínicas desnecessárias. Portanto, é imperativo realizar um diagnóstico diferencial minucioso para discernir entre sintomas de ansiedade e sintomas físicos que podem estar relacionados a outras condições médicas subjacentes.

Os transtornos mais comuns observados em crianças com doenças médicas crônicas incluem o de ansiedade generalizada, fobia específica, transtorno de ansiedade de separação, transtorno do pânico, depressão, e transtorno de adaptação, descritos a seguir.[11]

Transtorno de ansiedade generalizada

Caracterizado por ansiedade e preocupação excessivas e persistentes sobre várias áreas da vida, como saúde, escola, desempenho acadêmico e relações interpessoais. Essas preocupações persistentes são acompanhadas por pelo menos um dos seguintes sintomas: inquietação; fadiga; dificuldade de concentração; irritabilidade; tensão muscular; e distúrbios do sono.

Essas preocupações são desproporcionais aos eventos reais e podem interferir significativamente no funcionamento diário da criança.

Fobia específica

Envolve medo intenso e irracional de um objeto ou situação específica, como medo de agulhas, hospitais, procedimentos médicos ou outros estímulos relacionados à saúde. As crianças com doenças médicas crônicas podem desenvolver fobias relacionadas a aspectos específicos de seu tratamento ou condição.

Transtorno de ansiedade de separação

É mais comum em crianças mais jovens e envolve um medo excessivo de se separar de figuras de apego, como pais ou cuidadores. Isso pode ser agravado quando a criança precisa passar por internações hospitalares ou procedimentos médicos que a afastam de suas figuras de apoio. É comum apresentar queixas de sintomas somáticos (p. ex., cefaleias, dores abdominais, náusea ou vômitos) quando ocorre a separação de figuras de apego.

Transtorno do pânico

Caracterizado por episódios recorrentes de medo intenso ou desconforto acompanhados por sintomas físicos, como taquicardia, sudorese, tremores e sensação de falta de ar ou sufocamento, dor ou desconforto torácico, náusea, tontura, calafrios, medo de perder o controle ou medo de morrer. As crianças com doenças médicas crônicas podem experimentar ataques de pânico relacionados ao estresse e à ansiedade em relação à sua condição de saúde.

Depressão

Diagnosticar a depressão em crianças e adolescentes pode ser um desafio considerável em virtude da sobreposição de sintomas comuns a doenças orgânicas, como desânimo, falta de energia, alterações no sono e no apetite, além de dificuldades cognitivas, como problemas de raciocínio, concentração e atenção. Nesse contexto, uma avaliação abrangente que leve em consideração vários aspectos da vida da criança, como seu envolvimento em atividades de lazer, interação social e desempenho acadêmico, pode ser necessária para elucidação diagnóstica.

Ainda, a fim de identificar sintomas centrais da depressão, como anedonia (perda de interesse em atividades de lazer) e humor deprimido, é fundamental entrevistar pais e/ou cuidadores. No caso de crianças hospitalizadas, a colaboração da equipe multiprofissional é crucial, pois outros profissionais podem fornecer informações valiosas sobre o estado de saúde mental do paciente, pelo estabelecimento de vínculo de confiança.

É importante lembrar que o estágio de desenvolvimento da criança desempenha um papel crucial na maneira como ela lida com sua condição médica e como a depressão pode se manifestar. É necessário distinguir entre sintomas depressivos que podem ocorrer em jovens emocionalmente saudáveis que estão reagindo a condições médicas graves e o início de um transtorno depressivo maior.[12]

Poucos pacientes preenchem os critérios do DSM-5 para um diagnóstico de depressão maior. Muitas vezes, apresentam um transtorno de adaptação, o que impacta negativamente a qualidade de vida e a adesão ao tratamento, exigindo igual atenção.

Além disso, sintomas biológicos, como distúrbios do sono (fragmentação ou redução do sono, ou aumento da sonolência), alterações no apetite (aumento ou redução), sintomas somáticos (dor) e sintomas cognitivos (alterações no raciocínio, desesperança ou sentimentos de inutilidade) podem estar presentes em um quadro depressivo, levando a ajustes desnecessários em outros tratamentos médicos, como alterações na dose de medicamentos e na frequência do acompanhamento.

É importante ressaltar que o humor deprimido não é comum em crianças e adolescentes, sendo mais frequente o humor hipotímico, irritável e episódios frequentes de raiva. O Quadro 19.1 ilustra as diferenças nas manifestações da doença de acordo com a faixa etária.

Quadro 19.1 – Diferenças na apresentação da depressão de acordo com a idade.

Pré-púberes	*Adolescentes*	*Adultos*
• Irritabilidade, (birra, desobediência) • Afeto reativo* • Comorbidades frequentes: ansiedade, problemas de comportamento e TDAH • Queixas somáticas	• Irritabilidade (resmungos, hostilidades, baixa tolerância à frustração, explosões de raiva) • Afeto reativo* • Hipersonia (inversão ciclo sono-vigília) • Queixas somáticas • Sensibilidade extrema à rejeição (p. ex., sensação errônea de ser depreciado ou criticado) resultando em dificuldades de relacionamentos	• Anedonia • Sem reatividade no afeto • Agitação ou retardo psicomotor • Variação diária do humor (pior pela manhã) • Insônia terminal (despertar mais precoce)

* Resposta emocional positiva momentânea que ocorre como resultado direto de um evento ou estímulo externo positivo (p. ex., receber visitas de pares).

Fonte: Adaptado de IACAPAP.

Transtorno de adaptação

O transtorno de adaptação é um distúrbio psiquiátrico que envolve o desenvolvimento de sintomas emocionais ou comportamentais, como ansiedade, depressão, comportamentos disruptivos ou problemas no funcionamento diário, em resposta a um estressor identificável. Esse transtorno ocorre em 3 meses após o início do estressor e é caracterizado por uma resposta emocional que excede o que seria considerado uma reação proporcional às circunstâncias. Os estressores comuns incluem eventos como o diagnóstico de uma doença grave, mudanças no prognóstico ou traumas emocionais.

É importante notar que, de acordo com o DSM-5, se um indivíduo apresenta sintomas que atendem os critérios para um transtorno depressivo maior em resposta a um estressor, o diagnóstico de transtorno de adaptação não é aplicável. O perfil sintomático do transtorno depressivo maior diferencia esses dois distúrbios.

Além disso, é relevante mencionar que, uma vez que o estressor ou suas consequências tenham cessado, os sintomas do transtorno de ajustamento não persistem por mais de 6 meses. Esse período é importante para o diagnóstico diferencial entre transtorno de adaptação e outros distúrbios emocionais, como o transtorno depressivo maior.

Tratamento

Abordagem não farmacológica

A abordagem não farmacológica é recomendada em todos os casos de ansiedade e de depressão em cuidados paliativos pediátricos, uma vez que desempenha um papel fundamental no cuidado abrangente e no bem-estar das crianças que enfrentam doenças graves e terminais.

A seguir, são descritas algumas estratégias importantes a serem consideradas:

- **Psicoterapia:** a técnica psicoterapêutica mais utilizada é a terapia cognitivo comportamental (TCC) pelo maior número de evidências científicas. A TCC concentra-se na identificação e na modificação de pensamentos negativos e comportamentos disfuncionais. Ajuda os jovens a desenvolver habilidades de enfrentamento para lidar com o estresse e sintomas do humor. As abordagens psicanalíticas também são eficazes, embora sejam menos exploradas na pesquisa acadêmica devido à complexidade na concepção dos estudos. A psicanálise ajuda a desenvolver novas perspectivas e a compreender melhor as perdas, capacitando a pessoa a lidar de maneira mais saudável com desafios e a integrar suas experiências passadas para encarar o futuro de forma mais salutar.
- **Arteterapia:** ferramenta útil na Pediatria e permite que as crianças e os adolescentes se expressem criativamente por meio de pintura, desenho e escultura, facilitando a expressão de sentimentos de forma não verbal.
- **Ludoterapia:** essa abordagem utiliza brinquedos e atividades lúdicas para permitir que os jovens explorem suas emoções e preocupações de maneira lúdica e não ameaçadora.
- **Terapia familiar:** envolve a família no processo terapêutico, melhorando a comunicação, a compreensão mútua e o apoio emocional entre os membros da família, reduzindo o estresse do paciente.
- ***Mindfulness* e relaxamento:** técnicas de *mindfulness* e relaxamento ensinam as crianças e os adolescentes a reduzirem sintomas ansiosos e depressivos, concentrando-se no presente e desenvolvendo maneiras eficazes de lidar com o estresse.
- **Narrativa e contação de histórias:** o uso de histórias e narrativas ajuda as crianças e os adolescentes a compreender e a processar suas experiências e emoções, muitas vezes por meio de contação de histórias ou escrita.

Abordagem farmacológica

Os antidepressivos desempenham papel importante no tratamento da ansiedade e depressão em crianças e adolescentes, especialmente em casos moderados a graves ou quando a abordagem não farmacológica é insuficiente para casos leves. O objetivo principal do tratamento é alcançar a remissão total dos sintomas e restaurar a funcionalidade do paciente, visando a recuperação completa.

Qualquer resultado abaixo da remissão total é considerado subótimo, pois a persistência de sintomas residuais aumenta a chance de piores desfechos psicossociais, suicídio e outros transtornos (como uso de substâncias), assim como recaída e recorrência.[17]

Como regra geral, a medicação deve ser iniciada com a menor dose eficaz possível e ajustada com base na resposta e na tolerância do paciente. Embora cerca de metade da melhora esperada seja observada nas 2 primeiras semanas de tratamento, a eficácia completa dos antidepressivos pode levar de 6 a 8 semanas. É fundamental monitorar de perto os pacientes devido ao possível aumento temporário do risco de pensamentos suicidas.

O tratamento deve ser mantido por 8 a 12 meses após a remissão dos sintomas, sendo a interrupção preferencialmente realizada em um período de baixo estresse, com monitoramento contínuo para recaídas ou sintomas de descontinuação.[12]

A escolha do antidepressivo deve considerar comorbidades existentes, interações medicamentosas e potenciais efeitos colaterais que possam agravar outros sintomas físicos. Alguns antidepressivos, como a duloxetina ou venlafaxina, podem ser úteis em pacientes com dor crônica, agindo como moduladores da dor neuropática. A mirtazapina é indicada para pacientes com náuseas, diminuição do apetite e/ou insônia (Quadro 19.2).

É fundamental destacar que os inibidores seletivos de recaptação de serotonina (ISRS) têm diferentes graus de potencial para inibir as enzimas do citocromo P450, incluindo a 3A4, com papel importante no metabolismo de muitos medicamentos, como antibióticos macrolídeos e agentes antifúngicos azólicos. Portanto, é crucial considerar o potencial de interações medicamentosas e o risco de prolongamento do intervalo QTc ao prescrever ISRS. Citalopram e escitalopram causam menos interações medicamentosas, enquanto a sertralina é a menos provável de prolongar o intervalo QTc.[12]

Os benzodiazepínicos de ação rápida, como o alprazolam e lorazepam, são frequentemente usados para tratar estados agudos de ansiedade ou ataques de pânico, incluindo aqueles desencadeados por procedimentos médicos. Para controle a longo prazo, consideram-se agentes de ação prolongada, como o clonazepam, e a introdução de ISRS. O lorazepam é uma opção recomendada em pacientes com insuficiência hepática, pois é metabolizado por conjugação e excretado por via renal e pode reduzir náuseas e vômitos em crianças submetidas à quimioterapia.[12]

No entanto, é essencial ressaltar que o uso prolongado de benzodiazepínicos pode levar à tolerância e ao risco significativo de dependência física e psicológica, mesmo em crianças. A descontinuação dos benzodiazepínicos deve ser cuidadosamente gerenciada devido ao risco de sintomas de abstinência. Além disso, esses medicamentos devem ser evitados nos pacientes em *delirium* (estado confusional agudo) pelo risco de piora do quadro.

É crucial reconhecer que o uso de psicotrópicos em crianças e adolescentes é restrito em virtude da aprovação limitada por agências reguladoras, como a agência norte-americana Food and Drug Administration (FDA) e da escassez de pesquisas que respaldem o uso desses medicamentos nessa faixa etária. Frequentemente, os profissionais recorrem ao uso *off-label* desses medicamentos para tratar condições não especificamente aprovadas, como sintomas ou doenças específicas, em doses ou faixas etárias não inicialmente indicadas.

É importante destacar que o termo *off-label* não implica uso inadequado, ilegal ou contraindicado de medicamentos. Em vez disso, significa que o medicamento não foi originalmente rotulado ou aprovado para determinada condição, sintoma, faixa etária ou dose específica.[14] A responsabilidade pela prescrição *off-label* recai sobre o profissional da Saúde que avalia os riscos e benefícios do uso do medicamento fora das indicações aprovadas, com o objetivo de proporcionar o melhor cuidado possível ao paciente.

Em geral, ao considerar a prescrição *off-label* de um medicamento para uma indicação específica em um paciente pediátrico, é fundamental obter o consentimento informado.[14] Nesse processo, os profissionais da Saúde devem discutir detalhadamente com os cuidadores e, sempre que possível, com os pacientes, os motivos e benefícios da prescrição, os possíveis efeitos colaterais (incluindo o risco de surgimento ou agravamento do pensamento suicida, nervosismo, agitação, irritabilidade e instabilidade do humor), a importância de seguir as instruções de dosagem e o tempo necessário para que o efeito antidepressivo comece a ser percebido. Isso ajuda a gerenciar expectativas e garantir que o paciente e sua família compreendam plenamente o tratamento proposto.

Essa abordagem visa gerenciar expectativas e garantir que o paciente e sua família compreendam completamente o tratamento sugerido, promovendo uma tomada de decisão informada e alinhada com o melhor interesse do paciente.

Quadro 19.2 – Antidepressivos e seus níveis de evidência e eficácia em crianças (< 18 anos).

Medicação	*Condição*	*Evidência de eficácia**	*Idade, em anos, aprovada pela FDA nos Estados Unidos*
Fluoxetina	Depressão maior	Nível I	Maiores ou iguais a 8
	Transtorno de ansiedade generalizada (TAG)	Nível I	Maiores ou iguais a 7
Sertralina	Depressão maior	Nível I	Maiores ou iguais a 6
	TAG	Nível I	
Escitalopram	Depressão maior	Nível I	Maiores ou iguais a 12

(Continua)

Quadro 19.2 – Antidepressivos e seus níveis de evidência e eficácia em crianças (< 18 anos). (*Continuação*)			
Medicação	***Condição***	***Evidência de eficácia****	***Idade, em anos, aprovada pela FDA nos Estados Unidos***
Citalopram	Depressão maior	Nível II	Maiores ou iguais a 12
Fluvoxamina	TAG	Nível I	Maiores ou iguais a 7
Venlafaxina	Depressão maior	Nível V	
Bupropiona	Depressão maior	Nível V	
Duloxetina[18]	TAG	Nível II	Maiores ou iguais a 7
Mirtazapina			Sem aprovação

* Nível de evidência: tipo 1 – forte evidência em pelo menos uma revisão sistemática de vários ensaios clínicos randomizados bem projetados; tipo 2 – forte evidência de pelo menos um ensaio clínico controlado, randomizado e projetado corretamente; tipo 3 – evidência de ensaios clínicos bem projetados sem randomização, estudos de grupo único, pré-pós, coorte, séries temporais ou estudos de caso-controle; tipo 4 – evidência de estudos não experimentais bem projetados provenientes de mais de um centro ou grupo de pesquisa; tipo 5 – opiniões de autoridades respeitadas, baseadas em evidências clínicas empíricas, estudos descritivos ou relatórios de comitês de especialistas.

Fonte: Adaptado de IACAPAP.

Referências bibliográficas

1. World Health Organization (WHO). World mental health report: transforming mental health for all. Geneva (CH): World Health Organization (WHO), 2022. Licence: CC BY-NC-SA 3.0 IGO.
2. Patterson KR, Croom AR, Teverovsky EG et al. Current state of psychiatric involvement on palliative care consult services: results of a national survey. Journal of Pain and Symptom Management. 2014;47(6):1019-27. doi: 10.1016/j.jpainsymman.2013.06.015.
3. Racine N, McArthur BA, Cooke JE et al. Global prevalence of depressive and anxiety symptoms in children and adolescents during COVID-19: a meta-analysis. JAMA Pediatr. 2021 Nov 1;175(11):1142-50. doi: 10.1001/jamapediatrics.2021.2482. PMID: 34369987; PMCID: PMC8353576.
4. Barker MM, Beresford B, Bland M et al. Prevalence and incidence of anxiety and depression among children, adolescents and young adults with life-limiting conditions a systematic review and meta-analysis. JAMA Pediatr. 2019 Sep 1;173(9):835-44. doi: 10.1001/jamapediatrics.2019.1712.
5. Mavrides N, Pao M. Updates in paediatric psycho-oncology. Int Rev Psychiatry. 2014 Feb;26(1): 63-73. doi: 10.3109/09540261.2013.870537. PMID: 24716501; PMCID: PMC5198903.
6. Kersun LS, Elia J. Depressive symptoms and SSRI use in pediatric oncology patients. Pediatr Blood Cancer. 2007 Dec;49(7):881-7. doi: 10.1002/pbc.21208. PMID: 17437286.
7. Datta SS, Saha T, Ojha A et al. What do you need to learn in paediatric psycho-oncology?. Ecancermedicalscience. 28 Mar 2019;13:916. doi: 10.3332/ecancer.2019.916.
8. Srinath S, Jacob P, Sharma E et al. Clinical practice guidelines for assessment of children and adolescents. Indian Journal of Psychiatry. 2019;61(Suppl 2):158-75. doi: 10.4103/psychiatry.IndianJPsychiatry_580_18.
9. Jiménez-Hernández JL, López-Sanchez J, Moreno-Arias C et al. The medical history in child and adolescent psychiatry. Actas Españolas de Psiquiatria. 2020;48(6):234-55.
10. Koukourikos K, Tsaloglidou A, Tzeha L et al. An overview of play therapy. Materia Socio-Medica. 2021;33(4):293-7. doi: 10.5455/msm.2021.33.293-297.

11. United States of America. American Psychiatric Association (APA). Manual diagnóstico e estatístico de transtornos mentais: DSM-5. 5. ed. Porto Alegre: Artmed, 2014.
12. Nibras S, Kentor R, Masood Y et al. Psychological and psychiatric comorbidities in youth with serious physical illness. Children (Basel). 2022 Jul 14;9(7):1051. doi: 10.3390/children9071051.
13. Cobham VE, Hickling A, Kimball H et al. Systematic review: anxiety in children and adolescents with chronic medical conditions. J Am Acad Child Adolesc Psychiatry. 2020 May;59(5):595-618.
14. Blom JMC, Barisone E, Bertolotti M et al. The use of psychotropic medication in pediatric oncology for acute psychological and psychiatric problems: balancing risks and benefits. Children (Basel). 2022 Nov 30;9(12):1878. doi: 10.3390/children9121878.
15. Mahakwe G, Johnson E, Karlsson K et al. A systematic review of self-report instruments for the measurement of anxiety in hospitalized children with cancer. Int J Environ Res Public Health. 2021;18(4):1911.
16. Ruland CM, Hamilton GA, Schjødt-Osmo B. The complexity of symptoms and problems experienced in children with cancer: a review of the literature. J Pain Symptom Manage. 2009;37(3):403-18.
17. Rey JM, Bella-Awusah TT, Jing L. Depression in children and adolescents. In: Rey JM, Martin A (ed.). IACAPAP e-textbook of child and adolescent mental health. Tradução de Silva FD. Genebra (CH): International Association for Child and Adolescent Psychiatry and Allied Professions (IACAPAP), 2018.
18. Strawn JR, Prakash A, Zhang Q et al. A randomized, placebo-controlled study of duloxetine for the treatment of children and adolescents with generalized anxiety disorder. Journal of the American Academy of Child and Adolescent Psychiatry. 2015;54(4):283-93. doi: 10.1016/j.jaac.2015.01.008.

Capítulo 20

Fadiga

Cintia Tavares Cruz

Introdução

Fadiga significa um cansaço extremo ou esgotamento total. Tanto em adultos como em Pediatria, o sintoma de fadiga é definido como uma sensação subjetiva e persistente de cansaço, exaustão física, emocional e cognitiva, apresentando-se como uma sensação crônica angustiante de exaustão que interfere na capacidade da criança de brincar e manter as atividades da vida diária.[1]

> É como se minhas pernas pesassem 100 quilos. Quanto mais eu penso no cansaço, mais ele piora. Então, parte disso deve ser mental... e parte disso é fadiga física mesmo. Você não sente mais o seu "eu normal" e está cansado de tudo o que está acontecendo. É como ser eliminado ... meu corpo está cansado demais para eu carregar.[2]
> (tradução pela autora)

É um dos principais sintomas vivenciados por crianças com condições crônicas, com alto impacto na sua qualidade de vida, sendo, assim, um componente crucial de atenção na prestação de cuidados paliativos. Em crianças com câncer, a fadiga é um dos sintomas mais prevalentes ao longo do tratamento, tendo sido relatado em mais da metade das crianças em ambiente doméstico, em 49,6% das crianças internadas por quimioterapia e em 70,5% das crianças 1 semana após a quimioterapia, sendo ainda mais prevalente e impactante nos adolescentes.[3]

Wolfe e colaboradores[4] descrevem que a fadiga é o sintoma mais comum em crianças com câncer avançado no último mês de vida, sendo inclusive mais prevalente e impactante que sintomas notáveis como dor e dispneia: 96% das crianças do estudo apresentavam fadiga e 57% delas sofriam significativamente com isso. Esse mesmo estudo mostra que, apesar do mais prevalente, a fadiga é o sintoma menos abordado terapeuticamente e com menor taxa de sucesso terapêutico segundo relato dos pais.[4] Em outro estudo, Jalmsell e colaboradores relataram que, de 449 pais de crianças que morreram de câncer, 86% relataram que a fadiga afetou significativamente o bem-estar da criança nos últimos meses de vida.[5]

Importante ressaltar que a fadiga, diferentemente do cansaço da vida cotidiana, não é proporcional à intensidade da atividade física recente e nem melhora com o repouso ou com uma boa noite de sono. O impacto do peso que a fadiga gera na capacidade física, cognitiva e emocional e a angústia que a acompanha prejudicam de forma significativa a qualidade de vida de pacientes que vivem com doenças ameaçadoras de vida, tanto adultos como crianças e adolescentes, podendo diminuir a esperança e o desejo de um paciente de continuar vivendo.[6]

A fadiga é considerada um sintoma multidimensional, tendo como componentes aspectos físicos, mentais e emocionais, caracterizada principalmente pela **falta de energia**.[7]

O sintoma é vivenciado de forma diferente de acordo com o nível de desenvolvimento e maturidade da criança ou do adolescente. Crianças em idade escolar e pré-escolares são mais impactados no aspecto físico, apresentando falta de energia para brincar, enquanto os adolescentes enfatizam o esgotamento mental, perda de foco, dificuldade escolar e cansaço emocional.[7]

Quadro 20.1 – Fadiga e suas dimensões.

Aspectos físicos	*Aspectos mentais/cognitivos*	*Aspectos emocionais*
• Fraqueza • Dificuldade para andar ou correr • Sensação de falta de energia • Cansaço • Letargia • Peso no corpo • Desejo de descansar e ficar deitado	• Falta de foco • Baixa concentração • Memória prejudicada	• Depressão • Apatia • Irritabilidade • Pouco comunicativo • Tristeza • Motivação diminuída • Isolamento social • Solidão

Fonte: Adaptado de Ullrich CK et al.[5]

Causas

A causa da fadiga é multifatorial e inclui fatores físicos, emocionais e sociais, além de estar frequentemente associada a problemas em relação ao sono.[5,8] Os relacionamentos interpessoais, o ambiente familiar e a função parental também são fatores importantes que contribuem para o modo como a criança lida com sua doença de base e sintomas associados, especialmente mais jovens.[8,9]

A fadiga pode ser parcialmente explicada por fatores relacionados à doença de base, como a ação do sistema imunológico e o aumento de citocinas inflamatórias, função metabólica e mitocondrial alterada, disfunção do eixo adrenal-hipotálamo-hipófise e funções neuroendócrinas alteradas.[1,5] Efeitos colaterais gerados pelo tratamento (p. ex., quimioterapia, radioterapia, cirurgias, uso prolongado de corticosteroides, entre outros) também são possíveis causas da fadiga. Outros fatores biológicos também podem estar associados, como a anemia, a perda de massa muscular, caquexia anorexia, alterações hormonais (hipotireoidismo, hipopituitarismo, hipogonadismo) e alterações metabólicas, desnutrição, desidratação, alterações eletrolíticas, infecções e disfunções orgânicas. Importante ressaltar que o imobilismo prolongado de pacientes acamados na maior parte do tempo, internados ou não, ocasiona perda de condicionamento muscular e perda de massa muscular, a qual também resulta em fadiga.[5]

Importante atentar que sintomas físicos mal controlados, como dor e dispneia, podem causar a fadiga, além de estarem associados a maior prejuízo do sono, outro fator relacionado à fadiga. Medicações frequentemente utilizadas no manejo desses sintomas, como opioides, benzodiazepínicos, antieméticos, anti-histaminicos, antipsicóticos, também podem ter como efeito colateral a fadiga.[5]

Sintomas psicológicos como ansiedade e depressão estão associados à fadiga, sendo difícil designar o que vem primeiro: fadiga pode causar depressão e depressão pode causar fadiga. As limitações sociais causadas pela fadiga, como isolamento, solidão, diminuição da capacidade de trabalho ou do rendimento escolar e dificuldade de exercer atividades da vida diária (como brincar), reduzem o prazer de viver e funcionam como potenciais contribuintes para ansiedade e depressão.[5]

A fadiga é relacionada a distúrbios do sono em crianças e adolescentes.[3] Os distúrbios do sono são comuns na população em cuidados paliativos, ocasionados por sintomas físicos mal manejados, questões emocionais, sofrimento espiritual, fatores ambientais (p. ex., interrupção do sono devido a alarmes, controles de sinais vitais, horário de medicações) e alteração da arquitetura do sono causada por medicamentos.[3,5,10]

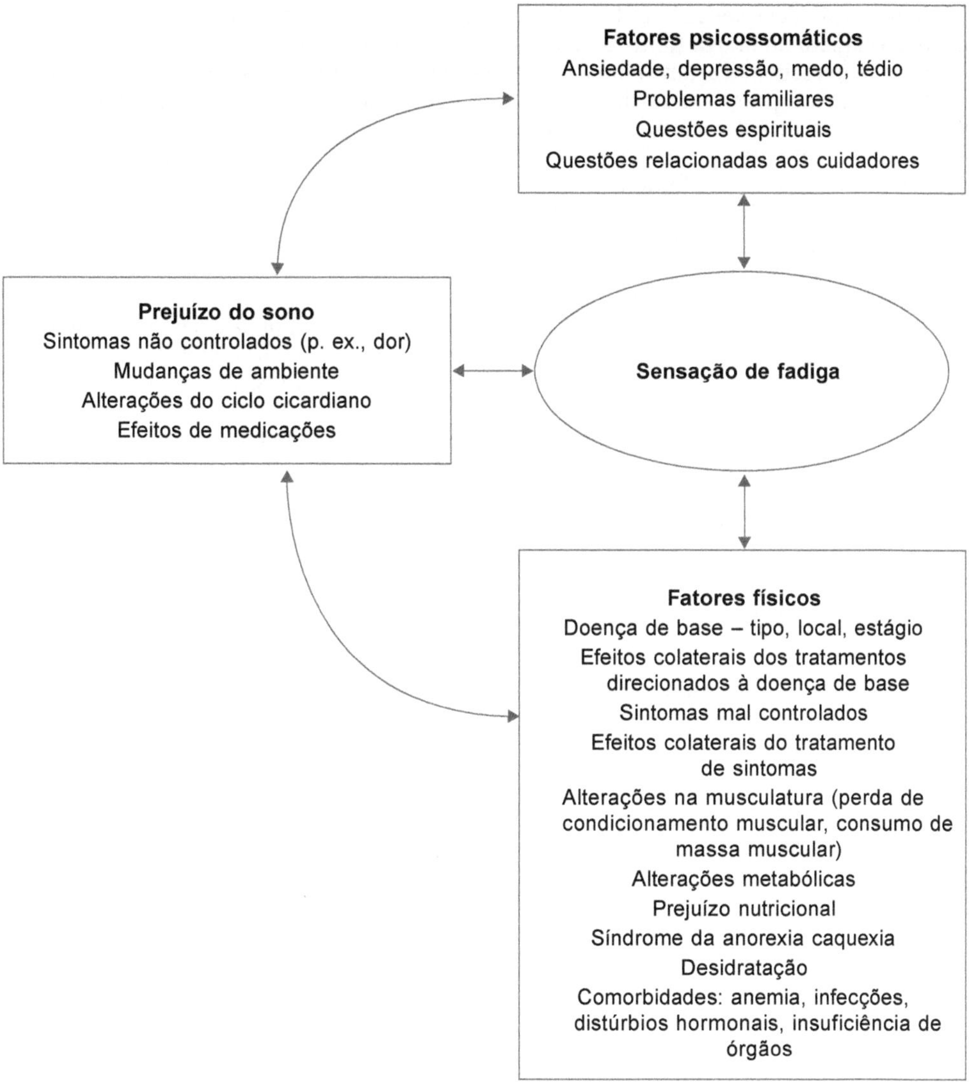

Figura 20.1 Modelo conceitual das causas da fadiga em pacientes com doenças ameaçadoras de vida.

Fonte: Adaptado de Ullrich CK, Mayer OH, 2007.

Avaliação

Apesar de prevalente (especialmente em pacientes pediátricos oncológicos e cardiopatas), a investigação de fadiga acaba sendo subestimada nas consultas clínicas: há uma falta de atenção dos clínicos aos impactos da fadiga; paradigma dos pacientes e profissionais da Saúde de que a fadiga é "normal" ou "esperada" no contexto de doença/tratamento; escassez de tempo de atendimento para aprofundar a consulta nessas questões; dificuldade de mensuração do sintoma; e falta de conhecimento e de experiência com as opções terapêuticas disponíveis.[5]

Como a de qualquer sintoma subjetivo, a avaliação da fadiga é um desafio, e, em Pediatria, esse desafio é ainda maior em razão da ampla faixa etária e dos desafios na comunicação.[1]

A avaliação deve ser realizada periodicamente nas consultas. É importante perguntar ativamente a respeito da fadiga tanto ao paciente como aos familiares. Convém questioná-los sobre cansaço ou se percebem a criança mais cansada e com diminuição das atividades.[1] Na anamnese, deve-se investigar a presença de sinais e sintomas como sensação de fraqueza, irritabilidade ou tristeza, sensação de estar cansado demais para fazer coisas que gosta (como brincar ou estar com os amigos), dificuldade em começar ou terminar tarefas, dificuldade em focar ou manter a atenção, pensamento lento e falta de memória, excesso de sono ou dificuldade de dormir à noite, cansaço ao acordar pela manhã, maior necessidade de descanso, maior número de sonecas ao longo do dia, tempo prolongado deitado na cama e dificuldade de se levantar.

Algumas escalas podem ajudar na identificação e mensuração da fadiga em Pediatria. Entre essas escalas, as mais utilizadas na prática clínica e estudos são:[11]

- **PedsQL - Multidimensional Fatigue Scale:** composta por 18 questões e validada para o português brasileiro, tem uma versão específica para autorrelatos de crianças e adolescentes, divididos por faixa etária (5 a 7 anos; 8 a 12 anos; 13 a 18 anos) e uma versão para relatos dos pais (2 a 18 anos).
- **Fatigue Scale - Fadigue Scale - Child (FS-C):** composta por 14 itens que descrevem a intensidade da fadiga durante a semana por meio do autorrelato de crianças entre 7 e 12 anos.
- **Fatigue Scale - Adolescent (FS-A):** composta por 14 itens que descrevem a intensidade da fadiga durante a semana por meio do autorrelato de adolescentes de 13 a 18 anos.
- **Fatigue Scale - Parent (FC-P):** composta por 17 itens sobre a percepção dos pais sobre a intensidade do cansaço dos filhos na última semana.
- **Fatigue Scale - Staff (FS-S):** composta por nove itens que exploram as percepções dos profissionais da Saúde sobre a intensidade da fadiga em crianças durante a última semana.
- **Pediatric Functional Assessment of Chronic Illness Therapy-Fatigue (Peds FACIT-F):** escala unidimensional composta por 11 itens que avaliam a fadiga na última semana.

Tratamento

O primeiro passo é combater causas orgânicas de base que possam estar relacionadas à fadiga:

- infecção;
- distúrbios eletrolíticos;
- alterações metabólicas;
- desidratação;
- desnutrição;
- inatividade/imobilismo;
- anemia;
- desequilíbrio hormonal (hipotireoidismo, hipogonadismo);
- medicações (opioides, antieméticos, antidepressivos e anti-histamínicos);
- dor;
- sono.

Como em geral não há uma causa única responsável pelo sintoma, a fadiga é mais bem tratada quando há uma estreita colaboração da criança e a família para lidar com quaisquer condições associadas a fadiga. Esse tratamento pode consistir na combinação de terapias não farmacológicas e farmacológicas, sempre contando com uma equipe multidisciplinar: pediatra; enfermeiro; psicólogo; fisioterapeuta; terapeuta ocupacional; educador físico; entre outros profissionais.

Em caso de doença muito avançada, é pouco provável a redução da fadiga a um grau muito menor ou sua resolução completa, porém é viável reduzi-la ao menor grau possível.

Medidas não farmacológicas[1,5,7,12]

1. **Atividade física:** o principal tratamento para melhora da fadiga e com maior evidência em literatura. Em Pediatria, Hinds e colaboradores[7] demonstraram que os exercícios reduzem significativamente a gravidade da fadiga em comparação com o

grupo-controle. O exercício também pode melhorar questões emocionais e psicológicas, que contribuem para fadiga.[5,12] Como as crianças e os adolescentes constituem um grupo heterogêneo, a evidência do benefício dos exercícios físicos na fadiga é mais clara para esses últimos, sendo mais complexo o incentivo para atividade física nos casos de bebês e crianças pequenas, para os quais atividades lúdicas e brincadeiras são uma excelente forma de estímulo. A atividade física deve ser adaptada às necessidades individuais de crianças e adolescentes, levando-se em consideração idade, preferências, habilidades e horários de maior disposição.

2. **Adaptação do ambiente visando poupar energia:** por exemplo, uso de cadeiras para banho, barras para vaso sanitário, uso de cadeira de rodas.
3. **Psicoterapia e participação em grupos de apoio, técnicas de visualização e de relaxamento.**
4. **Medidas de higiene do sono:** questionar e orientar rotina do sono integrada ao cotidiano, reforçar importância do sono regular e adequado (especialmente em adolescentes), deitar-se sempre no mesmo horário, promover ambiente tranquilo, limitar alimentos e bebidas cafeinados à noite, evitar exercícios físicos intensos por mínimo de 4 horas antes de se deitar, usar recurso de presença de objeto de segurança para crianças menores.
5. **Educação do paciente:** orientar o paciente e cuidadores é fundamental no sucesso da terapêutica.

- Ouvir as preocupações do paciente, explicar que as atividades, os exercícios e as brincadeiras são geralmente benéficos.
- Reforçar que o descanso, a pausa e o sono são importantes.
- Evitar estimulantes antes do descanso e/ou do sono.
- Evitar deitar-se na cama sem sono.
- Limitar as sonecas durante o dia.

6. **Terapias integrativas:** musicoterapia, acupuntura, aromaterapia, massagem, técnicas mente-corpo e atenção plena (meditação *mindfullness*).

Medidas farmacológicas

A correção dos fatores subjacentes que possam contribuir para a fadiga deve ser realizada sempre que possível e apenas quando consistente com os objetivos de cuidado do paciente e familiares. Entre eles, considerar o tratamento de anemia, infecções, desidratação, distúrbios eletrolíticos, distúrbios metabólicos e endócrinos.

1. **Anemia:** caso haja suspeita de que a anemia não tratada contribui significativamente para a fadiga, o tratamento com eritropoetina ou transfusão de glóbulos vermelhos pode ser considerado. Existem alguns indícios do uso de eritropoietina no tratamento da fadiga em adultos, porém seu uso deve ser ponderado em relação às preocupações recentes de que ela possa estar associada a uma progressão tumoral mais rápida, trombose e aumento da mortalidade em adultos.[5]
2. **Nutrição:** orientação de dieta equilibrada, aumento da oferta proteica, uso de suplementos nutricionais (vitaminas, *whey protein*, fórmula de aminoácidos), uso de estimulante do apetite como megestrol (estudos em pacientes com câncer de mama, poucos estudos em crianças).
3. **Sono:** a terapia farmacológica pode ser considerada, incluindo benzodiazepínicos, agonistas dos receptores de benzodiazepínicos (p. ex., zolpidem), antidepressivos sedativos e anti-histamínicos. Deve-se lembrar que os benzodiazepínicos e os anti-histamínicos podem ter efeitos paradoxais em crianças e alteram a arquitetura do sono, além de que os agonistas dos receptores de benzodiazepínicos não foram bem estudados em crianças.
4. **Depressão/ansiedade:** as estratégias para abordar os fatores psicológicos incluem abordagens farmacológicas e não farmacológicas. O uso de antidepressivos para tratar a depressão e a ansiedade subjacentes também pode diminuir a fadiga.
5. **Avaliação da prescrição médica e ajuste de medicações, horários e doses de medicações que possam causar sono:** como opioides, benzodiazepínicos, antieméticos, anti-histamínicos e medicamentos psicotrópicos.

6. Medicações que atuam de forma direcionada para a fadiga podem ser utilizadas, porém, devido à falta de estudos em Pediatria, não devem ser consideradas a primeira escolha, e riscos e benefícios devem ser ponderados.
7. **Psicoestimulantes:** mais comum o uso de metilfenidato e modafinila. Existem estudos que sugerem efeito positivo do metilfenidato no tratamento da fadiga em adultos e crianças, especialmente na fadiga relacionada ao uso de opioides.[5] Todavia, essas condutas ainda são muito pouco adotadas e mais indicadas em casos de fadiga mais intensa.[1] Atenção para o fato de o uso de psicoestimulantes poder aumentar o grau de ansiedade e de distúrbios do sono, além de reduzirem o apetite e, por isso, não devem ser usados como primeira escolha e nem de rotina. Ponderar riscos e benefícios.[5]
8. **Corticosteroides:** podem ser utilizados em doses baixas no período da manhã e apresentam efeito temporário no manejo da fadiga de duração em torno de 2 semanas. Não há evidência em literatura sobre seu efeito na redução da fadiga.[5]

Referências bibliográficas

1. Ferreira EAL, Barbosa SMM, Iglesias SBO. Cuidados paliativos pediátricos. p. 396-7. Kindle.
2. Hicks J, Bartholomew J, Ward-Smith P et al. Quality of life among childhood leukemia patients. J Pediatr Oncol Nurs. 2003;20(4):192-200.
3. Hooke MC, Linder LA. Symptoms in children receiving treatment for cancer – Part I: fatigue, sleep disturbance and nausea/vomiting. J Pediatr Oncol Nurs. 2019 Jul/Aug;36(4):244-61. doi: 10.1177/1043454219849576. PMID: 31307321; PMCID: PMC7197223.
4. Wolfe J, Grier HE, Klar N et al. Symptoms and suffering at the end of life in children with cancer. N Engl J Med. 2000 Feb 3;342(5):326-33. doi: 10.1056/NEJM200002033420506. PMID: 10655532.
5. Ullrich CK, Mayer OH. Assessment and management of fatigue and dyspnea in pediatric palliative care. Pediatr Clin North Am. 2007 Oct;54(5):735-56. doi: 10.1016/j.pcl.2007.07.006. PMID: 17933620.
6. Curt GA, Breitbart W, Cella D et al. Impact of cancer-related fatigue on the lives of patients: new findings from the fatigue coalition. Oncologist. 2000;5(5):353-60.
7. Hockenberry-Eaton M, Hinds P, O'Neill JB et al. Developing a conceptual model for fatigue in children. Eur J Oncol Nurses. 1999;3(1):5-11.
8. Vlist MMN, Dalmeijer GW, Grootenhuis et al. Fatigue among children with a chronic disease: a cross-sectional study. BMJ Paediatr Open. 2021 Feb 17;5(1):e000958. doi: 10.1136/bmjpo-2020-000958. PMID: 33665374; PMCID: PMC7893660.
9. Kramer N, Nijhof SL, Putte EM et al. Role of parents in fatigue of children with a chronic disease: a cross-sectional study. BMJ Paediatr Open. 2021 May 21;5(1):e001055. doi: 10.1136/bmjpo-2021-001055. PMID: 34104803; PMCID: PMC8144042.
10. Ullrich CK, Dussel V, Orellana L et al. Self-reported fatigue in children with advanced cancer: results of the PediQUEST study. Cancer. 2018 Sep 15;124(18):3776-83 [Epub 2018 Oct 6]. doi: 10.1002/cncr.31639. PMID: 30291811; PMCID: PMC6214736.
11. Nunes MDR, Silva MCM, Rocha EL et al. Measurement of fatigue in children and adolescents with cancer: an integrative review. Texto & Contexto – Enfermagem [Online]. 2014 Jun;23(2):492-501 [citado em 26 out. 2023]. Disponível em: http://www.scielo.br/scielo.php?script=sci_arttext&pid=S0104-07072014000200492&lng=en&tlng=en.
12. Bhardwaj T, Koffman J. Non-pharmacological interventions for management of fatigue among children with cancer: systematic review of existing practices and their effectiveness. BMJ Support Palliat Care. 2017 Dec;7(4):404-14 [Epub 2017 Jul 31]. doi: 10.1136/bmjspcare-2016-001132. PMID: 28760817.

Seção 6
Sofrimentos em outras esferas

Capítulo 21

Emoção – o motor do comportamento

Julia Schmidt Maso
Paula da Silva Kioroglo Reine

Não acredito que o sofrimento sozinho ensine algo.
Se bastasse o sofrimento a ensinar, o mundo todo seria sábio,
visto que todos sofremos.
Ao sofrimento, é necessário acrescentar a elaboração, a compreensão,
o amor, a abertura e o desejo de continuarmos vulneráveis.
Anne M. Lindbergh

Introdução

Um conceito essencial em cuidados paliativos (CP) é o conceito de dor total desenvolvido por Cicely Saunders. Para a compreensão desse conceito, é de extrema relevância o resgate da formação e dos anseios de Cicely Saunders enquanto cuidadora e profissional da Saúde. Ela formou-se inicialmente como enfermeira, depois como assistente social e, por fim, como médica, e toda essa trajetória profissional foi motivada pelo fato de Cicely não estar satisfeita com os limites com que se deparava no alívio do sofrimento de seus pacientes. Ela concentrava praticamente uma equipe multiprofissional em uma única pessoa, com um olhar amplo e holístico sobre o ser humano. Dessa forma, fica evidente que apenas uma pessoa com essa experiência e sabedoria poderia compreender que a dor vivenciada pelo paciente gravemente enfermo e próximo à finitude não é apenas física, mas também contempla uma dimensão emocional (dor emocional), uma dimensão social (dor social), uma dimensão espiritual (dor espiritual) que, em conjunto com a dimensão física (dor física), totaliza a dor.[1,2]

Uma ameaça da vida ou um vislumbre da morte pode despertar dores e sofrimentos que afetam as diferentes esferas da vida de quem adoece e também de quem está em torno do doente. Esses aspectos demandam competências para o cuidado por parte da equipe multiprofissional tanto para a prevenção como para a avaliação do sofrimento e a intervenção neste. O sofrimento envolve uma experiência individual e subjetiva e a avaliação, por parte do profissional da Saúde, sempre deverá partir do relato da pessoa de que ele cuida e é por meio do vínculo que esse acesso ocorre.

Amenizar a dor e o sofrimento humano implica reconhecer as emoções humanas básicas e o papel essencial que elas exercem em uma vivência de ameaça à vida, muitas vezes acompanhada de cronicidade. As emoções influenciam a forma como os indivíduos reagem às experiências e impactam a saúde física e mental, a interação social e a capacidade decisória, dados importantes quando se faz referência aos cuidados paliativos pediátricos (CPP), em que existe sobrecarga física e mental sobre a unidade familiar, necessidade de estabelecimentos de vínculos e alianças terapêuticas de cuidado com a equipe mediadas pela comunicação e pelo estabelecimento de objetivos de cuidado, ao longo do processo, que requerem capacidade de decisão. Nesse contexto, todos (paciente, equipe, família) estão sob influência das emoções.

Assim, o objetivo deste capítulo é descrever o papel das emoções em CPP e instrumentalizar o profissional da Saúde para a percepção e os cuidados emocionais não apenas dos pacientes e familiares, mas também do próprio cuidador.

Significado das emoções em cuidados paliativos pediátricos

As emoções são sensações emocionais e físicas geradas por estímulos intrínsecos ou extrínsecos às pessoas. São reflexos naturais diante dos acontecimentos da vida e configuram-se enquanto uma resposta física e química comandada pelo cérebro humano. As emoções configuram-se como uma reação psicobiológica, ou seja, são determinadas tanto biologicamente como pela experiência e pelo desenvolvimento do ser humano em um contexto cultural.[3]

Paul Ekman,[4] após extensas e amplas pesquisas sobre emoções desenvolvidas em diferentes contextos e culturas, classificou algumas emoções como básicas, primárias e universais entre os seres humanos: alegria; tristeza; medo; raiva; nojo; surpresa; e desprezo. Essas emoções são expressas facilmente, ou seja, apresentam um componente de comunicação não verbal importante.[4] As emoções básicas também podem se agrupar para formar emoções complexas, por exemplo, a emoção complexa "saudade" que seria correspondente ao agrupamento da alegria com a tristeza. A maioria dos estados emocionais das pessoas é formado por mais de uma emoção.[5] Algumas emoções complexas incluem compaixão, empatia, encantamento, horror, admiração, inveja, simpatia, estranhamento, temor, ansiedade, excitação e desejo.

A percepção das emoções reflete a capacidade para reconhecer e nomear diferentes emoções em si mesmo e nos outros. Perceber a emoção não é suficiente, sendo necessária a compreensão emocional, de modo que se possibilite integrar a emoção ao pensamento e que se entendam seus significados, o que a mobilizou e suas consequências. Apenas percebendo e compreendendo as emoções é que o indivíduo consegue regulá-las, ou seja, modelar respostas afetivas de acordo com a necessidade. Quem apresenta essas habilidades emocionais consegue lidar melhor com situações percebidas como estressantes assim como regular as emoções na interação com o outro, adquirindo melhor controle situacional.[3]

Assim, pessoas conscientes de suas emoções e com sensibilidade para perceber a emoção no outro apresentam competências emocionais para manejar situações adversas como lidar com conflitos ou comunicar ou receber más notícias. Sob outra perspectiva, pessoas com dificuldade em perceber as próprias emoções e as das pessoas ao redor tendem a vivenciar maiores frustrações e dificuldades interrelacionais. Os sentimentos, por sua vez, são consequência das emoções, gerados a partir da autopercepção das emoções e das reações por elas provocadas. São, portanto, complementares porque as emoções vividas dão origem aos sentimentos. A forma como cada pessoa sente depende de sua experiência de vida, características de personalidade e cultura na qual está inserida.

Os sentimentos são mais facilmente disfarçados do que as emoções e têm como característica serem mais duradouros e, por isso, compreendidos como um estado emocional. O estado emocional reflete a sensação e a reação do ser humano frente a uma emoção e determina um comportamento. Assim, o comportamento é o resultado visível de um sentimento. Importante destacar que um mesmo estímulo pode gerar emoções diferentes, por exemplo, pais em uma conferência familiar recebendo uma notícia sobre a progressão da doença do filho. O pai pode apresentar tristeza; a mãe, medo; e o profissional que está comunicando a notícia pode sentir desprezo por não ter consciência emocional para lidar com a emoção gerada em si mesmo e com o impacto da informação que mobiliza emocionalmente os pais de forma diferente.

Em CPP, o sofrimento emocional é potencialmente universal. Dessa forma, é essencial compreender o papel das emoções não apenas no bem-estar emocional dos pacientes pediátricos, mas também na influência que exercem sobre seus comportamentos e respostas diante de condições médicas graves. No âmbito da saúde, más notícias, compartilhamento de decisões e objetivos de cuidados, principalmente quando remetem à vida e à morte, têm impacto emocional significativo na unidade de cuidados mobilizando intensas emoções.

O cuidado pediátrico abrange uma diversidade de tarefas que requerem habilidades emocionais. Estudos[6,7] demonstram que os pais tentam administrar as respostas emocionais do filho doente e dos irmãos deste, moderar suas próprias emoções, estabelecer uma comunicação satisfatória com a equipe, adaptar rotinas familiares, lidar com ameaças, intercorrências e expectativas, zelar pelo bem-estar do filho doente cuidando das medicações, consultas e hábitos saudáveis, além de manter financeiramente o lar.

Os pais de uma criança que enfrenta uma doença potencialmente fatal frequentemente encontram-se em um estado de exaustão, enfrentando uma carga emocional e física esmagadora, o que resulta em uma qualidade de vida geralmente abaixo da média. Eles também enfrentam um risco significativamente maior de desenvolver transtorno de estresse pós-traumático. Muitos pais estão conscientes de que, em algum momento no futuro, podem enfrentar a angustiante realidade de perder o seu filho. Isso os coloca diante do desafiador cenário de proporcionar cuidados a uma criança que vive com a sombra iminente da morte. A consciência da possibilidade de perda da criança representa uma das experiências parentais mais lancinantes. Em decorrência da ansiedade intensa relacionada à perspectiva de perder o filho, os pais tornam-se extremamente atentos a qualquer sinal que possa sugerir o início do término da vida de seu filho. Os pais empenharam-se na busca de tratamentos mais eficazes e no acesso a todo o apoio disponível, esforçando-se ao máximo para gerir os sintomas e a condição de seu filho da forma mais competente possível. Idealmente, desempenharam um papel central nos cuidados da criança, tudo isso no intuito de também atenuar sua própria ansiedade.[8]

É fundamental compreender como essa angustiante realidade afeta a dinâmica familiar imediatamente após o diagnóstico. A comunicação das informações relacionadas ao processo de adoecimento frequentemente desencadeia reações de choque e descrença entre os familiares. Além disso, é comum que recebam informações detalhadas sobre o prognóstico e o tratamento, sobrecarregando, ainda mais, mentes já emocionalmente abaladas. Um diagnóstico incerto ou, até mesmo, a falta de um diagnóstico intensifica a sensação de insegurança. Nessa situação, mobilizada por ansiedade e angústia, a unidade familiar pode buscar informações em outros lugares e com outros profissionais, o que pode prejudicar o vínculo de confiança com a equipe.[9]

Passado o período de choque e descrença e tendo se iniciado o tratamento da criança, a família usualmente se concentra no cuidado prático relacionado ao tratamento e na reorganização da vida como um todo. As emoções comuns a essa fase estão envoltas em um discurso esperançoso (realista ou não) com foco no cuidado da criança. Nesse sentido e nessa fase, esperança e sonhos são vitais para os familiares seguirem apoiando uns aos outros diante de todas as demandas que surgem relacionadas à doença e ao tratamento. O cuidado psicológico tem como objetivo auxiliar a unidade familiar a contextualizar a esperança segundo a realidade vivida, buscar significado e propósito na vida e na morte, quando esse for o caso, resgatar e fortalecer recursos para lidar com a situação para que decisões possam ser tomadas e comunicadas da melhor maneira possível.[9]

As reações emocionais e os modos de enfrentamento podem diferir ou mesmo divergir entre paciente e familiares e entre familiares ou até mudar ao longo do adoecimento em seus distintos momentos do diagnóstico ao fim de vida. Convém ao profissional da Saúde compreender se é uma reação emocional natural, esperada, funcional e adaptativa ao contexto, se é uma reação emocional disfuncional e desadaptativa quanto ao contexto em questão. Além disso, é importante avaliar se houve o desencadeamento ou a intensificação de um transtorno mental preexistente. Portanto, cabe ao profissional em CP, principalmente, o psicólogo, pela especificidade de sua especialidade, ter competências técnicas para identificar essas emoções e sentimentos expressos – e lidar e trabalhar com eles – pelos pacientes e seus familiares.

A presença do psicólogo na equipe de CPP é fundamental, uma vez que esse profissional é especializado em avaliação familiar e no desenvolvimento socioafetivo de crianças e adolescentes. Ele desempenha um papel importante ao atuar como facilitador na construção de vínculos, na comunicação com a família e na prática da escuta, na validação e na elaboração das emoções que possam estar afetando o processo de cuidado. Em um ambiente de CPP, é completamente natural e até benéfico que todos os envolvidos experimentem e expressem suas emoções. O ponto central não está em evitar ou reprimir as emoções, mas sim em compreender como essas emoções se relacionam com o contexto vivido e qual é o impacto delas nas relações estabelecidas.

Luto em cuidados paliativos pediátricos - desafios e cuidados

O diagnóstico de uma condição que limita a vida dá início à difícil jornada de luto para a família. Subitamente, a esperança de uma infância "normal" é substituída por uma realidade que envolve uma série de exames, tratamentos, procedimentos e desafios diversos.[10] O luto em CPP apresenta uma realidade complexa e desafiadora, tanto para os profissionais da Saúde como para as famílias das crianças em cuidados paliativos. É comum vivenciar o luto antecipatório, que envolve reações às perdas associadas ao adoecimento. O luto antecipatório, discutido por Rando (1986),[11] não se limita à perspectiva da morte, mas também abrange as perdas decorrentes do processo de adoecimento. É importante ressaltar que o luto não segue uma trajetória linear, uma vez que envolve um conjunto complexo de emoções, pensamentos e reações.

Independentemente da idade e do nível de compreensão, crianças em situações desafiadoras começam a criar novos limites pessoais, incorporando sentimentos de dependência, fragilidade e impotência em suas vidas. A percepção da morte iminente desencadeia um processo de luto interno na criança, que já está imersa em um processo de luto devido a inúmeras perdas, como a saúde, a esperança de uma vida longa e os sonhos. Além disso, é comum que as crianças experimentem sentimentos de culpa, uma mistura complexa de insegurança, dúvida, autocrítica, raiva, irritabilidade, ansiedade e medo. Essas emoções são parte do desafio emocional enfrentado por elas.[12]

O suporte interdisciplinar e abrangente ao luto deve ser implementado desde os estágios iniciais da doença e continua ao longo da jornada de luto, adaptando-se às necessidades específicas de cada família. A comunicação aberta e sensível é essencial para ajudar os pais a lidar com seus sentimentos e preocupações.

Além disso, é possível identificar diversas necessidades emocionais ao se analisarem as narrativas familiares sobre o processo de adoecimento e os momentos críticos vivenciados. Essas necessidades emocionais frequentemente estão acompanhadas de estresse, quadros de ansiedade e depressão, sensação de culpa, resultando em impactos nas esferas social, espiritual e econômica. Esses fatores convergem para criar um ambiente de sofrimento emocional e uma sobrecarga física significativa.[13]

Nesse contexto, a criação de um ambiente de cuidados centrado nas necessidades emocionais se torna fundamental. Isso envolve a promoção de espaços onde a criança e a família se sintam acolhidas, seguras e confortáveis para expressar suas emoções e receber o apoio emocional necessário.

Cuidados emocionais - escuta ativa, empatia, conexão e validação emocional

Em CPP, a escuta ativa, a empatia, a construção de conexões significativas e a validação emocional são elementos centrais para continência e amparo emocional. Escuta ativa é uma habilidade fundamental em comunicação e a abordagem de Carl Rogers, conhecida como "terapia centrada no cliente", é uma referência importante nessa área.[14] Na escuta ativa, o profissional precisa oferecer toda a sua atenção, seu silêncio, seu interesse que até pode se expressar por meio de perguntas com o objetivo de esclarecer e compreender melhor "o que", mas principalmente "quem" está se revelando.

A empatia é um pilar central na abordagem das necessidades físicas e emocionais da unidade familiar por parte dos profissionais da Saúde. A empatia tem uma base neurológica comprovada por intermédio dos neurônios-espelho, que ativam um circuito neural que possibilita que um indivíduo simule e espelhe uma emoção que percebeu em outro indivíduo.[15] Ser empático pressupõe a capacidade de assumir a perspectiva de outra pessoa, com ausência de julgamentos e reconhecendo e estabelecendo uma "comunicação emocional". Brené Brown define empatia como "sentir com as pessoas".[16]

Isso implica o desenvolvimento da capacidade de escuta qualificada ao se tentar compreender os sentimentos da criança e de sua família, criando um ambiente de acolhimento e confiança. Assim, por meio da empatia, os profissionais da Saúde buscam compreender como o outro se sente permitindo a este a experiência de se sentir compreendido. A empatia possibilita estabelecer uma parceria no processo de cuidado, com equipe e a unidade familiar juntos em um propósito comum, muito diferente da família com uma postura defensiva, por vezes até agressiva, percebendo os profissionais como prestadores de serviços dos quais é necessário proteger seu filho.

O processo empático, como um fenômeno resultante da empatia humana, apresenta oscilação entre a dimensão biológica e a dimensão cognitivo/simbólica. A dimensão biológica decorre de um processo de mimetização fisiológica, da experiência de sentir a dor do outro, também presente em outras espécies gregárias de animais. Isso os impulsiona a "fazer algo" e também favorece o "contágio emocional". No contágio emocional, pode ocorrer uma "fusão" entre as emoções do paciente e as do profissional, que passa "a sofrer da dor que deveria tratar". Em CPP, "sofrer a dor que deveria tratar" é muito comum, infelizmente.

A dimensão cognitivo/simbólica permite colocar as coisas em perspectiva e refletir sobre elas. Possibilita distinguir o "eu" do "outro". Isso, por um lado, instrumentaliza o profissional para poder intervir de forma mais apropriada, eficaz e protegida na dor do outro. Por outro lado, é exatamente essa questão cognitivo/simbólica que faz com que um simples relato possa sensibilizar. Também fazem parte da dimensão simbólica "os ecos" do mundo social em que vivemos, nossos valores, representações e nosso "mundo presumido". O mundo presumido é definido por Parkes como o único mundo que o ser humano conhece, como o entende, o que sabe e acredita saber, incluindo seu passado e suas expectativas futuras.[17]

A criação de conexões implica o cultivo de vínculos genuínos, nos quais as crianças e suas famílias experimentam a sensação de serem ouvidas, compreendidas e respeitadas. Essa relação de confiança abre caminho para que a criança e suas famílias expressem suas preocupações e desejos, participando ativamente das decisões ligadas ao tratamento e aos cuidados paliativos.

A validação emocional consiste em reconhecer, nomear e legitimar as emoções da criança e dos familiares. Essa atitude de cuidado possibilita que o sofrimento seja percebido, compreendido e, principalmente, respeitado. Quando as emoções da criança e da família são validadas, essas pessoas têm a oportunidade de se expressar emocionalmente assim como assimilar paulatinamente as informações difíceis que despertam essas emoções. Apenas validando emocionalmente é que conseguimos construir um espaço de assimilação cognitiva do que está sendo comunicado e, por consequência, a construção de um vínculo de confiança e segurança com a equipe.

Nos CPP, a empatia, a conexão e a validação emocional são o alicerce sobre o qual a qualidade do cuidado e o suporte emocional se constroem. Esses componentes essenciais contribuem para um processo atento às necessidades e aos desejos singulares de cada criança. A comunicação aberta e compassiva desempenha papel fundamental na criação de um ambiente acolhedor, no qual as crianças e suas famílias se sintam à vontade para compartilhar suas preocupações, medos e necessidades emocionais. É imperativo que a equipe de CP esteja disponível para ouvir atentamente e oferecer apoio.

Em muitos casos, é apropriado fazer encaminhamentos da criança e da família para profissionais da Saúde mental, como psicólogos ou psiquiatras que tenham *expertise* na abordagem de questões emocionais no contexto de CPP. Esses especialistas têm a capacidade de fornecer terapia individual ou familiar, contribuindo para o enfrentamento das questões emocionais.

A psicoterapia em CPP é uma abordagem especializada que se concentra nas necessidades emocionais, psicológicas e sociais tanto da criança como de sua família. Crianças enfrentando doenças graves frequentemente enfrentam uma ampla gama de desafios emocionais, incluindo ansiedade, depressão, medo e estresse. A psicoterapia tem o propósito de auxiliar a criança na gestão dessas emoções, no entendimento da sua condição e no desenvolvimento de estratégias para enfrentar as adversidades. Além disso, a psicoterapia pode também ser benéfica para a família, auxiliando os pais e irmãos a lidar com o impacto emocional da doença.

Auxiliar a família a lidar com o processo de adoecimento da criança implica fortalecê-los para resgatar recursos emocionais ou, até mesmo, construí-los nessa situação de extrema exigência em todos os sentidos.[18] A família também precisa se conscientizar de que cuidar dela mesma significa estar cuidando da criança adoecida uma vez que esta terá pais menos angustiados e mais bem preparados para lidar com o processo.

Mesmo sem o cuidado especializado (psicológico e psiquiátrico), a equipe precisa estar ciente dos benefícios que o cuidado terapêutico e compassivo realizado por ela tem.[18] A equipe oferece seu tempo e sua escuta, e isso não deve ser desvalorizado ou menosprezado enquanto uma atitude terapêutica de cuidado.

As próprias crianças apresentam sintomas emocionais como medo e culpa pela doença. Nesse sentido, precisamos explorar suas emoções e sentimentos na busca por auxiliá-la a nomear, reconhecer e expressar suas emoções diante de uma doença que ameaça sua vida. O próprio conceito de morte está em processo de assimilação nos primeiros anos de vida, o que traz complexidade à comunicação e às respostas emocionais vividas pela criança. Algum grau de regressão emocional é esperado assim como problemas comportamentais, destacando-se a insônia, a presença de pesadelos e a busca por apoio e amparo excessivos em um dos familiares decorrentes da intensa insegurança e do desamparo emocional vividos pela criança.[18]

Familiares e crianças podem ter seus recursos de enfrentamento esgotados e, por consequência, desenvolver quadros mentais que requerem tratamento especializado, sendo os mais comuns os de ansiedade e depressão. Infelizmente, ainda existe subdiagnóstico desses quadros perante a dificuldade das equipes em diferenciarem tristeza de depressão, ansiedade de pânico ou fobia, por exemplo. Importante resgatar que, no adoecimento mental, existe uma série de sintomas que impactam significativamente a vida e, inclusive, no tratamento, que apresenta menores taxas de adesão ou dificuldades de relacionamento com a equipe, além de surgir a tendência de conflitos. É natural e esperado tristeza, mas não uma significativa desesperança acompanhada de desânimo, falta de perspectivas, ruminação e sentimentos de baixa autoestima. Além disso, também é essencial compreender a sobreposição de sintomas físicos e psicológicos como fadiga e apatia, dispneia e ansiedade, entre outros.

As reações emocionais dos familiares oscilam ao longo do tempo e essa oscilação é ainda mais significativa diante de algumas doenças, seja pela cronicidade destas, seja pelo tempo de tratamento. Assim, a unidade familiar está sujeita a vivenciar diferentes emoções e reações emocionais, inclusive de forma ambígua e antagônica. Para se iniciar a compreender a forma como a unidade familiar está lidando emocionalmente com toda a situação naquele determinado momento, uma pergunta sobre o que tem preocupado os familiares pode ser um disparador para que eles tragam seus medos, angústias e expectativas.[9]

Assim, o cuidado terapêutico e a psicoterapia especializada são fundamentais em CPP, sendo ambos componentes essenciais, porém distintos, com o propósito de aprimorar a qualidade de vida de crianças que enfrentam doenças graves, progressivas ou limitadoras de vida. O cuidado terapêutico tem como objetivo aprimorar o conforto e a qualidade de vida da criança, buscando abrandar ao máximo os sintomas associados à sua condição. Isso pode incluir o controle da dor, gerenciamento de sintomas como náusea, vômito, dispneia, fadiga e outros desconfortos associados à condição da criança. Essa abordagem desempenha papel vital nos CPP e é frequentemente administrada por uma equipe multidisciplinar de profissionais da Saúde. Essa equipe trabalha em conjunto para garantir que a criança receba os cuidados necessários para minimizar o desconforto e otimizar sua qualidade de vida, levando em consideração as necessidades específicas da criança e da família.

Considerações finais

A vivência em CPP envolve uma complexa interação de experiências emocionais intensas. Conforme a doença progride, pode se desenvolver uma sobrecarga emocional que afeta profundamente as crianças e suas famílias. A sensação de incerteza é uma constante nesse contexto, no qual medos e fantasias pessoais relacionados à morte e ao processo de morrer são amplificados, gerando angústia e desamparo.

Essa situação pode desencadear uma série de emoções, incluindo a sensação de frustração diante das limitações impostas não só pela doença, mas principalmente pela vida. A percepção de que a vida foi interrompida abruptamente pela enfermidade é uma experiência comum nesse contexto. Os planos e expectativas que as famílias tinham para o futuro frequentemente são redefinidos de maneira inesperada.

É de extrema importância que a Equipe de Saúde esteja atenta a essas mudanças e forneça apoio contínuo para auxiliar a unidade familiar para lidar com as novas realidades impostas pelo processo de adoecimento. Portanto, é crucial que os profissionais da Saúde busquem compreender e abordar as necessidades emocionais das crianças e suas famílias.

As emoções têm papel fundamental na tomada de decisões compartilhadas entre a Equipe de Saúde, a criança e sua família. A compreensão das emoções da unidade familiar permite aos profissionais da Saúde buscar a promoção da melhor qualidade de vida possível, adaptando os cuidados e as intervenções de acordo com as necessidades emocionais individuais.

A Equipe de Saúde deve estar preparada para oferecer suporte emocional e cuidados centrados nas necessidades da criança e da família. Em síntese, o cuidado terapêutico exercido pela equipe e a psicoterapia pelo especialista desempenham funções complementares nos CPP.

Referências bibliográficas

1. Saunders C. Hospice and palliative care: an interdisciplinary approach. London: Edward Arnold, 1991.
2. Richmond C. Dame Cicely Saunders. BMJ. 2005;331(7510):238.
3. Woyciekoski C, Hutz CS. Inteligência emocional: teoria, pesquisa, medida, aplicações e controvérsias. Psicol Reflex Crit [Online]. 2009;22(1):1-1. doi: 10.1590/S0102-79722009000100002.
4. Ekman P. A linguagem das emoções. São Paulo: Lua de Papel, 2011.
5. Miguel FK. Psicologia das emoções: uma proposta integrativa para compreender à expressão emocional. Psico-USF [Online]. 2015 Jan;20(1):153-62. doi: 10.1590/1413-82712015200114.
6. Kohlsdorf M, Costa Junior AL. Impacto psicossocial do câncer pediátrico para pais: revisão da literatura. Paidéia (Ribeirão Preto) [Online]. 2012 Jan;22(51):119-29. doi: 10.1590/S0103-863X2012000100014.
7. Spurr S, Danford CA, Roberts KJ et al. Father's experiences of caring for a child with a chronic illness: a systematic review. Children. 2023;10(2):197.
8. Verberne LM, Kars MC et al. Parental experiences and coping strategies when caring for a child receiving paediatric palliative care: a qualitative study. Eur J Pediatr. 2019 Jul;178(7):1075-85 [Epub 2019 May 19]. doi: 10.1007/s00431-019-03393-w. PMID: 31104108; PMCID: PMC6565652.
9. Montgomery KE, Sawin KJ, Hendricks-Ferguson V. Communication during palliative care and end of life: perceptions of experienced pediatric oncology nurses. Cancer Nurs. 2017 Mar/Apr;40(2):e47-57. doi: 10.1097/NCC.0000000000000363. PMID: 27044058.
10. Rando TA. The unique issues and impact of the death of a child. In: Rando TA (ed.). Parental loss of a child. Research Press Company, 1986.
11. Aguiar MAF. A morte de si mesma: a criança gravemente enferma. In: Mazorra L, Tinoco V (org.). Luto na infância: intervenções psicológicas em diferentes contextos. Campinas: Livro Pleno, 2005. p. 73-89.
12. Santini A, Avagnina I, Marinetto A et al. The intervention areas of the psychologist in pediatric palliative care: a retrospective analysis. Front Psychol. 2022 Mar 22;13:858812. doi: 10.3389/fpsyg.2022.858812. PMID: 35391957; PMCID: PMC8980523.
13. Rogers CR. Client-centered therapy: its current practice, implications and theory. Boston: Houghton Mifflin, 1951.
14. Ferreira VRT, Cecconello WW, Machado MR. Neurônios-espelho como possível base neurológica das habilidades sociais. Psicol Rev (Belo Horizonte). 2017;23(1). Disponível em: http://pepsic.bvsalud.org/scielo.php?script=sci_arttext&pid=S1677-11682017000100009&lng=pt&nrm=iso.
15. Brown B. A coragem de ser imperfeito. Rio de Janeiro: Sextante, 2013.
16. Parkes CM. Psycho-social transition: a field of study. Soc Sci Med. 1971;5:101-15.
17. Jassal SS (ed.). Basic symptom control in pediatric palliative care. 10th ed. Together for Short Lives, 2022.

Capítulo 22

Espiritual/existencial – o sentido do sofrimento

Vinicius Costa

Não haverá borboletas se a vida não passar
por longas e silenciosas metamorfoses.
Rubem Alves

Introdução

Os períodos da infância e da adolescência são caracterizados por grandes mudanças no processo de desenvolvimento humano. Nessas fases, há intensas transformações, mais do que em qualquer outro momento da vida. Desde a concepção, quando ainda é um embrião sem forma definida, intensa e progressivamente, o pequeno ser avança pulsante diante da vida. É ser-no-mundo e está construindo a sua existência, modificando-se a si mesmo e a todos a seu redor.[1]

Há amplo crescimento físico e profundo desenvolvimento neuropsicomotor. Estabelecem-se as primeiras interações sociais, ainda na família nuclear, que se torna o modelo para as relações que ocorrerão com a comunidade extensiva. Ocorre o processo de formação da dimensão espiritual, que inicialmente está bastante vinculado às experiências com a família nuclear, portanto, às interações sociais primárias e o que se tem como expressão de espiritualidade, confissão religiosa e valores nesse contexto, mas que se modifica e adquire características idiossincráticas, na medida em que o indivíduo passa a formar a sua própria cosmovisão da realidade, a partir de suas experiências.[1,2]

Quando se pensa num fluxo de desenvolvimento se efetivando dentro do que é esperado para cada faixa etária, passamos a observar, desde o nascimento, o balbuciar, as primeiras palavras. Acompanhamos o engatinhar, por todos os lados. Entregamo-lhes o polegar para que o segurem e, firmando o corpo, encontrem apoio para arriscar os passos com seus pares cambaleantes de pernas e pés. Emocionamo-nos quando os passos estão seguros o suficiente para andarem sozinhos. Nutrimo-los com a amamentação e acompanhamos sua introdução no universo dos sabores, com diferentes texturas, consistências e temperaturas. Um pouco mais, e assistimos ao voo para a escola. Ainda um pouco mais, e somos exigidos com a chegada da puberdade, das alterações hormonais e oscilações de humor e tantas outras coisas, boas e desafiadoras, que são parte da experiência de ser-com os pequeninos e pequeninas que foram confiados a nós. A seu modo, de acordo com as estruturas da sua constituição nesse intercurso e o contexto em que estão inseridos, crianças e adolescentes caminham em sua jornada pela vida.

É sabido que, no decorrer dessa jornada de desenvolvimento, crianças e adolescentes podem adoecer. E é provável que essa percepção permeie os sentimentos daqueles que estão gestando um novo ser e faça emergir a angústia que sempre toca o ser humano diante das coisas sobre as quais ele não tem nenhum controle.

A intensidade da angústia causada pela percepção da vulnerabilidade e pelas adversidades que podem acontecer na infância e na adolescência, presente na vida dos responsáveis por conduzir este ser no mundo, dependerá de experiências prévias, que podem estar ligadas ao número de gestações, intercorrências durante as gestações e parto, histórico de doenças que acometeram pessoas na família etc. No entanto, de modo geral, não se está tão consciente, pelo menos não de forma imediata, de que crianças e adolescentes possam enfrentar, tão precocemente, doenças graves e potencialmente fatais.[3,4]

Diante disso, os sinais e sintomas que levam ao diagnóstico de uma doença limitante da vida na infância e na adolescência causam grande impacto sobre aquele que vivencia a doença em si e que experimentará o sofrimento dessa condição de maneira diferente, a depender da fase de desenvolvimento em que se encontra. De modo substancial, os seus familiares cuidadores também enfrentarão sofrimento significativo, pois estão conectados pelo vínculo afetivo e pela responsabilidade legal que terão, fazendo frente aos melhores interesses desses pacientes diante do tratamento a ser realizado, muitas vezes, sendo a sua voz perante os profissionais da Saúde. É necessário destacar que essa responsabilidade não deve eximi-los de possibilitar que as crianças e os adolescentes exerçam o seu protagonismo, tenham espaço para expressão da sua autonomia e sejam considerados nas decisões que envolvem a sua própria vida.[5]

A espiritualidade, definida como uma dimensão dinâmica do ser humano e intrínseca a ele, portanto parte da sua constituição enquanto pessoa, é o que coloca a humanidade no movimento de buscar sentido de existência e propósito, possibilitando a experiência da transcendência, de conexão com aquilo que é sagrado e é permeada pela consciência do eu, atravessada pelas interações sociais, podendo se manifestar por intermédio de crenças, valores, tradições e práticas.[6]

Nesse sentido, a dimensão espiritual experimenta repercussões frente à realidade da finitude, quando impostas por situações complexas relacionadas ao declínio da saúde, ao mesmo tempo em que se torna um recurso fundamental para que crianças, adolescentes e seus familiares enfrentem de maneira mais positiva e resiliente o sofrimento desencadeado pelo contexto das doenças ameaçadoras da vida.[6,7]

A criança, o adolescente e a dimensão espiritual

A concepção sobre ser criança sofreu grandes transformações no decorrer da história. Houve momentos em que a criança era considerada um "adulto em miniatura"; em outros, apesar de considerada diferente do adulto, era considerada inferior e, com isso, um conjunto de práticas sociais e culturais a colocava em condição de vulnerabilidade.[8]

Na contemporaneidade, graças ao labor de pessoas que se dedicaram ao estudo da infância e à defesa de seus interesses, crianças e adolescentes são compreendidos, em sua singularidade, como seres em crescente desenvolvimento físico, psicológico, social e espiritual e que correspondem de modo dinâmico às variações que ocorrem no ambiente, cabendo aos seus responsáveis e às autoridades constituídas, a proteção de seus direitos e a promoção de condições favoráveis para que esse desenvolvimento ocorra da melhor forma possível.[1,5]

Assim, pensar a infância e na adolescência deve envolver a consideração pela experiência daqueles que enfrentam o desafio de vivenciar uma doença potencialmente fatal.[5]

A existência de uma doença grave afeta profundamente vida e o desenvolvimento da criança e do adolescente. Seu organismo sofre com sintomas que desequilibram a harmonia de seu funcionamento regular, impossibilitando que a realidade seja desfrutada plenamente. A vitalidade, a energia e a disposição tão presentes nesse momento da existência tornam-se permeadas pela fadiga, pelo desânimo, pelo desinteresse e por maior isolamento.[3]

A rotina diária é alterada com frequentes consultas médicas, idas a ambulatórios ou internações hospitalares. Os procedimentos invasivos, quando bem indicados, ou seja, construídos num planejamento interdisciplinar que avalie riscos e benefícios pertinentes ao momento da doença, apesar de promoverem o controle de sintomas, estão condicionados a experiências desagradáveis e indesejadas. Limitando o acesso a pessoas e lugares, comprometendo a qualidade de vida.[3]

O impacto na dimensão física repercute diretamente na esfera psicoemocional, levando a uma regressão em hábitos já estabelecidos e maior dependência do familiar cuidador. Crenças disfuncionais podem promover compreensões distorcidas sobre a razão de se estar doente e a construção de um raciocínio permeado pela culpa. Há dificuldade na realização da regulação emocional, dessa forma o humor pode se apresentar predominantemente deprimido, com maior presença de comportamentos agressivos e tendência ao isolamento. Há maior frequência de estados de ansiedade e medo em decorrência dos sintomas presentes, das notícias recebidas, dos procedimentos médicos, da possibilidade da morte e da percepção das reações emocionais dos familiares cuidadores.[3,4]

A esfera social é impactada na medida em que a doença e os tratamentos impõem limitações no contato com pessoas e lugares. A frequência à escola, um contexto muito presente na vida das crianças e adolescentes, quando não restrita, acaba se tornando uma experiência diferente, pois é vivenciada numa nova condição. As amizades e o contato com a família extensa também podem se transformar, resultando tanto em maior proximidade como em afastamento significativo.[3,4]

Crianças e adolescentes podem sofrer com o excesso de proteção que passam a receber, bem como com a percepção de que os familiares podem estar negligenciado outros membros da família em sua função dos doentes, além das alterações que a dinâmica familiar sofre em decorrências das necessidades que estes passam a ter, potencializando seu sentimento de culpa. O ganho secundário à doença, que se refere ao fato de o paciente utilizar-se de sua condição como meio de obter coisas que deseja, pode aumentar a fragilidade do manejo emocional frente ao sofrimento, dependendo de como a família lida com a manifestação desse comportamento.[4]

A concepção de ser humano alicerçado numa perspectiva holística faz saber que o indivíduo é multidimensional e que o impacto do sofrimento não acontece de forma fragmentada, mas o afeta por inteiro, numa dinâmica dialética em que aquilo que se manifesta enquanto sintoma físico, e o sentido que isso adquire enquanto capacidade de ele se colocar frente à morte apresenta repercussão na esfera psíquica, social e espiritual.[9]

Refletir sobre o sofrimento espiritual que crianças e adolescentes experienciam diante de uma doença grave com potencial para levá-los à morte deve considerar a forma particular como cada um deles construiu sua espiritualidade. É sabido que o desenvolvimento dessa dimensão humana passa pela influência ambiental no contexto em que se está inserido e pelo aparato cognitivo, mas também é processado subjetivamente e adquire características próprias daquele que a vivencia, formando a cosmovisão por intermédio da qual enxergará e interpretará a realidade.[10]

Frente às situações-limites que cruzam o horizonte existencial das pessoas e confrontam o modo de ser-no-mundo, elas respondem naturalmente com estratégias de enfrentamento para lidar com as repercussões desequilibradoras que tais eventos podem causar. Essas estratégias são mecanismos cognitivos e comportamentais que objetivam restaurar a homeostase diante do estresse desencadeado por um evento externo ou interno que o indivíduo interpreta e considera excedente aos seus recursos, à sua capacidade de resolução.[11,12]

Quando as estratégias cognitivas e comportamentais de enfrentamento utilizadas para o manejo desse estresse, alicerçam-se sobre a dimensão da espiritualidade, o indivíduo está fazendo uso do *coping* espiritual-religioso.[12]

Crescentes evidências científicas com alto grau de relevância, a partir de revisões sistemáticas e metanálises, apontam inúmeros benefícios relacionados à associação da espiritualidade, religiosidade e saúde, inclusive gerando melhor qualidade de vida, maior aceitação da doença e uma vivência do adoecimento com menores índices de transtornos mentais como a depressão, a ansiedade e, até mesmo, o suicídio.[7]

A compreensão de que a dimensão espiritual se constrói de acordo com o processo de desenvolvimento faz saber que crianças e adolescentes vivenciam a espiritualidade e a religiosidade de maneiras particulares. Avançando de uma experimentação do mundo, pela via sensorial, para um processo cognitivo em constante adaptação, acomodação e equilibração, a criança adquire maneiras mais complexas de compreensão da experiência espiritual com o decorrer do tempo.

Em harmonia com a teoria piagetiana, teoriza-se que, na formação da espiritualidade, existe o pré-estágio, que compreende do nascimento aos 3 anos, em que o vínculo mãe-bebê permite que a criança construa o alicerce para a fé a partir dos pilares da esperança, confiança e autonomia. No primeiro estágio, estendendo-se dos 3 aos 6 ou 7 anos de idade, dá-se o florescimento dos processos imaginativos, o que permite que a criança consiga introjetar elementos das crenças espirituais e religiosas compartilhadas na família nuclear e isso se torne parte das suas fantasias.

No segundo estágio, dos 7 aos 11 ou 12 anos, a formação cognitiva operando no concreto permite a distinção do real e do imaginário e a comparação do divino se vincula à figura dos pais ou dos cuidadores principais. Nessa fase, a expressão da espiritualidade e da religiosidade vincula-se especialmente à reciprocidade, na qual a relação com o sagrado se concretiza na prática de boas ações e na obediência.[10,13]

Ainda que não haja uma compreensão da espiritualidade como nos estágios posteriores, a criança se beneficia na medida em que essa dimensão oportuniza o contato com as tradições religiosas, permitindo o vínculo com comunidades de fé que desempenham papéis importantes no desenvolvimento moral, no processo de socialização, na compreensão de conceitos como o sofrimento, a doença, as formas de enfrentamento, a cura, a morte e a vida após a morte, favorecendo a construção de um sistema de crenças que favoreçam a um enfrentamento mais positivo das experiências de sofrimento.[10]

Na adolescência, compreendida como o terceiro estágio, a partir dos 12 ou 13 anos de idade, há maior maturação do processo cognitivo e da formação da identidade. O adolescente vivencia profundas transformações biológicas, psicoemocionais e sociais que o desafiam na busca por estabelecer o seu lugar no mundo, enquanto pessoa e enquanto coletivo. A jornada por essa construção pode levar ao questionamento e à contestação daquilo que lhe era familiar até o momento, o que pode favorecer maior vinculação à espiritualidade e à religiosidade da família originária por perceber que é desse lugar que os pilares para o que se deseja construir virão ou, então, essa jornada pode resultar em total rompimento pela compreensão de que aquilo não faz sentido para o que o indivíduo está se tornando. De modo geral, espiritualmente, o adolescente movimenta-se no sentido de constituir uma fé pessoal com um Sagrado que o conheça e promova aceitação, confirmação e conhecimento de si mesmo e do mundo.[10,13]

As estratégias de enfrentamento de natureza espiritual-religiosa utilizadas por crianças e, especialmente pelos adolescentes, em meio à realidade do diagnóstico de uma doença incurável e o processo ao qual esse diagnóstico os submeterá, quando positivas, promovem crenças que favorecem a expansão do autoconhecimento e a conexão com o Sagrado, a realização de práticas religiosas e espirituais como a oração, a meditação e a leitura de escritos sagrados que promovem maior-bem estar psicofisiológico, maior conforto espiritual e sensação de paz, maior suporte social advindo das comunidades religiosas, meios que trazem potente capacidade de resiliência e ressignificação do sofrimento, por meio de mecanismos de sentido e propósito diante do que está sendo vivenciado.[6,7,10,12,13]

Embora haja maior evidência para os benefícios positivos da associação da espiritualidade, religiosidade e saúde, existem malefícios quando as estratégias de enfrentamento utilizadas partem de pressupostos negativos, muito característicos de experiências religiosas extrínsecas e a vivência de espiritualidades que apreendem a experiência do adoecimento como castigo e punição por parte de Deus em razão de comportamentos moralmente reprováveis ou mesmo como forma de promover reconexão com a espiritualidade; quando há atribuição ao divino pela responsabilidade da cura, causando rompimento no vínculo profissional da Saúde-paciente, dificultando a adesão ao tratamento e, frente à frustração por uma doença que apenas se agrava, a expressão de revolta profunda contra o divino e, consequentemente, a quebra de vínculo social com a comunidade de fé.[12]

Assim, deve-se considerar que crianças e adolescentes encontrem um lugar seguro para expressar a sua espiritualidade, dentro do plano terapêutico construído para a sua assistência e que esteja de acordo com o seu momento de desenvolvimento, em termos de linguagem, comunicação e capacidade cognitiva, favorecendo que esse recurso interno floresça em toda a sua potencialidade de assegurar melhor enfrentamento da doença e da morte, e que, na presença de sintomas de dor espiritual e de mecanismos negativos de expressão da espiritualidade, se busque por uma assistência espiritual especializada para que tais manifestações causem ainda mais sofrimento.

O sofrimento da família e a espiritualidade

A partir de uma perspectiva transgeracional, considerando-se um processo de desenvolvimento natural na vida, espera-se que os filhos acompanhem o adoecimento e a morte de seus pais. Na separação causada pela morte dos pais, os filhos se tornam órfãos. Quando a ordem biológica é invertida e os pais vivenciam o adoecimento grave e são obrigados à despedida de seus filhos primeiro, observamos uma realidade antinatural para a qual não se tem nome, tamanho o sofrimento que emerge naqueles que vivenciam tal experiência.[14]

A família, enquanto principal rede de suporte da criança e do adolescente, passa por mudanças significativas em sua estrutura, dinâmica e no desempenho de papéis, quando precisa se organizar para enfrentar o tratamento de uma doença que pode levar à morte, havendo proposta curativa, ou mesmo quando o prognóstico se torna reservado.[15]

Junto da criança e do adolescente, os pais passam pelas constantes frequências a ambulatórios e períodos de internação hospitalar, ausência de contato com a família, a angústia de assistir seu ente querido submetido a terapêuticas invasivas, a incompreensão sobre o diagnóstico e a trajetória da doença, a desorganização financeira, o medo da morte e a forma que a vida adquirirá quando seu filho morrer.[15]

Na maioria das vezes, a mãe assume o papel de cuidadora principal. Não é incomum que as demandas solicitantes desse contexto exijam que ela interrompa as atividades laborativas e concentre-se no filho adoecido e acabe por negligenciar o autocuidado e o desempenho de outros papéis dentro da família.[16]

O impacto emocional do diagnóstico de uma doença potencialmente fatal dá início ao processo de luto antecipatório, tanto no paciente como na família, e, por meio desse fenômeno, ocorre uma preparação psicoemocional para a realidade da morte.[16]

O sofrimento nesse cenário pode fazer emergir sentimentos de culpa, por ilusoriamente se acreditar que existiria algo possível de ser feito ou, então, de ser evitado e, assim, impedir que a tal doença aparecesse. O medo e a ansiedade se intensificam na medida em que as propostas curativas se tornam escassas e a realidade da morte, numa doença em descontrole, se torna cada vez mais presente. A ambivalência entre o desejo pela cura, enquanto ausência da doença, e o desejo de que o sofrimento termine também se apresenta com frequência entre os cuidadores que acompanham a trajetória do paciente.

Quando se pensa sobre cuidados paliativos pediátricos (CPP), existe a compreensão de que o paciente e a sua família formam uma unidade de cuidado, de modo que o diagnóstico de uma doença grave e potencialmente fatal deve levar a uma abordagem multidisciplinar que realiza a avaliação impecável e intervenções que objetivem maior qualidade de vida por meio do alívio da dor e de outros sintomas de ordem física, psicológica, social e espiritual, tanto voltados para aquele que vivencia a doença, como para a sua rede de apoio principal, que normalmente é a sua família. Essa abordagem deve ser feita concomitante ao tratamento curativo e aumentar a sua participação progressivamente na medida em que a doença pode deixar de responder às terapêuticas que visam revertê-la.[17,18]

A dimensão espiritual está envolva por toda a trama que acomete a família e, na maioria das vezes, é o filtro pelo qual as experiências de sofrimento passarão para se construir um caminho que tenha um mínimo de sentido, uma vez que os cuidadores buscam encontrar forças e motivação para continuar a oferecer o suporte que a criança ou o adolescente precisa em face de seu tratamento.[16]

O uso de estratégias de enfrentamento alicerçadas na espiritualidade e na religiosidade torna-se um importante para o estabelecimento de uma estrutura organizadora de crenças e de comportamentos que auxiliam no manejo do sofrimento por meio da construção de sentidos promotores de esperança, mesmo diante da morte e na realidade dela, e permita que o processo de luto tenha menos agravos, portanto é indispensável possibilitar que esses cuidadores tenham condições de serem assistidos espiritualmente em todo o processo de cuidar.[19]

Considerações finais

Na busca por encontrar as palavras que consigam traduzir a experiência de vivenciar uma doença grave e ameaçadora da vida na infância e na adolescência, certamente o silêncio torna-se o meio mais assertivo de pronunciamento e a presença compassiva e genuína, a melhor resposta que alguém poderia oferecer.

Na vivência de uma experiência cujo sentido escapa pelas mãos, a espiritualidade nasce como o alvorecer que rompe as densas trevas, trazendo feixes de luz que permitam mínimas perspectivas de significado. Que é capaz de oportunizar tomar fôlego em meio às águas turbulentas que agitam todos os que estão ao redor dessa realidade tão devastadora.

É essencial que os profissionais da Saúde continuem a oportunizar que essa dimensão humana encontre lugar na assistência e construam propostas de cuidado que favoreçam o emergir da potência que as estratégias de enfrentamento espirituais e religiosas têm de direcionar as crianças, os adolescentes e seus familiares para um manejo do sofrimento com maior resiliência.

Referências bibliográficas

1. Papalia DE, Martorell G. Desenvolvimento humano. Porto Alegre: AMGH, 2022.
2. Amatuzzi MM. Psicologia do desenvolvimento religioso: a religiosidade nas fases da vida. São Paulo: Ideias e Letras, 2015.
3. Menezes M, Moré CLOO. Significações da hospitalização na infância. Curitiba: Appris, 2019.
4. Rolland JS. Doença crônica e o ciclo de vida familiar. In: Carter B, McGoldrick M (ed.). As mudanças no ciclo de vida familiar. Porto Alegre: Artmed, 2011.
5. Valete COS, Ferreira EAL, Bruno CH. Protagonism of the child in palliative care and the impact on its safety. Cadernos Ibero-Americanos de Direito Sanitário [Online]. 2022;11(3):52-69. Disponível em: https://www.cadernos.prodisa.fiocruz.br/index.php/cadernos/article/view/927/905.
6. Pereira FMT, Braghetta CC, Andrade PAS et al. Tratado de espiritualidade e saúde: teoria e prática do cuidado em espiritualidade na área da saúde. Rio de Janeiro: Atheneu, 2021.
7. Santos ALF, Serafim A, Cardoso CA. Medicina e espiritualidade baseada em evidências. Rio de Janeiro: Atheneu, 2021.
8. Angerami PL. A Infância e o sentido de ser criança. In: Angerami-Camon VA (ed.). O atendimento infantil na ótica fenomelógico-existencial. São Paulo: Cengagi Leme, 2012.
9. Castro MCF, Fuly PSC, Santos MLSC et al. Total pain and comfort theory: implications in the care to patients in oncology palliative care. Rev Gaúcha Enferm [Online]. 2021;42:e20200311. Disponível em: https://www.scielo.br/j/rgenf/a/TSsc3FTFp8Wf4zgJ37bKnPs/?format=pdf&lang=en.
10. Boldrini E, Geronutti DA. A espiritualidade da criança com câncer. In: Pereira FMT (ed.). Espiritualidade e oncologia: conceitos e práticas. Rio de Janeiro: Atheneu, 2018.
11. Pargament KI. The psychology of religion and coping: theory, research, practice. New York: Guilford Press, 1997.
12. Panzini RG, Bandeira DR. Spiritual/religious coping scale (SRCOPE scale): elaboration and construct validation. Rev Psicologia em Estudo [Online]. 2005;10(3):507-16. Disponível em: https://www.scielo.br/j/pe/a/C6VxW6YsyYZyc4xH8jkr7Wn/?format=pdf&lang=pt.
13. Oliveira A, Hagen V. Spirituality of the child in clinical practice. HU Revista [Online]. 2018;44(4):461-8. Disponível em: https://periodicos.ufjf.br/index.php/hurevista/article/view/25862.
14. Worden JW. Aconselhamento do luto e terapia do luto: um manual para profissionais da saúde mental. São Paulo: Roca, 2013.
15. Bastos ACS. Na iminência da morte: cuidado paliativo e luto antecipatório para crianças/adolescentes e os seus cuidadores [tese de Doutorado]. Bahia: Universidade Federal da Bahia, 2019. 245 p.
16. Correia ME, Botelho MAR, Magão MT. The experience of parents accompanying their children in pediatric palliative care: scoping review. Revista de Enfermagem Referência [Online] 2022;6(1):1-8. Disponível em: https://pesquisa.bvsalud.org/portal/resource/pt/biblio-1431195.
17. Rubio AV, Souza JL. Cuidado paliativo pediátrico e perinatal. Rio de Janeiro: Atheneu, 2019.
18. Barbosa SMM, Zoboli I, Iglesias SBO. Cuidados paliativos na prática pediátrica. Rio de Janeiro: Atheneu, 2019.
19. Manzini GS, Silva MZD, Castro NC. Experiences and strategies of coping with family members with children in pediatric palliative care: a literature review. Recima 21 [Online] 2023;4(2):1-21. Disponível em: https://recima21.com.br/index.php/recima21/article/view/2762/2057.

Capítulo 23

Social – redes de apoio necessárias

Juliana Morais Menegussi
Elaine de Freitas
Andréa Gislene do Nascimento

Introdução

Na abordagem integral dos cuidados paliativos (CP), trabalham-se as quatro dimensões do sofrimento humano, sendo elas: o físico; o emocional, o social; e o espiritual. O objetivo de compreender, cuidar e aliviar todos esses sofrimentos é o que diferencia o cuidado promovido por um profissional da Saúde que tem conhecimento sobre a assistência paliativa.

Desse modo, este capítulo tem como foco de discussão e de reflexão a dimensão do sofrimento social na Pediatria. Para tanto, serão apresentados conceitos gerais sobre o sofrimento social na saúde e sua relação com os cuidados paliativos pediátricos (CPP); na sequência, apresentam-se os diferentes tipos de redes de apoio que somam nos CPP e, por fim, as considerações finais.

Sofrimento social na saúde

Abordar saúde e sofrimento social é um desafio importante, uma vez que essa dimensão traz consigo diversas análises e correlações, inclusive com determinações sociais na vida dos sujeitos. Assim, o sofrimento social pode perpassar searas individuais, familiares, comunitárias, culturais e, inclusive, o modelo econômico e social vigente de um país, compreendendo-o como atravessador da vida, que pode aumentar ou diminuir o sofrimento social em dado contexto.

Com isso, faz-se necessário apresentar o conceito de determinantes sociais na saúde (DSS) e a clínica do sofrimento social na saúde.

Os DSS devem ser compreendidos pelas determinações estruturais e condições da vida cotidiana responsáveis pela maior parte das iniquidades em saúde. Elas incluem distribuição de poder, renda, bens e serviços, acesso ao cuidado à saúde, a escolas e à educação; condições de trabalho e lazer; e o estado de moradia e o ambiente. Refletem, ainda, sobre a influência dos DSS no que tange à desigualdade social na saúde, sendo estas injustas e, muitas vezes, evitáveis. Como exemplos, a Organização Mundial da Saúde (OMS) aponta alguns DSS que impactam diretamente, de forma positiva ou negativa, a saúde de indivíduos e as sociedades, sendo eles: renda e proteção social; educação; desemprego e insegurança no emprego; condições de vida profissional; insegurança alimentar; habitação; comodidades básicas e meio ambiente; desenvolvimento na primeira infância; inclusão social e não discriminação; conflito estrutural; acesso a serviços de Saúde acessíveis e de qualidade.[1,2]

Tais apontamentos são geradores e desencadeadores de diferentes níveis e tipos de sofrimentos no que tange ao contexto de cuidados em saúde e os paliativos trazem, ainda mais, a íntima relação com esses determinantes, uma vez que o acesso à atenção paliativa, no Brasil, ainda carece de investimentos e robustez.[3-5]

Somada aos DSS, outra discussão que tem sido de extrema relevância é a compreensão da clínica do sofrimento social nos processos de cuidado. Cardoso e Santos,[6] em uma pesquisa realizada com graduandos em Medicina, nos alertam sobre a urgência de explorar e apresentar a necessidade de aproximar o cuidado médico aos cuidados sociais em saúde. O enfoque do estudo esteve na experiência dos estudantes de Medicina em compreender o sofrimento social, sendo este a "vivência corporificada da dor e das formas de sofrer nas relações sociais; os modelos culturais e morais que condicionam os sofrimentos dos sujeitos; e, por fim, os discursos pelos quais as instituições (como a ciência médica) classificam e legitimam as distintas experiências de sofrimento".[6]

O sofrimento social nos cuidados paliativos pediátricos

O diagnóstico de uma doença grave que pode tanto ameaçar a vida como trazer limitações cotidianas tem implicações que impactam a dinâmica da rede familiar, apresentando novas configurações de papéis e de cuidado na realidade vivida. Novas demandas são apresentadas à família e à criança doente, sendo as mais comuns as frequentes idas aos serviços de Saúde e as hospitalizações, as faltas na escola, a redução ou anulação do repertório de lazer, o afastamento do trabalho de um dos cuidadores, os desafios financeiros que repercutem em diversas áreas da vida, a relação da condição de moradia e a sobrevivência digna, a manutenção do tratamento e o isolamento social são alguns dos fatores que permeiam o sofrimento social que tanto as famílias e/ou cuidadores passam a vivenciar como a própria criança ao perceberem os impactos das mudanças em seu dia a dia.[7]

Para Sardinha e Amorim,[8] a dor ou o sofrimento social nos CP podem ser caracterizados pelo medo do isolamento social e pessoal associado ao abandono, incluindo a dificuldade de comunicação, a perda do papel social exercido junto à família, a dependência, a ausência de apoio dos colegas e as perdas econômicas.

Essas concepções do sofrimento se ancoram nas pesquisas e nos ensinamentos de Cicely Saunders, cujo trabalho foi a dedicação de compreender como a dor era refletida na vida das pessoas. Com suas observações e cuidado compassivo e humano, a autora relacionou a dor física a outras dimensões no campo da dor e do sofrimento humano como a social, a emocional e a espiritual, denominando-se "dor total" as quatro dimensões do sofrimento na perspectiva paliativa.

Desse modo, a sensibilidade no cuidado voltado à Pediatria deve ser avaliada de forma integral e multidimensional considerando-se, a todo momento, tanto o sofrimento da criança como o de sua família.

Para tanto, conhecer as redes de cuidado e de apoio para as crianças em CP é de extrema relevância em uma assistência digna.

Redes de apoio

A família desempenha papel importante na vida social dos indivíduos e sobretudo na vida de crianças e adolescentes, papel este fundamental para o crescimento, o desenvolvimento e a promoção do bem-estar e de cuidados.

Com a evolução da Medicina e a alta tecnologia em Saúde, as crianças com condições crônicas e complexas de saúde têm uma sobrevida maior e as famílias com mais acesso às informações têm apoio das políticas públicas e as redes de apoio se sentem mais fortalecidas e amparadas para assumirem esses cuidados. Além disso, a família é permeada por um conjunto de crenças, valores e conhecimentos que auxiliam nesse processo de cuidado.

Muitas famílias que têm filhos com condições crônicas de saúde podem sofrer consequências pela falta de uma estrutura de apoio ou por limitações financeiras e pela dependência de ajuda externa, seja por meio das redes de apoio formal, seja informal, para obtenção de direitos básicos, como acesso a medicações, suplementos alimentares, dietas enterais, curativos, equipamentos, entre outros. Além disso, muitos pais e/ou responsáveis necessitam ser acolhidos e preparados para poderem prestar melhor assistência e cuidado ao familiar, bem como apoio às diversas situações que são fatores de estresse no dia a dia dessas famílias.

A população em geral e em particular os pais e responsáveis vem procurando outros caminhos, diferentes do modelo médico hegemônico, para auxiliar a resolver os problemas de saúde e aliviar o sofrimento tanto pais e/ou responsáveis como de sua criança/adolescente doente, sendo eles: apoio nos grupos religiosos; trabalhos desenvolvidos por organizações não governamentais (ONG); associações comunitárias; movimentos sociais; grupos de promoção da saúde; comunidades compassivas; entre outros.[9]

As redes de apoio contribuem com as famílias nos cuidados com as crianças e adolescentes adoecidos, auxiliando-as em ações que possam ajudar a enfrentar as dificuldades, propiciando diferentes tipos de apoio – financeiro, material, companhia social, guia cognitivo, orientação jurídica, entre outros.

A rede social pode ser entendida como a "soma de todas as pessoas que o indivíduo percebe ou sente como significativas ou diferentes do universo relacional no qual está inserido" independentemente do campo de ação.[10]

Quando falamos sobre redes de apoio formais que são as políticas públicas garantidas pelo Estado, conforme preconizado pelo Sistema Único de Assistência Social (SUAS), integrante da estrutura do Ministério de Desenvolvimento e Assistência Social, Família e Combate à Fome, relacionado à ação socioassistencial temos o programa de Proteção de Atendimento Integral à Família (PAIF), que garante direitos aos cidadãos e propõe prevenir as situações de vulnerabilidade social e ruptura de vínculos familiares e comunitários. Em diferentes situações, a família se apresenta como a principal fonte de apoio social, possibilitando o trabalho dos profissionais em conjunto com ela mesma para o melhor bem-estar na saúde e na assistência social.

O sistema formal compreende as instituições e os serviços públicos que prestam atendimento aos indivíduos e à sociedade. Nesse grupo, podemos citar alguns serviços de Saúde do Sistema Único de Saúde (SUS) como a Estratégia Saúde da Família (ESF), o Centro de Atenção Psicossocial (CAPS), ambulatórios, hospitais, a Atenção Domiciliar (Melhor em Casa), bem como os serviços de assistência social no Suas como o Centro de Referência de Assistência Social (Cras), o Centro Especializado de Assistência Social (Creas), o Conselho Tutelar, a Vara da Infância e da Juventude e os apoios em outros políticas como as educacionais, culturais, entre outras.

Mello se refere à importância da inserção de ensino-aprendizagem para os residentes em Pediatria em relação ao "*advocacy* em saúde na Pediatria". Segundo o autor, o objetivo é que os residentes tenham conhecimento da sua atuação na Saúde concomitantemente com a identificação de recursos na comunidade para alternativas e potencial de resolução, colocando o foco nas possibilidades, atuando assim como um mediador entre essa população e as organizações sociais e políticas públicas.[11,12]

Consideramos a importância das redes de apoio na prática profissional como suporte para os enfrentamentos no que se refere aos determinantes sociais de saúde e o impacto destes no processo saúde-doença tanto da família como da criança ou do adolescente. As redes de apoio advêm tanto do Estado como da sociedade civil organizada que menciona a troca de experiência, a reciprocidade e empatia entre paciente, família e Equipe de Saúde, a conhecimento dos hábitos culturais. Nesse recurso de apoio, encontram-se as diversas redes comunitárias do território enlaçadas com as redes sociais (grupos de *Whatsapp, Facebook, Instagram,* entre outros) que auxiliam as famílias em diferentes aspectos na ampliação da qualidade de vida da criança ou do adolescente doente, como aquisição de insumos, meios auxiliares de locomoção, itens diversos que, por vezes, não são fornecidos em tempo hábil pelo Estado, sendo esses alguns exemplos das redes informais de apoio dentro dessa complexa realidade de cuidados.

Um exemplo que se destaca são os apoios advindos de grupos religiosos que se apresentam como forma de apoio social às famílias, como forma de defesa em um sistema econômico e político que tende a excluí-las da sociedade e do acesso aos seus direitos.[10]

Cabe destacar que o avanço da tecnologia e a evolução do mundo digital possibilitaram o desenvolvimento de meios de comunicação e a realização de atividades diárias de crianças e adolescentes com condições crônicas, deficiências congênitas ou adquiridas, transtornos do espectro autista ou de aprendizado, propiciando a essa população mais autonomia e melhoria da qualidade de vida.[13]

Nesse contexto, as redes sociais digitais foram muito utilizadas para disseminar conteúdos de promoção e educação em Saúde, rompendo fronteiras e gerando conhecimentos e proximidades coletivas.

A educação em Saúde tem o objetivo de instruir a população de modo a levá-la, tanto individual quanto coletivamente, a obter autonomia, melhor qualidade de vida e mais saúde.[13]

As mídias sociais permitem que as informações circulem de maneira individual e dentro de comunidades virtuais, facilitando o acesso às informações. Tais ferramentas podem contribuir na divulgação de conteúdos, utilizando textos, imagens, vídeos etc., de forma a facilitar, inclusive, o acesso e a troca de experiências entre o paciente, seus familiares e a Equipe de Saúde, o que pode tornar o contato mais próximo.

No Brasil, existe um grande desafio para levar os cuidados paliativos para as pessoas que vivem em condições mais desafiadoras de sobrevivência e em territórios mais vulnerados e complexos, tanto em relação à segurança como ao acesso de bens e serviços.

Devido às condições ameaçadoras de vida, muitas vezes essas pessoas necessitam passar por atendimentos frequentes em unidades de saúde, ambulatórios de especialidades e hospitais, precisam de cuidados de saúde que devem ser oferecidos, em seus domicílios, por profissionais capacitados, o que dificulta ainda mais o acesso aos cuidados adequados.[15]

Nesse contexto, as comunidades compassivas são de extrema relevância e importância para auxiliar e apoiar crianças, adolescentes e seus familiares que sofrem com doenças ameaçadoras da vida.

As comunidades compassivas são associações comunitárias associadas aos cuidados paliativos que unem um grupo de pessoas aos profissionais da Saúde para auxiliar indivíduos que vivem, naquela comunidade, com uma doença grave e os seus familiares que estão passando por situações de luto ou de perda. Essas comunidades apoiam os profissionais da Saúde.

O objetivo da comunidade compassiva é levar cuidados paliativos e cuidados básicos em saúde para as pessoas e seus familiares que necessitam de tratamento e têm algum tipo de dor – emocional, física, espiritual ou social.

As famílias das crianças/adolescentes em cuidados paliativos, muitas vezes, não conseguem seguir e cuidar dos vínculos com outros familiares e amigos, frequentemente ficam afastadas dos filhos "saudáveis", as circunstâncias do adoecimento geram o rompimento com o mundo do trabalho e da participação nas rotinas sociais, tudo isso pode acarretar um intenso desgaste físico e emocional. Nesse cenário, podemos perceber o papel das redes de apoio no auxílio a esses familiares a ter melhor entendimento da situação e do processo de adoecimento; no empoderamento da criança ou do adolescente doente, bem como na ajuda à família nos cuidados e, inclusive, no enfrentamento do processo de luto.

Considerações finais

Buscou-se, neste capítulo, elucidar a perspectiva do sofrimento social nos CPP, sua íntima relação com os determinantes sociais de saúde, focando, na interface de oferta de cuidados sejam eles, provenientes das redes de apoio intersetoriais, sejam os garantidos pelo Estado sejam os nutridos e criados pela sociedade civil em suas múltiplas composições.

Referências bibliográficas

1. World Health Organization (WHO). Social determinants of health. Disponível em: https://www.who.int/health-topics/social-determinants-of-health#tab=tab_1. Acesso em: 20 set. 2023.
2. Buss PM, Pellegrini Filho A. A saúde e seus determinantes sociais. Physis [Online]. 2007 Jan;17(1):77-93. doi: 10.1590/S0103-73312007000100006.
3. Santos AFJ, Ferreira EAL, Guirro UBP. Atlas dos cuidados paliativos no Brasil. São Paulo: Academia Nacional de Cuidados Paliativos (ANCP), 2020.
4. Worldwide Hospice Palliative Care Alliance (WHPCA). Global atlas of palliative care. Disponível em: https://thewhpca.org/resources/global-atlas-of-palliative-care-2nd-ed-2020. Acesso em: 13 set. 2023.

5. Ferreira EAL, Barbosa SMM, Costa GA et al. Mapeamento dos cuidados paliativos pediátricos no Brasil: 2022. São Paulo: Rede Brasileira de Cuidados Paliativos Pediátricos (RBCPPed), 2022. ISBN: 978-65-00-38580-9.
6. Cardoso FM, Campos GWS. Aprendendo a clínica do sofrimento social: narrativas do internato na atenção primária à saúde. Ciênc Saúde Coletiva [Online]. 2020 Abr;25(4):1251-60. doi: 10.1590/1413-81232020254.10852019.
7. Menegussi JM, Arruda-Colli MNF. Benefícios possíveis dos cuidados paliativos pediátricos: como orientar e acolher a família. In: Ferreira EAL, Barbosa SMM, Iglesias SBO (ed.). Cuidados paliativos pediátricos. Rio de Janeiro: Medbook, 2023. p. 46-50.
8. Sardinha ALB, Amorim RS. Serviço social e cuidados paliativos: a dor social na interface com a relação socioeconômica de usuário com câncer. Anais do Congresso Brasileiro de Assistentes Sociais. 2019;16(1). Disponível em: https://broseguini.bonino.com.br/ojs/index.php/CBAS/issue/view/1. Acesso em: 19 set. 2023.
9. Guimarães MBL, Valla VV, Lacerda A. As redes de apoio social constituídas por pastores e agentes comunitários de saúde evangélicos no âmbito do cuidado e atenção à saúde da população. Religião e Saúde. 2009 Jun;4(16).
10. Andrade GRB, Vaitsman J. Apoio social e redes: conectando solidariedade e saúde. Caderno & Saúde Coletiva. 2002;7(4):925-34.
11. Camaro K, Javier JR. Community advocacy in pediatric practice perspectives from the field. Pediatr Clin N Am. 2023;70:43-51.
12. Araújo WS, Marques SS, Ribeiro MP et al. Uso do Instagram como estratégia de educação em saúde: uma revisão integrativa. Revista Ft. 2023 Mar;120. Disponível em: https://revistaft.com.br/uso-do-instagram-como-estrategia-de-educacao-em-saude-uma-revisao-integrativa/#:~:text=CONCLUS%C3%83O%3A%20Evidenciou%2Dse%20que%20o,interven%C3%A7%C3%B5es%20de%20promo%C3%A7%C3%A3o%20de%20sa%C3%BAde.
13. Andrade RD, Mello DF, Silva MAI et al. Advocacia em saúde na atenção à criança: revisão da literatura. Rev Bras Enferm (Brasília). 2011 Jul-Ago;64(4):738-44.
14. Bermudez B, Eisenstein E, Fernandes E et al. Grupo de Trabalho Saúde na Era Digital. Manual de orientação – Benefícios da tecnologia para todas as crianças e adolescentes: mais aptidão, mais saúde. Revista da Sociedade Brasileira de Pediatria. 2023 Mar 31;57.
15. Mesquita MGR, Silva AE, Coelho LP et al. Comunidade compassiva de favela: ampliando o acesso aos cuidados paliativos no Brasil. Rev Esc Enfermagem USP. 2023;57:e20220432.

Seção 7
Cuidados paliativos em situações especiais
Trajetória de doenças

Capítulo 24

Neonatologia

Maria Augusta Bento Cicaroni Gibelli
Raquel Santos Ferreira

A Neonatologia, nas últimas décadas, vivenciou uma fase de grandes avanços tecnológicos que modificaram a sobrevida dos recém-nascidos, alterando os conceitos de limite de viabilidade (com aumento da sobrevida de prematuros extremos) e de doenças incompatíveis com a vida. Essa sobrevida, entretanto, pode estar associada a morbidades, comprometimento da qualidade de vida e aumento da mortalidade no 1º ano, o que exige do profissional da Saúde um olhar diferenciado no cuidado desse recém-nascido e de sua família. Esse olhar vem ao encontro do conceito de cuidados paliativos pediátricos (CPP), promovendo o cuidado integral da criança com doença ameaçadora de vida, o que deve se iniciar ao diagnóstico da doença. Na Neonatologia, a descoberta da doença ameaçadora de vida pode ocorrer ainda no período perinatal, por meio de ultrassonografia fetal, e, diante de um cenário tão amplo de possíveis desfechos, é importante que o neonatologista saiba identificar os pacientes elegíveis ao cuidado paliativo, compreenda o objetivo desse cuidado, domine técnicas de comunicação para a abordagem da família e consiga identificar os principais pontos de sofrimento do paciente e de seus familiares.

Neste capítulo, vamos:

- Conceituar os cuidados paliativos em Neonatologia.
- Dar ferramentas para que o neonatologista seja capaz de identificar os pacientes elegíveis para cuidado paliativo (CP) em sua unidade.
- Auxiliar o planejamento do CP neonatal.
- Apresentar um modelo de abordagem de famílias antes do parto e durante a permanência na unidade de terapia intensiva (UTI) neonatal.

Introdução

A Organização Mundial da Saúde (OMS), em 2002, estabeleceu que cuidado paliativo é "a abordagem realizada por equipe multidisciplinar que tem como objetivo promover qualidade de vida de pacientes e de seus familiares diante de doenças que ameaçam a continuidade da vida, através de prevenção e alívio do sofrimento. Requer a identificação precoce, avaliação e tratamento impecável da dor e de outros problemas de natureza física, psicossocial e espiritual".[1]

A International Association for Hospice and Palliative Care (IAHPC), organização com relações oficiais com a OMS, implementou um projeto para revisar e adotar uma nova definição de CP. O objetivo foi encontrar um consenso sobre uma definição cujo foco fosse o alívio do sofrimento, aplicável a todos os pacientes, universal, qualquer que seja o diagnóstico, prognóstico, localização geográfica, etapa do cuidado ou nível de renda. Nesta revisão, alguns aspectos ficam mais detalhados, começando pela definição:[2]

> Os **Cuidados Paliativos** são cuidados holísticos ativos, ofertados a pessoas de todas as idades que se encontram em intenso sofrimento relacionados à sua saúde, proveniente de doença grave, especialmente aquelas que estão no final da vida. O objetivo dos Cuidados Paliativos é, portanto, melhorar a qualidade de vida dos pacientes, de suas famílias e de seus cuidadores.

De modo geral, os profissionais da Saúde envolvidos no cuidado perinatal são treinados para manter a vida e restaurar a saúde, porém, quando isso não for possível, deveriam ser capacitados para que os bebês e suas famílias continuem a receber o melhor cuidado possível, objetivando o alívio do sofrimento durante a vida e até o final dela (e além).

O **cuidado paliativo perinatal** consiste no planejamento e na prestação de cuidados de suporte durante a vida e cuidados de fim de vida para o feto, o recém-nascido e para o lactente e sua família no manejo de situações diagnosticadas antes do parto, paralelamente aos cuidados de rotina do pré-natal.[3]

O **cuidado paliativo neonatal** está inserido na definição proposta, em 2017, pelo Departamento de Dor e Cuidado Paliativo da Sociedade Brasileira de Pediatria:

> A abordagem através de cuidados paliativos traz uma proposta de oferecer a melhor qualidade de vida possível ao longo do processo da doença, desde o seu diagnóstico, caso haja indicação, para que se melhore a vida após a definição de que se trata de doença crônica e evolutiva, com possível desfecho desfavorável ou letal.[4]

Identificação dos pacientes elegíveis a cuidados paliativos perinatais e neonatais

As propostas para seguimento em CPP se modificaram com o passar dos anos, veja-se a própria definição do CP que evoluiu desde o seu surgimento, e em Neonatologia não foi diferente. No Quadro 24.1, é descrita uma proposta de categorização que auxilia na identificação dos pacientes elegíveis nesse contexto e adequa-se a um modelo de elegibilidade flexível, sem se fixar em princípios mais voláteis de classificação.[3]

Quadro 24.1 – Categorização de pacientes elegíveis para cuidados paliativos em Neonatologia.	
Categoria 1	Doenças potencialmente fatais para as quais o tratamento curativo pode ser viável, mas pode falhar. Exemplo: prematuridade extrema, doença cardíaca congênita
Categoria 2	Situações em que a morte prematura é inevitável, mas podem existir longos períodos de tratamento intensivo que visam prolongar a vida e permitir a participação em atividades normais. Exemplo: anomalia cromossômica, espinha bífida grave, rins displásicos multicísticos bilaterais
Categoria 3	Doenças progressivas sem opções de tratamento curativo. A abordagem é exclusivamente paliativa e a sobrevida pode ser variável a até alguns anos. Exemplo: anencefalia, displasia esquelética, distúrbios neuromusculares graves
Categoria 4	Situações irreversíveis, mas não progressivas, que resultam em grande incapacitação, suscetibilidade a complicações de saúde e probabilidade de morte prematura. Exemplo: encefalopatia isquêmica hipóxica grave

Fonte: Dickson G. Together for short lives, 2017.

Planejamento do cuidado

Diante de um caso elegível para seguimento em cuidado paliativo, podemos seguir algumas etapas para a construção do cuidado:

Caso elegível → Avaliação de prognóstico → Construção de objetivo de cuidado → Definição de conduta

Vamos entender um pouco melhor cada uma dessas etapas:

Avaliação de prognóstico

Exige o conhecimento da doença de base do paciente e das morbidades relacionadas e avaliação da taxa de sobrevida. É muito importante saber os dados existentes em literatura mundial, além dos dados nacionais e daqueles do próprio serviço onde o paciente será tratado, pois isso aumenta a acurácia do seu prognóstico.

Em Neonatologia, encontramos um enorme desafio ao tentarmos inferir desfechos de acordo com a doença de base, uma vez que as evoluções podem ser bem variáveis entre os pacientes com a mesma patologia. Dessa forma, contar com uma equipe de especialistas que tenham maior experiência com as alterações encontradas auxilia também no entendimento mais realista do prognóstico.

Deve-se evitar termos como "letal" ou "incompatível com a vida", pois seu significado não é consensual na literatura e eles trazem consigo, além de uma carga depreciativa, uma confusão quanto ao desfecho real esperado. Por exemplo, ao falarmos que anencefalia é uma doença letal, pode-se supor que obrigatoriamente um bebê com essa doença morreria logo após o parto. Esse pode ser o desfecho da maior parte das crianças com essa doença, mas também existem recém-nascidos que sobrevivem por mais tempo; então, o que de fato estamos querendo dizer ao usar esses termos? O fundamental é conseguirmos transmitir, de forma clara, quais as morbidades mais encontradas diante daquele quadro e quais as taxas de óbito e sobrevida estimadas. Wilkinson[7] propõe cinco questões para serem respondidas que ajudam equipe e família a entenderem melhor o desfecho de uma doença ameaçadora de vida:

1. Qual o diagnóstico provável e qual a certeza do diagnóstico fetal?
2. Qual a probabilidade de sobrevida além do período neonatal caso sejam tomadas medidas de suporte artificial de vida?
3. Qual a sobrevida global caso sejam adotadas medidas de suporte artificial de vida?
4. Qual o déficit físico e cognitivo esperado caso o recém-nascido (RN) sobreviva?
5. Quais são as consequências do tratamento necessário para se manter o bebê vivo?

Construção de objetivo de cuidado

A construção de qual será o objetivo de cuidado no seguimento do paciente envolve dois fatores, sempre permeados pelo princípio do melhor interesse da criança:

1. Fator objetivo: caracterizado pela avaliação de prognóstico.
2. Fator subjetivo: caracterizado pelos valores da família.

Após a equipe fazer a avaliação do prognóstico, é necessário conhecer a família envolvida diretamente no cuidado do recém-nascido e planejar o cuidado dentro das possibilidades viáveis e suas prioridades, como controle de sintomas e seguimento da evolução natural da doença, suporte terapêutico pleno e avaliação de resposta inicial, desospitalização, cuidados de fim de vida.

A conversa com os familiares é fundamental, exige treinamento da equipe envolvida e será detalhada em tópico a seguir.

Definição de conduta

Após avaliação de prognóstico, construção de plano de cuidado, podemos encaixar de forma ampla as condutas nos seguimentos caminhos:

- Paciente sem tratamento curativo possível. Deseja-se terapêutica que aumente a sobrevida desde que as consequências não sejam muitas para a qualidade de vida a longo prazo.
- Paciente sem tratamento curativo possível: como as consequências para aumento de sobrevida são muitas, opta-se por terapêutica que vise controle de sintomas (manter qualidade de vida e caminhar com a evolução natural da doença, mesmo que o desfecho seja o óbito).
- Paciente com tratamento curativo possível, mas com baixa probabilidade de sucesso: inicialmente, serão efetivados todo o suporte terapêutico disponível, a avaliação de resposta (*trial* de UTI) e nova reavaliação do quadro, com possibilidade de mudança do objetivo de cuidado caso não haja boa resposta à terapêutica instituída.
- Paciente sem tratamento curativo possível e que apresenta sinais de fim de vida: será realizado o cuidado do processo de morte.

A construção desse plano de cuidado deve ser compartilhada com a família e precisa ser feita de forma paulatina, dando tempo para o processo de luto envolvido.

Conversa com as famílias

A abordagem da família deve ser feita assim que confirmado o diagnóstico de uma situação ameaçadora da vida e, muitas vezes, isso ocorre ainda intraútero. Apesar da grande diversidade de cenários após um diagnóstico de malformação fetal, é possível padronizar a maneira de abordagem da família durante o pré-natal.

Andrade propôs a criação de um grupo de cuidados paliativos perinatais. Esse grupo multidisciplinar realiza, durante o pré-natal, três a quatro consultas de pelo menos 60 minutos, em que estão presentes a gestante e o acompanhante que ela designar como de sua confiança e dois profissionais da Saúde (de diferentes áreas como Enfermagem, Medicina, Psicologia, Assistência Social), com treinamento em comunicação de má notícia e, idealmente, com formação em CP.[8]

Antes da abordagem da família, a equipe deve ser reunir para discussão do caso trazendo informações disponíveis em literatura sobre a doença diagnosticada (definição de prognóstico). As cinco questões já citadas propostas por Wilkinson[7] são condutoras da reunião e facilitam a compreensão de todos sobre a gravidade do quadro e sobre as possibilidades terapêuticas reais para o feto e sua família.

Essas consultas são denominadas "conferências familiares". Durante esses encontros, os profissionais da Saúde e a família discutirão as necessidades médicas e psicossociais do paciente e da família.[8,9] No modelo proposto por Andrade, as conferências são guiadas por objetivos que a equipe definiu e também pelas demandas específicas que cada família traz.[8,9]

O objetivo desses encontros é construir o plano de cuidado ideal para aquela família, respeitando-se seus valores e sua biografia, partindo-se do plano de parto e chegando-se às decisões necessárias para o momento do nascimento, tanto para o recém-nascido como para a gestante. São decididos aspectos como via de parto, monitorização feta, e cuidados imediatos com o recém-nascido. É de extrema importância que se discutam com a família todas as possiblidades de eventos ou desfechos após o nascimento e, dessa forma, construa-se o objetivo de cuidado que norteará o seguimento.[8,9]

O modelo teórico de atendimento em Medicina Fetal proposto por Andrade, em 2017, é apresentado a seguir com o mnemônico CEPOS (Figura 24.1).[8,9]

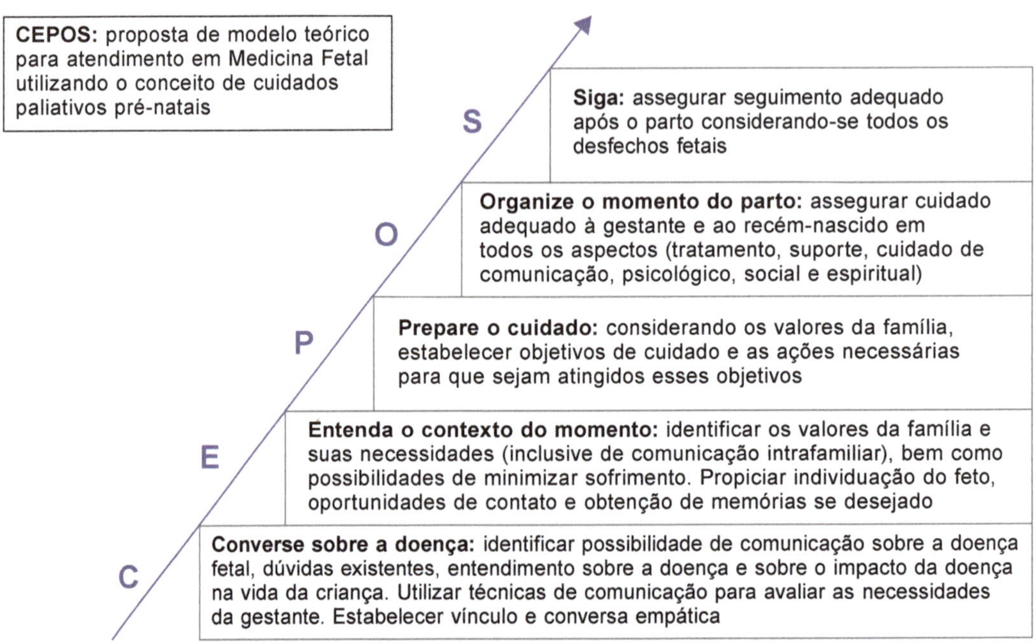

Figura 24.1 Proposta de modelo teórico para atendimento em Medicina Fetal utilizando conceitos de cuidados paliativos pré-natais.

Fonte: Cedida pela Profa. Dra. Lisandra Stein Bernardes Ciampi de Andrade, retirada de grupo de Apoio Integral às Gestantes e Familiares de Fetos com Malformação: Utilização de Conceitos de Cuidados Paliativos no Atendimento em Medicina Fetal. São Paulo. Tese de Livre-Docência em Obstetrícia. Faculdade de Medicina da Universidade de São Paulo. Departamento de Obstetrícia e Ginecologia; 2017.

Nesse contexto de bebês com doença ameaçadora de vida, o treinamento de comunicação de más notícias é um desafio e o seu aprendizado pela Equipe de Saúde é de suma importância. Foi proposto um roteiro de comunicação para abordagem da família: SPIKES. Trata -se de um anagrama composto pelas seguintes palavras:[12-14] *setting up; perception, invitation, knowledge; emotions; strategies and summary.*

Setting up: preparar/criar um cenário adequado para a conversa, em que:

1. Os familiares tenham privacidade.
2. Haja preferencialmente dois profissionais da equipe.
3. Outro membro da família possa estar presente durante a conversa.

- ***Perception***: avaliar, com perguntas simples e em linguagem clara, o quanto os familiares compreendem a situação.
  Por exemplo: Vocês podem me dizer com as próprias palavras o que entendem sobre a doença do seu filho? Como vocês estão vendo a evolução do seu bebê? Vocês perceberam que ele piorou? Vocês lembram que conversamos que o seu filho poderia não responder ao tratamento?
- ***Invitation***: deve-se fazer um convite à família para conversar sobre a informação que será dada, auxiliando-a a se preparar para aquele momento. Vale fazer uma pergunta aberta em que se antecipa o que virá a seguir. Exemplo: "Gostaria de falar um pouco sobre os próximos passos do cuidado do seu filho, podemos falar disso agora?"
- ***Knowledge***: momento da transmissão da notícia/informação propriamente dita. Conforme as etapas anteriores são concretizadas, aos poucos a conversa naturalmente chegará a esse momento. É importante passar informações concisas, tomando-se o cuidado de não transmitir muita informação de uma só vez, e sim dando tempo para a família processar o que está sendo falado.
- ***Emotions:*** validar e acolher as emoções dos familiares.
  As reações podem ser choro, revolta, resignação, silêncio etc. É necessário aguardar toda a emoção se dissipar, acolher e validar esse sofrimento e retomar a direção da conversa. Exemplo: "Eu gostaria de ter trazido uma notícia diferente".
- ***Strategies and summary***: resumir a comunicação que foi feita e iniciar a construção do plano de cuidado mediante as informações e os valores daquela família.

Lantos, recentemente, sugeriu novas questões referentes à abordagem dos familiares na tomada de decisões frente a uma evolução desfavorável do RN em UTI neonatal. Até hoje, o foco da abordagem dos pais esteve na informação mais objetiva e clara possível, elaborando regras para definição de condutas. Novas técnicas de comunicação tornam-se necessárias para que os médicos auxiliem as famílias a compreenderem seus próprios valores e, da mesma forma, os profissionais da Saúde precisam entender seus valores no intuito de não permitir que estes norteiem as decisões dos familiares.[15]

Quando se abordar a família, deve-se:

- Conversar com os pais honestamente sobre as condições do paciente em um ambiente fora da UTI.
- Usar um vocabulário que a família entenda, o mais claro possível.
- Assegurar que os pais tenham privacidade e oportunidade para esclarecer suas dúvidas e expor seus sentimentos por meio de uma escuta ativa e empática.
- Encorajar a participação da equipe multidisciplinar responsável pelo paciente nessas reuniões familiares.[16]

Alinhamento das equipes de atendimento multiprofissional envolvidas no cuidado

Para que a implementação de cuidados paliativos neonatais transcorra adequadamente, é preciso que toda a equipe multiprofissional envolvida no atendimento ao paciente conheça as categorias de elegibilidade. O sofrimento moral das equipes é intenso e entender o objetivo do seguimento, participar das tomadas de decisões bem como das conversas com a família dá suporte para os profissionais envolvidos nas diferentes etapas do cuidado.

Adequação terapêutica

Diante de recém-nascidos criticamente doentes, de acordo com o objetivo de cuidado traçado, é adequado haver a limitação terapêutica ou, até mesmo, a retirada de algum suporte previamente oferecido e que, naquele momento, esteja prolongando um sofrimento sem benefício ao paciente.

À luz da Bioética moderna, a não administração ou a retirada de um tratamento são intervenções moralmente equivalentes e considera-se tão admissível retirar um tratamento quanto não o iniciar se não for proporcional ou adequado à condição do enfermo.[17]

Em 2006, o Conselho Federal de Medicina (CFM) publicou a Resolução n. 1.805, em que declara: "Na fase terminal de enfermidades graves e incuráveis, é permitido ao médico limitar ou suspender procedimentos e tratamentos que prolonguem a vida do doente, garantindo-lhe os cuidados necessários para aliviar os sintomas que levam ao sofrimento, na perspectiva de uma assistência integral, respeitada a vontade do paciente ou de seu representante legal" (CFM-Res n. 1.805/2006).[18] Na mesma Resolução, ainda consta que "É permitido ao médico limitar ou suspender procedimentos e tratamentos que prolonguem a vida do doente em fase terminal, de enfermidade grave e incurável, respeitada a vontade da pessoa ou de seu representante legal".[19]

No capítulo primeiro do Código de Ética Médica, de 2009, no Item XXIII, "Princípios Fundamentais da Medicina", consta: "nas situações clínicas irreversíveis e terminais, o médico evitará a realização de procedimentos diagnósticos e terapêuticos desnecessários e propiciará aos pacientes sob sua atenção todos os Cuidados Paliativos apropriados".[20]

Cuidados de fim de vida

Quando se fala que determinado paciente encontra-se em cuidados paliativos, é importante discriminar para a equipe e para os acompanhantes que não necessariamente ele encontra-se em processo ativo de morte e em cuidados de fim de vida. O cuidado paliativo, como já citado, deve ser iniciado desde o momento do diagnóstico da doença ameaçadora de vida e ele não exclui medidas terapêuticas que visem prolongar a sobrevida. Entretanto, diante de um desfecho de óbito iminente, é primordial, nessa fase de fim de vida, o alinhamento da equipe, compreendendo-se a fase que o paciente se encontra, priorizando-se o controle de sintomas e evitando-se medidas terapêuticas fúteis. Respeitar os desejos finais da família, garantir o não sofrimento do RN e dar suporte psicológico e espiritual devem nortear os cuidados oferecidos nesses momentos.

Em alguns casos, o desfecho óbito pode ser esperado ainda em sala de parto, logo após o nascimento. Nas Diretrizes da Sociedade Brasileira de Pediatria de Reanimação do Recém-Nascido (2022), está descrita a possibilidade de não oferecer suporte artificial de vida para pacientes portadores de malformações fetais letais ou potencialmente letais, desde que esse seja o plano de cuidado alinhado com a família e seja uma abordagem consistente e coordenada entre a equipe obstétrica, a equipe pediátrica e a família.[21] É preciso salientar que, diante da incerteza quanto ao prognóstico da doença fetal, a decisão ainda é reanimar o RN, naquele momento, e rever plano terapêutico durante a evolução.

A tomada de decisões, nesse momento tão delicado, torna-se mais difícil diante de situações imprevistas como asfixia perinatal grave ou prematuridade extrema. Ainda nas Diretrizes propostas no Programa de Reanimação Neonatal, frente a um recém-nascido que requer reanimação avançada de modo continuado em sala de parto, sem resposta às medidas instituídas, sugere-se a discussão da interrupção dos procedimentos, entre a equipe que está atendendo o RN e a família, ao redor de 20 minutos depois do nascimento. Com relação ao recém-nascido no limite de viabilidade, os desfechos da unidade quanto à sobrevida e à qualidade de vida devem ser considerados. A orientação do Programa de Reanimação Neonatal[22] é que a decisão quanto a iniciar a reanimação em prematuros extremos no limite de viabilidade deve ser individualizada e sempre que possível compartilhada com os pais. Os desejos da família precisam ser ouvidos, de preferência antes do nascimento, pela equipe multiprofissional que atende a gestante, o que inclui a conversa do pediatra com família.[22]

O que pode ser oferecido como cuidado paliativo em sala de parto?

1. Possibilitar o contato pele a pele com os pais; permitir que peguem o filho no colo pelo tempo que desejarem e sentirem-se confortáveis.
2. Possibilitar sucção não nutritiva no seio materno se possível.

3. Promoção das técnicas não farmacológicas de controle de dor como contenção (*swaddle*) e sucção não nutritiva e, quando necessário, também se pode realizar tratamento farmacológico para controle de sintomas de fim de vida.
4. Possibilitar e estimular a criação de memórias: fotografar o recém-nascido, registrar os momentos de contato entre a família, permitir a presença de familiares importantes naquele momento (p. ex., avós, padrinhos, irmãos).
5. Autorizar a presença do líder religioso da família para realização de rituais importantes para suas crenças religiosas, por exemplo, permitir que o padre ou o capelão do hospital batize a criança.
6. Garantir que as orientações de procedimentos após o óbito sejam dadas.

Luto

Após o óbito, a família deve continuar amparada, não só quanto às orientações mais imediatas (p. ex., funeral, registro), como também é importante oferecer um seguimento posterior e, quando possível, agendar pelo menos um retorno dos pais depois do falecimento do paciente para avaliar se esses familiares estão sendo capazes de lidar com a perda do filho e auxiliá-los no processo de luto.

Pontos principais do seguimento em cuidado paliativo neonatal

- Acolhimento e escuta ativa dos responsáveis pelo recém-nascido.
- Favorecer a comunicação empática entre equipe e família.
- Auxiliar no entendimento familiar do prognóstico e na construção do plano de cuidado.
- Auxiliar no alinhamento terapêutico entre as diversas equipes de seguimento, respeitando-se as crenças e os valores do paciente e de seus familiares.
- Oferecer um olhar integral no cuidado do recém-nascido, desde otimização no controle de sintomas até auxílio no suporte espiritual/social/familiar, sendo fundamental o envolvimento multidisciplinar no cuidado.
- Acolhimento do sofrimento moral da Equipe de Saúde.
- Olhar atento para adequado controle de sintomas.
- Suporte nos cuidados de fim de vida.
- Suporte familiar após o óbito.

Considerações finais

Os cuidados paliativos são uma área de conhecimento de grande importância para garantir as melhores práticas frente a um paciente cuja morte precoce será inevitável, ainda que não se saiba exatamente quando ela poderá ocorrer. Em Neonatologia, a tecnologia possibilitou a reinterpretação de mortalidade e viabilidade de inúmeras doenças. Entretanto, esses novos resultados também devem conduzir a reflexões sobre a morbidade e os desfechos de médio e longo prazo, sendo primordial uma construção de cuidado centrado no melhor interesse da criança e nos valores daquele núcleo familiar. É fundamental acabar com o mito de que estar em cuidados paliativos é não ter mais nada a se fazer – estar em cuidados paliativos é priorizar a qualidade de vida do recém-nascido, é cuidar dele e de sua família por meio de uma abordagem multidisciplinar, com foco na prevenção e no alívio dos sofrimentos físico, espiritual e psicossocial dos familiares e pacientes.

Referências bibliográficas

1. World Health Organization (WHO). Palliative care. Disponível em: https://www.who.int/ncds/management/palliative-care/introduction/en. Acesso em: 15 nov. 2019.
2. International Association of Hospice and Palliative Care (IAHPC). Palliative care definition. Disponível em: https://hospicecare.com/what-we-do/projects/consensus-based-definition-of-palliative-care/definition. Acesso em: 15 nov. 2019.
3. Dickson G. Perinatal pathway for babies with palliative care needs: summary diagram. In: Dickson G, Chambers L, Johnson M (ed.). A perinatal pathway for babies with palliative care needs. 2nd ed. Together for Short Lives, 2017. p. 14.

4. Brasil. Sociedade Brasileira de Pediatria (SBP). Departamento Científico de Medicina da Dor e Cuidados Paliativos. Cuidados paliativos pediátricos: o que são e qual sua importância? Cuidando da criança em todos os momentos [Documento Científico]. Revista da Sociedade Brasileira de Pediatria (SBP). 2017 Fev(1). Disponível em: https://www.sbp.com.br/fileadmin/user_upload/2017/03/Medicina-da-Dor-Cuidados-Paliativos.pdf.
5. Catlin A, Carter B. Creation of a neonatal end of life palliative care protocol. J Perinatol. 2002;22(3):184-95.
6. Leuthner SR. Palliative care of the infant with lethal anomalies. Pediatr Clin North Am. 2004;51(3):747-59.
7. Wilkinson D, Thiele P, Watkins A et al. Fatally flawed? A review and ethical analysis of lethal congenital malformations. BJOG. 2012;119:1302-8.
8. Andrade L. Grupo de Apoio Integral às Gestantes e Familiares de Fetos com Malformação: utilização de conceitos de cuidados paliativos no atendimento em medicina fetal. São Paulo: Universidade de São Paulo (USP), 2017.
9. Oliveira FF, Gibelli MABC, Ferreira RS et al. Cuidados paliativos no período pré-natal. In: Rubio AV, Souza JL (ed.). Cuidado paliativo pediátrico e perinatal. Rio de Janeiro: Atheneu, 2019. p. 289-99.
10. Feudtner C, Feinstein JA, Zhong W et al. Pediatric complex chronic conditions classification system version 2: updated for ICD-10 and complex medical technology dependence and transplantation. BMC Pediatr. 2014;14:199.
11. Gibelli MABC, Gonçalves VFZ, Krebs VLJ. Cuidados paliativos no recém-nascido. In: Schvartsman BGS, Maluf Jr. PT, Carvalho MC et al. (ed.). Neonatologia. 2. ed. São Paulo: Manole, 2019. p. 93.
12. Marçola L, Andrade LBSC, Gibelli MABC. Prematuridade extrema com evolução limitante de vida. In: Barbosa SMM, Zoboli I, Iglesias SOB (ed.). Cuidados paliativos na prática pediátrica. Série da Sociedade de Pediatria de São Paulo (SPSP). Rio de Janeiro: Atheneu, 2019. p. 323.
13. Baile WF, Buckman R, Lenzi R et al. SPIKES – A six step protocol for delivering bad news: application to a patient with cancer. The Oncologist. 2000:302-11.
14. Haward FM, Gaucher N, Payot A et al. A personalized decision making: practical recommendations for fragile neonates. Clin Perinatol. 2017;44:429-45.
15. Lantos JD. Ethical problems in decision making in the neonatal ICU. N Engl J Med. 2018;379(19):1851-60.
16. Gibelli MABC, Ferreira RS, Gomes AL et al. Cuidados em condições específicas: recém-nascido malformado. In: Rubio AV, Souza JL (ed.). Cuidado paliativo pediátrico e perinatal. Rio de Janeiro: Atheneu, 2019. p. 324-6.
17. Valdes GM, Romero TA, Castro RZ. Limitation of therapeutic effort in paediatric intensive care units: bioethical knowledge and attitudes of the medical profession. Rev Chil Pediatr. 2016;87(2):116-20.
18. Brasil. Conselho Federal de Medicina (CFM). Resolução CFM n. 1805/2006, art. 1º. Brasil: Conselho Federal de Medicina (CFM), 2006.
19. Brasil. Conselho Federal de Medicina (CFM). Resolução CFM n. 1805/2006, art. 2º. Brasil: Conselho Federal de Medicina (CFM), 2006.
20. Brasil. Conselho Federal de Medicina (CFM). Código de ética médica. Capítulo 1 – Item XXIII: princípios fundamentais da medicina. Brasil: Conselho Federal de Medicina (CFM), 2009.
21. Almeida MFB, Guinsburg R; Conselho Científico do Departamento de Neonatologia da Sociedade Brasileira de Pediatria; Coordenadores Estaduais e Grupo Executivo do Programa de Reanimação Neonatal da Sociedade Brasileira de Pediatria (PRN-SBP). Reanimação do recém-nascido ≥ 34 semanas em sala de parto: diretrizes 2022 da Sociedade Brasileira de Pediatria (SBP). Rio de Janeiro: Sociedade Brasileira de Pediatria (SBP), 2022.
22. Guinsburg R, Almeida MFB; Conselho Científico do Departamento de Neonatologia da Sociedade Brasileira de Pediatria; Coordenadores Estaduais e Grupo Executivo do Programa de Reanimação Neonatal da Sociedade Brasileira de Pediatria (PRN-SBP). Reanimação do recém-nascido < 34 semanas em sala de parto: diretrizes 2022 da Sociedade Brasileira de Pediatria (SBP). Rio de Janeiro: Sociedade Brasileira de Pediatria (SBP), 2022.

Capítulo 25

Doenças cardíacas avançadas

Carolina Vieira de Campos
Paula Vieira de Vincenzi Gaiolla

Introdução

A Cardiologia Pediátrica passou por grandes avanços nas últimas décadas, norteados por melhorias clínicas e cirúrgicas. A melhoria do cuidado dos pacientes univentriculares e a expansão da assistência circulatória mecânica e do transplante cardíaco pediátrico contribuíram de forma significativa para que a expectativa de vida dessa população pudesse aumentar. Entretanto, o aumento da sobrevida, muitas vezes, ainda vem acompanhado de morbidades e limitações. Sintomas físicos como dispneia, cansaço, fadiga e edema estão entre os limitadores da qualidade de vida das crianças cardiopatas. Além disso, a doença também tem impacto em aspectos sociais e psicológicos não apenas da criança, mas também de seus familiares, tornando essa população frequentemente elegível para acompanhamento em conjunto com a equipe de cuidados paliativos (CP).

Cuidados paliativos e Cardiologia Pediátrica: demandas e barreiras

Apesar da evidência do benefício da atuação de CP em uma ampla variedade de condições pediátricas, sua atuação em conjunto com a Cardiologia Pediátrica ainda se encontra em um estágio de desenvolvimento e representa uma demanda reprimida. Em uma especialidade de forte integração clinicocirúrgica e que se orgulha dos avanços de sobrevida recentes, obstáculos para essa integração incluem o pouco conhecimento sobre a especialidade, além preconceitos sobre o conceito de CP e sua atuação.[1-4] Por um lado, cardiologistas pediátricos e cirurgiões cardiovasculares temem que os pais interpretem a interconsulta de CP como um abandono da criança, que o envolvimento precoce da especialidade possa minar a esperança da família e que diferentes filosofias de trabalho possam impactar o cuidado da criança. Por outro lado, cardiopediatras referem menor habilidade de prognosticar o fim de vida, manejar cuidados de fim de vida, alinhar objetivo de cuidado e discutir limitação ou retirada de suporte.[1,3,5]

Prognóstico em cardiologia pediátrica

A pluralidade de anatomias e fisiologias na Cardiologia Pediátrica, somada aos avanços tecnológicos vivenciados nas últimas décadas e à heterogeneidade territorial de distribuição de recursos de Saúde, torna complexo o ato de prognosticar essa população. A definição de doença cardíaca avançada, na Pediatria, é heterogênea, com sugestões de inclusão de critérios-gatilho para envolvimento da equipe de CP como fisiologia univentricular, estenose de veias pulmonares, hipertensão pulmonar, candidatura para transplante e transplantados ou qualquer paciente com hospitalização maior que 30 dias, intubação maior que 14 dias ou mais que três internações no último ano.[4]

Grupos especiais

- **Univentriculares:** grupo complexo caracterizado pela impossibilidade de separação anatômica e fisiológica das circulações sistêmica e pulmonar. Um estudo prospectivo randomizado da última década evidenciou sobrevida livre de transplante de 60% em 6 anos e dados mais recentes trazem uma mortalidade ao redor de 15%.[6-8] Pacientes de maior risco incluem prematuros, baixo peso ao nascimento, síndromes genéticas, necessidade de oxigenação por membrana extracorpórea (ECMO), presença de insuficiência da valva atrioventricular e aqueles operados em centros com menor volume cirúrgico.
- **Cardiomiopatias:** grupo de doenças do músculo cardíaco que cursam com disfunção ventricular sistólica e/ou diastólica. Apesar de raras, são uma das principais causas de insuficiência cardíaca na criança e no adulto. Sua incidência anual na infância é estimada em 1,13 casos para 100 mil crianças, com maior incidência nos lactentes (8,34 casos para cada 100 mil crianças menores de 1 ano). Fatores de risco para pior evolução incluem idade menor e presença de insuficiência cardíaca manifesta no momento do diagnóstico, avanço da disfunção ventricular e associação com síndromes genéticas ou malformações extracardíacas.[9]
- **Transplantados cardíacos:** transplante cardíaco é o tratamento de escolha para a insuficiência cardíaca em fase terminal que não é passível de manejo clinicocirúrgico. Essa opção terapêutica é capaz de prover quantidade e qualidade de vida, com sobrevida em 1 ano de 92% e mais de 80% dos pacientes relatando escala de funcionalidade de Lansky 90% a 100% já no 1º ano pós-transplante.[10] Complicações a longo prazo incluem rejeição, falência do enxerto, doenças linfoproliferativas e insuficiência renal. Fatores de risco para pior evolução incluem necessidade de ventilação mecânica, terapia de substituição renal ou oxigenação por membrana extracorpórea antes do transplante; cirurgias cardíacas prévias, doença cardíaca congênita e retransplante.[11]
- **Assistência circulatória mecânica:** suporte circulatório mecânico é uma terapêutica complexa capaz de suprir o débito cardíaco em momentos de falência da bomba nativa, como ponte para tratamentos definitivos ao exemplo do transplante cardíaco ou para a recuperação, como em casos de miocardite ou disfunção pós-operatória. Fatores de risco para mortalidade, nessa população, incluem o uso de ECMO como assistência circulatória, doença cardíaca congênita, terapia como ponte para candidatura ao transplante, choque cardiogênico avançado com escalonamento de drogas vasoativas.

Tomada de decisão

A tomada de decisão compartilhada na Cardiologia Pediátrica passa pela compreensão adequada da parte da família sobre o diagnóstico e o prognóstico da doença, as terapêuticas disponíveis para a doença e, por parte da Equipe de Saúde, pela compreensão dos valores e crenças da família. No mundo real, entretanto, esse processo é bastante complexo, marcado por heterogeneidade de práticas e executado frequentemente por profissionais que reconhecem a necessidade de treinamento adicional em habilidades de comunicação.[12] Cuidadores referem o desejo de receber mais informações nesses momentos, ao passo que a Equipe de Saúde reconhece que a transmissão efetiva das nuances das trajetórias da doença e estatísticas relacionadas aos desfechos é desafiadora.[13,14] Conversas antecipadas sobre a condição clínica e seu prognóstico são fundamentais para o acolhimento familiar e a tomada de decisão compartilhada, mas esse cenário ainda é infrequente: 40% dos pais reconhecem que sua criança está no final de sua vida apenas 1 dia antes da morte e 18% nunca haviam percebido essa proximidade até o momento do óbito.[15] O envolvimento precoce da equipe de CP, até mesmo durante a gestação, tem potencial para melhorar a comunicação, auxiliar na definição de objetivo de cuidado, diminuir ansiedade parental e melhorar a comunicação.[16]

Assim, barreiras existentes para uma tomada de decisão compartilhada incluem a pluralidade de evoluções clínicas para a mesma doença, falta de treinamento da Equipe de Saúde em habilidades de comunicação, dificuldades na transmissão adequada de informações técnicas sobre a doença, escassez de materiais robustos de referência para consulta das famílias e apoio à tomada de decisão compartilhada.

Manejo de sintomas na doença cardíaca avançada na criança

A detecção precoce e o manejo dos sintomas dos pacientes portadores de cardiopatia congênita são fundamentais para manutenção da qualidade de vida do paciente e de seus familiares.[4,26] Realizar a busca ativa das principais causas de sofrimento é fundamental durante as internações e durante cada consulta, já que, muitas vezes, os sofrimentos são subvalorizados pelo paciente e familiar por ser a única forma que conhecem de viver.

Os sintomas mais encontrados nos pacientes portadores de doença cardíaca avançada são: dispneia; náuseas; vômitos; dor; edema; sede; e obstipação.[4,27] O manejo geral dos diversos sintomas não difere do das outras doenças pediátricas, assim abordaremos aspectos específicos do tratamento da causa de base que devem ser realizados em conjunto com o tratamento geral. Outro alerta importante é que as doenças cardíacas avançadas podem cursar com insuficiência renal e hepática que podem alterar a dose e o intervalo das medicações prescritas.

- **Dispneia:** geralmente é causada pela retenção de fluídos nos pulmões, cujo tratamento deve ser realizado com diuréticos e pode ser necessário suporte ventilatório dependendo do objetivo de cuidado definido e do plano de cuidado proposto.
- **Náuseas e vômitos:** geralmente são causados, nos cardiopatas, pelo baixo débito mesentérico e, nesses casos, dificilmente respondem ao uso de antieméticos isolados. Devemos associar, aos antieméticos, drogas vasoativas com ação vasodilatadora e inotrópica que melhorem a perfusão mesentérica.
- **Dor:** a causa mais frequente de dor nas crianças com doença cardíaca avançada é a dor resultante da isquemia consequente ao baixo débito. Nesses casos, além do tratamento da dor conforme o orientado pela Organização Mundial da Saúde (OMS), devemos associar drogas vasoativas com ação vasoliatadora e inotrópica com objetivo de melhorar a perfusão local, se essa terapêutica estiver de acordo com o objetivo de cuidado proposto.
- **Edema:** costuma ser consequente à insuficiência cardíaca ou à circulação univentricular. Em ambos os casos, devemos usar diurético, orientação postural, meias elásticas, drenagem linfática e cuidados com a formação de úlceras.
- **Sede:** costuma ser secundária ao uso de diuréticos, que, muitas vezes, são necessários para melhora de sintomas como dispneia. A boa notícia é que é possível reduzir a sensação de sede usando-se saliva artificial, líquidos gelados em pequenas alíquotas, gelo e líquido de paladar azedo, tudo isso respeitando-se a restrição hídrica calculada juntamente com a equipe de Cardiologia e o serviço de Nutrição.
- **Obstipação:** pode ser secundária ao uso de diuréticos e opioides, sendo necessários a orientação dietética precoce e o uso de laxante de acordo com a sintomatologia.

Além dos sofrimentos físicos, é fundamental que a equipe busque ativamente sinais de sofrimento espiritual, psicológico e social e direcione-os para cuidado.

Fim de vida em cardiologia pediátrica

A atenção para o modo de fim de vida da criança cardiopata teve seu início há cerca de dez anos, por de um estudo que revelou que essa população frequentemente morre após uma internação prolongada e recebendo densa carga de suporte invasivo, como ventilação mecânica, drogas vasoativas e suporte circulatório.[17] Iniciativas de limitação e retirada de suporte intra-hospitalar, desospitalização e até de retirada de suporte em domicílio vêm ganhando espaço,[18,19] mas o fim de vida da criança cardiopata ainda é frequentemente marcado por alto suporte tecnológico e metade das crianças sofre no fim de suas vidas, segundo a percepção dos pais,[15] e sintomas mais frequentes incluem dificuldade para respirar, dor, fadiga, dificuldade de alimentação e distúrbios do sono. Fatores que influenciam negativamente na percepção de uma "boa morte" pelos pais incluem a ausência de uma definição antecipada de um plano de cuidados, manejo inefetivo da dor, surpresa em relação ao momento da morte e objetivos de cuidado direcionados para a cura, incluindo a realização de manobras de reanimação cardiopulmonar no momento do óbito.[20]

Entre os transplantados e pacientes em fila de transplante, nove em cada dez mortes ocorrem em um cenário hospitalar, predominantemente na UTI.[21] Pouco se sabe sobre os desejos de fim de vida dessa população e sobre como equilibrar a esperança pela chegada de um órgão com a aproximação da morte. O fim de vida dos pacientes em suporte circulatório não é diferente: nove em cada dez morrem com o dispositivo e a maioria recebendo outros tipos de suporte invasivo como ventilação mecânica de drogas vasoativas, mas o envolvimento precoce de CP pode auxiliar na definição de objetivo de cuidado e na limitação ou retirada terapêutica.[22] Para os pacientes em ECMO, o cenário torna-se ainda mais complexo: a natureza urgente do procedimento de canulação e a alta complexidade da terapia, muitas vezes, dificultam a obtenção de um consentimento livre e esclarecido por parte dos pais para o início da terapia, e a escassez de recomendações formais sobre a discussão bioética e de fim de vida, nesse tipo de suporte, torna o processo de estruturação de objetivo de cuidado ainda mais difícil. Uma revisão recente sugere a definição precoce de objetivos e reavaliação frequente a partir de momentos-chave, com suporte constante à família, incluindo-se recomendações baseadas nos valores de modo a aliviar o fardo da tomada de decisão pela família.[23] Gatilhos para discussão sobre retirada de suporte de maneira geral, e para essa população em particular, incluem piora progressiva da qualidade de vida, disfunções orgânicas múltiplas e eventos debilitantes maiores, como acidente vascular cerebral extenso ou sangramento. Essas conversas devem ocorrer de maneira estruturada,[4] assim como a execução da retirada de suporte, que deve idealmente ser precedida por momentos de formação de recordação e rituais familiares.[24,25]

Considerações finais

As experiências da trajetória da doença e do fim de vida de pacientes com cardiopatias complexas ainda são predominantemente intra-hospitalares, marcadas por sofrimento e em cenários de alta complexidade técnica. Apesar de incipiente, a integração entre a Cardiologia Pediátrica e os cuidados paliativos é uma estratégia que pode beneficiar muitos desses pacientes. A informação sobre a atuação da especialidade deve ser promovida para a equipe médica e familiares, a fim de diminuir preconceitos e melhorar essa integração tão necessária.

Referências bibliográficas

1. Balkin EM, Sleeper LA, Kirkpatrick JN et al. Physician perspectives on palliative care for children with advanced heart disease: a comparison between pediatric cardiology and palliative care physicians. J Palliat Med. 2018;21(6):773-9. doi: 10.1089/jpm.2017.0612.
2. Morell E, Moynihan K, Wolfe J et al. Palliative care and paediatric cardiology: current evidence and future directions. Lancet Child Adolesc Heal. 2019;3(7):502-10. doi: 10.1016/S2352-4642(19)30121-X.
3. Morell E, Thompson J, Rajagopal S et al. Congenital cardiothoracic surgeons and palliative care: a national survey study. J Palliat Care. 2021;36(1):17-21. doi: 10.1177/0825859719874765.
4. Blume ED, Kirsch R, Cousino MK et al. Palliative care across the life span for children with heart disease: a scientific statement from the American Heart Association (AHA). Circ Cardiovasc Qual Outcomes. 2023;16(2):e000114. doi: 10.1161/HCQ.0000000000000114.
5. Balkin EM, Kirkpatrick JN, Kaufman B et al. Pediatric cardiology provider attitudes about palliative care: a multicenter survey study. Pediatr Cardiol. 2017;38(7):1324-31. doi: 10.1007/s00246-017-1663-0.

6. Nathan M, Levine JC, Rompay MI et al. Impact of major residual lesions on outcomes after surgery for congenital heart disease. J Am Coll Cardiol. 2021;77(19):2382-94. doi: 10.1016/j.jacc.2021.03.304.
7. Ohye RG, Sleeper LA, Mahony L et al. Comparison of shunt types in the Norwood procedure for single-ventricle lesions. N Engl J Med. 2010;362(21):1980-92. doi: 10.1056/nejmoa0912461.
8. Newburger JW, Sleeper LA, William Gaynor J et al. Transplant-free survival and interventions at 6 years in the SVR trial. Circulation. 2018;137(21):2246-53. doi: 10.1161/CIRCULATIONAHA.117.029375.
9. Lee TM, Hsu DT, Kantor P et al. Pediatric cardiomyopathies. Circ Res. 2017;121(7):855-73. doi: 10.1161/CIRCRESAHA.116.309386.
10. Rossano JW, Cherikh WS, Chambers DC et al. The international thoracic organ transplant registry of the International Society for Heart and Lung Transplantation (ISHLT): twenty-first pediatric heart transplantation report 2018; focus theme: multiorgan transplantation. J Hear Lung Transplant. 2018;37(10):1184-95. doi: 10.1016/j.healun.2018.07.018.
11. Singh TP, Cherikh WS, Hsich E et al. The international thoracic organ transplant registry of the International Society for Heart and Lung Transplantation (ISHLT): twenty-fifth pediatric heart transplantation report 2022; focus on infant heart transplantation. J Hear Lung Transplant. 2022;41(10):1357-65. doi: 10.1016/j.healun.2022.07.019.
12. Pinto NM, Patel A, Delaney RK et al. Provider insights on shared decision-making with families affected by CHD. Cardiol Young. 2022;32(9):1475-82. doi: 10.1017/S1047951121004406.
13. Arya B, Glickstein JS, Levasseur SM et al. Parents of children with congenital heart disease prefer more information than cardiologists provide. Congenit Heart Dis. 2013;8(1):78-85. doi: 10.1111/j.1747-0803.2012.00706.x.
14. Neubauer K, Williams EP, Donohue PK et al. Communication and decision-making regarding children with critical cardiac disease: a systematic review of family preferences. Cardiol Young. 2018;28(10):1088-92. doi: 10.1017/S1047951118001233.
15. Blume ED, Balkin EM, Aiyagari R et al. Parental perspectives on suffering and quality of life at end-of-life in children with advanced heart disease: an exploratory study. Pediatr Crit Care Med. 2014;15(4):336-42. doi: 10.1097/PCC.0000000000000072.
16. Hancock HS, Pituch K, Uzark K et al. A randomized trial of early palliative care for maternal stress in infants prenatally diagnosed with single-ventricle heart disease. Cardiol Young. 2018;28(4):561-70. doi: 10.1017/S1047951117002761.
17. Morell E, Wolfe J, Scheurer M et al. Patterns of care at end of life in children with advanced heart disease. Arch Pediatr Adolesc Med. 2012;166(8):745-8. doi: 10.1001/archpediatrics.2011.1829.
18. Garcia X, Frazier E, Kane J et al. Pediatric cardiac critical care transport and palliative care: a case series. Am J Hosp Palliat Med. 2021;38(1):94-7. doi: 10.1177/1049909120928280.
19. Kaufman BD, Hollander SA, Zhang Y et al. Compassionate deactivation of ventricular assist devices in children: a survey of pediatric ventricular assist device clinician's perspectives and practices. Pediatr Transplant. 2019;23(3):1-7. doi: 10.1111/petr.13359.
20. Tadros HJ, Gupta D. "A good death": role of shared decision making and palliative care in children with cardiac disease. Pediatr Cardiol. 2023;44(4):958-9. doi: 10.1007/s00246-023-03124-x.
21. Cousino MK, Yu S, Blume ED et al. Circumstances surrounding end-of-life in pediatric patients pre- and post-heart transplant: a report from the Pediatric Heart Transplant Society (PHTS). Pediatr Transplant. 2022;26(2):1-12. doi: 10.1111/petr.14196.
22. Knoll C, Kaufman B, Chen S et al. Palliative care engagement for pediatric ventricular assist device patients: a single-center experience. ASAIO J. 2020;66(8):929-32. doi: 10.1097/MAT.0000000000001092.
23. Moynihan KM, Dorste A, Siegel BD et al. Decision-making, ethics and end of life care in pediatric extracorporeal membrane oxygenation: a comprehensive narrative review. Pediatr Crit Care Med. 2021;22(9):806-12. doi: 10.1097/PCC.0000000000002766.
24. Kirsch R, Munson D. Ethical and end of life considerations for neonates requiring ECMO support. Semin Perinatol. 2018;42(2):129-37. doi: 10.1053/j.semperi.2017.12.009.

25. Machado DS, Garros D, Montuno L et al. Finishing well: compassionate extracorporeal membrane oxygenation discontinuation. J Pain Symptom Manage. 2022;63(5):e553-62. doi: 10.1016/j.jpainsymman.2021.11.010.
26. Molloy MA, Morell E, Reichman JR et al. Parent-reported symptoms and perceived effectiveness of treatment in children hospitalized with advanced heart disease. J Pediatr. 2021;238:221227.e1. doi: 10.1016/j. jpeds.2021.06.077.
27. Bektas I, Kir M, Yildiz K et al. Symptom frequency in children with congenital heart disease and parental care burden in predicting the quality of life of parents in Turkey. J Pediatr Nurs. 2020;53:e211-6. doi: 10.1016/j.pedn.2020.04.012.

Capítulo 26

Encefalopatia crônica não evolutiva

Mariana Ribeiro Marcondes da Silveira
Patricia Gushiken Takahashi

Introdução

Quando consideramos os quatro grupos de condições limitantes ou potencialmente limitantes à vida, a categoria em que se encontram as encefalopatias crônicas não evolutivas é a 4, na qual estão as condições irreversíveis, mas não progressivas, que causam deficiências significativas, ocasionando maior susceptibilidade a complicações de saúde e à morte prematura.[1]

Assim, tanto a crianças com paralisia cerebral como as que têm sequelas motoras de tumores cerebrais, de acidentes vasculares cerebrais isquêmicos ou hemorrágicos, de traumatismos cranioencefálico ou raquimedulares, de encefalopatias pós-anóxicas (como a que acontece após parada cardíaca, sepses graves ou quase afogamentos) se comportam de forma semelhante. Aqui, explanaremos as diferentes definições e como o cuidado paliativo tem papel fundamental no cuidado das crianças e das famílias.

Paralisia cerebral

A paralisia cerebral (PC) é caracterizada por distúrbios permanentes do movimento e da postura, causando limitação da atividade atribuída a alterações não progressivas que aconteceram no cérebro em desenvolvimento na sua fase fetal ou infantil (até os 5 anos de idade). Tem grande complexidade de acometimento, desde quadros leves com funcionalidade preservada até quadros graves com necessidade de suporte tecnológico para manutenção da vida. Pode ter associações com déficits auditivos, visuais, cognitivos, comunicação, alterações de comportamento, epilepsia e alterações musculoesqueléticas.[2-4]

A prevalência nos países desenvolvidos é de 2 a 3,5 a cada 1.000 nascidos vivos, mas é inversamente proporcional à idade gestacional e ao peso de nascimento, variando de 90 a cada 1.000 nascidos vivos para os que nasceram com menos de 1.000 g a 1,5 a cada 1.000 nascidos vivos para os que nasceram com mais de 2.500 g.[5] Além da prematuridade e do baixo peso, há os casos de gestação múltipla e de anóxia neonatal como fator de risco de PC. Desse modo, medidas como corticosteroide antenatal, uso de sulfato de magnésio antes do nascimento de prematuros menores de 30 semanas de idade gestacional, uso de cafeína profilática na extubação de pré-termos e hipotermia protetora podem reduzir em até 30% os riscos de paralisia cerebral nos países desenvolvidos.[6] Ao redor de 10% dos casos são de etiologia pós-natal por infecção do sistema nervoso central (SNC) como meningoencefalites ou por lesões traumáticas, acidentais ou não acidentais.[4]

Hoje em dia, conseguimos fazer diagnóstico nos casos de prematuros e pacientes que tiveram anóxia neonatal antes dos 6 meses de vida usando escalas estruturadas com boa confiabilidade de preditor de risco de paralisia cerebral quando associadas à análise da ressonância magnética. Antigamente, o diagnóstico só era dado entre 12 e 24 meses de vida, perdendo-se uma janela importante para se otimizarem a neuroplasticidade e o ganho de função a fim de se promover a autonomia. Assim, antes dos 5 meses de idade corrigida, os maiores preditores de risco de paralisia cerebral são a associação de ressonância magnética do encéfalo feita no período de termo com 86% a 89% de sensibilidade, associada à aplicação da escala *Prechtl Qualitative Assessment of General Movements* (GM), com 98% de sensibilidade, e da escala *Hammersmith Infant Neurological Examination (HINE)* com 90% de sensibilidade. Nas crianças com mais de 5 meses de idade corrigida, os preditores são a associação de ressonância magnética (se segura e viável) com sensibilidade de 86% a 89%; escala *Hammersmith Infant Neurological Examination* (HINE) com 90% de sensibilidade; e a escala *Developmental Assessment of Young Children* com 83% de sensibilidade.[7]

Quanto à classificação, pode haver quatro tipos motores: espástico (85% a 91%); discinético (4% a 7%), incluindo distonia e atetose; atáxico (4% a 6%); e hipotônico (2%). Os discinéticos, atáxicos e hipotônicos têm o comprometimento dos quatro membros, enquanto os espásticos podem ser classificados como hemiplégicos (38%), diplégicos (membros inferiores têm mais acometimento que os membros superiores) (37%) e quadriplégicos (têm os quatro membros e o tronco afetado) (24%).[4]

Com relação à escala de funcionalidade, existe o Sistema de Classificação da Função Motora Grossa (GMFCS), conforme o Quadro 26.1. No documento oficial, existem estratificações de 2 a 18 anos sobre o que se espera de função motora em cada nível de suporte.

Quadro 26.1 – Sistema de Classificação da Função Motora Grossa (GMFCS).

Nível I	Anda sem limitações
Nível II	Anda com limitações
Nível III	Anda utilizando dispositivo manual de mobilidade
Nível IV	Tem automobilidade com limitações e pode utilizar mobilidade motorizada
Nível V	É transportado em cadeira de rodas manual

Fonte: Adaptado da CanChild.

As lesões cerebrais, nesses casos, são fixas, mas quando determinam um comprometimento motor mais acentuado, há um estado de maior fragilidade orgânica, sujeitando a criança a complicações que podem piorar a funcionalidade e aumentar o risco de óbito, como pneumonia aspirativa pela disfagia, sepse de foco urinário pela bexiga neurogênica, fraturas por osteopenia e risco de embolia pulmonar.

As reabilitações estão indicadas para evitar deformidades e dor e, se possível, propiciar ganho de funcionalidade, como o que é visto nos primeiros 2 anos de vida, quando, por meio da plasticidade neuronal, existe uma janela de oportunidade para mudar a curva de funcionalidade, passando, por exemplo, de um nível V para III.

Em crianças com comprometimento motor maior de acordo com a GMFCS (especialmente níveis III, IV e V), há um cenário de necessidade de terapias multiprofissional com o objetivo de habilitação e reabilitação (fisioterapia motora, fonoaudiologia, terapia ocupacional etc.), associado a risco aumentado de óbito em decorrência de múltiplas complicações como disfagia, dor crônica, crises convulsivas, deficiência auditiva e visual e afecções musculoesqueléticas. Nesses casos, o cuidado paliativo pediátrico está indicado para o alívio do sofrimento e melhora da qualidade de vida da criança e da família.

Condições neurológicas por sequela de lesão ao sistema nervoso

As condições descritas aqui surgem fora da faixa dos 5 anos de idade e, assim, não podem ser enquadradas como PC, mas se comportam de forma semelhante do ponto de vista de trajetória de doença e complicações. Descreveremos, a seguir, trauma cranioencefálico, trauma raquimedular, acidente vascular encefálico e encefalopatia pós-anóxica.

De acordo com dados do Centers of Disease Control and Prevention (CDC), dos Estados Unidos, estima-se que ao redor de 145 mil crianças, entre 0 e 19 anos, convivem com sequelas de traumatismo craniano. Entre as causas, destacam-se quedas na faixa etária entre 0 e 4 anos de idade e quedas, assaltos e acidentes automobilísticos na faixa dos 15 aos 24 anos. Desde 2001, a incidência tem aumentado na faixa etária dos 0 aos 24 anos comparada com as outras faixas etárias.[8] Outra causa recorrente na faixa etária de 0 a 1 ano de idade é o traumatismo craniano não acidental, antigamente denominado "síndrome do bebê sacudido", e corresponde a 32 a 38 casos por 100 mil crianças, nos Estados Unidos, e sendo fatal em um quarto dos casos.[10]

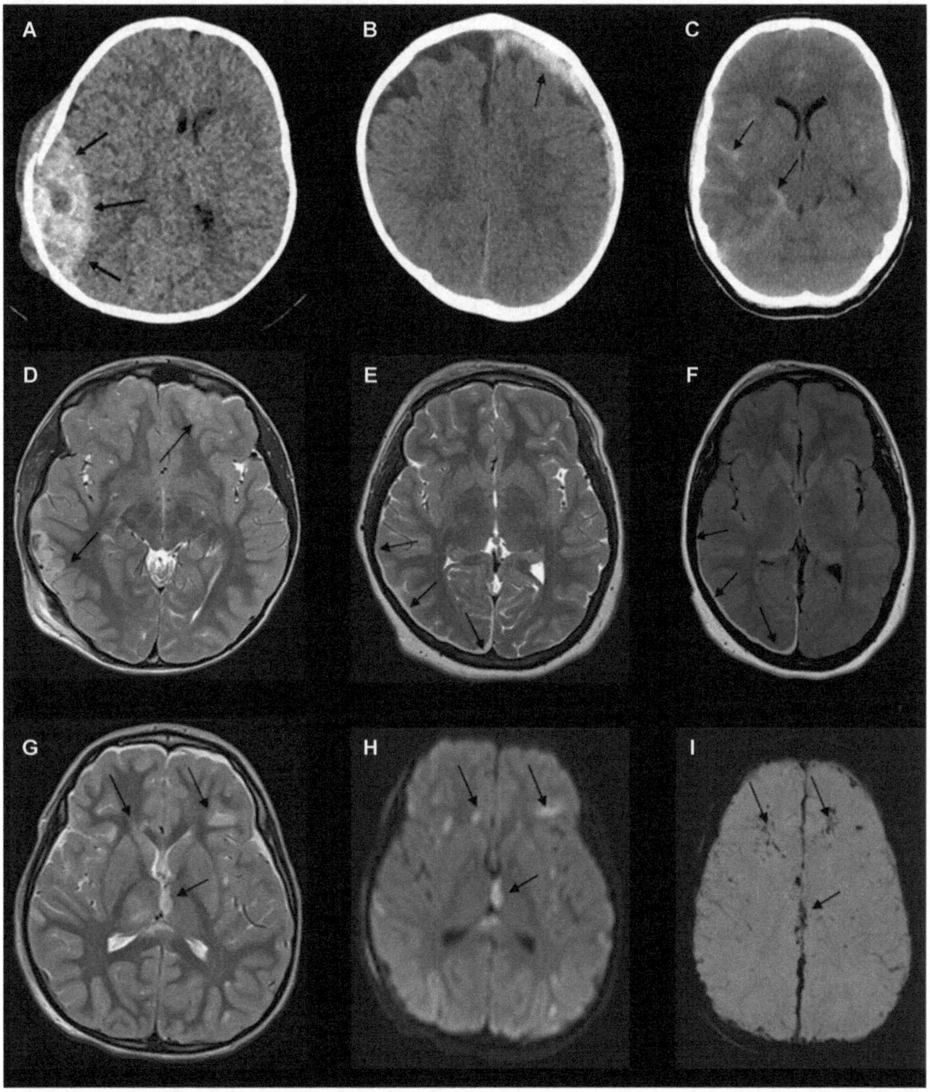

Figura 26.1 **A.** Tomografia de crânio (TC) revelando hematoma subdural; **B.** TC, hematoma subdural; **C.** TC, hemorragia subaracnóidea; **D.** Ressonância magnética (RM), T2, lesão em golpe e contragolpe, exemplo de contusão, **E-F.** RM T2 e FLAIR, hematoma subdural (setas), **G-I.** T2, DWI e SWI, lesão axonal difusa, notar a restrição à difusão no DWI e áreas de hemorragia no SWI.

Fonte: Adaptada de Gelineau-Morel, 2019.

Os traumas raquimedulares (TRM) são raros, porém de grande morbidade visto que podem lesionar parcial ou totalmente a medula, causando comprometimento ventilatório e hipotonia associada à quadriplegia quando ocorre nos níveis cervicais altos. Nos Estados Unidos, entre todos os TRM, 20% ocorrem em indivíduos abaixo de 20 anos de idade. São mais comuns em crianças acima de 8 anos de idade, apesar de as crianças com menos de 8 anos terem maior frequência de lesão medular alta em virtude de a musculatura do pescoço ser menos desenvolvida e a cabeça ser maior tamanho em relação ao corpo. A depender no nível da lesão e de a lesão ser total ou parcial, pode haver sequelas motoras, sensitivas ou autonômicas (bexiga e intestino neurogênicos), imobilidade com possibilidade de escaras a longo prazo e trombose venosa profunda nas primeiras 12 semanas após o trauma, além de necessidade de ventilação mecânica nas lesões acima de C3. Podem ainda acontecer lesões cervicais de forma mais frequente nas populações com trissomia do 21, artrite reumatoide juvenil e displasias esqueléticas. Esses pacientes necessitam de reabilitação intensiva visando maior autonomia e com base em metas de valor para a criança ou o adolescente como para a família.[11]

Outras causas não traumáticas de lesão encefálica, de nervos cranianos e medular são as compressões medulares por tumores primários ou metástases, além de causas imunomediadas como mielite transversa pós-infecciosa que pode estar presente no ADEM (encefalomielite aguda disseminada), além de neuromielite óptica, esclerose múltipla e doença associada ao anticorpo anti-MOG, encefalites imunomediadas (encefalite antirreceptor NMDA, síndrome de Rasmussen, síndrome opsoclonus-mioclonus-ataxia) que, em linhas gerais, podem ser de fase aguda com boa recuperação de sintomas ou sequelas que se somam ao longo dos surtos. Nas fases agudas, são indicadas pulsoterapia com corticosteroides endovenosos, imunoglobulina ou plasmaferese a depender do caso; e, no tratamento a longo prazo, imunomoduladores para evitar recaídas.[12]

Os acidentes vasculares encefálicos podem acontecer nos períodos fetal (de 20 a 34 semanas de gestação), perinatal (34 semanas de gestação a 28 dias de vida) ou infância (29 dias de vida a 18 anos de idade). Entre as etiologias, há as vasculites pós-infecciosas (varicela), cardiopatias congênitas, anemia falciforme, as arterites primárias do sistema nervoso central (SNC) como síndrome de Moya-Moya, vasculites primárias do SNC que podem causar eventos isquêmicos ou hemorrágicos, as malformações arteriovenosas como cavernomas e malformação de veia de galeno. Estudos mostram que, quanto mais precoces na infância, pior o desfecho em relação a crianças mais velhas. Apesar de a plasticidade neuronal envolvida ser mais intensa nos mais novos, o desenvolvimento cerebral teria um evento disruptivo mais precoce em relação a um cérebro mais desenvolvido.[13]

Nas encefalopatias pós-anóxicas, enquadramos as crianças que tiveram encefalopatia pós-parada cardíaca; as que tiveram hipoperfusão cerebral secundária à sepse grave ou ao choque séptico, cardiogênico ou hipovolêmico; as crianças sobreviventes de quase afogamento; infecções do SNC como meningites por pneumococo, meningococo e encefalites por herpes simples, varicela-zóster. Os marcadores de mau prognóstico futuro são: presença de disautonomia; pacientes jovens; lesão por hipoxemia; tempo longo entre evento agudo e condição clínica para reabilitação; e escala de GOS (escala de prognóstico de Glasgow). Nessa escala, e 1 corresponde à morte; 2, ao estado vegetativo; 3, à incapacidade grave (capaz de seguir comandos, mas incapaz de viver independentemente); 4, à incapacidade moderada (capaz de viver independentemente, mas incapaz de voltar à escola ou ao trabalho); e 5, à incapacidade leve/boa recuperação (capaz de voltar ao trabalho ou à escola).[14]

Nesses casos, o cuidado paliativo tem seu papel no diagnóstico da condição neurológica abrupta e de potencial limitante à vida, visto que os eventos agudos e fora do esperado levam a sofrimento e mudança de perspectiva de vida, sendo necessários ajustamentos significativos para uma nova realidade.

Assim, a criança, sua família, a família estendida e o meio social (escola, amigos, religião) precisarão de atenção quanto ao sofrimento físico, emocional, social e espiritual, bem como suporte para tomada das decisões mais importantes. Tanto pacientes crianças e adolescentes como os demais envolvidos apresentam luto pelas perdas em questão, incluindo déficits neurológicos e perda de funcionalidade. O papel da equipe de cuidados paliativos é possibilitar que, mesmo com as mudanças de perspectivas, todos possam buscar e compreender os novos papéis nas relações e, em última instância, manter a qualidade de vida.

Autodeterminação das pessoas com deficiência intelectual profunda e múltiplas deficiências

Pessoas com deficiências físicas e intelectuais significativas têm sido tradicionalmente excluídas das pesquisas por terem dificuldade de assentir sua participação, o que geralmente é exigido na pesquisa em crianças, junto da assinatura do Termo de Consentimento Livre e Esclarecido pelos familiares. Nesses casos, a Declaração de Helsinki prevê que, para que possam ser incluídas, os benefícios que essas pessoas podem alcançar participando da pesquisa devam superar os riscos. O fato é que muitos estudos optam por excluir essas crianças dados os desafios bióticos e as maiores dificuldades para aprovação nos Comitês de Ética Médica, o que aumenta a disparidade de acesso a cuidados baseados em evidências científicas para estas crianças.

A autodeterminação é um direito humano que também está previsto na Convenção pelos Direitos das Pessoas com Deficiência. Na prática, pessoas com deficiência intelectual profunda e múltiplas deficiências costumam ter dificuldades acentuadas de compreensão e expressão por meio da fala, bem como grandes dificuldades sensoperceptivas e de autocuidado. Dessa maneira, a dependência dos cuidados de terceiros torna-se uma regra para essa população. Nesse sentido, quando se associa tradicionalmente como prerrogativa para escolha autônoma a capacidade de realizar decisões de modo independente, esses indivíduos acabam não sendo vistos como pessoas com direito à autodeterminação.

Hoje em dia, a literatura vem sugerindo a apropriação de uma ferramenta da Antropologia, denominada "Etnografia" (que inclui o registro descritivo da cultura material de um determinado povo), para a avaliação de indivíduos com deficiências intelectuais e físicas. Numa criança com dificuldades de comunicação, o uso de observação e entrevista com os cuidadores mais próximos podem ser as melhores maneiras de resgatar a biografia daquela criança, trazendo reflexões éticas e filosóficas fundamentais para garantir que nos aproximemos, da melhor maneira, da possibilidade de sua autodeterminação.[15]

Quando consideramos o desenvolvimento inicial da comunicação entre seres humanos, antes que se atinja a comunicação por meio da compreensão e produção da fala, sabemos que a comunicação começa num nível denominado "pré-simbólico", no qual o adulto atribui propósito aos comportamentos da criança desde seus primeiros dias, interpretando, por exemplo, o choro como manifestação de desconforto e a calma como de conforto. A adequação das respostas do adulto a esses estados modelará os comportamentos intencionais.

Conforme a criança ganha maior controle de seus comportamentos, ela desenvolve comportamentos intencionais como movimentos de tocar um objeto de interesse e, de acordo com a resposta que o adulto oferece, como a de dar o objeto quando a criança toca, observa-se que o repertório comunicativo se amplia. A criança compreenderá que suas ações podem ser associadas à resposta e, então, passa a utilizar, primeiro, gestos intencionais e, depois, palavras intencionais, com o intuito de comunicar-se.

Crianças com deficiência intelectual profunda e múltiplas deficiências com frequência são capazes de expressar, por meio de gestos, expressão facial, vocalizações e choro, sensações como conforto e desconforto, assim como protesto, sinalização para que uma ação continue ou pedir por mais de dada ação. Da mesma forma, muitas vezes, são capazes de mostrar interesse em outras pessoas e atrair atenção por meio de vocalizações e orientação do corpo (direção da cabeça, membros e olhos), bem como pelo uso do sorriso e de expressões faciais.[16]

Considerações finais

Sabendo que tradicionalmente pessoas com deficiências físicas e intelectuais significativas têm sido excluídas também da sociedade, além da exclusão que já mencionamos das pesquisas, cabe aos profissionais da Saúde garantirem que elas não sejam excluídas das escolhas de objetivo de cuidado quando se elaboram planos terapêuticos e diretivas antecipadas.

Para isso, é importante que o profissional da Saúde reconheça que mesmo o corpo de um indivíduo em coma, estado vegetativo crônico ou estado minimamente consciente é capaz de se comunicar por meio de sinais vitais. Quando o indivíduo, por exemplo, tem quedas de saturação às mínimas manipulações, aquele corpo está comunicando como recebe aqueles cuidados e isso não pode ser desconsiderado na elaboração do plano terapêutico.

Uma pessoa com deficiência intelectual profunda e múltiplas deficiências tem habilidades de comunicação que estão para além dos seus sinais vitais, conforme descrevemos neste capítulo, e, para reconhecê-las, é necessário aprender, por meio da educação sobre a comunicação em crianças com comprometimento neurológico, a observação sistemática dessas crianças e a busca ativa das informações relevantes por meio de entrevista com os cuidadores, pois só assim estaremos elaborando planos de cuidados com a responsabilidade e o dever de respeitar a autodeterminação das crianças e adolescentes com deficiência.[15,16]

Referências bibliográficas

1. Together for Short Lives. A guide to children's palliative care. 4th ed. England: Together for Short Lives, 2018.
2. Rosenbaum P, Paneth N, Leviton A et al. A report: the definition and classification of cerebral palsy. Dev Med Child Neurol Suppl. 2007;109:8-14.
3. Colver A, Fairhurst C, Pharoah PO. Cerebral palsy. Lancet. 2014;383(9924):1240-9.
4. Novak I, Hines M, Goldsmith S et al. Clinical prognostic messages from a systematic review on cerebral palsy. Pediatrics. 2012;130(5):e1285-312.
5. Sellier E, Surman G, Himmelmann K et al. Trends in prevalence of cerebral palsy in children born with a birthweight of 2,500 g or over in Europe from 1980 to 1998. Eur J Epidemiol. 2010;25(9):635-42.
6. Shepherd E, Salam RA, Middleton P et al. Antenatal and intrapartum interventions for preventing cerebral palsy: an overview of Cochrane systematic reviews. Cochrane Database Syst Rev. 2017;8(8):CD012077.
7. Novak I, Morgan C, Adde L et al. Early, accurate diagnosis and early intervention in cerebral palsy: advances in diagnosis and treatment. JAMA Pediatr. 2017;171(9):897-907.
8. Palisano R, Rosenbaum P, Bartlett D et al. GMFCS – E & R: sistema de classificação da função motora grossa – Ampliado e revisto. Disponível em: https://canchild.ca/system/tenon/assets/attachments/000/000/075/original/GMFCS-ER_Translation-Portuguese2.pdf.
9. Gelineau-Morel RN, Zinkus TP, Le Pichon JB. Pediatric head trauma: a review and update. Pediatr Rev. 2019;40(9):468-81.
10. Narang SK, Fingarson A, Lukefahr J; NEGLECT COCAA. Abusive head trauma in infants and children. Pediatrics. 2020;145(4).
11. Vogel LC, Anderson CJ. Spinal cord injuries in children and adolescents: a review. J Spinal Cord Med. 2003;26(3):193-203.
12. Shukla NM, Lotze TE, Muscal E. Inflammatory diseases of the central nervous system. Neurol Clin. 2021;39(3):811-28.
13. Hill NM, Malone LA, Sun LR. Stroke in the developing brain: neurophysiologic implications of stroke timing, location and comorbid factors. Pediatr Neurol. 2023;148:37-43.
14. Pozzi M, Galbiati S, Locatelli F et al. Severe acquired brain injury aetiologies, early clinical factors and rehabilitation outcomes: a retrospective study on pediatric patients in rehabilitation. Brain Inj. 2019;33(12):1522-8.
15. Skarsaune SN. Self-determination of people with profound intellectual and multiple disabilities. Dev Med Child Neurol. 2023;65:16-23.
16. Dhout A, Keer I, Putten A et al. Communicative abilities in young children with a significant cognitive and motor delay. J Appl Res Intellect Disabil. 2020;33:529-41.

Capítulo 27

Doenças onco-hematológicas

Erica Boldrini

É câncer, e agora?

O câncer é uma doença culturalmente estigmatizada e com representações simbólicas negativas. Apesar de toda a evolução tecnológica acerca do diagnóstico e do tratamento paira sobre nossa sociedade um mito de que o câncer é uma doença maldita. Isso pode ser atribuído a diversos fatores, destacando-se, entre eles, a perda dos objetivos de vida e dos papéis sociais.

E a escola, e todos os sonhos?

Quando afeta crianças e adolescentes, há um confrontamento com algo inconcebível, uma espécie de castigo, uma comoção, pois, no imaginário simbólico, criança é sinônimo de alegria, crescimento e aprendizado. Os pais projetam nos filhos seus desejos de vida e de futuro e quando essa criança recebe o diagnóstico de uma doença que ameaça a vida inicia-se uma dualidade entre cura e morte – o luto antecipatório.

Por que tudo isso está acontecendo conosco?

O sofrimento começa antes mesmo do diagnóstico, pois muitos pais/responsáveis fazem uma longa peregrinação até chegar ao serviço especializado, carregando uma sensação de impotência e oscilando entre culpa, revolta, não aceitação, medo, punição, tristeza. Esse turbilhão de sentimentos invade o núcleo familiar, deixando-os fragilizados, modificando sua estrutura e alterando seu funcionamento.

E meu emprego?

O hospital é algo novo, repleto de símbolos e significados, propício a novas interações e ausência de pessoas significativas. Há um choque quando os pais ou responsáveis tomam conhecimento que se trata de uma doença que demanda um tratamento longo, invasivo e doloroso, que os planos serão interrompidos e uma nova rotina se estabelecerá, com afastamento da escola, dos amigos, do emprego e do resto da família. Em meio a toda essa insegurança, a família busca o redimensionamento de suas atividades. As necessidades dos membros da família podem variar de acordo com seus papéis específicos no cuidado da criança adoecida, tipo de relacionamento com ela, idade, *status* cognitivo, nível de compreensão e crenças culturais e espirituais, porém a condição de vulnerabilidade a que a família se expõe aumenta o risco de seus projetos serem deixados em segundo plano para atender a demanda de saúde da criança. Os irmãos saudáveis também são impactados pela vivência compartilhada do adoecimento, notadamente no âmbito social e escolar.

Ele está tão estranho!

O extenso período de tratamento e de internações, as mudanças físicas, as restrições alimentares, o afastamento das pessoas e das atividades diárias são mudanças repentinas e desconfortáveis que podem desencadear sentimentos de tristeza, medo, culpa, ansiedade e de rejeição. Os efeitos colaterais do tratamento deixam os pacientes fragilizados, deprimidos e inseguros, o que pode fazê-los se sentirem incapazes e diferentes das demais pessoas que compõem seu grupo social.

Acho que não vou conseguir cuidar dele

Os cuidadores familiares são percebidos como recurso em benefício do indivíduo, e não como um objeto de atenção. Apesar de desempenharem um papel tão fundamental para minimizar o sofrimento e auxiliar no bem-estar, são marginalizados, seu trabalho não é valorizado e não são reconhecidos como pessoas que estão passando por um processo doloroso e que precisam de ajuda, apoio e orientação. A família deve participar do tratamento e receber suporte não apenas para aprender a cuidar do paciente, mas, sobretudo, para enfrentar, compreender e compartilhar a situação de doença e conseguir lidar mais adequadamente com seus próprios problemas, conflitos, medo e aumento das responsabilidades.[9]

Não quero que fale o diagnóstico para ele

A comunicação de um diagnóstico oncológico constitui um desafio, uma vez que não é apenas um ato informativo, não se trata somente de transmitir uma informação de forma clara e objetiva, é um processo interacional que permite identificar e atender as necessidades de saúde da família, ajudando-a a conceituar seus problemas, enfrentá-los e encontrar possibilidades de solução. A ocultação dessa informação resulta no que pode ser denominado "conspiração" ou "pacto de silêncio", definido como o acordo implícito ou explícito, por familiares, amigos e/ou profissionais, para alterar a informação fornecida ao paciente sem levar em conta seu desejo de conhecimento quanto à ocultação do diagnóstico, e/ou ao prognóstico e/ou à gravidade da situação.

Tenho muita esperança de que tudo vai dar certo

Mesmo esperançosos diante da eficácia da Medicina que atualmente evidencia uma sobrevida estimada, no Brasil, para a faixa etária até 19 anos, de 64%,[1] os familiares sentem angústia por conviverem com as incertezas e, independentemente do prognóstico que cada doença apresenta, vislumbram, de forma velada, a possibilidade de dor, sofrimento e morte.

Ele está com muita dor

O alívio do sofrimento humano por meio do cuidado impecável dos sintomas é um imperativo. Considerando-se a carga devastadora de sintomas físicos, emocionais e psicológicos que se avolumam no paciente com doença terminal, faz-se necessária a adoção precoce de condutas terapêuticas dinâmicas e ativas, respeitando-se os limites do próprio paciente frente à sua situação de incurabilidade. A avaliação dos sintomas e o manejo imediato devem ser garantidos continuamente.

Eu não quero mais fazer quimioterapia

As crianças e adolescentes, que estão na fase de busca por independência e autoafirmação, enfrentam uma realidade perturbadora também. A capacidade de expressar o sofrimento difere de acordo com a idade, o estado cognitivo, psicológico e o nível de compreensão da situação e frequentemente suas necessidades são comunicadas por terceiros, que correm um risco inerente de superestimar ou subestimar a carga real dos sintomas. Conflitos bioéticos orientados por lógicas antagônicas como o direito à autonomia e o direito à proteção emergem. É comum que os médicos conduzam a comunicação sem levar em conta a posição da criança.

Ele vai ter de tomar remédio para o coração para sempre?

A Oncologia Pediátrica é uma especialidade que busca não somente aumentar a cura de crianças, mas também diminuir as sequelas decorrentes do tratamento. Houve uma melhora dramática nos últimos 40 anos, graças ao tratamento em centros especializados com equipes multidisciplinares, aos estudos clínicos multi-institucionais, ao aprimoramento dos protocolos de tratamento e das terapias de suporte, assim como aos novos conhecimentos em Biologia Molecular, melhorando os resultados, maximizando a cura e diminuindo as sequelas relacionadas à doença e ao tratamento. Porém, infelizmente, algumas crianças evoluem com efeitos tardios, físicos, psicológicos ou cognitivos, no crescimento ou no desenvolvimento, que também necessitam de cuidados.

A doença voltou, e agora? Não pode fazer transplante, imunoterapia?

Se a doença recidiva, geralmente vem acompanhada de sentimento de frustração, altos níveis de ansiedade-estado e estresse nos pais e contínua incerteza em relação à sobrevivência do filho. A possibilidade da morte se contrapõe fortemente ao desejo de que o tratamento tenha eficácia, despertando vivências de luto antecipatório. A oscilação entre a esperança da preservação da vida do filho e a ameaça palpável de sua morte propicia a tentativa de manter a normalidade e o foco no momento atual, gera a hiper vigilância e estimula a busca por informações com o intuito de aumentar o sentimento de segurança e atenuar o medo. Já os pacientes podem desenvolver angústias espirituais à medida que a doença progride, como desesperança, falta de sentido e remorso e revelam, dessa forma, necessidades espirituais relacionadas a ter um significado para a vida.

Ele não vai para UTI?

Perda da capacidade funcional de forma rápida, dependência, diminuição de apetite ou perda de peso, sintomas diversos como dor, fadiga, falta de ar, sonolência ou qualquer outro sinal de desconforto são oportunidades para discutir com a família objetivos de cuidado. A frase "pacientes muito bem para ter benefício ou pacientes muito mal para ter benefício" deixa clara a indicação de unidade de tratamento intensivo (UTI), no entanto, pode ser um local indicado para pacientes instáveis, com baixa probabilidade de recuperação em razão da gravidade da doença de base ou da doença subjacente, que necessitam de tratamento para aliviar um quadro agudo, tratamento este sujeito à adequação, limitação ou suspensão.

Ele vai morrer de fome?

A decisão de alimentar ou não um paciente artificialmente no fim de vida exige um alinhamento entre o paciente, a família e a equipe; envolvendo valores, princípios éticos e reflexões. Na verdade, essa intervenção requer uma indicação precisa para que o objetivo de melhorar a expectativa e/ou a qualidade de vida do paciente seja atingido.

No meu plantão ninguém morre!

O profissional tem de saber identificar e expressar suas necessidades. Ao escolher o hospital ou outros cenários da saúde como ambientes de trabalho, escolhe também, talvez sem tanta clareza, lidar com experiências que escancaram a vulnerabilidade porque o colocam em contato muito próximo com um contexto permeado por sofrimentos de diversas naturezas e com a finitude. Ao mesmo tempo que essa realidade pode fazê-lo sentir-se vivo e satisfeito porque ele se vê com a possibilidade de fazer algo, também o aproxima das próprias vulnerabilidade e impotência. É primordial cuidar-se muito bem, visto que a saúde física e mental dos profissionais é condição para se aproximar do outro.

Acho que ele está sofrendo muito

Apesar de as expectativas serem otimistas, um terço das crianças diagnosticadas com câncer no Brasil evolui a óbito. Consequentemente, seus pais se deparam com a trágica experiência de perder o filho, evento trágico e ilógico, permeado por muito sofrimento. Isso decorre do planejamento inadequado do cuidado, que resulta na realização de tratamento agressivo até os últimos dias de vida, e os momentos de exacerbação de sintomas permanecerão para sempre na memória dos que ficam.

Minha vida acabou agora que ele morreu

A morte não representa o fim do cuidado. O luto após a morte pode ser percebido de forma diferente pelos familiares, podendo ser mais intenso e prolongado quando se refere à morte de um filho, muitas vezes necessitando de cuidado especializado.

Precisa de equipe de cuidado paliativo no hospital?

Os cuidados paliativos devem ser vistos como um direito à qualidade de vida. Responder a essa necessidade não é nada fácil e, no curso da doença, desde o diagnóstico até à morte e mais além, exige uma ação multiespecializada e partilhada.

Enfim, essa trajetória revela o dia a dia da oncologia pediátrica

O câncer infantojuvenil é uma doença que ameaça a vida e que, independentemente do seu desfecho, necessita de uma abordagem que previna e/ou alivie o sofrimento físico, psicossocial e espiritual mediante a assistência de uma equipe multidisciplinar, com o intuito de melhorar a qualidade de vida tanto dos pacientes como dos familiares.

Uma criança com câncer necessita de cuidados além do tratamento do câncer, como abordagem de sintomas complexos, apoio psicossocial e compartilhamento de questões existenciais e espirituais e, infelizmente, ainda existe uma lacuna entre o que poderia ser feito e o que está sendo feito na prática clínica. Essa assistência integral voltada aos portadores de câncer foi definida pela Organização Mundial da Saúde (OMS), há mais de 30 anos, como "cuidados paliativos".[2]

Chama atenção que no passado os oncologistas eram conhecidos como "quimioterapeutas" e, com o passar do tempo, ficou claro que esses profissionais não faziam apenas quimioterapia. A Oncologia Pediátrica deveria ser denominada "Oncologia Paliativa Pediátrica" (OPP), ou seja, aquela que oferece "o cuidado total de uma criança e de sua família". Apesar da conotação negativa ou passiva do termo, a abordagem e o tratamento paliativo devem ser eminentemente ativos, considerado uma obrigação legal pela Organização das Nações Unidas (ONU), um direito humano pela Carta de Praga apoiada pela European Association for Palliative Care (EAPC), pela International Association for Hospice and Palliative Care (IAHPC), Worldwide Palliative Care Alliance (WPCA) e Human Rights Watch (HRW); e, em 2014, a World Health Assembly (WHA) aprovou por unanimidade a resolução WHA 67.19, declarando os cuidados paliativos uma responsabilidade ética dos sistemas de Saúde, em que o acesso a medicamentos essenciais faz parte das obrigações de uma nação.

Em março de 2006, um grupo de especialistas internacionais em cuidados paliativos pediátricos (CPP) reuniu-se em Trento, na Itália, com o objetivo de definir padrões básicos - foi o International Meeting for Palliative Care in Children, Trento (IMPaCCT).[3]

Apesar desse esforço, o acesso a serviços de cuidados paliativos de qualidade para crianças continua limitado em âmbito mundial, com mais de 65% dos países sem CPP conhecidos. Atualmente, em todo o mundo, estima-se que mais de 56,8 milhões de pessoas necessitem de cuidados paliativos todos os anos, e pelo menos 4 milhões (7%) têm entre 0 e 19 anos. Mais de 97% desses indivíduos vivem em países de baixa e média renda, onde há mínima atenção ao sofrimento associado à doença e acesso limitado a medicamentos, à formação profissional, às políticas nacionais, à sensibilização pública e a recursos financeiros.[4]

No Brasil, o mapeamento dos serviços de cuidados paliativos, realizado em 2019, evidenciou 191 serviços, dos quais em 77 (40%) havia atendimento pediátrico.[5] Naquele mesmo ano, a International Children's Palliative Care Network (ICPCN) avaliou a prestação de cuidados paliativos para crianças no País como nível 3, ou seja, "evidência de prestação localizada de cuidados paliativos para crianças e disponibilidade de formação".[6]

Em um levantamento mais recente, realizado pela Rede Brasileira de Cuidados Paliativos Pediátricos, foram registrados 90 serviços de cuidados paliativos pediátricos, sendo o estado de São Paulo o mais representado, com 42,22% (38 serviços).[7]

A grande demanda dos serviços de cuidados paliativos é de pacientes oncológicos; no entanto, em Pediatria, essa não é a patologia com maior necessidade, representando entre 4% e 6% da necessidade total.[8] O que pode ser justificado por ser uma doença considerada rara quando comparada às neoplasias que afetam os adultos. No entanto, corresponde à primeira causa de morte por doença em crianças acima dos 5 anos de idade.[9] Fora isso, esse público apresenta muitas exigências, já que há um amplo e heterogêneo espectro de condições que necessitam de atendimento com duração e complexidade variáveis. As necessidades clínicas de crianças com câncer podem variar de acordo com o tipo de doença, possíveis complicações relacionadas ao tratamento, comorbidades prévias ou adquiridas e mudanças ao longo da trajetória da doença. Além disso, as características peculiares das crianças devem ser consideradas. O cuidado holístico da criança com câncer e de sua família representa um padrão de cuidado, a verdadeira Medicina personalizada com cuidado paciente-específico. O envolvimento emocional e afetivo dos profissionais pode resultar em tratamento excessivo, com consequente sofrimento físico, psicológico, social e/ou espiritual, cujo alívio não é promovido de forma adequada.

Faz-se necessário melhor entendimento e manejo de complicações e sintomas estressantes tanto relacionados ao tratamento como à evolução da doença. Destaca-se que o foco dos cuidados paliativos é o cuidado na pessoa e não na doença, centram-se na biografia e no respeito à autonomia, com ênfase na vida. A integração dos Cuidados Paliativos Pediátricos com a Oncologia Pediátrica ajuda no desenvolvimento de uma relação de confiança entre os prestadores de cuidados e as famílias, melhorando, assim, o processo de tomada de decisão. Considera-se mais adequado falar em doença que ameaça a vida em vez de doença terminal, assim como é mais adequado dizer possibilidade ou não de tratamento modificador da doença e não impossibilidade de cura, afastando-se a ideia de "não ter mais nada a fazer", uma vez que sempre há um tratamento a ser oferecido para controlar os sintomas e o sofrimento do paciente e de seus familiares.

A implementação de CPP em Oncologia Pediátrica melhora a qualidade de vida (QV) da criança e da família, ajuda a reduzir a carga de sintomas, diminui as internações em unidades de cuidados intensivos no fim de vida e, consequentemente, os custos e não está associada a uma menor sobrevida.[10] Frente a essas evidências, em 8 de março de 2022, foi sancionada, no Brasil, a Lei n. 14.308 que institui a Política Nacional de Atenção à Oncologia Pediátrica, cujo capítulo II traz, no art. 4º, inciso V, que as crianças e os adolescentes deverão receber cuidado integral desde o diagnóstico da doença, por meio de ações como a criação de programas de cuidados paliativos pediátricos nas diversas regiões do País.[11]

Infelizmente, ainda não está claro como isso ocorrerá. Algumas barreiras persistem e impedem uma abordagem padronizada do CPP como: acesso deficiente a medicamentos analgésicos essenciais; falta de serviços e prestadores dedicados; escassa alocação de recursos; desenvolvimento limitado de modelos de cuidados; e currículos educacionais não específicos. Além disso, os CPP ainda são interpretados, por muitos oncologistas pediátricos, pacientes e familiares, como um serviço mutuamente exclusivo da Oncologia Pediátrica e relacionado apenas ao cuidado de fim de vida.[12]

Esses dados foram corroborados em publicação recente, na qual McNeil e colaboradores demonstram que, dos 272 médicos brasileiros das cinco regiões do Brasil, que participam do cuidado de crianças com câncer, apenas um terço (34,5%) refere ter formação em cuidados paliativos,[13] taxa inferior à evidenciada em estudo semelhante realizado em outros 17 países da América Latina, segundo o qual 44,4% dos médicos têm treinamento formal.[14] Além disso, no Brasil, embora os médicos tenham uma compreensão geral do que são cuidados paliativos, a maioria continua recomendando tratamento direcionado ao câncer quando a criança tem doença incurável, mesmo quando é improvável que esse tratamento prolongue a vida, pois se sentem desconfortáveis na prestação desses serviços, especialmente no atendimento às necessidades emocionais, espirituais e de luto dos pacientes e suas famílias, ficando evidente a discrepância entre o que é percebido como o momento ideal para o envolvimento em cuidados paliativos e o que ocorre na prática, em decorrência de barreiras como falta de conhecimento, desconforto do médico e falta de serviços domiciliares.[13]

Vários modelos para integrar cuidados paliativos ao tratamento de doenças oncológicas foram propostos para a população adulta, enquanto as evidências no ambiente pediátrico ainda são fracas. Infelizmente, é incomum uma atividade "flutuante", conforme descrita por Brock et al., em que a equipe especializada em cuidados paliativos pediátricos realiza um trabalho contínuo dividido entre *hospice*, internação hospitalar, consulta ambulatorial e assistência domiciliar, com suporte 24 horas por dia, 7 dias por semana.[15]

Em decorrência da escassez de serviços de cuidados paliativos de qualidade e com a ideia de que todos os médicos podem aplicar universalmente os princípios básicos dos cuidados paliativos, uma alternativa possível para minimizar essa situação foi descrito por Waldman como "conversa do dia 2", que consiste numa segunda entrevista, idealmente após o diagnóstico, na qual os oncologistas conduzem questões a respeito de esperança, medos e preocupações, oferecendo apoio e compreensão, mesmo sem conhecimentos e treinamento específicos em cuidados paliativos.[16] Uma iniciativa denominada, por alguns, como "meia hora dourada", em alusão à hora de ouro cunhada pelos militares na Primeira Guerra Mundial.

Num cenário ideal, os princípios da OPP deveriam estar enraizados na nossa cultura. Nesse sistema, diferentes níveis de serviços de CPP funcionam sinergicamente. As equipes de Oncologia fornecem os elementos centrais da OPP desde o momento do diagnóstico (p. ex., manejo dos sintomas, alinhamento dos objetivos do cuidado com o tratamento), reservando consultas de CPP especializados para cenários predefinidos de alto risco (p. ex., doenças fatais, como glioma pontino intrínseco difuso ou sarcoma metastático) ou casos mais complexos (p. ex., manejo de sintomas refratários; mediação de conflitos familiares; negociação de conversas difíceis, como a descontinuação de terapias de manutenção de vida que não são mais benéficas, discordância entre os objetivos de cuidado dos pacientes/famílias e os dos prestadores), ou seja, um atendimento realizado conforme uma pirâmide com três níveis de prestação de CPP: (i) abordagem paliativa fornecida por todos os prestadores de cuidados de saúde; (ii) CPP generalizados fornecidos pelo oncologista com formação; ou (iii) CPP especializados fornecidos por uma equipe interdisciplinar de especialistas,[17] disponíveis para consultas em circunstâncias predefinidas ou particularmente desafiantes, como as descritas a seguir (Quadro 27.1), denominadas "sinais verdes".[10]

Quadro 27.1 – "Sinal verde" para considerar a solicitação de CPP especializado para crianças com câncer.
No diagnóstico
• Doença com risco de vida (p. ex., glioma cerebral estendido) ou câncer em estágio avançado (p. ex., neuroblastoma em estágio IV; tumor metastático sólido) • Diagnóstico de um tumor com estimativa de taxa de sobrevivência livre de eventos < 40% com terapias atuais
Durante a doença
• Doença metastática progressiva • Doenças recorrentes ou resistentes, também após falência de órgãos • Toxicidade importante durante o tratamento • Em caso de internação prolongada (> 3 semanas) ou internação prolongada em unidade de terapia intensiva (> 1 semana) sem sinais de melhora • Em caso de três ou mais hospitalizações não planejadas por problemas médicos graves dentro de 6 meses

(Continua)

Quadro 28.1 – "Sinal verde" para considerar a solicitação de CPP especializado para crianças com câncer. (*Continuação*)
Relacionado a necessidades complexas
• Dificuldades no manejo dos sintomas, principalmente da dor • Grande estresse psicossocial ou apoio social limitado • Introdução de novos dispositivos (gastrostomia ou traqueostomia) que requerem cuidados complexos durante a transição do hospital para casa • Dificuldades nos processos de tomada de decisão ou comunicação

Fonte: Benini F, Avagnina I, Giacomelli L et al., 2022.

De qualquer maneira, há necessidade urgente de capacitação em CPP por meio de iniciativas educacionais para desenvolver habilidades, com o objetivo de melhorar a qualidade de vida de todas as crianças com câncer. A maioria dos currículos educacionais atuais, tanto de graduação como de pós-graduação, carece de tempo dedicado aos CPP, dificultando a divulgação e o aprimoramento nesse cenário. Embora haja um número crescente de programas no Brasil, o número de vagas não é o suficiente para atender as necessidades. A boa notícia é que o Conselho Nacional de Educação (CNE), homologou, em 3 de novembro de 2022, a nova Diretriz Nacional Curricular, que prevê que estudantes de Medicina devem ter acesso à comunicação compassiva e efetiva com pacientes, gerenciamento de dor e de outros sintomas, princípios e boas práticas de cuidados paliativos, bem como critérios de indicação para cuidados paliativos precoces (ao diagnóstico de doença ameaçadora de vida) e indicação e manejo de cuidados de fim de vida, incluindo, além do controle de sintomas de sofrimento físico, a abordagem de aspectos psicossociais, espirituais e culturais dos cuidados e também identificando riscos potenciais de luto complicado.[18] Espera-se que, num futuro próximo, essa alteração curricular se estenda para outras áreas da Saúde, afinal só é possível fazer cuidados paliativos em equipe.

Os CPP diferem do cuidado paliativo do paciente adulto em vários aspectos, pois é necessário levar em consideração as características particulares nos âmbitos físico, de desenvolvimento, psicossocial, ético e espiritual, independentemente do prognóstico. Apesar da existência de inúmeras escalas e ferramentas para avaliar pacientes paliativos, poucas se aplicam à população oncológica pediátrica, o que dificulta a avaliação do prognóstico e, consequentemente, a tomada de decisão. O desenvolvimento físico dos pacientes pode influenciar a doença e seu manejo, assim como a resposta farmacocinética a determinados tratamentos, o que exige um acompanhamento criterioso. Questões técnicas como o uso de fármacos específicos, que podem ainda não estar liberados para a faixa etária infantil, também podem dificultar e limitar o manejo de determinados sintomas, o que demanda plano de cuidados singulares. As questões éticas, tanto no tocante às decisões como à comunicação, são difíceis e trabalhosas por envolverem a autonomia de pacientes menores de idade. É amplamente aceito que o "melhor interesse" da criança deve ser o objetivo do cuidado. Contudo, definir o "melhor interesse" nem sempre é fácil, especialmente em situações complexas. A decisão final é, muitas vezes, um resumo de múltiplas opções com base na situação clínica específica, com atenção adicional aos valores e crenças culturais da criança e da família, ou seja, essas especificidades geram a necessidade de profissionais com capacitação específica na faixa etária infantil.

A complexidade do tema resulta do fato de a sociedade atual já não ver mais a morte como um evento inerente à vida, sendo, portanto, muito delicado lidar com a possibilidade da morte de uma criança. O modelo de enfrentamento para doenças graves mais aceito atualmente é representado por um pêndulo, no qual a consciência prognóstica oscila em vários graus, variando do mais realista para o menos realista, cujo movimento é considerado um ritmo saudável. A esperança de cura não exclui o reconhecimento de doenças incuráveis.

Entender a família e seu enfrentamento é fundamental e imprescindível, assim como reconhecer as fases da doença, para a elaboração de um plano terapêutico adequado, adequação do objetivo de cuidado, fornecendo intervenções que equilibrem os riscos e benefícios, considerando a qualidade de vida da criança e da família, a disponibilidade de recursos e as possibilidades locais.

Na verdade, o plano avançado de cuidado (PAC) tem um papel definitivo nos cuidados de fim de vida, definindo o nível apropriado de intervenção, a descontinuação do tratamento, o tratamento dos sintomas e reanimação. Permite que pacientes e médicos se reúnam para tomar decisões, no contexto da comunicação colaborativa, considerando as evidências científicas e os valores, objetivos e preferências dos pacientes e familiares.[19]

Pacientes sem possibilidades de terapia modificadora de doença, considerados na terminalidade da vida, assim como pacientes em fim de vida, que é quando o processo de morte se desencadeia de forma irreversível, não devem ser submetidos ou mantidos a procedimentos fúteis, cujos efeitos não garantem benefícios aos pacientes, geram ainda mais sofrimentos e violam a dignidade humana.

A comunicação adequada entre Equipe de Saúde, pacientes e familiares têm impacto reconhecido sobre inúmeros aspectos, como melhora da acurácia diagnóstica, redução da judicialização das relações de cuidado em saúde, maior e melhor adesão terapêutica, maior satisfação na relação entre o profissional da Saúde e o paciente, além de auxílio no melhor uso dos recursos em Saúde e em resultados nos tratamentos propostos. Várias metáforas já foram descritas na literatura para apoiar os médicos na comunicação sobre a importância da integração dos cuidados paliativos para os adultos com câncer, como o condutor que sabe a importância de estar preparado para a viagem ou de se ter um guarda-chuva à mão, que será útil em caso de chuva. Para introduzir e incentivar a integração precoce do CPP para crianças diagnosticadas com câncer, sugere-se a metáfora que compara a doença e a jornada de tratamento de um paciente com um navio ao mar. Assim como é necessária uma equipe multidisciplinar colaborativa para orientar o curso da doença de um paciente, também os tripulantes cooperativos são essenciais para o bom funcionamento de um navio. No modelo tradicional, o oncologista seria o capitão do navio, tomando decisões sobre o tratamento. Outros especialistas também viajam com o navio, aconselhando o capitão sobre como dirigir o navio em águas perigosas, mas os paliativistas não têm oportunidade de ajudar o capitão a guiar. Em vez disso, os cuidados paliativos ficam reduzidos a uma boia salva-vidas, presos à lateral do navio, que o capitão só alcança quando se torna evidente que o navio está afundando. Nesse caso, a boia pode parecer um tanto inútil, já que o paciente e a família nunca a usaram antes, não estão familiarizados com seus benefícios e não confiam que os ajudarão a flutuar. Querem que o capitão continue navegando e, quando isso não é possível, sentem-se abandonados e perdidos, enquanto o navio afunda. No modelo integrativo, o navio é dirigido de forma colaborativa por uma tríade composta pelo oncologista, o paliativista e paciente/família. Essa tríade no comando simboliza a importância da tomada de decisão compartilhada com o apoio de médicos colaboradores, ancorados nos valores e objetivos do paciente e da família. Uma equipe interdisciplinar holística acompanha o navio, incluindo subespecialidades médicas e especialistas psicossociais, cada um fornecendo orientação para ajudar a antecipar futuras turbulências e conduzir o navio em direção a águas mais calmas. À medida que o paciente recebe tratamento direcionado à cura, o oncologista é o capitão do navio, responsável por supervisionar a colaboração interdisciplinar para facilitar a navegação tranquila. Porém, caso o navio entre em águas turbulentas, toda a tripulação está pronta e já é do conhecimento do paciente e familiares que os paliativistas são parte da mesma equipe, trabalhando para a mesma missão de ajudar a criança a viver o melhor possível, durante o maior tempo possível. O oncologista continua sendo o capitão, apoiado pela tripulação; contudo, se as opções curativas já não estiverem disponíveis, a equipe de cuidados paliativos pode assumir o papel de capitão, conduzindo o navio em direção aos objetivos de conforto, qualidade de vida, construção de legado, morte com dignidade e luto apoiado.[20]

Sempre é possível salvar (dias de) vida quando se cuidam
das dores, dos odores, dos valores e dos amores.

Referências bibliográficas

1. Brasil. Instituto Nacional de Câncer (INCA) [homepage na Internet]. Disponível em: www.inca.gov.br.
2. Rosenberg AR, Wolfe J. Approaching the third decade of paediatric palliative oncology investigation: historical progress and future directions. The Lancet Child & Adolescent Health. 2017 Sep 1;1(1):56-67.

3. Craig F, Huijer HA, Benini F et al. IMPaCCT: standards of paediatric palliative care. Der Schmerz. 2008 Aug;22:401-8.
4. Worldwide Hospice Palliative Care Alliance (WHOCA). Global atlas of palliative care [Internet]. 2nd ed. Worldwide Hospice Palliative Care Alliance (WHOCA), 2020. Disponível em: http://www.thewhpca.org/resources/global-atlas-on-end-of-life-care.
5. Santos AF, Ferreira EA, Guirro UD. Atlas dos cuidados paliativos no Brasil. São Paulo: Academia Nacional de Cuidados Paliativos (ANCP), 2020.
6. Chambers L, Boucher S, Downing J et al. The International Children's Palliative Care Network (ICPCN): a global overview – Perspectives on palliative care for children and young people. Oxford: Radcliffe Publishing, 2010. p. 27-41.
7. Ferreira EAL, Barbosa SMM, Costa GA et al. Mapeamento dos cuidados paliativos pediátricos no Brasil: 2022. São Paulo: Rede Brasileira de Cuidados Paliativos Pediátricos (RBCPPed), 2022. ISBN: 978-65-00-38580-9.
8. Worldwide Hospice Palliative Care Alliance (WHOCA). Global atlas of palliative care [Internet]. 2nd ed. Worldwide Hospice Palliative Care Alliance (WHOCA), 2020. Disponível em: http://www.thewhpca.org/resources/global-atlas-on-end-of-life-care.
9. Snaman JM, Kaye EC, Baker JN et al. Pediatric palliative oncology: the state of the science and art of caring for children with cancer. Current Opinion in Pediatrics. 2018 Feb 1;30(1):40-8.
10. Benini F, Avagnina I, Giacomelli L et al. Pediatric palliative care in oncology: basic principles. Cancers. 2022 Apr 13;14(8):1972.
11. Brasil. Presidência da República, Secretaria-Geral, Subchefia para Assuntos Jurídicos. Lei n. 14.308, de 8 de março de 2022. Institui a política nacional de atenção à oncologia pediátrica [Internet]. Disponível em: https://www.planalto.gov.br/ccivil_03/_ato2019-2022/2022/lei/L14308.htm.
12. Parisio KN, Levy CD, Lewis AM et al. Attitudes and practices of pediatric oncologists regarding palliative care consultation for pediatric oncology patients. Journal of Pediatric Hematology/Oncology. 2022 Jul 4;44(5):230-6.
13. McNeil MJ, Godfrey A, Loggetto P et al. Physician perceptions of and barriers to pediatric palliative care for children with cancer in Brazil. JCO Global Oncology. 2023 Aug;9:e2300057.
14. McNeil MJ, Ehrlich BS, Wang H et al. Assessing Doctor's Attitudes on Palliative Treatment (ADAPT) Latin America Study Group. Physician perceptions of palliative care for children with cancer in Latin America. JAMA New Open. 2022 Mar 1;5(3):e221245.
15. Brock KE, Snaman JM, Kaye EC et al. Models of pediatric palliative oncology outpatient care: benefits, challenges and opportunities. Journal of Oncology Practice. 2019 Sep;15(9):476-87.
16. Waldman ED, Levine JM. The day two talk: early integration of palliative care principles in pediatric oncology. Journal of Clinical Oncology. 2016 Dec;34(34):4068-70.
17. Kaye EC, Friebert S, Baker JN. Early integration of palliative care for children with high-risk cancer and their families. Pediatric Blood & Cancer. 2016 Apr;63(4):593-7.
18. Brasil. Ministério da Educação, Conselho Nacional de Educação (CNE). Parecer CNE/CES n. 265/2022. Brasília: Diário Oficial da União, 03 nov. 2022, ed. 208, seç. 1, p. 95. Disponível em: https://abmes.org.br/arquivos/legislacoes/Parecer-cne-ces-265-2022-03-17.pdf.
19. Benini F, Papadatou D, Bernadá M et al. International standards for pediatric palliative care: from IMPaCCT to GO-PPaCS. Journal of Pain and Symptom Management. 2022 May 1;63(5):e529-43.
20. Garcia-Quintero X, Cleves D, Cuervo MI et al. Communication of early integration of palliative care for children with cancer in Latin America: the care as a vessel metaphor. JCO Global Oncology. 2023;9.

Capítulo 28

Doença renal avançada

Gabriela Teixeira Araujo
Ana Catarina Lunz Macedo

Doença renal crônica na Pediatria

A doença renal crônica (DRC) pode ser caracterizada por lesão anatômica ou funcional do parênquima renal que pode evoluir com perda progressiva e irreversível de sua função. Sua prevalência em crianças pode ser estimada entre 15 e 74,7 por milhão de crianças.

A DRC demanda cuidados multidisciplinares e seguimento médico regular. Quanto maior o comprometimento da função renal, maior são as limitações nas atividades de vida diárias, e o impacto no desenvolvimento e na qualidade de vida não só do paciente, como de seus familiares.

Trata-se de uma condição crônica de curso progressivo que, em seus estágios iniciais, permite controle clínico com cuidados nutricionais e medicações de uso contínuo, porém não apresenta uma cura. Com declínio na taxa de filtração glomerular (TFG) em seus estágios mais avançados, as medidas de controle são insuficientes, sendo necessária a terapia renal substitutiva.

A DRC tem um rol extenso de tratamentos possíveis, mas sem perspectiva curativa, sendo constante a demanda por cuidados paliativos tanto para pacientes como para cuidadores. A intensidade e a demanda dos cuidados paliativos podem ocorrer de maneira diferente a depender do momento em que o paciente se encontra na trajetória da doença.

Definição e classificação DRC

Define-se DRC como presença de uma taxa de filtração glomerular (TFG) < 60 mL/min/1,73 m^2 por pelo menos 3 meses ou presença de dano estrutural ou marcadores de redução de função, como a presença persistente de proteinúria, albuminuria ou alterações histológicas (independente da TFG). No entanto, em crianças < 2 anos, ainda em maturação de sua função renal, o critério com base apenas na TFG não é aplicável.

Estágio	***TFG (mL/min/1,73 m^2)***
1	> 90
2	60 a 89
3	30 a 59
4	15 a 29
5	< 15 ou diálise

Se por ocasião da avaliação, há desconhecimento do *clearance* de creatinina do paciente, o paliativista pode fazer a estimativa pelo cálculo simples: altura (cm) × constante 0,413/Cr sérica do paciente em mg/dL.

Progressão

A progressão da DRC é multifatorial. Na maioria dos casos, evolui lentamente por muitos anos, porém, dependendo da patologia de base, esse curso pode ser breve a abrupto.

No seguimento com Nefrologista, diversos fatores são avaliados rotineiramente em consulta. O tratamento tem o objetivo de retardar a progressão da doença. Alguns pontos-chave avaliados são: controle da acidose metabólica; hiper-filtração; proteinúria; e hipertensão. O manejo conservador inclui avaliação nutricional minuciosa, envolvendo restrições alimentares progressivas de acordo com os resultados dos exames laboratoriais. Conforme o declínio da função renal, mais medicações são necessárias.

A partir do estádio IV, a equipe assistencial deve preparar paciente e familiar para início da terapia renal substitutiva e para a inevitável modificação na rotina e no estilo de vida. O método de escolha deve incluir preferências familiares, sociais, econômicas e religiosas.

Quando possível e indicado, o transplante renal preemptivo (o transplante que ocorre antes do paciente iniciar a diálise) deve ser a terapia de escolha.

Saúde mental e aspectos psicossociais

Crianças e adolescentes com doenças crônicas limitantes do tempo de vida enfrentam significantes disrupções no cotidiano associadas com a realização de exames, medicações de uso contínuo, sessões de diálise, uso de dispositivos externos como cateter, consultas médicas de rotina e inúmeras intercorrências que podem necessitar de internações hospitalares e representar risco de vida.

Secundariamente aos desafios enfrentados na DRC, pacientes e cuidadores podem desenvolver doenças psiquiátricas e distúrbios emocionais, sendo importante a identificação precoce desses acometimentos, visando o bem-estar do paciente e o cuidado integral da saúde.

Possíveis fatores associados com a saúde mental são: interações familiares na presença de uma doença incurável; estresse; distúrbios do sono; medicações; inflamação; desnutrição; desenvolvimento e habilidade cognitiva; funcionalidade social; e fatores genéticos. Com a progressão da doença, o próprio tratamento tem impositivos que impactam a saúde mental, como a percepção de perda de qualidade de vida, o deslocamento até o hospital e o tempo dispendido nele e em diálise, a privação de atividades específicas, as restrições críticas à alimentação, o uso de medicações subcutâneas.

A identificação precoce e a intervenção nos distúrbios mentais têm grande impacto na aderência, fundamental para evitar complicações associadas à doença de base.

Cuidados dos sintomas

A atenção ao controle de sintomas deve estar sempre em foco e intensificar-se conforme evolução da doença. Foi demonstrado que 50% das crianças com DRC, estádio final, reportaram dor, além de alta incidência de outros sintomas como fadiga, náusea, dispneia, agitação e prurido.

O controle dos sintomas deve incluir o manejo da anemia, dos distúrbios hidroeletrolíticos e ácido-básicos e o controle pressórico.

A dor é um sintoma importante e deve ser avaliado de forma a identificar a sua causa e seu subtipo, com o uso de medicações direcionadas. As dores podem ser neuropáticas, associadas à doença osseometabólica, musculoesqueléticas ou secundárias a ascite e dispositivos.

Nos casos em que a terapia renal substitutiva não é uma opção, o controle dos sintomas físicos, psicológicos e espirituais deve ser intensificado. É sempre necessário reavaliar as intervenções realizadas e o benefício apresentado, suspendendo-se medicações ou intervenções que não tragam benefícios ao paciente.

Na escolha da medicação, pode ser necessário fazer ajustes de dose e posologia, devendo-se considerar:

- O declínio na TFG e o *clearance* de creatinina medido ou estimado do paciente.
- Nos pacientes em terapia dialítica, o quanto da medicação é "clareada" pelo tratamento de acordo com o tipo de diálise.
- Outras comorbidades que podem ter prejuízo na metabolização dos medicamentos, como disfunções hepáticas e neurológicas.
- Interações medicamentosas.

As doses e os ajustes dessas medicações, na prática clínica diária, extrapolam o escopo deste capítulo, sendo necessário o trabalho multiprofissional do nefrologista, paliativista e farmacêutico para os ajustes das drogas de acordo com o momento terapêutico e as características e *clearance* individuais do paciente.

Quadro 28.1 – Controle medicamentoso de sintomas específicos.

Náusea e vômitos	• Ondansetrona • Metoclopramida • Levomepromazina • Haloperidol
Prurido	• Gabapentina • Pregabalina
Dor neuropática	• Gabapentina • Pregabalina • Cetamina
Dor	• Dipirona • Paracetamol • Morfina • Oxicodona • Metadona (cautela) • Fentanil
Agitação	• Haloperidol • Levomepromazina • Midazolan
Dispneia	• Morfina • Oxicodona • Fentanil • Midazolan
Secreção	• Bromoprida • Escopolamida

Fonte: Adaptado de Craig F, Henderson EM, Patel B et al., 2022.

A terapia holística deve ser sempre oferecida para os pacientes e familiares como forma de complementar o tratamento, oferecendo atenção integral a todas as demandas físicas, psicológicas e espirituais que possam ser apresentadas.

Indicação de terapia renal substitutiva

O tratamento na DRC consiste em um seguimento multidisciplinar, com avaliações clínicas e laboratoriais frequentes, reduzindo-se o intervalo entre suas avaliações, conforme o declínio da TFG. A indicação do início da terapia renal substitutiva normalmente ocorre quando a TFG está abaixo de 15 mL/min/1,73 m^2. Abaixo dessa TFG, o cuidado conservador é insuficiente para o adequado controle da anemia, volemia, distúrbios hidroeletrolíticos, doença osseometabólica e hipertensão.

De maneira individualizada e minuciosa, devem ser avaliados dados laboratoriais, sinais e sintomas que possam indicar o tempo de início ideal da terapia, para tentar impedir a progressão da má nutrição e o retardo do crescimento, doença osseometabólica e sinais e sintomas de uremia, bem como as eventuais complicações cardiovasculares.

Modalidades e desafios específicos

Existem três métodos de substituição renal, sendo eles: diálise peritoneal; hemodiálise; e o transplante renal. Compreender as indicações individuais e as limitações de cada método engloba uma avaliação criteriosa dos aspectos clínicos, socioeconômica, logísticos e psicológicos do paciente e familiares, sendo de suma importância uma equipe multidisciplinar com assistente social, enfermeiros, farmacêuticos, nutricionistas, fisioterapeuta, terapeuta ocupacional e psicólogos.

Diálise peritoneal

A diálise peritoneal é o método mais comumente usado na Pediatria, principalmente em crianças menores. Consiste na infusão de líquido biocompatível através de um cateter apropriado inserido na cavidade abdominal, promovendo ultrafiltração e *clearance* de solutos por meio das trocas realizadas na membrana peritoneal, que, após o tempo de permanência estipulado, é drenado do paciente. O tratamento prevê a realização de várias trocas diárias, que podem ser realizadas manualmente ou em equipamento automatizado.

Na diálise peritoneal automatizada, é feito o treinamento de um familiar ou responsável para a realização da terapia diariamente em domicílio, em geral durante a noite. A possibilidade da terapia em domicílio permite a flexibilização de horários, sendo mais fácil a inserção da criança no convívio escolar e social, além de dispensar acesso vascular e deslocamento por longas distâncias diariamente para as sessões na clínica de hemodiálise.

Entretanto, a terapia também pode ocasionar a sobrecarga do cuidador em razão da alta responsabilidade no manejo da terapia, com risco de não aderência e de complicações como infecções (peritonites).

A diálise peritoneal não depende de anticoagulação e pode ser executada independentemente da idade, sendo por isso o método de escolha em recém-nascidos e lactentes. A realização de cirurgias abdominais recente pode inviabilizar a aplicação do tratamento. Peritonites recorrentes também podem causar fibrose e falência do peritônio, inviabilizando definitivamente a diálise peritoneal.

Hemodiálise

A hemodiálise consiste no *clearance* de solutos e ultrafiltração do sangue em um circuito extracorpóreo através de um filtro composto de membrana semipermeável. Requer um cateter vascular apropriado, de longa permanência com dupla via, pela qual o sangue sai e é devolvido para o paciente após filtrado. As sessões têm duração de cerca de 4 horas, e a periodicidade das sessões (de 3 a 7 vezes na semana) é estabelecida conforme as necessidades individuais do paciente. Pacientes anúricos e lactentes, por exemplo, podem necessitar de sessões diárias de hemodiálise.

A taxa de complicações e de mortalidade é inversamente proporcional à idade dos pacientes. Existem inúmeras intercorrências que podem surgir associadas à terapia, como sangramento, convulsões, hipertensão ou hipotensão, dores, vômitos, distúrbios eletrolíticos e câimbras. Somam-se, ainda, o risco de infecção e o mau funcionamento do cateter, que podem comprometer o próprio tratamento em si.

O fardo do cuidador no tratamento em hemodiálise contempla, além dos cuidados já relatados com medicação e nutrição, os cuidados adicionais com a preservação do acesso vascular, deslocamento diário, muitas vezes por grandes distâncias, para as sessões de hemodiálise.

É sempre importante considerar a preservação de acesso vascular. O paciente jovem que inicia em hemodiálise, necessitará de inúmeros acessos ao longo da vida. A preservação dos acessos, bem como a prevenção e o pronto tratamento de infecções e tromboses são fundamentais, lembrando que o acesso vascular é, em última instância, a garantia de realização da terapia e de sobrevida do paciente.

A hemodiálise depende de anticoagulação sistêmica e não pode ser executada com segurança em pacientes muito pequenos como recém-nascidos e lactentes de baixo peso, tanto por dificuldades em estabelecer um acesso vascular calibroso como pelo volume de circulação extracorpórea.

Particularidades da doença renal crônica neonatal e lactente

A DRC no período neonatal representa um grande desafio nos cuidados. As malformações do trato urinário representam a maior causa de DRC na Pediatria. A ultrassonografia obstétrica nos 2º e 3º trimestres tem uma sensibilidade de cerca de 80% na identificação de alterações anatômicas renais.

Quando identificadas anomalias graves que podem resultar em DRC, principalmente aquelas que podem necessitar de diálise já nos primeiros meses de vida (p. ex., hipoplasia/displasia renal bilateral e válvula de uretra posterior), o segmento com equipe de pré-natal de alto risco, incluindo profissional capacitado em cuidados paliativos, é de suma importância.

O preparo da família e o plano de cuidados devem começar a serem discutidos desde o início do diagnóstico. É necessária uma abordagem clara com os familiares para esclarecer a trajetória da doença a curto e a longo prazo, com objetivo de capacitar os cuidadores na tomada de decisão, e o plano de cuidados do paciente em conjunto com a equipe assistencial. Nas conversas estabelecidas entre a família e a equipe assistencial, devem ser abordados o conhecimento da condição clínica e o esclarecimento sobre possíveis complicações, procedimentos cirúrgicos necessários, rotina hospitalar imediata e evolução esperada no curto prazo, bem como perspectivas futuras de diálise, consultas, exames necessários e, em tempo oportuno, transplante no médio e longo prazo.

Particularidades da doença renal crônica no adolescente

A adolescência é um período de transição em que se desenvolve, a capacidade de pensamento abstrato e um melhor entendimento de planejamento e de futuro. O trabalho da autonomia engloba um olhar para o comportamento de risco, limites de autoridades e desenvolvimento sexual. A equipe assistencial deve compreender que o atendimento do paciente adolescente e do paciente adulto jovem deve ser individualizado e ter como um dos objetivos de cuidado desenvolver maior autonomia, autocuidado e consciência do paciente em relação a patologia e medicações, assim como o prognóstico.

A capacidade de tomar decisões em diferentes dimensões sempre tem como ponto de partida a definição do problema e a identificação dos objetivos e das preferências. Na fase da adolescência, algumas habilidades devem ser adquiridas para que essa capacidade seja atingida, entre elas a de expressar sua vontade, raciocinar sobre risco, ponderar benefícios e consequências e uma boa avaliação da situação e possíveis variáveis (capacidade associada ao pensamento abstrato).

As restrições e limitações que uma doença crônica impõe à criança podem influenciar em seu desenvolvimento e, portanto, em sua capacidade de tomada de decisão. Crianças e adolescentes com doenças crônicas (entre elas DRC estádio final) têm um risco aumentado de atraso no desenvolvimento psicossocial. Tratamentos extensos com condições ameaçadoras à vida podem promover maior dependência dos adultos e reduzir a participação em atividades sociais com outros adolescentes.

Cuidador e família

Ter uma criança com DRC na família causa grande impacto sobre os cuidadores, sendo necessário o acompanhamento com equipe de suporte especializado por todo o processo.

Os pais se preocupam com a sobrevida da criança desde o momento do diagnóstico, o que demonstra a importância do seguimento da equipe de cuidados paliativos já desde o diagnóstico pré-natal para o adequado suporte da família.

Os familiares apresentam dificuldade em balancear trabalho, vida social e cuidados pessoais com a grande responsabilidade que é cuidar de uma criança com doença crônica. Esse fardo pode impactar toda a organização familiar e submeter os cuidadores a *bournout*.

O impacto negativo da doença crônica também atinge os irmãos saudáveis. Esses irmãos sentem-se frequentemente "negligenciados" porque os pais devem fornecer apoio físico e psicológico substancial à criança doente. Além disso, a criança saudável pode sentir simultaneamente ciúme da atenção prestada à criança doente e culpa por estar bem enquanto o irmão está gravemente doente.

Nesse sentido, a família deve ser vista pelo profissional como parte integrante e fundamental do tratamento. O suporte às demandas físicas, psicológicas e espirituais do cuidador também deve ser alvo de atenção da equipe, como meio de sustentação do tratamento à criança.

Trajetória do paciente com doença renal crônica até o transplante

O transplante renal é a terapia renal substitutiva de escolha para paciente com DRC no estágio final. Os pacientes reportam melhora significativa da qualidade de vida, retorno às atividades diárias plenas, melhor reintegração social, além de redução da morbidade e da mortalidade.

Todavia, o transplante não é tido como cura, e o processo envolve o risco cirúrgico imediato, os riscos relacionados à imunossupressão e à rejeição, a necessidade de procedimentos e o uso contínuo de medicações, bem como seguimento médico vitalício.

A trajetória do paciente com DRC até o transplante pode gerar grande expectativa e sofrimento na família e no paciente, o que exige de equipe assistencial uma conversa clara sobre todo o processo, sempre com suporte psicológico. A ausência desse esclarecimento e de suporte causa, muitas vezes, a frustração com a qualidade de vida no pós-transplante, principalmente quando existem complicações dele decorrentes.

Muitos pacientes, principalmente aqueles com diagnóstico de DRC no período neonatal e que necessitam de terapia renal substitutiva desde os primeiros meses de vida, enfrentam uma longa jornada até a possibilidade de transplante. Em grande parte dos centros, o transplante só é possível em pacientes acima de 8 a 10 kg. Esse alvo de peso pode demorar de meses a anos consequentemente às restrições alimentares e aos distúrbios decorrentes da doença renal crônica.

O transplante renal, em alguns casos, pode não ser uma opção terapêutica. As contraindicações absolutas ao transplante renal são raras, mas devem ser avaliadas cautelosamente pelas equipes assistenciais. Devem ser discutidos entre as equipes, incluindo sempre a criança e seus familiares, os casos em que o transplante não beneficiará a criança pela necessidade de imunossupressão, incompatível com doenças ou comorbidades limitantes dos tempos de vida, ou em que o transplante não resultará em melhor qualidade de vida (como paciente já dependente de outros recursos como e suporte ventilatório).

Falência terapêutica e assistência de fim de vida

Em muitos casos, dilemas éticos podem ser enfrentados pela equipe de Nefrologia Pediátrica como equipe assistente principal, sobretudo relacionados à decisão de não se iniciar diálise ou de suspender a terapia. Qualquer tomada de decisão deve sempre incluir dados da literatura, assim como completa avaliação clínica, laboratorial e psicossocial do paciente.

As discussões desses casos devem incluir sempre equipe de cuidados paliativos e, quando necessário, equipe de bioética:

- Pacientes pediátricos em DRC que podem ser considerados não aptos para início de terapia de substituição renal ou para a suspensão desta: pacientes com a doenças multissistêmicas complexas ou comorbidades limitantes cujo tratamento é considerado um fardo sem benefícios à qualidade de vida ou com prolongamento de sofrimento desnecessário a médio e longo prazo.

Já quando o paciente se encontra em falência terapêutica, já não existe dilema ético, pois a suspensão da terapia é um impositivo técnico:

- Pacientes pediátricos já previamente em diálise nos quais há impossibilidade de prosseguir terapia: falência de diálise peritoneal, com impossibilidade de passagem de cateter vascular (esgotamento dos vasos por tromboses pregressas) e impossibilidade de transplante por peso insuficiente.

Nesses casos, torna-se fundamental a assistência direta de equipe de cuidado paliativos como equipe principal, com intenção de conforto e mitigação dos sintomas, bem como suporte multiprofissional à família nos cuidados de fim de vida.

Referências bibliográficas

1. Warady BA, Chadha V. Chronic kidney disease in children: the global perspective. Pediatr Nephrol. 2007 Dec;22(12):1999-2009 [Epub 2007 Feb 20]. doi: 10.1007/s00467-006-0410-1. PMID: 17310363; PMCID: PMC2064944.
2. International Society of Nephrology (ISN); Kidney Disease Improving Global Outcomes (KDIGO). KDIGO 2012 clinical practice guideline for the evaluation and management of chronic kidney disease [Internet]. Kidney International (Supplements). 2013 Jan;3(1). Disponível em: https://kdigo.org/wp-content/uploads/2017/02/KDIGO_2012_CKD_GL.pdf.
3. Schwartz GJ, Muñoz A, Schneider MF et al. New equations to estimate GFR in children with CKD. J Am Soc Nephrol. 2009 Mar;20(3):629-37 [Epub 2009 Jan 21]. doi: 10.1681/ASN.2008030287. PMID: 19158356; PMCID: PMC2653687.
4. Emma F, Goldstein S, Bagga A et al. Pediatric nephrology. 8th ed. New York: Springer, 2022.
5. Kogon AJ, Hooper SR. Mental health and social-emotional functioning in children and adolescents with chronic kidney disease. Pediatr Nephrol. 2023 Oct 25. doi: 10.1007/s00467-023-06151-1. PMID: 37878136.
6. Tjaden L, Tong A, Henning P et al. Children's experiences of dialysis: a systematic review of qualitative studies. Arch Dis Child. 2012 May;97(5):395-402 [Epub 2012 Mar 7]. doi: 10.1136/archdischild-2011-300639. PMID: 22399673.
7. Moreira JM, Soares CMBM, Teixeira AL et al. Anxiety, depression, resilience and quality of life in children and adolescents with pre-dialysis chronic kidney disease. Pediatr Nephrol. 2015;30:2153-62. doi: 10.1007/s00467-015-3159-6.
8. Craig F, Henderson EM, Patel B et al. Palliative care for children and young people with stage 5 chronic kidney disease. Pediatr Nephrol. 2022 Jan;37(1):105-12 [Epub 2021 May 14]. doi: 10.1007/s00467-021-05056-1. Erratum in: Pediatr Nephrol. 2021 Aug 30. PMID: 33988731; PMCID: PMC8674156.
9. Misurac J. Chronic kidney disease in the neonate: etiologies, management and outcomes. Semin Fetal Neonatal Med. 2017 Apr;22(2):98-103 [Epub 2016 Oct 10]. doi: 10.1016/j.siny.2016.09.003. PMID: 27733241.
10. Grootens-Wiegers P, Hein IM, Broek JM et al. Medical decision-making in children and adolescents: developmental and neuroscientific aspects. BMC Pediatr. 2017;17(120). doi: 10.1186/s12887-017-0869-x.
11. Maurice-Stam H, Nijhof SL, Monninkhof AS et al. Review about the impact of growing up with a chronic disease showed delays achieving psychosocial milestones. Acta Paediatr. 2019; 00:1-13. doi: 10.1111/apa.14918.
12. Stewart DA, Stein A, Forrest GC et al. Psychosocial adjustment in siblings of children with chronic life-threatening illness: a research note. J Child Psychol Psychiatry. 1992 May;33(4): 779-84. doi: 10.1111/j.1469-7610.1992.tb00913.x. PMID: 1601948.
13. Kubiak N, Fehrenbach C, Prüfe J et al. Do we need palliative care in pediatric nephrology? Patient's and Caregiver's disease experience. Children (Basel). 2023 Feb 8;10(2):324. doi: 10.3390/children10020324. PMID: 36832453; PMCID: PMC9955394.
14. Agerskov H, Thiesson HC, Pedersen BD. The significance of relationships and dynamics in families with a child with end-stage kidney disease: a qualitative study. J Clin Nurs. 2020 Mar;29(5-6):987-95 [Epub 2020 Jan 13]. doi: 10.1111/jocn.15170. PMID: 31889347.

15. Butler CR, Wightman AG. Beyond autonomy: ethics of decision making about treatments for kidney failure at the extremes of age. Am J Kidney Dis. 2023 Sep;82(3):360-7 [Epub 2023 Apr 6]. doi: 10.1053/j.ajkd.2023.01.451. PMID: 37028637; PMCID: PMC10524142.
16. Wightman A, Ranchin B, Goldberg AM. Ethical decision-making in pediatric dialysis. In: Warady BA, Alexander SR, Schaefer F (ed.). Pediatric dialysis. Cham: Springer, 2021. doi: 10.1007/978-3-030-66861-7_42.
17. Keefer P, Lehmann K, Shanley M et al. Single-center experience providing palliative care to pediatric patients with end-stage renal disease. J Palliat Med. 2017 Aug;20(8):845-9 [Epub 2017 May 8]. doi: 10.1089/jpm.2016.0353. PMID: 28481160.
18. Wightman AG, Freeman MA. Update on ethical issues in pediatric dialysis: has pediatric dialysis become morally obligatory? Clin J Am Soc Nephrol. 2016 Aug 8;11(8):1456-62 [Epub 2016 Apr 1]. doi: 10.2215/CJN.12741215. PMID: 27037272; PMCID: PMC4974893.

Capítulo 29

Fibrose cística

Katarina Maciel Abath

O melhor lugar do mundo é onde a vida respira tranquila.
Ana Jácomo

Visão geral da fibrose cística

A fibrose cística (FC) é uma doença genética com acometimento multissistêmico e impacto significativo na qualidade e na expectativa de vida. É entre as doenças raras, a mais diagnosticada na infância no mundo. Existem mais de 90 mil pacientes com FC no mundo, estimando-se que, no Brasil, existam mais de 6 mil pacientes.[1]

A FC é causada por uma mutação no gene *cystic fibrosis transmembrane conductance regulator* (CFTR), codificador da proteína CFTR, um canal de cloreto e bicarbonato presente na superfície apical das células epiteliais do organismo. Defeitos na sua síntese ou função resultam em produção de muco espesso causando obstrução, inflamação, destruição tecidual e fibrose principalmente no pâncreas e pulmões. O diagnóstico pode ser realizado pelo teste do pezinho (quantificação dos níveis de tripsinogênio imunorreativo), teste do suor (iontoforese, dosagem de cloro no suor), pesquisa genética de mutações relacionadas à FC ou por testes de função da proteína CFTR.[1]

Existem mais de 2 mil mutações identificadas no gene CFTR, classificadas conforme o tipo de defeito que causam, ou seja, na maior ou menor expressão da proteína CFTR ou na sua função nas células epiteliais. Das seis classes reconhecidas, as classes I, II e III são associadas à forma clássica da FC com comprometimento pulmonar mais grave e insuficiência pancreática. As classes IV, V e VI resultam em fenótipos de menor gravidade, com função residual da proteína CFTR. Os sintomas podem se iniciar ainda no período neonatal e progridem com a idade (Quadro 29.1).[2,3]

A doença pulmonar é a que causa maior morbimortalidade, com sintomas se evidenciando progressivamente a partir dos 6 meses de idade. A obstrução recorrente das vias aéreas por rolhas de muco espesso provoca inflamação crônica e infecções recorrentes com destruição do tecido pulmonar e surgimento de bronquiectasias e fibrose pulmonar. Além dos patógenos envolvidos nas infecções agudas, a colonização da via aérea por *Pseudomonas aeruginosa* e *Complexo Burkholderia cepacia* contribui para inflamação crônica e progressão da doença. Esse ciclo contínuo ocasiona sintomas como tosse, rinorreia, falta de ar, além de internações, necessidade de monitoração frequente e de fisioterapia diária, culminando em progressão para insuficiência respiratória crônica, que pode culminar no óbito ainda na infância.[2,3]

Quadro 29.1 – Sintomas da fibrose cística por sistema orgânico.		
Glândulas sudoríparas	***Aparelho reprodutor/endócrino***	***Outros***
• Suor salgado • Desidratação hiponatrêmica • Alcalose metabólica hipoclorêmica e hiponatrêmica • Parotidite recorrente • Queratodermia *aquagênica*	• Puberdade atrasada • Infertilidade • Agenesia congênita de vasos deferentes • Dislipidemia • Incontinência urinária • Diabetes relacionado à FC	• Litíase renal • Disfunção muscular • Osteoporose/osteopenia/artrite • Depressão, ansiedade • Distúrbios de autoimagem • Anorexia • Dor crônica
Gastrointestinal	***Pâncreas***	***Trato respiratório***
• Atraso de eliminação de mecônio • Síndrome obstrutiva ileal • Atresia ileal • Íleo meconial • Colestase neonatal • Constipação • Doença do refluxo gastroesofágico • Esteatose hepática • Hipertensão portal • Colecistite/colelitíase/cirrose biliar • Adenocarcinoma	• Hipoprotrombinemia • Desnutrição • Dor abdominal recorrente • Esteatorreia/diarreia • Insuficiência pancreática • Pancreatite recorrente • Deficiência de vitaminas lipossolúveis • Diabetes relacionado à FC	• Sinusite crônica • Pólipos nasais • Infecções respiratórias recorrentes • Tosse crônica • Atelectasias • Insuficiência respiratória crônica • Deformidades torácicas • Bronquiectasias • Bronquite crônica • Colonização por bactérias resistentes • Hemoptise • Pneumotórax • Cor pulmonale

FC: fibrose cística.

Fonte: Shteinberg M, Haq IJ, Polineni D et al. Cystic fibrosis, 2021. Ong T, Ramsey BW, 2023.

O comprometimento pancreático inicia-se ainda no intraútero com a obstrução dos dutos, ativação enzimática, destruição tecidual e fibrose. Os pacientes apresentam má digestão pela redução da liberação de suco pancreático no intestino, provocando esteatorreia, deficiência de vitaminas lipossolúveis e desnutrição. A insuficiência pancreática exócrina é progressiva e pode estar associada a episódios de pancreatite recorrente. A destruição pancreática em fases avançadas pode comprometer também o funcionamento endócrino, o que resulta em diabetes associado à FC.[2,3]

No trato gastrointestinal, o muco espesso e a secreção defeituosa de bicarbonato podem causar obstrução intestinal, atraso na eliminação de mecônio e íleo meconial no primeiro mês de vida. A inflamação crônica intestinal provocada pela esteatorreia, em razão de uso recorrente de antibióticos, também tem sido associada ao aumento do risco de adenocarcinoma. Os pacientes podem ainda apresentar colestase e cirrose hepatobiliar pela obstrução das vias biliares por muco espesso, o que provoca dor abdominal recorrente.[2,3]

A perda de peso pode aparecer pela insuficiência pancreática e esteatorreia, mas também é provocada pelo estado inflamatório pulmonar crônico, infecções recorrentes, perda de massa osteomuscular pela redução da imobilidade, anorexia e sintomas psicológicos. Nos pacientes adolescentes e adultos, a osteoporose tem sido relatada frequentemente, com dor óssea e fraqueza muscular associada. Outros sistemas orgânicos podem ser acometidos diretamente pela FC ou secundariamente a terapias empregadas.[2-5]

O tratamento da FC se baseia no suporte nutricional, na manutenção da função respiratória, com prevenção de infecções, monitoramento intensivo e manejo de sintomas (Quadro 29.2). Apesar de reduzirem sintomas e exacerbações e terem prolongado a sobrevida, essas terapias não atuam no controle ou na reversão da causa básica da FC. A descoberta dos moduladores da proteína CFTR, que atuam diretamente no defeito básico da doença, tem mudado os horizontes terapêuticos com a possibilidade de mudança da história natural da FC. As novas medicações têm indicações específicas e mostram-se eficazes em reduzir os sintomas respiratórios nas primeiras semanas de uso, melhorando função pulmonar e reduzindo as exacerbações.[6] Efeitos também na redução de sintomas e complicações extrapulmonares têm sido demonstrados. Além de qualidade de vida, espera-se que, a longo prazo, pacientes tenham importante impacto também em sobrevida.[5,7,8]

Quadro 29.2 – Terapias disponíveis para pacientes com fibrose cística.[1-3,5-8]	
Suporte nutricional	***Cuidados gerais***
• Suplementação de sódio • Suplementação de vitaminas lipossolúveis • Reposição de enzimas pancreáticas	• Atividade física regular • Acompanhamento multidisciplinar regular • Suporte psicológico
Cuidados respiratórios	***Moduladores de CFTR***
• Imunização • Inaloterapia (dornase-alfa/solução salina) • Fisioterapia respiratória • Anti-inflamatórios (p. ex., azitromicina) • Antibióticos inalados (p. ex., tobramicina) • Antibioticoterapia em exacerbações • Ventilação não invasiva • Oxigenioterapia • Transplante pulmonar	• Ivacaftor (Kalydeco®) • Ivacaftor + lumacaftor (Orkambi®) • Ivacaftor + tezacaftor (Symdeko®) • Elexacaftor + ivacaftor + tezacaftor (Trikafta®)

Discussão do prognóstico em fibrose cística

Apesar da FC ainda ser considerada uma doença progressiva, grave e sem cura, ano após ano, observamos aumento da expectativa e da qualidade de vida na população afetada. A mediana da sobrevida nos Estados Unidos é de 46,2 anos,[5] enquanto no Brasil essa estimativa é de 43,8 anos.[9] O óbito de pacientes com FC ainda ocorre predominantemente em menores de 35 anos, sendo, no Brasil, aproximadamente 20%, 25%, 50% e 25% com menos de 1, 4, 22 e 65 anos, respectivamente. Nos pacientes vivendo com FC, a mediana de idade, no Brasil, é 18,4 anos, enquanto nos Estados Unidos é de 32,4.[5] A diferença é atribuída a diferenças socioeconômicas e principalmente de acesso ao diagnóstico precoce e tratamento adequado.

Apesar de todos os avanços terapêuticos, são as complicações e a evolução da própria FC que causam o óbito dos pacientes com esse diagnóstico. Em estudo brasileiro, a FC foi a causa básica de morte em 83,5% das declarações de óbito, com as doenças do aparelho respiratório representando 77% das causas associadas, seguidas pelas doenças infecciosas (31%) e as causas mal definidas (24,5%).[9] Embora seja uma doença multissistêmica, a doença pulmonar representa a principal causa de morbidade e mortalidade.

As exacerbações respiratórias são muito comuns na FC, sendo, por isso, um dos maiores desafios da equipe de assistência identificar quando esse evento é mais uma intercorrência reversível ou passível de melhora ou quando se trata de um evento de fim de vida, de causa e gravidade atribuídas à própria progressão da doença. Além da gravidade do evento atual, podem indicar que o paciente está evoluindo para o processo de morte: a redução da funcionalidade e o aumento da frequência de intercorrências e de internamentos no último ano; dificuldade de reversão das crises prévias; queda do estado nutricional; surgimento de complicações como diabetes e hepatopatia relacionados à FC; cor pulmonale; e o esgotamento do arsenal terapêutico.

Não existe ainda um modelo para estimar risco de morte em pacientes com FC, sendo a perda da função pulmonar o dado que melhor se correlaciona com a gravidade da doença. O volume expiratório forçado no 1º segundo (FEV1) menor ou igual a 30% do valor previsto para idade e o sexo, mensurado pela espirometria, indica uma mortalidade de 50% em 2 anos. Como o tempo médio de espera em lista para transplante pulmonar é de aproximadamente 2 anos, esse também tem sido um dos critérios para indicação de transplante pulmonar.[1,10]

Quadro 29.3 – Fatores relacionados a mau prognóstico.

Relacionados à assistência	*Relacionados à doença*
• Idade ao diagnóstico > 2 anos • Vulnerabilidade social • Acessibilidade reduzida à fisioterapia • Baixa adesão terapêutica • ≥ 3 hospitalizações em 1 ano • Disponibilidade e início de modulador de cftr	• Mutação de CFTR/classe classificação funcional • Insuficiência pancreática • Diabetes relacionado à FC • Fev1 ≤ 30% • Queda de ≥ 10% abaixo do FEV prevista • $PaO_2 \leq 55$ mmHg ou $PaCO_2 \geq 50$ mmHg • Colonização por *Pseudomonas aeruginosa* • Colonização por *Complexo Burkholderia cepacia* • Baixo peso ou desnutrição • Cor pulmonale • Hepatopatia relacionada à FC

FC: fibrose cística; FEV: fração de ejeção ventricular.

O transplante pulmonar tem sido indicado principalmente em adolescentes e adultos com fibrose cística como uma possibilidade de prolongar a vida em pacientes com doença pulmonar avançada, com sobrevida em 5 anos de 50%. É importante lembrar que tanto a lista de espera como o pós-operatório são períodos de grande mortalidade e de necessidade intensiva de tratamento e de acompanhamento, incluindo, muitas vezes, mudança de domicílio para locais próximos aos centros de transplante. Além disso, pacientes com comprometimento extrapulmonares graves associados ou não à FC podem não se beneficiar da terapia. Na Pediatra, os dados não são tão claros e dependem muito da *expertise* dos centros de assistência.[1,3] Todos esses fatores contribuem para complexidade e a necessidade de individualização ao se oferecer essa opção terapêutica.

É importante observar que definir a gravidade da doença e sua fase final de evolução não deve ser sinônimo de limitação de suporte de vida e nem os únicos dados para se definir o prognóstico em FC. Pacientes com insuficiência respiratória crônica, com ou sem indicação de transplante pulmonar, podem se beneficiar de cuidados de terapia intensiva, do uso de oxigenioterapia contínua ou de ventilação mecânica intermitente e de medidas prolongadoras de vida, desde que essas medidas atendam as expectativas do paciente em qualidade de vida e conforto. O uso da oxigenioterapia em FC foi associado à melhora da tolerância às atividades diárias, da qualidade do sono, porém sem aumento de sobrevida. Já a ventilação não invasiva pode ser também usada como adjuvante no tratamento da doença respiratória, porém com benefícios controversos.[3,11]

O diagnóstico precoce, a melhor acessibilidade aos centros de assistência especializada e a introdução dos novos medicamentos moduladores de CFTR deverão progressivamente modificar prognóstico dos pacientes com FC nos próximos anos, sendo necessária a busca constante por atualizações.

Cuidados paliativos e fibrose cística

A FC é uma doença genética rara, sem cura, multissistêmica, que se comporta como uma condição crônica, de longa duração e, apesar dos avanços em terapêutica, ainda não tem cura e ocasiona a morte precoce, frequentemente na infância ou na adolescência. O comprometimento da qualidade de vida e da funcionalidade, a exigência de longos períodos de tratamento, a complexidade da doença e de seu manejo, a ameaça ao tempo de vida, a necessidade de tomadas de decisões difíceis e a terapêutica ainda limitada, todos esses fatores tornam elegíveis os pacientes com FC aos cuidados paliativos.[12,14]

Por se tratar de uma doença de longa duração, com diferentes fenótipos, os cuidados paliativos ofertados serão diferentes em cada fase de evolução da doença e da trajetória do paciente, adequando-se às suas necessidades, às possibilidades terapêuticas e ao prognóstico. A intensidade das intervenções paliativas pode ser flutuante, aumentando durantes fases de progressão, de surgimento de novos sintomas, em agudizações e momentos de tomada de decisão sobre tratamentos de suporte à vida.[13] A necessidade de abordagem em cuidados paliativos deve ser individualizada e estar relacionada ao nível de sofrimento dos pacientes e de suas famílias relacionado ou impactado pela doença, e não apenas à gravidade ou à proximidade da morte.

Entre as áreas de atuação dos paliativistas, o suporte emocional, o manejo da ansiedade e depressão e a assistência para tomadas de decisões e planejamento avançado de cuidado são as necessidades mais relatadas por pacientes com FC, seus cuidadores e profissionais assistentes. Por sua vez, o entendimento de que cuidados paliativos são apenas para pessoas em processo de morte, a falta de conhecimento dos profissionais de assistência primária, a dificuldade de indicar cuidados paliativos, o medo da reação da família e a escassez de equipes especializadas parecem ser as maiores barreiras de acesso.[12]

A abordagem de cuidados paliativos na FC pode e deve ser feita inicialmente pela equipe multidisciplinar de assistência primária, que deverá atuar no manejo básico de sintomas, discussão prognóstico e tratamentos, identificação de sofrimentos e definição de objetivos de cuidados em paralelo às terapias modificadoras de doença.[15] A equipe especializada em cuidados paliativos poderá atuar inicialmente como orientadora, passando a assumir uma presença maior na assistência quando começarem sintomas mais complexos, a doença se agravar e surgirem conflitos ou a necessidade de tomada de decisões difíceis.[13] A atuação deve ser sempre conjunta (Quadro 29.4) visto que as equipes primárias, além do maior conhecimento sobre a FC, tem, frequentemente, profundo conhecimento sobre as individualidades de seus pacientes e familiares, podendo oferecer importantes informações para ajudar na tomada de decisão e na definição das prioridades de cuidado.

Quadro 29.4 – Visão da atuação em cuidados paliativos em fibrose cística.

Cuidados paliativos básicos (equipe de assistência primária)	*Cuidados paliativos especializados*
Habilidade: **coordenação do cuidado** • Promover interação entre profissionais de assistência • Indicar os cuidados paliativos como parte do tratamento usual dos pacientes, durante toda a trajetória da doença	Habilidade: **coordenação do cuidado** • Atuar como ponte de comunicação entre equipes • Identificar e assumir coordenação de cuidado interdisciplinar quando esgotados recursos da equipe primária • Oferecer atividades de consultoria e educação para os profissionais da assistência primária • Identificar recursos comunitários que possam beneficiar o cuidado
Habilidade: **manejo de sintomas** • Manejo inicial de sintomas físicos como dor, dispneia, tosse e fadiga • Identificação e manejo de depressão e ansiedade • Identificação de sintomas complexos e referenciamento	Habilidade: **manejo de sintomas** • Manejo de sintomas físicos complexos e refratários • Manejo de sintomas psicológicos refratários ou complexos • Manejo de pacientes em uso de polifarmácia • Manejo de sofrimento espiritual e existencial
Habilidade: **comunicação** • Orientar pacientes e cuidadores sobre caráter crônico e progressivo da FC • Discutir prognóstico e suas incertezas • Discutir possibilidades terapêuticas, desfechos esperados, desfechos possíveis e dificuldades • Comunicar notícias difíceis sobre a evolução da doença • Engajar pacientes e cuidadores na discussão de prioridades e de objetivos de cuidado • Ter habilidades para comunicação com cuidadores, profissionais e pacientes das várias faixas etárias atendidas	Habilidade: **comunicação** • Descentralizar a comunicação e o foco do cuidado da doença para o paciente • Guiar tomada de decisão complexas ou com discordâncias entre paciente, familiares e profissionais • Alinhar objetivos de cuidados e expectativas sobre a fibrose cística, possibilidades terapêuticas e seus desfechos com a individualidade do paciente • Identificar preferências de comunicação sobre informações desejadas sobre a doença, antecipação de tomadas de decisões • Identificar preferências de comunicação da família com o paciente pediátrico e do paciente adulto com sua família

(Continua)

Quadro 29.4 – Visão da atuação em cuidados paliativos em fibrose cística. (*Continuação*)

Cuidados paliativos básicos (equipe de assistência primária)	*Cuidados paliativos especializados*
Habilidade: **planejamento avançado** • Identificar marcadores de transição entre fases e gravidade da doença • Oferecer e discutir terapias de suporte à vida para falência respiratória	Habilidade: **planejamento avançado** • Abordar preocupações sobre a evolução futura da doença e sobre a possibilidade de falha terapêutica e morte • Explorar desejos, medos e necessidade de cuidados de fim de vida • Abordar precocemente decisões sobre terapias de suporte à vida, preservando a autonomia do paciente • Comunicação empática que preserve esperança e consciência de prognóstico
Habilidade: **suporte familiar** • Promover escuta ativa e empática • Identificar familiares com necessidade de cuidado individualizado • Identificar conflitos e necessidades de suporte emocional que possam impactar o cuidado ao paciente • Identificar dificuldades sociais e financeiras	Habilidade: **suporte familiar** • Abordar necessidades e sofrimentos não abordados pelas equipes de cuidado primário • Identificar e manejar conflitos, sofrimento espiritual e existencial dos cuidadores • Ajudar no planejamento de cuidado adaptado às necessidades individuais dos cuidadores e às suas particularidades socioculturais • Identificar possíveis fatores de risco ao luto patológico • Prestar assistência ao luto e oferecer referenciamento de recursos comunitários possíveis

Identificação de sintomas em fibrose cística

O acompanhamento multidisciplinar regular e a adesão às terapias de controle da doença oferecem, além de prolongamento da vida, o retardamento e o controle de boa parte dos sintomas dos pacientes com FC. Ainda assim, com a progressão da doença, é inevitável que o paciente se torne mais sintomático e necessite de ajustes frequentes nas terapias. A tosse é a queixa mais prevalente, sendo referida por mais de 90% dos pacientes, seguida pela fadiga (72%) e dispneia (68%). Mais de 50% dos pacientes relatam ainda dor crônica, dificuldade de sono, aumento de secreção respiratória e tontura.[4,12,16]

Outros sintomas também podem ser relatados com menos frequência como boca seca, diarreia ou constipação, perda de apetite, alteração do sabor dos alimentos, náuseas e vômitos, perda de peso, incontinência urinária.[16] Os sintomas físicos podem estar relacionados à doença e às suas complicações como também aos efeitos colaterais da terapia, tendendo a se acentuarem com o agravamento. Além de compreender a causa do sintoma, entender o desdobramento do desconforto gerado é importante para definir prioridades e estratégias de manejo. Sintomas pouco prevalentes podem ter mais impacto do que o esperado.

A abordagem dos sintomas físicos faz parte do manejo da FC nos ambulatórios especializados, no entanto a abordagem dos sintomas psicológicos é pouco aprofundada. Estudos mostram que mais de 40% dos pacientes com FC apresentam preocupação excessiva, dificuldades de concentração, irritabilidade, ansiedade, tristeza. O transtorno de ansiedade generalizado, distúrbios de autoimagem e a depressão têm sido cada vez mais diagnosticados nos pacientes com fibrose cística, principalmente a partir da adolescência.[16,17]

Os sintomas psicológicos estão mais correlacionados com qualidade de vida insatisfatória do que os sintomas físicos e, apesar de menos prevalentes, são relatados como de maior intensidade. O estresse emocional está associado à baixa adesão terapêutica, à reduzida qualidade de vida, ao aumento de uso de serviços de Saúde e à progressão da doença.[16] Frequentemente esses sintomas são compreendidos como esperados no contexto de uma doença grave, no entanto deve fazer parte da avaliação dos profissionais diferenciar o sofrimento inerente ao processo de adoecimento e os sintomas que compõem um transtorno com impacto na saúde do indivíduo.

A abordagem em cuidados paliativos é focada no indivíduo de maneira ampliada e nos seus sintomas, contribuindo para identificar prioridades de cuidados e, inclusive, melhorar a tolerância e a adesão ao tratamento da doença.

Abordagem da qualidade de vida em fibrose cística

A mortalidade e a sobrevida são dados bastante relevantes quando discutimos prognóstico em condições de saúde. No entanto, em doenças como a FC, em que há uma trajetória longa, com diferentes apresentações fenotípicas e de gravidade, o prognóstico, além de estimar o tempo de vida, a gravidade de doença e a evolução dos sintomas físicos, deve estimar com igual importância o impacto da doença na vida pessoal do indivíduo e na de seus cuidadores, o comprometimento da funcionalidade e a qualidade de vida do paciente, assim como a esperança de novas terapias.

Quando se pergunta aos pacientes com FC como estão se sentindo, usualmente eles consideram que os sintomas físicos estão dentro do esperado para sua condição, que são aceitáveis. Porém, quando são solicitados a detalhar as experiências e as atividades cotidianas, os pacientes descrevem importantes impacto e desconforto: muito tempo gasto em cuidados com a doença; dificuldade de conciliar atividades de trabalho ou de escola com rotina de consultas e cuidados diários; ausência frequente em atividades sociais.[15] Sentem-se, ainda, isolados socialmente e estigmatizados, sem poder participar das atividades de pessoas da mesma idade, sem fazer planos, sem nenhum controle sobre suas vidas ou poder de escolha.[18]

Além do impacto dos sintomas relacionados com doença e seu tratamento, crianças e adolescentes frequentemente relatam ansiedade em relação a procedimentos dolorosos, sentimentos de vulnerabilidade, preocupações intensas sobre estar doente e sobre estar sobrecarregando seus familiares.[13,19] Podem ser observados tanto comportamentos de infantilização como de aparente amadurecimento precoce e desinteresse em atividades de lazer para a respectiva faixa etária.

Por se tratar de uma doença que se inicia frequente na infância, os familiares costumam assumir um papel fundamental no cuidado e nas tomadas de decisão, fortalecendo ainda mais seu senso de proteção e de responsabilidade pelo bem-estar dos filhos. É importante observar o quanto as relações familiares e o estado psicológico dos pais podem interferir na qualidade da criança adoentada. As mesmas queixas em relação ao impacto da FC no paciente podem ser encontradas quando os cuidadores são abordados.[15] Além disso, mesmo diante da necessidade de cuidado e de inclusão dos pais, a criança ou o adolescente deve continuar sendo o centro da atenção, sendo importante ouvi-los e incluí-los nos processos de cuidado e de decisão, conforme sua idade e capacidade de compreensão. Grande sofrimento pode vir da exclusão das discussões sobre sua saúde ou da sensação de falta de autonomia da pessoa doente.

As pesquisas em qualidade de vida em pacientes com fibrose cística incluem principalmente adultos e adolescentes. Entre as necessidades pouco abordadas, porém com impacto no bem-estar, estão as questões ligadas à sexualidade, ao planejamento para a vida e a discussão dos objetivos do tratamento. É importante que os adolescentes e adultos sejam encorajados a discutir aspectos funcionais das suas vidas, a se posicionarem sobre desejos e preocupações quanto a terapias, a construir projetos de vida e a ter independência e a fortalecer relações sociais e devem ser ajudados a encontrar estratégias adaptativas que gerem senso de controle do cotidiano e tragam normalidade a este.[13] Com o aumento da expectativa de vida, são pessoas que poderão conviver por longos períodos com a doença, sendo, por exemplo, cada vez mais comum o desejo de mulheres com FC de engravidar. Além disso, opções terapêuticas como o transplante pulmonar e as novas terapias com moduladores de CFTR também podem trazer novas perspectivas e esperança que pode e deve ser estimulada tanto como a consciência do prognóstico e dos possíveis desfechos desfavoráveis.

Os pacientes com FC têm diferentes idades e gravidades, além de suas particularidades. Abordar qualidade de vida significa buscar compreender o funcionamento dessas pessoas, sua relação com o mundo, com as outras pessoas e com a doença. Para alguns, os cuidados diários com a doença são razoavelmente balanceados com outras atividades, ou proporcionais aos resultados esperados. Para outros, o tempo dedicado à doença representa um constante lembrete das limitações impostas e opõe-se aos desejos de vida. É comum, ainda, que os pacientes expressem desejo de se cuidarem melhor que independe da adesão ao tratamento. Entender esse desejo e compreender o que é cuidado para cada paciente pode melhorar a adesão ao tratamento e os resultados e reduzir o sentimento de culpa e de sobrecarga do paciente.[8]

A qualidade de vida baixa em paciente com FC está relacionada à gravidade da doença, à presença de sintomas físicos não controlados e, mais ainda, à presença de sintomas psicológicos não manejados e à sobrecarga dos cuidadores. Pacientes com FC avançada podem ter escores semelhantes de qualidade de vida aos de pacientes com doença em início de progressão. A introdução dos cuidados paliativos tem se mostrado uma estratégia de apoio a profissionais, pacientes e cuidadores na identificação de estratégias que melhoram a qualidade de vida, independentemente da fase de evolução.[14,17]

Notas de fim de vida na fibrose cística

A morte precoce é um desfecho esperado para os pacientes com FC, no entanto poucos têm a oportunidade de a discutir com sua equipe de assistência. Cerca de 80% dos óbitos ocorrem em ambiente hospitalar, com ordem de não reanimar frequentemente definida apenas alguns dias antes do óbito. Muitos pacientes ainda estão recebendo terapia modificadoras de doença e de suporte à vida nas 24 horas que antecedem o óbito.[11] Isso reflete a dificuldade de se definirem prognósticos e fim de vida e de se modificarem os objetivos de cuidado. A possibilidade de transplante pulmonar, a história de recuperação prévia de evento grave, a dificuldade de definir prognóstico e a relação profunda entre pacientes, famílias e profissionais de assistência estão entre os fatores que dificultam a abordagem dos planos avançados de cuidados e a discussão dos desejos de fim de vida.[11]

A compreensão da necessidade de monitoramento, de irreversibilidade dos sintomas, de perda progressiva da função pulmonar, o conhecimento acessível sobre a doença e a convivência e a morte de outras pessoas com FC são dolorosos e não é possível não perceber. A conscientização do prognóstico deve ser construída ao longo da evolução da doença e, à medida que pacientes e cuidadores se apropriam do processo de adoecimento, a equipe deve encorajá-los a discutir sobre o fim de vida sem que isso reduza a esperança de novas terapias ou de um transplante pulmonar. Já existem ferramentas específicas para FC que podem auxiliar nesse processo.[13,20]

A introdução dos cuidados paliativos frequentemente ocorre no último ano de vida do paciente ou mesmo dias antes do óbito. É um momento de muita vulnerabilidade para os envolvidos e a introdução de novos membros na equipe e a abordagem da necessidade de rediscutir objetivos de cuidados e terapias adequadas podem ser muito desgastantes mesmo para os profissionais com mais experiência. É importante que a equipe de assistência se mantenha próxima nessa transição, trazendo confiança e familiaridade ao paciente e família participantes.

A introdução precoce dos cuidados paliativos em paralelo a terapias prolongadoras da vida pode melhorar o enfrentamento das dificuldades, facilitar a aceitação do processo de finitude e permitir uma convivência menos dolorosa com a doença.

Qual a nossa esperança?

O surgimento e o aumento da acessibilidade das medicações moduladoras de CFTR trazem um novo cenário para a FC: a possibilidade de o doente permanecer assintomático com início precoce e regular da terapia; o controle da doença e dos sintomas com redução da progressão; o controle dos sintomas da doença; e o aumento da expectativa de vida. O cenário é de esperança, embora o futuro ainda seja imprevisível.

Pode haver a ideia de que, com as novas terapias, os cuidados paliativos para pacientes com FC não tenham mais espaço. É preciso lembrar que as terapias ainda não são de indicação para todos os pacientes e nem de fácil acesso, infelizmente. Trata-se de medicamentos novos, como estudos ainda em andamento, principalmente em longo prazo quanto à sobrevida e às complicações; e, talvez o mais importante: atualmente há mais de 5 mil pessoas vivendo, no Brasil, com FC, das quais um percentual significativo já tem comprometimento irreversível pela doença e, mesmo com as novas terapias e a redução dos sintomas e da progressão da doença, ainda conviverão com comprometimento funcional e de qualidade de vida.[13]

Os cuidados paliativos são um modelo de cuidado interdisciplinar que foca em preservar e melhorar a qualidade de vida do indivíduo, potencializando o alcance de objetivos de tratamento dos pacientes em relação também à sua condição de saúde. Para além da possibilidade de cura ou de morte precoce, são cuidados direcionados ao sofrimento e devem fazer parte de toda trajetória do paciente e de sua doença ajudando na tomada de decisões difíceis, no manejo de sintomas, na organização da vida em paralelo à doença e às incertezas.

A esperança para o futuro dos pacientes com FC é de que as novas medicações modifiquem o curso da doença e as terapias adequadas sejam cada vez mais acessíveis, incluindo os cuidados paliativos e, assim, promovendo qualidade e prolongamento da vida.

Referências bibliográficas

1. Athanazio RA, Vicente L, Ferreira R et al. Diretrizes brasileiras de diagnóstico e tratamento da fibrose cística. J Bras Pneumol. 2017;43(3).
2. Shteinberg M, Haq IJ, Polineni D et al. Cystic fibrosis. Lancet. 2021;397:2195-211.
3. Ong T, Ramsey BW. Cystic fibrosis: a review. JAMA. 2023;329:1859-71.
4. DiFiglia S, Dhingra L, Georgiopoulos AM et al. Addressing symptom burden and palliative care needs in cystic fibrosis: a narrative review of the literature. Life. 2023;13.
5. Sergeev V, Chou FY, Lam GY et al. The extrapulmonary effects of cystic fibrosis transmembrane conductance regulator modulators in cystic fibrosis. Ann Am Thorac Soc. 2020;17(2).
6. Baddini-Martinez J, Ferreira J, Tanni S et al. Diretrizes brasileiras para o tratamento farmacológico da fibrose pulmonar idiopática [Documento Oficial da Sociedade Brasileira de Pneumologia e Tisiologia baseado na metodologia GRADE]. J Bras Pneumol e Tisiol. 2020;46(2).
7. McBennett KA, Davis PB, Konstan MW. Increasing life expectancy in cystic fibrosis: advances and challenges. Pediatric Pulmonology. 2022;57.
8. Southern KW, Castellani C, Lammertyn E et al. Standards of care for CFTR variant-specific therapy (including modulators) for people with cystic fibrosis. Journal of Cystic Fibrosis. 2023;22(1).
9. Santo AH, Silva-Filho LVRF. Cystic fibrosis-related mortality trends in Brazil for the 1999-2017 period: a multiple-cause-of-death study. Jornal Brasileiro de Pneumologia. 2021;47(2).
10. Stanojevic S, Sykes J, Stephenson AL et al. Development and external validation of 1 and 2 year mortality prediction models in cystic fibrosis. European Respiratory Journal. 2019;54(3).
11. Estrada-Veras J, Groninger H. Palliative care for patients with cystic fibrosis #265. Journal of Palliative Medicine. 2013;16.
12. Dellon EP, Basile M, Hobler MR et al. Palliative care needs of individuals with cystic fibrosis: perspectives of multiple stakeholders. Journal of Palliative Medicine. 2020;23.
13. Kavalieratos D, Georgiopoulos AM, Dhingra L et al. Models of palliative care delivery for individuals with cystic fibrosis: Cystic Fibrosis Foundation evidence-informed consensus guidelines. Journal of Palliative Medicine. 2021;24.
14. Karlekar M, Doherty KE, Guyer D et al. Integration of palliative care into the routine care of cystic fibrosis patients. Palliat Med. 2015;29(3).
15. Trandel ET, Kavalieratos D, Basile M et al. Palliative care skills in CF: perspectives of adults with CF, caregivers and CF care team members. Pediatr Pulmonol. 2020;55(8).
16. Friedman D, Linnemann RW, Altstein LL et al. The CF-CARES primary palliative care model: a CF-specific structured assessment of symptoms, distress and coping. Journal of Cystic Fibrosis. 2018;17(1).
17. Basile MJ, Dhingra L, DiFiglia S et al. Development of a cystic fibrosis primary palliative care intervention: qualitative analysis of patient and family caregiver preferences. J Patient Exp. 2023;10.
18. McCarrier KP, Hassan M, Hodgkins P et al. The cystic fibrosis impact questionnaire: qualitative development and cognitive evaluation of a new patient-reported outcome instrument to assess the life impacts of cystic fibrosis. J Patient Rep Outcomes. 2020;4(1).

19. Farber JG, Prieur MG, Roach C et al. Difficult conversations: discussing prognosis with children with cystic fibrosis. Pediatr Pulmonol. 2018;53(5).
20. Cystic Fibrosis Foundantion. Planning for end of life and cystic fibrosis. Disponível em: https://www.cysticfibrosis.org.uk/life-with-cystic-fibrosis/difficult-conversations/planning-for-end-of-life. Acesso em: 01 nov. 2023.

Capítulo 30

Doenças genéticas

Giovanna Napolitano Pereira
Gustavo Marquezani Spolador

É como aquelas pessoas que às vezes você vê e não consegue imaginar como seria estar no lugar delas, seja alguém em uma cadeira de rodas, ou alguém que não pode falar. Eu sei que sou essa pessoa para os outros... Para mim, porém, sou apenas eu. Um garoto comum.
RJ Palácio em Extraordinário

Introdução

De acordo com o *Orphanet Journal of Rare Diseases*, pouco mais de 7,8 mil condições genéticas são conhecidas.[1] Dessas, 69,9% atingem exclusivamente a faixa etária pediátrica e constituem a segunda principal causa de óbito em indivíduos abaixo de 1 ano de idade.[2]

A cada ano, cerca de 250 novas doenças genéticas raras são descobertas, seja pela detecção de variantes patogênicas em genes não correlacionados anteriormente a uma clínica, seja pela associação de um novo fenótipo em gene previamente reconhecido.[1]

A Figura 30.1 ilustra a distribuição dos padrões de herança das doenças genéticas.[3]

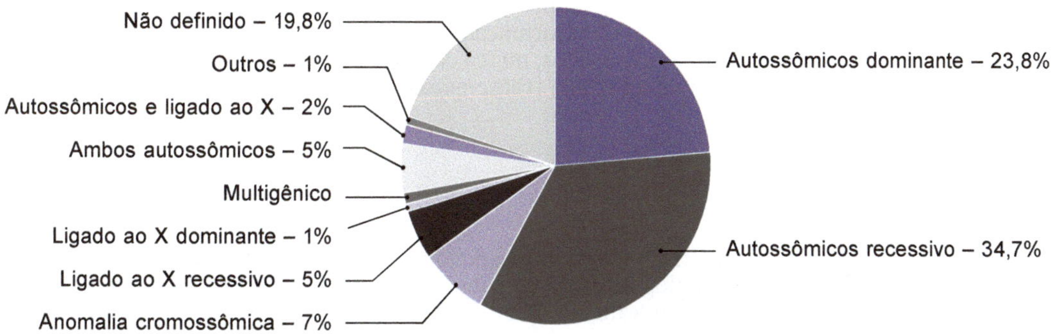

Figura 30.1 Frequência dos padrões de herança das doenças genéticas.
Fonte: Nguengang Wakap S, Lambert DM, Olry A et al., 2020.

Apesar da melhora diagnóstica, para muitas doenças genéticas, não há tratamento modificador. Estima-se que 12% sejam potencialmente tratáveis, por intermédio de manejo dietético (n = 95), transplante de medula óssea (n = 157), terapia de reposição enzimática (n = 28), transplante de órgão sólido (n = 19), suplementos (n = 175), imunoglobulina (n = 42), procedimentos (n = 36) e terapia gênica (n = 4).[1]

Dessa forma, considerando-se as doenças genéticas condições crônicas de saúde limitantes e/ou ameaçadoras de vida, os cuidados paliativos constituem importante abordagem nesse grupo de afecções na prevenção e no alívio do sofrimento nas esferas física, psicossocial e espiritual.

Neste capítulo, serão abordados quatro subgrupos dentro da especialidade da Genética Médica, sendo eles, a Dismorfologia, os erros inatos do metabolismo, a Neurogenética e a Oncogenética. Em seguida, será apresentada a aplicabilidade dos cuidados paliativos pediátricos em cada um dos subgrupos.

Dismorfologia

Conceito

A Dismorfologia é a área da Genética Médica que estuda anomalias congênitas dos indivíduos na forma de tecidos e órgãos, as quais podem alterar o seu desenvolvimento e crescimento.[4]

Embora, por vezes, essas anomalias sejam vistas sempre como de etiologia genética, merecem diagnóstico diferencial e olhar atento, uma vez que podem ser decorrentes de:

- Uso de substâncias teratogênicas (p. ex., álcool).
- Disrupção no desenvolvimento embrionário (p. ex., bridas amnióticas).
- Sequências e associações: anomalias que aparecem em conjunto seja por uma alteração primária, seja sem origem determinada.
- Aneuploidias.
- Alterações no número de cópias.
- Variantes monogênicas.

Culpabilidade parental

Condições genéticas dismorfológicas podem impactar não só a saúde física, mas também a psicológica, a social e a espiritual do paciente e de sua família. Diante disso, os pais podem experimentar sentimento de culpa auto ou heteroatribuída quando se preocupam quanto a ter passado aos seus filhos a alteração genética causadora da condição, ou por terem feito uso de substâncias teratogênicas durante a gestação ou, até mesmo, na ausência de quaisquer alterações herdadas, mas por sentirem que, de alguma forma, as decisões que tomaram são a causa de seus filhos, agora, experenciarem algum tipo de sofrimento.

Sendo assim, todas as vezes que o aconselhamento genético for realizado, deve-se ter cuidado ao explicar o diagnóstico, prognóstico e risco de recorrência para o paciente e sua família, garantindo a não culpabilização dos genitores.[5]

Além disso, a equipe prestadora de cuidado pode antever algumas possíveis reações a testes e diagnósticos, de forma a melhor orientar um curso de ação e, assim, ajudar a minimizar o sofrimento e potencializar o benefício da informação.[6]

Os testes genéticos podem ser oferecidos, nunca com a premissa de encontrar um responsável, mas sim com a de ajudar no diagnóstico, tratamento e suporte do paciente.[7]

Erros inatos do metabolismo

Conceito

Os erros inatos do metabolismo (EIM) correspondem a um grupo de condições geneticamente determinadas, cuja fisiopatologia reside no comprometimento de enzimas específicas ou vias bioquímicas; e, dessa forma, resultam em defeitos da produção de energia e/ou do metabolismo de macromoléculas.[8]

A variação da prevalência dessas condições está intimamente relacionada à população na qual os estudos epidemiológicos são realizados. De forma que, em países com alto grau de consanguinidade, há aumento das taxas de distúrbios metabólicos.[9]

Trajetórias

Como qualquer condição crônica complexa, os EIM preenchem critérios clínicos que podem classificá-los como condições limitantes de vida – aquelas para as quais não há esperança de cura – e/ou ameaçadoras de vida –, nas quais o tratamento curativo é possível, mas pode falhar.[10]

A partir desses conceitos, quatro grupos de condições elegíveis a cuidados paliativos pediátricos são postulados:[10]

- **Grupo 1:** condições ameaçadoras de vida para as quais o tratamento curativo é possível, mas pode falhar.
- **Grupo 2:** condições cujas mortes prematuras são inevitáveis e requerem tratamento complexo e prolongado.
- **Grupo 3:** condições progressivas limitantes de vida sem tratamento curativo.
- **Grupo 4:** condições irreversíveis progressivas ou não resultando em grave comprometimento.

Ao contrário do que é indicado pela literatura, podemos alocar os EIM em todos os grupos e não somente na categoria 3 de condições progressivas sem tratamento curativo, conforme apresentado no Quadro 30.1.

Algumas acidúrias orgânicas e alguns defeitos do ciclo da ureia são elegíveis a transplante de órgão, com potencial efeito curativo, mas passível de falha, conforme descrição do grupo 1.

Distúrbios de oxidação dos ácidos graxos (FAO) e defeitos de transportadores de glicose (MCT/GLUT) carecem de tratamento complexo e prolongado, preenchendo as características do grupo 2; e considerando-se o conceito de condições crônicas complexas do grupo 4, defeitos de síntese de aminoácidos, defeitos de reparo metabólico, distúrbios de tráfico e processamento e mitocondriopatias, podem ser alocados nessa categoria.

Quadro 30.1 – Adaptação das trajetórias em cuidados paliativos pediátricos nos contextos das doenças metabólicas hereditárias.

Grupo	*Características*	*Exemplos*
1	Condições para as quais o tratamento curativo é possível, mas pode falhar	Acidúrias orgânicas Defeitos do ciclo da ureia
2	Condições que requerem tratamento complexo e prolongado	FAO MCT/GLUT
3	Condições progressivas limitantes de vida sem tratamento curativo	Lisossomais e peroxissomais CDG
4	Condições irreversíveis não progressivas que causam grande comprometimento ocasionando complicações de saúde e morte	Defeitos de síntese de aminoácidos Defeitos de reparo metabólico Tráfico e processamento Mitocondriais

Fonte: Chambers L. Essential information, 2018.

No contexto dos cuidados paliativos pediátricos, os EIM correspondem de 14,6%[11] a 19,7%[12] dos pacientes assistidos em âmbito hospitalar e apresentam uma miríade de sintomas físicos, sobretudo neurológicos, respiratórios e gastrointestinais.[11]

Neurogenética

Conceito

As doenças neurogenéticas correspondem a um grupo de condições causadas por um ou mais genes que afetam o sistema nervoso.[13]

A determinação da Epidemiologia em Neurogenética é tarefa tortuosa, dada a extensa gama de achados clínicos, sobreposição clínica, ampla variabilidade de testes genéticos para confirmação diagnóstica e alguns casos de origem multifatorial.[13]

Com relação aos dois últimos entraves diagnósticos supracitados, a acurácia diagnóstica – determinada pela qualidade da hipótese diagnóstica, por uma base genética conhecida a hipótese e pela disponibilidade de banco de dados de controles e casos – foi em média de 25% a 37% nas condições neurogenéticas, tendo maior taxa de positividade em quadros de leucodistrofias (45%) e paraplegias espásticas (40%).[14]

A despeito dos pontos supramencionados, a Epidemiologia das condições neurogenéticas também varia de acordo com a população de estudo. Recente trabalho evidenciou a frequência dessas afecções em população da América do Norte e da América do Sul, conforme apresentado no Figura 30.2.

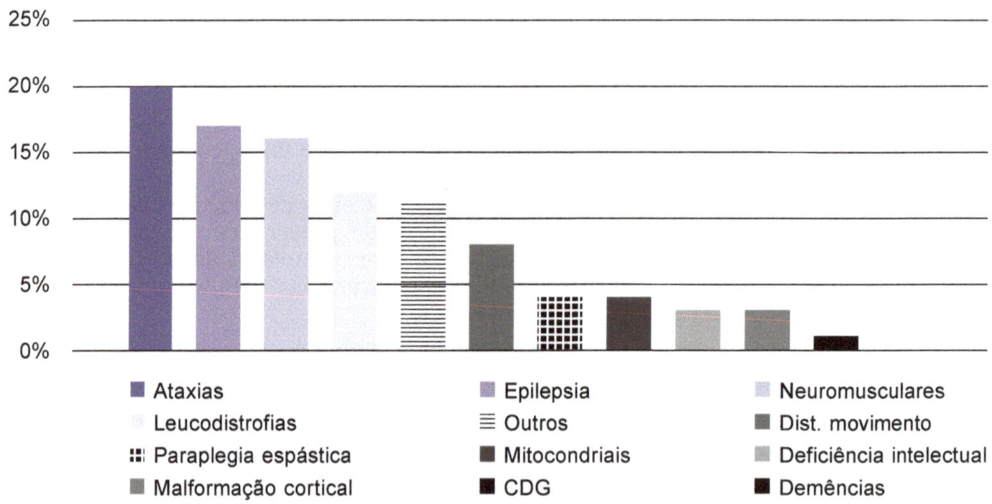

Figura 30.2 Principais doenças neurogenéticas em crianças e adultos.
Fonte: Salinas V, Vega P, Marsili L et al., 2020.

As ataxias (20%), encefalopatias epilépticas (17%) e as doenças neuromusculares (16%) foram as condições mais prevalentes nessa população.[14]

É importante termos em mente a Epidemiologia dessas condições, que, apesar de raras, cursam com inúmeros sintomas físicos e psicossociais, dos quais merecem destaque disfagia, dispneia, espasticidade, fraqueza, distúrbios de humor, disfunção cognitiva, dor, câimbras, disartria, insônia e sialorreia.[15]

Capacistismo estrutural

Um fator que permeia indivíduos com condições genéticas, sobretudo aquelas que cursam com comprometimento neurológico é o capacistismo. Termo cunhado na década de 1980, mas já reconhecido nos movimentos civis da década de 1960, denota discriminação e prejuízo social de indivíduos com comprometimento físico ou mental e ficou em evidência na pandemia de covid-19 a partir da menor admissão de indivíduos com deficiência intelectual em unidades de terapia intensiva (UTI) em benefício de pessoas sem essa condição.[16]

Com base no movimento eugênico por intermédio do qual fundos governamentais e leis foram dedicados à reprodução seletiva e à política de controle de natalidade de determinados grupos de forma a "purificar" a espécie humana, o capacitismo trata indivíduos com incapacidades como de menor valor.[17]

Fontes evolutivas de preconceito sobre deficiência propõem que o fato de se evitarem certas pessoas reflete um preconceito inconsciente que ocasiona uma reação exagerada, desencadeando, automaticamente, medos de contágio quando confrontados com certas deficiências observáveis. Os receios de contágio podem até ser desencadeados por sinais que antecipam interações com pessoas com deficiência.[17]

Oncogenética

Conceito

A Oncogenética dedica-se ao estudo das síndromes de predisposição hereditária ao câncer a partir de variantes em genes de reparo do DNA e genes supressores de tumor. [18]

Entre elas, devemos citar a síndrome de Li-Fraumeni, a neoplasia endócrina múltipla (NEM2), a síndrome de Peutz-Jeghers, a polipose adenomatosa familial (PAF) e a síndrome de Von-Hippel--Lindau. Todas elas merecem atenção especial, pois, segundo o National Comprehensive Cancer Network (NCCN), apresentam possíveis manifestações oncológicas na população pediátrica.

Sintomas psicossociais

O câncer constitui 5,2% dos casos de cuidados paliativos pediátricos.[19] Crianças e adolescentes com câncer experimentam dor, outros sintomas físicos como falta de ar, náusea, perda de apetite,[20] ansiedade, abatimento e medo.[21] Somado a isso, experenciam uma vida estressante, com uma rotina hospitalar rigorosa e um futuro cheio de incertezas quanto ao tratamento e ao prognóstico.[19]

Estudo realizado em 107 indivíduos no *setting* de aconselhamento genético para câncer evidenciou que pouco mais de 29% dos pacientes apresentavam sintomas ansiosos, enquanto 15,5% manifestavam sintomas depressivos. Além disso, estabeleceu-se uma relação entre sintomas ansiosos com preocupações, problemas de sono e culpa, uma vez que o baixo suporte social, informações ambíguas de profissionais da Saúde e história pessoal ou familial de câncer constituem fatores de risco para a ansiedade.[22]

Ademais, foi observado que a ansiedade diminui ao longo do tempo sem desaparecer, mas persiste naqueles com resultados genéticos positivos. Já a depressão se mantém mesmo após o aconselhamento genético e corrobora as preocupações e os problemas de sono.[22]

As famílias, frequentemente, não estão preparadas para lidarem com uma criança com sintomas psicossociais, podendo não contribuir para a atenuação de alguns sofrimentos. Além disso, nem sempre as crianças conseguem expressar seus sofrimentos nesses contextos, especialmente quando outros sintomas estão exacerbados.[22]

Por isso, é crucial que a equipe prestadora de cuidados ao paciente procure a inclusão da equipe de cuidados paliativos na assistência, a fim de beneficiar a criança com o recebimento de suporte emocional e psicológico, aumentando sua qualidade de vida durante o tratamento.[19,23]

Considerações finais

O médico geneticista encontra-se na vanguarda dos diagnósticos genéticos, os quais, em sua maioria, não têm tratamentos modificadores do curso da doença e são acompanhados de extensa sobrecarga física, emocional e social, potenciais quadros elegíveis à assistência com cuidados paliativos.

A compreensão das particularidades na esfera física acerca dos principais sintomas e trajetórias, esfera psicológica no que tange à culpabilidade parental e aos sintomas ansiosos e depressivos e esfera social no reconhecimento do capacitismo como fator norteador de tomadas de decisão é essencial para o manejo adequado das condições genéticas no contexto dos cuidados paliativos.

Referências bibliográficas

1. Bick D, Bick SL, Dimmock DP et al. An online compendium of treatable genetic disorders. Am J Med Genet C Semin Med Genet. 2021 Mar;187(1):48-54.
2. Sisk B, Widger K, Feudter C. The new and changing landscape of children receiving pediatric palliative care in the US: an evidence base emerges. In: Wolfe J, Hinds PS, Sourkes BM (ed.). Interdisciplinary pediatric palliative care. New York: Oxford University Press, 2022.

3. Wakap SN, Lambert DM, Olry A et al. Estimating cumulative point prevalence of rare diseases: analysis of the Orphanet database. Eur J Hum Genet. 2020 Feb;28(2):165-73.
4. Hennekam RC, Biesecker LG, Allanson JE et al.; Elements of Morphology Consortium. Elements of morphology: general terms for congenital anomalies. Am J Med Genet A. 2013 Nov;161A(11):2726-33.
5. James CA, Hadley DW, Holtzman NA et al. How does the mode of inheritance of a genetic condition influence families? A study of guilt, blame, stigma and understanding of inheritance and reproductive risks in families with X-linked and autosomal recessive diseases. Genet Med. 2006 Apr;8(4):234-42.
6. Genetic Alliance; New York-Mid-Atlantic Consortium for Genetic and Newborn Screening Services. Understanding genetics: a New York-Mid-Atlantic guide for patients and health professionals [Internet]. Washington (DC): Genetic Alliance, 2009. chap. 7. Disponível em: https://www.ncbi.nlm.nih.gov/books/NBK115570.
7. Malek J, Pereira S, Robinson JO et al. Responsibility, culpability and parental views on genomic testing for seriously ill children. Genet Med. 2019 Dec;21(12):2791-7.
8. Morava E, Rahman S, Peters V et al. Quo vadis: the re-definition of "inborn metabolic diseases". J Inherit Metab Dis. 2015 Nov;38(6):1003-6.
9. Moammar H, Cheriyan G, Mathew R et al. Incidence and patterns of inborn errors of metabolism in the Eastern Province of Saudi Arabia, 1983-2008. Ann Saudi Med. 2010 Jul-Aug;30(4):271-7.
10. Chambers L (ed.). A guide to children's palliative care. England: Together for Short Lives, 2018. p. 9-15.
11. Hoell JI, Warfsmann J, Distelmaier F et al. Challenges of palliative care in children with inborn metabolic diseases. Orphanet J Rare Dis. 2018 Jul 9;13(1):112.
12. Harputluoglu N, Köse M, Yilmaz Ü et al. Inborn errors of metabolism in palliative care. Pediatr Int. 2021 Oct;63(10):1175-9.
13. Muller U, Graeber MB. Neurogenetic diseases: molecular diagnosis and therapeutic approaches. J Mol Med (Berl). 1996 Feb;74(2):71-84.
14. Salinas V, Vega P, Marsili L et al. The odyssey of complex neurogenetic disorders: from undetermined to positive. Am J Med Genet C Semin Med Genet. 2020 Dec;184(4):876-84.
15. Robinson MT, Estupinan D. Neuromuscular diseases. In: Creutzfeldt CJ, Kluger BM, Holloway RG (ed.). Neuropalliative care: a guide to improving the lives of patients and families affected by neurologic disease. Springer International Publishing, 2019.
16. Chicoine C, Hickey EE, Kirschner KL et al. Ableism at the bedside: people with intellectual disabilities and COVID-19. J Am Board Fam Med. 2022 Mar-Apr;35(2):390-3.
17. Nario-Redmond MR. Ableism: the causes and consequences of disability prejudice. New Jersey: John Wiley & Sons, 2020.
18. Verma RS. Oncogenetics: a new emerging field of cancer. Mol Gen Genet. 1986 Dec;205(3): 385-9.
19. Radbruch L, Lima L, Knaul F et al. Redefining palliative care: a new consensus-based definition. J Pain Symptom Manage. 2020 Oct;60(4):754-64.
20. Jalmsell L, Kreicbergs U, Onelöv E et al. Symptoms affecting children with malignancies during the last month of life: a nationwide follow-up. Pediatrics. 2006;117(4):1314-20.
21. Olagunju AT, Sarimiye FO, Olagunju TO et al. Child's symptom burden and depressive symptoms among caregivers of children with cancers: an argument for early integration of pediatric palliative care [Article]. Ann Palliat Med. 2016;5(3):157-65.
22. González-Ramírez LP, Martínez-Arriaga R, Camacho-Cárdenas E et al. Evaluation of psychosocial aspects in participants of cancer genetic counseling. Hered Cancer Clin Pract. 2017 Sep 20;15:13.
23. Salins N, Hughes S, Preston N. Palliative care in paediatric oncology: an update. Current Oncology Reports. 2022;24(2):175-86.

Seção 8
Crianças com condições crônicas complexas

Capítulo 31

Cultivar a consciência do prognóstico

Poliana Cristina Carmona Molinari

Introdução

O avanço das tecnologias e dos tratamentos de patologias graves e potencialmente fatais modificou o curso de muitas doenças pediátricas, resultando em um aumento da expectativa de vida e das necessidades de saúde desses pacientes. Com isso, há um número crescente de bebês, crianças e adolescentes com condições crônicas complexas (CCC), que apresentam as seguintes características (Figura 31.1):[1]

a) Condições de saúde, diagnosticadas ou desconhecidas, que são graves e/ou associadas à fragilidade clínica (p. ex., altas taxas de morbidade e mortalidade), podendo ser potencialmente vitalícias, com envolvimento de múltiplos órgãos.
b) Grande utilização dos serviços e recursos da Saúde, incluindo hospitalizações frequentes e/ou prolongadas, múltiplos procedimentos e envolvimento contínuo de diferentes equipes e especialidades.
c) Cuidados específicos como dependência de tecnologia, polifarmácia e/ou cuidados domiciliares para manter uma qualidade de vida adequada.
d) Limitação funcional com presença de comprometimento moderado ou severo, necessidades de assistência tecnológica e elevada necessidade de coordenação de cuidados.[2-4]

Os diagnósticos mais representativos dessas condições incluem doenças pulmonares crônicas, doenças genéticas, prematuridade e suas complicações, paralisia cerebral, patologias neurológicas, erros inatos do metabolismo, malformações congênitas, doenças renais e hepáticas, entre outras.[4]

Os cuidados paliativos pediátricos (CPP) desempenham papel essencial na vida dessas crianças e na de suas famílias, com o objetivo de alinhar os planos terapêuticos da equipe aos valores familiares e às metas de qualidade de vida identificadas para seu filho. Ao longo da vida da criança, os CPP integram-se aos cuidados restauradores contínuos à medida que as necessidades da criança flutuam ao longo da trajetória da doença.[3]

Nesse cenário, o tratamento e o manejo a longo prazo dessas condições de saúde culminam em inúmeros desafios. Ainda existem muitas doenças que apresentam um elevado grau de incerteza prognóstica. Assim, é importante que as famílias tenham consciência dos possíveis desfechos e caminhos que a sua trajetória pode apresentar.[5] Fornecer informações a respeito auxilia no planejamento do cuidado, apoia a esperança no que é possível e no que faz sentido à família e ajuda na tomada de decisões.[6]

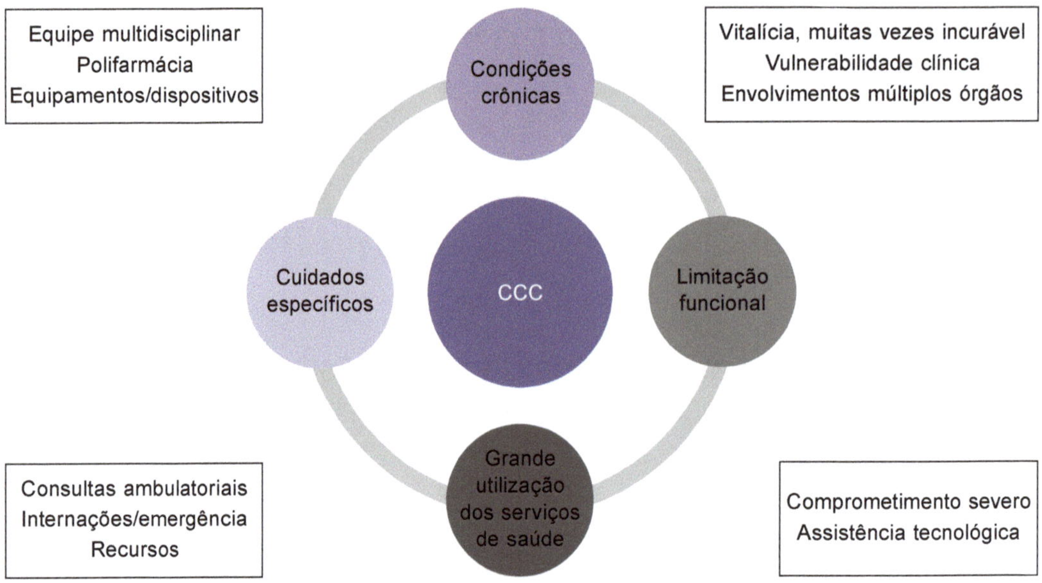

Figura 31.1 Principais características de crianças e adolescentes com CCC.
Fonte: Adaptada de Cohen E et al. Children with Medical Complexity: an Emerging Population for Clinical and Research Initiatives. Pediatrics. 2011; 127(3): 529-38.

Desafios do prognóstico nas crianças com condições crônicas complexas e impactos na família

A variabilidade das doenças, de suas evoluções, dos tratamentos possíveis e de desfechos clínicos prováveis nas crianças com CCC torna o prognóstico extremamente desafiador. Para a equipe, muitas vezes, as incertezas que essa variabilidade traz influenciam a tomada de decisões, tanto para uma maior intervenção com foco na doença e na busca da resolução do problema como no conforto e na qualidade de vida identificada como esperada para seu filho. Durante a trajetória dessas patologias, existe um momento em que se identifica uma mudança de tendência desse trajeto, caracterizada por aceleração da piora clínica, diminuição dos intervalos assintomáticos, aumento das internações hospitalares, falta de resposta à escalada de tratamentos ou recaídas repetidas da sua condição basal: esse cenário é denominado "ponto de inflexão" (Quadro 31.1).[7] Reconhecê-lo ajuda a adaptar os objetivos terapêuticos aos melhores interesses do paciente e de sua família a cada nova situação.[7] Além disso, representa um momento único para uma comunicação compassiva, honesta e clara, com o objetivo de adequar as expectativas às reais possibilidades do paciente, reconhecer valores, crenças, objetivos de cuidado e preferências da criança e dos familiares e dar espaço de expressão a esse conjunto, apoiar o luto antecipatório e compartilhar importantes decisões.

Quadro 31.1 – Características da evolução de crianças com CCC em relação ao ponto de inflexão (PI).[7]

Exemplos de CCC	*Antes do PI*	*Após o PI*
Paralisia cerebral e outras doenças neurodegenerativas	• Alimentação por via oral, sem sinais de disfagia • Boa nutrição • Crises convulsivas bem controladas, com poucas exacerbações	• Apresenta disfagia ou é portador de cateteres de • Alimentação (gastrostomia, sonda nasogástrica (SNG)) • Desnutrição • Crises convulsivas menos controladas

(*Continua*)

Quadro 31.1 – Características da evolução de crianças com CCC em relação ao ponto de inflexão (PI).[7] (*Continuação*)		
Exemplos de CCC	***Antes do PI***	***Após o PI***
	• Poucas crises respiratórias • Não requer oxigênio ou dispositivos respiratórios • Dor e demais sintomas físicos controlados	• Muitas exacerbações respiratórias graves • Internações frequentes • Precisa de oxigênio doméstico ou outros dispositivos respiratórios • Dor mais frequente e menos controlada e outros sintomas físicos
Doenças oncológicas	• Fases de diagnóstico e tratamento com possibilidades de cura • Não há danos irreversíveis a órgãos ou a sistemas que limitam a vida	• Recaídas • Danos irreversíveis a outros órgãos ou a sistemas que limitam a vida e/ou tornam o paciente dependente de dispositivos especiais
Patologias de órgãos específicos	• Fases de diagnóstico nas quais o tratamento curativo é possível • Não há danos irreversíveis a órgãos ou a sistemas que limitam a vida	• Não há possibilidades de cura • Aparecimento de danos irreversíveis a outros órgãos ou a sistemas que limitam a vida e/ou tornam o paciente dependente de dispositivos especiais

Nesse contexto, os pais enfrentam situações difíceis e emocionalmente devastadoras: o seu filho pode morrer num futuro próximo ou viver com uma doença crônica gravemente debilitante, clinicamente frágil e, muitas vezes, necessitar de tratamento intensivo e de tecnologia para viver.[8] Mesmo quando o prognóstico é incerto, as terapias curativas nem sempre estão disponíveis. Durante a busca por um diagnóstico e pela cura "milagrosa", a vida da criança torna-se repleta de hospitalizações frequentes, consultas com uma infinidade de prestadores de cuidados de saúde e extenso desgaste físico e emocional da família como um todo.[5] Em meio a essas circunstâncias assustadoras, os pais juntam-se à Equipe de Saúde para tomar decisões importantes e complexas sobre os cuidados do seu filho. Elas são baseadas em uma variedade de considerações – incluindo informações sobre prognóstico, valores, expectativas e crenças – e são influenciadas por vários fatores –, incluindo estados emocionais dos pais e padrões de pensamento. Todas essas considerações combinam-se para moldar as esperanças e os objetivos de cuidado, com flutuações ao longo do tempo, à medida que a condição da criança muda.[8]

A dificuldade de se estabelecer um prognóstico tem como ponto crucial a construção de um relacionamento de confiança. Para isso, é imprescindível a utilização de ferramentas da comunicação compassiva e empática, como escuta ativa, apoio e validação das emoções e presença de comportamentos positivos como atenção, gentileza e respeito. Dessa forma, há a construção de relacionamento com base na confiança, no apoio e no respeito, permitindo que a família gerencie as dificuldades de uma doença com prognóstico incerto e a equipe navegue pelas incertezas, promovendo o melhor cuidado possível.[1,8]

Cultivar a consciência do prognóstico

A consciência prognóstica é definida como a capacidade do paciente de compreender a provável trajetória de sua doença e suas possibilidades de desfecho. Como consequência, as famílias desenvolvem a capacidade de ouvir e processar as informações clínicas, manejar as incertezas e sentem-se mais bem amparados para tomar decisões que correspondam aos seus próprios valores. Essa consciência é desenvolvida gradualmente mediante um processo cognitivo e emocional cultivado ao longo do tempo e pela relação de confiança e vínculo estabelecida com a equipe. As discussões sobre o prognóstico não só abordam a esperança, como também incluem informações a respeito da provável trajetória da doença.[6]

O enfrentamento dessas notícias difíceis provoca um pêndulo oscilante de sentimentos, emoções, pensamentos e ações, constituindo uma integração saudável e ritmada que, da perspectiva do paciente e de sua família, apoia e sustenta seus mecanismos internos para lidar com essas situações avassaladoras (Figura 31.2). Na prática, eles frequentemente oscilam entre uma compreensão mais e menos realista, além de sentimentos e necessidades antagônicos. É importante que a equipe tolere essa variabilidade e lembre-se de que a necessidade da criança e da família muda com o tempo. Além disso, é essencial que haja compreensão de que esse processo se efetua em um ritmo individual, único e tolerável.[6,8]

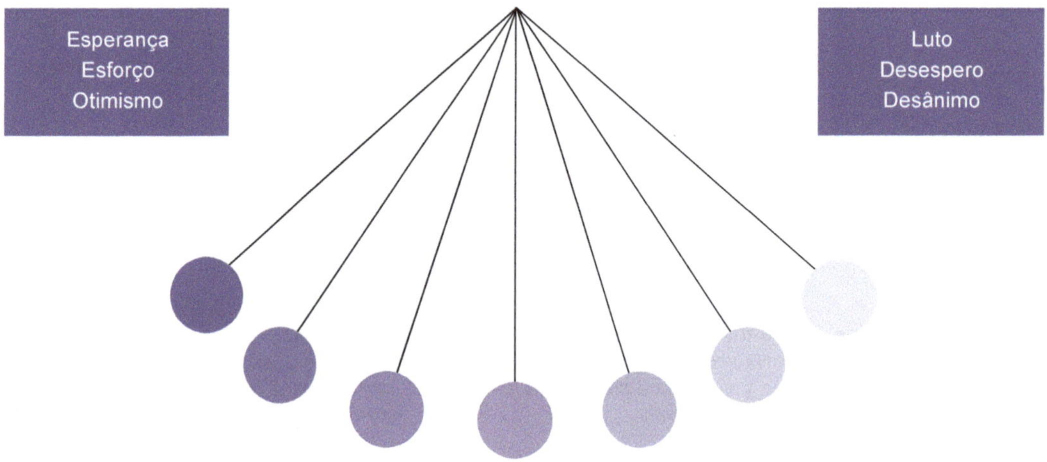

Figura 31.2 Representação do pêndulo oscilante no processo da consciência do prognóstico.
Fonte: Adaptada de Jackson VA et al., 2013.

Conforme a doença do paciente progride, há a oportunidade de se conhecerem os resultados prováveis da doença e, dessa forma, planejar-se para os diversos desfechos. Portanto, por meio de uma comunicação eficaz e da construção de um relacionamento de confiança, o objetivo é permitir que a criança e a família se envolvam em discussões que explorem mais abertamente o curso provável da doença e ajudem a apoiar estratégias de enfrentamento. Alguns pontos-chaves dessa comunicação construída ao longo do tempo são:[6]

1. Conhecimento técnico do prognóstico: as informações relativas à condição clínica, aliados à percepção do ponto da trajetória onde a criança se encontra e a proximidade do ponto de inflexão, são ferramentas fundamentais para o planejamento de cuidados e a tomada de decisões.
2. Avaliar o conhecimento e as informações pregressas: a percepção do que a família e a criança sabem, a escuta de suas impressões e o entendimento de sua compreensão da trajetória de doença fornecem, frequentemente, uma indicação da prontidão e do preparo para discussões sobre o prognóstico. Algumas sugestões para essa abordagem: qual a sua percepção sobre a saúde do seu filho? O que seu corpo está lhe dizendo?
3. Fornecer informações adaptadas ao paciente, à família e à situação clínica: perguntar que tipo de informação seria mais útil pode ajudar a preparar o terreno para a conversa. Nesse sentido, pode haver o receio de interferir nas expectativas de resultados futuros melhores. Combinar esperança e preocupação é uma técnica que facilita a entrega de informações prognósticas de forma gentil, permitindo que a família mantenha uma postura otimista. Um exemplo de frase empática que pode ser utilizada junto ao paciente é: "Espero que você fique bem por muito tempo e me preocupo porque os exames parecem piores".
4. Reavaliar o entendimento da família e da criança: pergunte aos pais o que eles entenderam sobre o que foi dito, se estão familiarizados com os termos médicos usados e se existe algo que precisa ser explicado. É importante avaliar a compreensão de todos os envolvidos para garantir que ninguém se perca na conversa. Tão importante quanto isso é dar a oportunidade de fazer perguntas.

5. Respeitar se perceber que a família ou o paciente não estão prontos para ouvir notícias difíceis. Acolher as reações e colocar-se à disposição para estar junto no enfrentamento de momentos desafiadores. Explorar e conhecer as preferências e os valores da família e do paciente é fundamental. Por exemplo, podemos dizer: "Percebo que é muito difícil para você falar sobre a possibilidade da piora da doença ou da perda de seu filho. Por um lado, não quero falar nada que possa ser perturbador e, por outro lado, quero ter certeza de que vocês têm as informações que desejam saber. Podemos pensar juntos em uma maneira de falar sobre isso?"
6. Explorar e compreender os valores, expectativas, crenças e preferências das crianças e familiares: quais as percepções sobre o futuro, comparar pela ótica familiar a funcionalidade da criança no começo da doença e a atual, como imaginam o que acontecerá se as coisas não correrem tão bem, o que é mais importante nesse momento: o objetivo é promover confiança e apoiar o enfrentamento com base na esperança, ao mesmo tempo que se abre uma discussão sobre objetivos e valores, se o que esperamos não se concretizar.

Na construção da consciência do prognóstico, é essencial compreender como a mudança de objetivos e a evolução da esperança afetam os pontos de transição na tomada de decisões. Os estudos evidenciam que a Equipe de Saúde não deve julgar a "esperança realista" *versus* a "falsa esperança", mas sim ajudar a nutrir a "amplitude de esperanças" que os pacientes e as famílias experimentam em suas jornadas. Atitudes como decidir quando redefinir os objetivos do cuidado, desde a extensão da vida até a busca de conforto, pode gerar conflitos entre familiares e equipe. Ouvir frequentemente os valores, objetivos e esperanças dos pais, reafirmar o dever profissional e ético de ajudar a orientá-los nessa trajetória, incentivá-los a ouvirem as próprias vozes e as dos seus filhos e respeitar a intimidade dessa relação familiar podem ajudar a orientar essas decisões, especialmente quando a incerteza prognóstica é elevada ou quando os diagnósticos subjacentes permanecem indeterminados.[5]

Por fim, é fundamental que alguns aspectos estejam sempre presentes para aumentar a conexão e consolidar a construção desse relacionamento:[9]

1. Divulgar informações de forma clara e honesta.
2. Ter comportamentos positivos como atenção, gentileza e respeito.
3. Buscar entendimento e evitar julgamentos.
4. Apoiar as emoções.
5. Demonstrar competência clínica.
6. Dar espaço para a incerteza.
7. Gerenciar expectativas e tratar a emoção com sensibilidade e paciência.

Referências bibliográficas

1. Jonas D, Scanlon C, Bogetz JF. Parental decision-making for children with medical complexity: an integrated literature review. J Pain Symptom Manage. 2022;63(1):e111-23.
2. Cohen E, Kuo DZ, Agrawal R et al. Children with medical complexity: an emerging population for clinical and research initiatives. Pediatrics. 2011;127(3):529-38.
3. Swantes S, O'Brien HW. Pediatric palliative care for children with complex chronic medical conditions. Pediatr Clin N Am. 2014;61(4):797-821.
4. Gallo M, Agostiniani R, Pintus R et al. The child with medical complexity. Ital J Pediatr. 2021;47(1):1.
5. Brown A, Clark J. A parent's journey: incorporating principles of palliative care into practice for children with chronic neurologic diseases. Semin Pediatr Neurol. 2015;22:159-65.
6. Jackson VA et al. The cultivation of prognostic awareness through the provision of early palliative care in the ambulatory setting: a communication guide. J Pall Med. 2013;16(8):894-90.
7. Roman LOS, Alba RJM. Enfoque paliativo em pediatría. Pediatr Integral. 2016;2:131.e1-131.e7.
8. Hill DL, Miller V, Walter JK et al. Regoaling: a conceptual model of how parents of children with serious illness change medical care goals. BMC Palliat Care. 2014;13(1):9.
9. Sisk BA, Friedrich AB, Mozersky J et al. Core functions of communication in pediatric medicine: an exploratory analysis of parent and patient narratives. J Cancer Educ. 2020;35(2):256-63.

Capítulo 32

Parentalidade na trajetória de doença

Patrícia Luciana Moreira Dias

I'll be your keeper for life as your guardian
I'll be your warrior of care your first warden
I'll be your angel on call, I'll be on demand
The greatest honor of all, as your guardian
Alanis Morissette em *Guardian*

Conceito de parentalidade

Ser pai e ser mãe são papéis que ultrapassam a dimensão biológica e das relações de parentesco. Cada vez mais utilizada na atualidade, a parentalidade é um conceito que explora os cuidados parentais e as interações entre pais e filhos, a partir das reflexões sobre o contexto histórico e social das famílias, das configurações familiares e das funções parentais.[1]

A ideia de parentalidade foi introduzida no fim dos anos de 1950, pelo psicanalista americano Thomas Benedekt, com o termo *parenthood.* Na França, no início da década de 1960, o psicanalista Paul-Claude Racamier propôs o termo *parentalité* a partir da junção dos termos *paternalidade* e *maternalidade.* Na década de 1980, Serge Lebovici resgatou o conceito considerando a parentalidade o resultado de ser pai e mãe, um processo psíquico que se desenvolve a partir dos vínculos de parentesco, não somente como produto do parentesco biológico, mas também do processo de tornar-se pai e mãe. A parentalidade necessita de preparação e aprendizagem, abrange uma série de cuidados prestados à criança e a maneira como os pais cuidam dela buscando assegurar seu bem-estar e desenvolvimento.[2-4]

A parentalidade se refere a um processo em construção visto que não nascemos pais, mas nos tornamos pais. Essa construção se faz com "ingredientes" complexos e coletivos (históricos, jurídicos, sociais e culturais) e privados, conscientes ou não, de acordo com a história individual, do casal e da própria história familiar.[5] Tornar-se pai ou mãe é um longo percurso que se inicia muito antes do nascimento de um filho, mas na história de cada um dos pais que, ao desejarem ter um filho, resgatam a própria infância e o cuidado parental que tiveram, influenciando e determinando a forma como cada um exerce a parentalidade.[6]

A parentalidade é uma construção influenciada por aspectos sociais e culturais que passam por intensas transformações. Porém, ainda que a parentalidade se refira ao ser pai e ser mãe, as mulheres vivem inúmeros fenômenos físicos e psíquicos que serão experienciados somente por elas, como a gestação e a amamentação. Essas experiências impactam no vínculo inicial com o bebê e os pais, mesmo que profundamente envolvido com o processo, demandam, muitas vezes, um tempo a mais para que a sintonia com o bebê se estabeleça.[7]

Além das transformações relacionadas ao papel parental ao longo da história, o papel da criança na sociedade e na família também sofreu profundas mudanças, desde o lugar de um "adulto em miniatura" ou da infância como "uma etapa a ser superada". Com a transição para a sociedade moderna, a noção de infância surgiu e, desde então, os laços familiares foram fortalecidos nas relações entre pais e filhos. Atualmente, podemos dizer que a criança tem um importante papel como um indivíduo social e, nas próprias famílias, um lugar relevante nas interações, visto que é considerável a influência das experiências no contexto familiar durante a infância, adolescência e juventude na formação e no amadurecimento do indivíduo adulto.[1,8,9]

A influência histórica, social e cultural na construção e no exercício da parentalidade é foco de inúmeros estudos. A literatura mostra que a parentalidade engloba diferentes aspectos do comportamento dos pais com relação aos filhos, como os cuidados com as necessidades físicas, a estimulação, o monitoramento e a disciplina, que são comuns para a maioria dos contextos socioculturais na atualidade. Os pais são os responsáveis pelos cuidados físicos da criança, como alimentação e higiene, até que ela possa se desenvolver a ponto de cuidar de suas próprias necessidades. Além do cuidado físico, os pais são responsáveis pelo estímulo cognitivo de seus filhos, o que inclui, por exemplo, a leitura, a fala, o canto para o desenvolvimento da linguagem, assim como gerenciar regras e limites para a criança.[10]

Como um processo em constante construção, a parentalidade pode ser influenciada por eventos que invadem a vida das famílias, como as experiências de doença na infância. Esses eventos, inesperados e, muitas vezes, imprevisíveis, colocam aos pais a necessidade de aprender a cuidar do filho de forma a atender as demandas da doença e do tratamento. Particularmente, as condições crônicas complexas (CCC) ocasionam inúmeras mudanças na vida da criança e da família e novas necessidades que os pais precisam atender para manter o bem-estar, a proteção e a sobrevivência da criança. A seguir, serão abordadas as peculiaridades da construção e do exercício da parentalidade nas situações de CCC na infância.

Parentalidade nas doenças crônicas complexas na infância

As famílias, em especial os pais, desempenham um papel essencial na adaptação da criança à doença crônica. Compreender o impacto da doença na vida dos pais e no exercício da parentalidade é uma necessidade crítica para o direcionamento de práticas que apoiarão a saúde e o bem-estar dessas crianças, de seus pais e de suas famílias.

O diagnóstico de uma CCC na infância impõe uma série de mudanças na dinâmica e no funcionamento familiar. São diversos os desafios vivenciados pelos pais. Esses desafios permeiam a dimensão do cuidado com a criança, a reorganização dos papéis e responsabilidades, adequações de ordem financeira, busca pela manutenção da integridade da família e atendimento das necessidades afetivas do filho doente e dos irmãos saudáveis, assim como dos pais como casal. As demandas de cuidado da criança e as adaptações necessárias para atendê-las geram repercussões que podem contribuir para desfechos negativos na saúde dos pais. Comumente, eles vivenciam sobrecarga física e mental, altos níveis de estresse, ansiedade, depressão.[11]

Pais de crianças com doenças graves e complexas vivenciam a ansiedade cotidianamente diante da possibilidade da perda do filho, o luto relacionado às perdas, as incertezas, a busca por preservar uma relação significativa com o filho e a tensão para tomadas de decisão, especialmente as que se referem a decisões de fim de vida.[12] No contexto do câncer infantil, um estudo revelou que o diagnóstico da doença é uma experiência repentina e não planejada, assim como a parentalidade, que não é fixa e precisa ser revista em função do inesperado e da instabilidade de uma vida invadida pela doença. A parentalidade é multidimensional e expressa-se nas ações que visam afastar a possibilidade de perder a criança, cumprindo seu papel de protegê-la para que seu tempo com o filho não se acabe.[13]

Percebe-se que a proteção é um componente imperativo da parentalidade na situação de doenças graves, crônicas e complexas. As evidências de um estudo mostraram que a doença com risco de vida da criança resulta em uma vulnerabilidade parental, mobilizando um processo de redefinição da parentalidade. Nesse sentido, os pais buscam proteger-se dos medos, proteger um senso de normalidade, proteger a fé, proteger o filho e as memórias das experiências vividas em família.[14]

A imprevisibilidade da doença grave e complexa pode ser um fator importante no senso de perda do controle pelos pais. Ao passo que o amor é a principal emoção em relação aos filhos com CCC, a ansiedade é uma emoção central na vida dos pais. Medo, tristeza, cansaço, desespero, desamparo e frustração também permeiam a experiência.[15] A incerteza devastadora entre viver a dualidade de lutar pela sobrevivência do filho e reconhecer a ameaça de morte é um desafio diário vivenciado pelos pais. Nesse contexto, a esperança é um recurso que emerge das experiências de incerteza, apoiando e guiando os pais a seguirem em frente e adaptarem-se às circunstâncias incertas.[16]

A parentalidade no contexto da cronicidade da criança pode ser considerada uma parentalidade atípica, visto as necessidades complexas e múltiplas que avançam ao longo do tempo. A cronicidade vai além de um diagnóstico de doença crônica, envolve também um viver e um gerenciar a vida e o cuidado da criança mediante inúmeros saberes e disciplinas em decorrência da complexidade de sua condição. Porém, a parentalidade ultrapassa o cuidado da criança, alcançando funções de defesa dos direitos do filho, de luta contra a desumanização e pelo acesso ao cuidado, advogando pela inclusão, acessibilidade e por um lugar legítimo de existência.[17]

Intervenções para fortalecer a parentalidade na trajetória de doença

Os pais precisam de profissionais da Saúde que compreendam e manejem cuidadosamente suas preocupações, perdas, relacionamento pais-filho e estratégias de enfrentamento.

Estudo identificou quatro estratégias de enfrentamento na experiência de pais de crianças com doenças graves em cuidados paliativos:[12]

- Suprimir emoções e sentimentos desencadeados pela possibilidade de perder o filho, evitando pensar na morte prematura da criança, procurando manter o cotidiano o mais normal possível e fazendo o que precisava ser feito.
- Buscar apoio, como amigos próximos e parentes que ajudam no cuidado dos filhos. O cônjuge é apontado pela maioria dos pais como a principal fonte de apoio e empoderamento. Os pais se sentem apoiados quando são reconhecidos em seus sentimentos e quando podem compartilhar sua história. A fé ou a religião, além de fontes de distração, como trabalho, estudo, esportes e *hobbies*, podem ser fontes de apoio.
- Assumirem o controle ao passo que se familiarizam com o universo da doença. Os pais percebem que são um *continuum* na vida e no cuidado de seus filhos e, conforme conhecem melhor as necessidades da criança, conseguem participar ativamente do cuidado dela com os profissionais da Saúde.
- Adaptação e aceitação, que permitem aos pais construírem um novo normal, mudando prioridades, adaptando projetos de vida da família e cumprindo as tarelas de cuidado à criança. Esse processo envolve um esforço emocional e sacrifícios, mas a força e a resiliência do filho são um reforço positivo para os pais, que sentem que os aspectos gratificantes de exercer seu papel superam o fardo de serem obrigados a adaptar suas vidas em função da doença.[12]

Valorizar cada pequena conquista e aproveitar cada momento contemplam os recursos e estratégias que ativam a promoção da resiliência no contexto da doença. Abordar as necessidades das famílias, promover uma comunicação efetiva entre pais e equipes, proporcionar oportunidades para expressar emoções, incentivar o autocuidado e um tempo para o casal podem ser importantes intervenções para fortalecer a parentalidade na situação de doença da criança.[14]

Na construção e no exercício da parentalidade, os pais são, muitas vezes, mobilizados pelas suas crenças do que é ser um bom pai e uma boa mãe. Essas crenças têm o potencial para moldar as prioridades do papel dos pais, influenciar a percepção dos seus deveres e orientar a tomada de decisão dos pais. Pais que passaram por um ou mais episódios de doença grave de seus filhos (que pode durar dias ou anos), desejam intensamente saber que foram bons pais. Os pais enlutados, em particular, desejam e precisam dessa paz. Dessa forma, uma poderosa intervenção de encorajamento e apoio é reconhecer esse papel, validando e valorizando suas forças. Além disso, estabelecer um diálogo e um relacionamento terapêutico que busquem conhecer as crenças do que é ser ou o que precisam fazer para serem bons pais e como a equipe pode promover ou reconhecer esse papel parental podem se configurar, por si só, em uma intervenção.[18]

Especificamente no fim de vida, existe uma necessidade profunda e contínua dos pais de cumprirem seu papel, o que inclui passar o máximo de tempo possível com o filho, prestar cuidados físicos e emocionais ativamente, representar e defender o melhor interesse de seus filhos. Para isso, eles precisam de suporte físico, prático e emocional dos profissionais da Saúde. Não cumprir o papel que esperam cumprir com os filhos em cuidados de fim de vida pode trazer impactos a curto e longo prazo. É necessário reconhecer a importância de que os pais possam ser pais de seus filhos no fim da vida e após a morte, pois o papel parental não termina quando uma criança morre.[19] Nesse contexto, os pais redefinem a parentalidade para sobreviver à morte do filho, buscando contar sua história e proteger sua memória, atribuir sentido à experiência, definir um novo normal e aprender a viver com arrependimentos.[14]

As evidências compartilhadas podem direcionar intervenções de apoio à parentalidade no contexto das CCC na infância. Porém, para que isso seja possível, é necessário construir um ambiente seguro, uma interação entre os profissionais e os pais das crianças com doenças graves e complexas que dependem de conexão.

A conexão, a empatia e a compaixão convidam o profissional a se colocar no lugar do outro e ver o mundo a partir da perspectiva do outro, buscando, assim, compreender, na singularidade de cada família e de sua história, seus desejos, valores e seu sagrado, que reforçam o bem-estar da criança e sua qualidade de vida como objetivo comum entre profissional e família.[20]

Por fim, a parentalidade é um processo em constante construção, precisando ser revisto e revisitado a cada etapa da vida da criança e da família, a cada evento que altera e desestabiliza a dinâmica e o funcionamento familiar. As evidências compartilhadas não esgotam o que sabemos e o que precisamos conhecer sobre a experiência complexa dos pais de crianças e adolescentes em situação de cronicidade. Elas direcionam o olhar para além da doença crônica e convidam ao aprofundamento das interações que se estabelecem a partir dos acontecimentos que mudam a vida da criança e de sua família. As intervenções de apoio parental não poderiam e nem deveriam limitar-se a um protocolo ou guia norteador de ações. Abrir-se para adentrar o universo familiar, com a sua permissão, e compreender as necessidades únicas dos pais para o exercício do seu papel diante das CCC podem ser um grande desafio. Mas também é um privilégio singular poder testemunhar serem o que eles são em sua essência e apoiá-los: a principal fonte de amor, cuidado, segurança e proteção de seus filhos.

Referências bibliográficas

1. Gorin MC, Mello R, Machado RN et al. O estatuto contemporâneo da parentalidade. Rev SPAGESP. 2015;16(2):3-15. Disponível em: http://pepsic.bvsalud.org/scielo.php?script=sci_arttext&pid=S1677-29702015000200002&lng=pt.
2. Silva MCP, Solis-Ponton L. Ser pai, ser mãe – Parentalidade: um desafio para o terceiro milênio. 1ª reimp. São Paulo: Casa do Psicólogo, 2014.
3. Vidigal MMBA, Tafuri MI. Parentalização: uma questão psicológica. Lat Am J Fund Psychopath Online. 2010;7(2):65-74. Disponível em: https://www.fundamentalpsychopathology.org.br/wp-content/uploads/2019/10/parentalizacao_uma_questao_psicologica.pdf.
4. Lemos SCA, Neves AS. Os processos de constituição psíquica do sujeito na perspectiva da psicanálise de família e casal. Psicol Clin. 2019;31(1):55-75. doi: 10.33208/PC1980-5438v0031n01A03.
5. Moro MR. Os ingredientes da parentalidade. Rev Latinoam Psicopatol Fundam. 2005;8(2):258-73. doi: 10.1590/1415-47142005002005.
6. Zornig SMAJ. Tornar-se pai, tornar-se mãe: o processo de construção da parentalidade. Tempo Psicanal. 2010;42(2):453-70. Disponível em: http://pepsic.bvsalud.org/scielo.php?script=sci_arttext&pid=S0101-48382010000200010&lng=pt.
7. Ferrari RS, Ribeiro MFR. Ser mãe, ser pai: desafios na contemporaneidade. Cad Psicanal. 2020;42(42):225-42. Disponível em: http://pepsic.bvsalud.org/scielo.php?script=sci_arttext&pid=S1413-62952020000100014&lng=pt.
8. Ariès P. História social da criança e da família. Rio de Janeiro: Guanabara, 1981.

9. Amazonas MCLA, Braga MGR. Reflexões acerca das novas formas de parentalidade e suas possíveis vicissitudes culturais e subjetivas. Ágora (Rio de Janeiro). 2006;9(2):177-91.
10. Lansford JE. Annual research review: cross-cultural similarities and differences in parenting. J Child Psychol Psychiatry. 2022 Apr;63(4):466-79. doi: 10.1111/jcpp.13539.
11. Brito A, Teruya K. Meu filho está doente, e agora? Parentalidade e adoecimento crônico infantil. In: Faro A, Santos EC, Tejada J et al. (ed.). Pesquisas em psicologia, saúde e sociedade. São Paulo: Concern, 2023.
12. Verberne LM, Kars MC, Meeteren AYNS et al. Parental experiences and coping strategies when caring for a child receiving paediatric palliative care: a qualitative study. Eur J Pediatr. 2019 Jul;178(7):1075-85. doi: 10.1007/s00431-019-03393-w.
13. Moreira PL, Angelo M. Becoming a mother of a child with cancer: building motherhood. Rev Lat Am Enfermagem. 2008;16(3):355-61. doi: 10.1590/s0104-11692008000300004.
14. Nuss SL. Redefining parenthood: surviving the death of a child. Cancer Nurs. 2014 Jan-Feb;37(1):e51-60. doi: 10.1097/NCC.0b013e3182a0da1f.
15. Nogueira AJ, Ribeiro MT. The key is to value every little achievement: a qualitative study of the psychological experience of parent caregivers in paediatric palliative care. Clin Pract. 2023 Jun 6;13(3):670-83. doi: 10.3390/clinpract13030062.
16. Bally JMG, Smith NR, Holtslander L et al. A metasynthesis: uncovering what is known about the experiences of families with children who have life-limiting and life-threatening illnesses. J Pediatr Nurs. 2018 Jan-Feb;38:88-98. doi: 10.1016/j.pedn.2017.11.004.
17. Moreira MCN. Configurações do ativismo da parentalidade atípica na deficiência e cronicidade. Ciênc Saúde Coletiva [Online]. 2022 Oct;27(10):3939-48. doi: 10.1590/1413-812320222710.07572022.
18. Weaver MS, October T, Feudtner C et al. "Good-parent beliefs": research, concept and clinical practice. Pediatrics. 2020;145(6):e20194018. doi: 10.1542/peds.2019-4018.
19. Barrett L, Fraser L, Noyes J et al. Understanding parent experiences of end-of-life care for children: a systematic review and qualitative evidence synthesis. Palliat Med. 2023 Feb;37(2):178-202. doi: 10.1177/02692163221144084.
20. Moreira-Dias PL, Franco LF, Bonelli MA et al. Searching for human connection to transcend symbolisms in pediatric palliative care. Rev Bras Enferm. 2023 Jun 26;76(3):e20220476. doi: 10.1590/0034-7167-2022-0476.

Capítulo 33

Família e desafios do cuidado

Poliana Cristina Carmona Molinari
Patrícia Luciana Moreira Dias
Paula da Silva Kioroglo Reine

O tratamento de crianças com condições crônicas complexas (CCC) apresenta desafios únicos nos cuidados clínicos ideais. Embora os avanços na medicina tenham levado à cura de doenças historicamente fatais e as terapias de suporte tenham aumentado dramaticamente a duração da vida de crianças com estas patologias, ainda existe muita incerteza prognóstica e algumas vezes as terapias curativas nem sempre estão disponíveis.[1] A doença crônica na infância compromete de forma permanente a vida da criança e de sua família. Geralmente, a família não está preparada para enfrentar o diagnóstico e a trajetória de uma condição de longa duração ou mesmo incurável. Os sentimentos dos pais podem ser intensos em consequência do constante sentimento de proteção dos filhos e aos laços que se formam desde a gestação. O enfrentamento desta situação pode provocar desgaste físico e psicológico, principalmente para o cuidador. Com isso, também se tornam pessoas com necessidades especiais, uma vez que precisam de orientações sobre como lidar com os problemas e conflitos, quais as estratégias para encará-los e como reorganizar a estrutura familiar.[2] Estes impactos, as inúmeras demandas familiares e as estratégias para o fortalecimento e resiliência familiar serão discutidos a seguir.

Impacto da doença crônica complexa na família

A família é a principal base de apoio, sendo considerada a primeira unidade social onde o indivíduo se insere e, também, a primeira instituição que colabora para o desenvolvimento e socialização dos indivíduos.[2] Ter um filho com uma doença crônica perturba a forma como ela funciona e a relação entre os seus membros, culminando em mudanças nos papéis, expectativas e responsabilidades nas atividades diárias. A perturbação do "normal" nos papéis e rotinas familiares, nas hospitalizações frequentes e na gestão das condições diárias constituem condições estressantes, afeta a todos, exige sua adaptação e construção da resiliência. Além disso, as famílias necessitam de conhecimento e preparo para cuidar do filho nestas condições.[3]

O processo do cuidar é dinâmico e está em constante construção, desconstrução e reconstrução; exige da família uma reorganização dos papéis diante das necessidades da criança, trazendo significativas repercussões para o funcionamento familiar e para a vida das pessoas que convivem com estes pacientes. Quando o cuidador é informado da condição de doença crônica, passa a vivenciar um período de conflito: se depara com mudanças e novas exigências em sua rotina diária. Muitas vezes, necessita adaptações difíceis no seu cotidiano, interferindo em vários níveis: financeiro, ocupacional, pessoal e nas relações, quer dentro da família, quer fora dela. Além disso, são comuns as exacerbações ou recidiva dos sintomas da criança que fragilizam toda a sua dinâmica uma vez que, na manifestação da doença, a família pode desestruturar-se. Neste cenário, há acúmulo de demandas, exigindo uma redefinição de papéis para que não haja sobrecarga sobre o cuidador principal.[2,4]

Este cuidado complexo, crônico e desafiador implica em repercussões na família: elas precisam se reorganizar para atender as necessidades diante do tratamento e evolução da criança. Situações que não fazem parte da vida familiar como a administração de medicações, manuseio de dispositivos, restrições alimentares, e manejo de tecnologias passam a compor o seu cotidiano. Isso faz com haja necessidade de rever papeis, responsabilidades e desenvolver habilidades para garantir o bem-estar da criança doente e dos demais membros da família. Comumente, famílias vivenciam culpa, sobrecarga e esgotamento diante dessas demandas.[5]

Nesta dinâmica, um dos pontos fundamentais é a comunicação. A necessidade da família vai além da informação: é preciso colaboração, parceria e conexão, tanto entre seus membros quanto entre os profissionais da Saúde que cuidam de sua criança. Compreender o impacto destas condições nos padrões de diálogos familiar oferece a oportunidade de conceber intervenções para a sua melhoria, aumentar a adesão, a compreensão e a adaptação. A comunicação colaborativa requer escuta ativa e troca de informações, incluindo o compartilhamento de valores e crenças de todas as partes interessadas envolvidas. Através de uma relação de respeito e compaixão, metas em comum podem ser estabelecidas. Este processo permite que a equipe cuidadora compreenda onde uma família está em sua jornada, ajudando a orientar passos futuros e recomendações de tratamento com base nos objetivos do cuidado.[1]

Numerosos estudos relataram os efeitos negativos nos irmãos de crianças com CCC. Eles assumem responsabilidades adultas, preferem o trabalho à diversão, desenvolvem menos amizades, escolhem a companhia de adultos e têm dificuldade em solicitar e receber ajuda. A ansiedade é o sofrimento psicológico mais comum experimentado por eles, decorrente na maioria das vezes da preocupação com a saúde do irmão doente e do cumprimento do seu papel de cuidadores protetores. As altas expectativas deste papel resultam em estresse, maior chance de depressão e baixa autoestima. Muitos relataram sintomas semelhantes aos da criança doente, os quais foram significativa e positivamente relacionados com sentimento de culpa por serem saudáveis. Além disso, apresentam incertezas, dificuldades em fazer perguntas sobre a condição crônica e em expressar preocupações, medos e necessidades.[6]

Os pais de crianças com CCC enfrentam inúmeras situações em que necessitam tomar decisões complexas, emocionalmente difíceis para os seus filhos ao longo da trajetória da doença, incluindo o planejamento antecipado de cuidados e as preferências de fim de vida. Muitas destas crianças têm necessidades intensivas de apoio hospitalar e/ou comunitário, coordenação de cuidados, dependência de tecnologia médica, polifarmácia e cuidados domiciliares para apoiar as suas necessidades diárias básicas e manter a qualidade de vida. Por isso, o reforço do papel de bons pais pode moldar a forma como os eles internalizam as suas responsabilidades para com os filhos, bem como a forma como se comportam no processo de tomada de decisão. Neste ponto, alguns fatores são fundamentais para que haja maior segurança e suporte à família: construção da consciência do prognóstico, apoio às estratégias emocionais, comunicação honesta e acolhedora e espiritualidade, dentre outros.[7]

Demandas de suporte da família diante da cronicidade

Famílias de crianças com CCC vivenciam inúmeros desafios relacionados ao cuidado da criança, bem como a manter a sua integridade e funcionamento. Apesar de compreendermos que a doença crônica tem impacto na família como um todo, alterando sua dinâmica, papeis e demandas, as evidências que sustentam o conhecimento acerca dessa experiência se concentram nas necessidades de suporte dos pais, em detrimento a outros membros da família, como os irmãos e os avós. Vale salientar que as demandas de suporte não são estáticas, mas sim, se configuram e reconfiguram ao longo da trajetória de doença da criança, uma trajetória longa e permeada por inúmeras mudanças e incertezas.

Doenças crônicas complexas na infância, dentre elas as doenças raras, representam desafios significativos para as crianças e suas famílias. As doenças ocasionam inúmeras mudanças na vida da família que podem afetar profundamente vários aspectos da dinâmica familiar, incluindo bem-estar emocional, estabilidade financeira, interações sociais e qualidade de vida.[8] É comum que pais de crianças nessas condições experienciem demandas de suporte para atender as necessidades de cuidados do ponto de vida clínico e também social. Ademais, o cuidado nas situações de doenças complexas muitas vezes é fragmentado e descoordenado no sistema de saúde, fazendo com que os pais precisem conciliar vários papeis.[9]

A literatura aborda, em especial, as demandas de suporte da família diante da cronicidade da doença da criança relacionadas as necessidades de informação, suporte profissionais, suporte emocional e social.

Demandas de suporte de informação e profissional

A doença crônica, por sua natureza, demanda de cuidados a longo prazo. Eventos agudos, resposta inadequada ao tratamento, complicações, hospitalização, mudanças na terapêutica, são eventos comuns durante essa trajetória. Famílias de crianças em situação de cronicidade vivenciam constantemente a incerteza e imprevisibilidade da condição da criança.[10]

Necessidades de informação incluem conhecimento sobre a doença e tratamento, papel do cuidador, manejo de sintomas e serviços de assistência social disponíveis. A comunicação deve ser prioritariamente honesta e transparente, incluindo em situações de morte e fim de vida. Isso é fundamental para a tomada de decisão, liberdade de escolha e empoderamento familiar.[10]

Para se sentirem seguros, os pais precisam de informações para cuidar da criança e precisam aprender a detectar sinais de deterioração clínica, lidar com a administração de medicamentos e explicar aos outros que convivem com a criança como lidar com as necessidades diárias de seu filho.[11] É preciso também ter clareza das opções a partir das quais a tomada de decisão será feita.[5] Da mesma forma, os pais manifestam o desejo de sentirem-se seguros para lidar com as demandas impostas pela doença e tratamento. Nesse sentido, suas principais necessidades foram ter relações efetivas com os profissionais da Saúde e os sistemas de saúde – o que envolve a necessidade de informações contínuas, claras, oportunas e precisas, sentir confiança e apoio.[11]

As famílias requerem uma abordagem integrada de uma rede de apoio médico e social que permita o envolvimento dos pais na determinação dos cuidados à criança. Elas se percebem por vezes como em meio a um emaranhado de informações, nem sempre claras e que os direcionem na experiência de doença.[9]

Demanda de suporte social

É compreensível que as demandas de suporte social sejam influenciadas pelo contexto socioeconômico e cultural das famílias de crianças em situação de cronicidade. Porém, alguns aspectos da experiência podem ser particularmente desafiadores, mesmo aquelas que vivem em países ou regiões desenvolvidas e economicamente privilegiadas. Doenças crônicas complexas demandam acompanhamento a longo prazo em centros especializados, nem sempre próximos aos locais de onde as famílias residem. O transporte para os centros de tratamento, além dos custos com medicações, dispositivos e materiais nem sempre disponíveis podem causar desgaste financeiro. É comum que, diante de um suporte social fragilizado para estas famílias, que demandam cuidado integralmente, algum de seus membros precise renunciar ao trabalho e consequentemente, a uma fonte de renda familiar.[5]

Além das questões financeiras, elas também podem vivenciar um isolamento social, visto que as demandas de cuidado da criança ocasionam menos tempo disponível, energia e liberdade para atividades e compromissos sociais. As relações entre cônjuges e familiares é uma fonte de suporte, bem como a participação em grupos de apoio, nos quais as experiências podem ser compartilhadas.[5,10]

Demanda de suporte emocional e familiar

Lidar com uma condição crônica e complexa desperta na família inúmeras emoções que nem sempre encontram espaço para serem expressas. O suporte emocional envolve escuta empática e atenta, proatividade da equipe diante dessas demandas, compaixão e atenção ao seu bem-estar.[5] Dentre estas necessidades está o suporte para lidar com o luto, angústias, medos e adaptações, com potencial para fortalecer a esperança e o empoderamento.[10]

É inegável a sobrecarga dos cuidadores neste cenário. Em se tratando de crianças, muitas vezes com grau de dependência inerente ao próprio desenvolvimento infantil, se somam as demandas de cuidado relacionado a doença e tratamento, acompanhamento em consultas e eventuais internações. Além disso, muitas famílias vivenciam o desafio de terem outros filhos que, mesmo saudáveis, demandam atenção por parte dos adultos, geralmente os pais.

Além disso, os cuidadores também vivenciam a exaustão física, fadiga e alterações no padrão de sono.[10] A demanda de suporte para atividades da vida cotidiana não se limitou as tarefas relacionadas ao cuidado da criança doente, mas a favores simples, como ajudar nas tarefas de casa.[5] Os pais precisam equilibrar as tarefas da vida diária com as demandas impostas pela doença para manter a família funcionando.[11]

Em suma, as demandas de suporte mais comumente identificadas são as necessidades sociais, emocionais e de comunicação. Elas se expressam através da necessidade de informações sobre a doença da criança, estresse emocional, culpa e incerteza sobre as futuras demandas de cuidados de saúde.

Apesar de muitos estudos abordarem este assunto, o que poderia sustentar uma prática que atenda as necessidades da família, a literatura também aponta para as necessidades de cuidados de suporte que muitas vezes não são atendidas, como, por exemplo, o apoio aos irmãos, repouso, o apoio emocional, domiciliar e educacional. Elas refletem as lacunas percebidas pelas famílias para gerenciar o cuidado da criança na cronicidade e no apoio recebido.[12]

No contexto dos cuidados paliativos pediátricos, a prestação de cuidados é complexa e visa satisfazer as necessidades de uma população heterogênea de crianças e famílias ao longo de uma doença que limita a vida. Isso faz com que as demandas de suporte sejam também substanciais e heterogêneas. Sendo assim, se faz necessária uma avaliação sistemática e regular das necessidades individuais de apoio dos cuidadores, utilizando estratégias e instrumentos apropriados, ainda escassos na literatura, para uso na prática clínica.[10]

Intervenções efetivas para o fortalecimento e a resiliência familiar

A trajetória familiar diante de uma criança com condição crônica complexa perpassa pela tristeza em decorrência da fragilidade, da ansiedade pelo futuro, do medo da perda e da angústia de separação, mas também passa pela esperança de uma vida com qualidade, pelas "pequenas" grandes conquistas e pelo amor. As ações de cuidado têm origem nas necessidades dos familiares. O sofrimento familiar pode ser explícito e requer atitudes humanas e sensíveis que possam fortalecer a sensação de segurança e de proximidade e essa é uma tarefa de toda a equipe.

A primeira ação de cuidado necessária é conhecer a família e identificar suas necessidades. Oliviere, Hargreaves e Monroe descrevem fatores norteadores para uma avaliação familiar descritos a seguir[13] (Quadro 33.1).

Quadro 33.1 – Fatores norteadores para uma avaliação familiar	
Quem são as pessoas significativas?	Existe alguma exigência/necessidade específica relativa a idioma, cultura, dieta, religião?
Os relacionamentos são próximos ou distantes, duradouros ou recentes?	Como os familiares se comunicam? As notícias novas são compartilhadas? Eles fazem visitas juntos ou separadamente? Eles procuram ou evitam conversar com a equipe?
Quão fácil ou difícil é para essa família se comunicar entre si?	Quem pode estar especialmente vulnerável ou fragilizado?
Alguém foi preservado/protegido ou deixado de fora das decisões?	Recentemente, houve luto ou grandes mudanças no padrão de vida?
Qual papel o paciente desempenha nessa família? Quem ocupará essa função no momento e o que este vazio (ausência deste papel) causa?	As reações emocionais e comportamentais do paciente em relação à família mudaram em decorrência da doença?
Há alguma preocupação urgente no momento; por exemplo, ajuda de custo com transporte ou cuidados com alguém em casa?	Quais necessidades poderão surgir no futuro?

Fonte: Oliviere, Hargreaves e Monroe; 1998.

Uma segunda ação de cuidado com a família de uma criança ou um adolescente com doença crônica complexa envolve a comunicação com a família para uma construção paulatina sobre a doença, o tratamento e as necessidades de cuidado. Além de informar, é primordial que a equipe capacite a família quanto ao cuidar, aprendizado que pode ser facilmente assimilado ou não dependendo dos recursos emocionais, cognitivos, sociais e financeiros para exercer esse cuidado no ambiente domiciliar. Idealmente, essa capacitação deveria ocorrer formalmente.[14]

Ao longo do processo de adoecimento, cronicidade e momentos de iminência de perda, algumas famílias adoecem emocionalmente, enquanto outras se fortalecem. O conceito de resiliência é extremamente relevante em cuidados paliativos pediátricos uma vez que uma criança ou um adolescente com uma doença crônica deflagra uma crise no sistema familiar. Essa crise pode desafiar os recursos emocionais e os limites do suportável quando a vida da criança ou do adolescente está em constante ameaça.[15]

Nesse contexto, famílias resilientes apresentam um comportamento diante da situação e uma forma de lidar emocionalmente com ela que superam as expectativas de todos ao redor diante nesse contexto de extrema adversidade. É um processo dinâmico de adaptação em um contexto significativamente adverso. Em doenças crônicas complexas, a família resiliente é capaz de se reorganizar em seus papéis, rever seus valores familiares e interagir assegurando o cuidado adequado e a proteção da criança ou do adolescente doente. Torna-se uma família coesa, flexível e que se comunica adequadamente. Em contrapartida, famílias que apresentam reações agressivas, expressão e vivência de conflitos e isolamento do sofrimento merecem atenção, avaliação e cuidados por parte da equipe de cuidados paliativos pediátricos.[15]

Existem alguns mecanismos-chave que sustentam respostas desadaptativas e que merecem atenção e intervenção da equipe[16] (Quadro 33.2).

Quadro 33.2 – Respostas desadaptativas e possíveis intervenções.

Respostas desadaptativas	*Possíveis intervenções*
Evitação: silêncio sobre o paciente, evitando compartilhar sentimentos genuínos, intimidade, socialização e suporte mútuo	Escuta ativa dos familiares, compreendendo que existe uma tentativa de proteção emocional, mas demonstrando de forma compassiva que, ao isolar informações e emoções, quebram-se os vínculos de confiança e impede-se que o apoio e o cuidado diante do sofrimento sejam realizados
Amplificação: o sofrimento reverbera em todos, rompe ligações coesas e fratura famílias	Auxílio para uma reorganização dos papéis familiares, atitudes terapêuticas de continência e validação emocional. Identificação de familiares com maior risco de adoecimento mental e encaminhamento para avaliação e acompanhamento, quando necessário
Distorção: idealização, culpa, raiva e respostas desesperadas	Construção de vínculos de segurança com membros da equipe e conferências familiares frequentes para alinhamento das informações e oferta de cuidados emocionais
Prolongamento: família torna-se dependente do "fantasma" da doença e a morte é percebida como tragédia	Identificação de risco de luto complicado entre os familiares para encaminhamento preventivo para psicoterapia de luto

Fonte: Adaptado de Franco, 2019.

Compete à equipe de cuidados auxiliar a família no sentido de minimizar as dificuldades, potencializar as habilidades e reconhecer o papel essencial que cada membro da família tem para o paciente, para o tratamento e para a própria equipe de cuidados. Pode ser necessário mediar conflitos, auxiliar na tomada de decisões, na expressão do sofrimento inerente, facilitar e articular com as redes de apoio, prevenir situações de isolamento social e avaliar risco de luto complicado.[14]

Uma terceira ação de cuidado é a construção dos objetivos de cuidado com a família ao longo da trajetória da doença e necessidades específicas da criança/adolescente com determinada doença. Não é incomum as famílias que cuidam ao longo de anos da sua criança/adolescente adquirirem informações e manejo de cuidados e passarem a tentar discutir condutas com a equipe, o que comumente acarreta conflitos e julgamentos da equipe em relação à família. A equipe precisa estar atenta para validar o conhecimento e o cuidado exercido pela família ao mesmo tempo em que define condutas e explica que todos têm o mesmo objetivo: qualidade de vida; dignidade; e alívio do sofrimento.[14]

A construção de um vínculo de confiança com a equipe ou mesmo com um membro da equipe para que o sofrimento possa ser narrado, percebido, validado e ressignificado é o caminho para a equipe auxiliar na construção e/ou no fortalecimento de recursos socioemocionais da família. Em face de uma desorganização e de sofrimentos refratários ao amparo emocional fornecido pela equipe, pode ser necessário o encaminhamento para o cuidado mental especializado, podendo ser necessário o seguimento psicológico e psiquiátrico.

A condição crônica complexa na infância coloca a família diante de inúmeros desafios com os quais ela precisa lidar por meio do desenvolvimento de novas responsabilidades e competências para o cuidado e de mobilização de recursos internos e externos, tendo como finalidade garantir o bem-estar da criança. Os desafios são multidimensionais, assim como as intervenções para atender as demandas de suporte familiar, que devem ser planejadas por uma equipe interdisciplinar. A cronicidade avança não somente nos ciclos desenvolvimentais da criança, mas também nos ciclos da vida familiar ao longo da sua trajetória. Reconhecer os desafios e demandas da família e intervir para garantir o suporte a essas necessidades é fundamental, assim como o reconhecimento das forças e da capacidade de resiliência familiar.

Referências bibliográficas

1. Brown A, Clark J. A parent's journey: incorporating principles of palliative care into practice for children with chronic neurologic diseases. Semin Pediatr Neurol. 2015;22:159-65.
2. Salvador MS, Gomes GC, Oliveira PK et al. Estratégias de família no cuidado a crianças portadoras de doenças crônicas. Texto Contexto Enferm (Florianópolis). 2015 Jul-Set;24(3):662-9.
3. Spurr S, Danford CA, Roberts KJ et al. Fathers' experiences of caring for a child with a chronic illness: a systematic review. Children. 2023;10(2):197.
4. Bogetz JF, Revette A, DeCourcey DD. Clinical care strategies that support parents of children with complex chronic conditions. Pediatr Crit Care Med. 2021;22(7):595-602.
5. Brainstetter JE, Domian EW, Williams PD et al. Communication themes in families of children with chronic conditions. Issue Comp Pediatr Nurs. 2008;31(4):171-84.
6. Wee LX, Tan PST, Chen HC. Experiences and needs of families caring for children and adolescents with chronic kidney disease: a meta-synthesis. J Pediatr Nurs. 2022 Mar-Apr;63:52-63. doi: 10.1016/j.pedn.2021.12.028.
7. Jonas D, Scanlon C, Bogetz JF. Parental decision-making for children with medical complexity: an integrated literature review. J Pain Symptom Manage. 2022;63(1):e111-23.
8. Witt S, Schuett K, Wiegand-Grefe S et al. Living with a rare disease: experiences and needs in pediatric patients and their parents. Orphanet J Rare Dis. 2023 Aug 11;18(1):242. doi: 10.1186/s13023-023-02837-9. PMID: 37568186; PMCID: PMC10422846.
9. Currie G, Szabo J. "It is like a jungle gym, and everything is under construction": the parent's perspective of caring for a child with a rare disease. Child Care Health Dev. 2019 Jan;45(1):96-103. doi: 10.1111/cch.12628.
10. Gill FJ, Hashem Z, Stegmann R et al. The support needs of parent caregivers of children with a life-limiting illness and approaches used to meet their needs: a scoping review. Palliative Medicine. 2021;35(1):76-96. doi: 10.1177/0269216320967593.
11. Cruz AC, Aranha GA, Silva CMC et al. The complexity of having a child with a congenital heart defect in a developing country: a qualitative study of parental needs. J Pediatr Nurs. 2022 May-Jun;64:e159-65. doi: 10.1016/j.pedn.2021.11.026.
12. Thomas S, Ryan NP, Byrne LK et al. Unmet supportive care needs of families of children with chronic illness: a systematic review. J Clin Nurs. 2023 Oct;32(19-20):7101-24. doi: 10.1111/jocn.16806.
13. Oliviere D, Hargreaves R, Monroe B. Good practices in palliative care: a psychosocial perspective. Routledge, 1998. ISBN: 9781857423969. 256p.
14. Lopez LCC, Freitas E. Suporte emocional, espiritual e social. In: Barbosa SMM, Zoboli I, Iglesias SBO (ed.). Cuidados paliativos na prática pediátrica. Rio de Janeiro: Atheneu, 2019.
15. Monroe B, Oliviere D (ed.). Resilience in palliative care: achievement in adversity. Oxford University Press, 2007.
16. Franco MHP. O luto do século XXI: uma compreensão abrangente do fenômeno. Summus, 2021.

Seção 9
Questões éticas

Capítulo 34

Autonomia da criança e do adolescente

Aline Maria de Oliveira Rocha
Simone Brasil de Oliveira Iglesias

Caso clínico

Sobre autonomia[1,2]

José Humberto, aos 11 anos, foi diagnosticado com doença renal que demandava, para controle, sessões regulares de hemodiálise. Ele relatava que durante e após as sessões apresentava muitas dores, mal-estar, além da mudança dos hábitos de vida como a alimentação e a prática de esportes de que gostava. Entendia sua condição como sem cura, inclusive com a possibilidade de complicações em um eventual transplante renal. Por esse motivo, após alguns anos de sessões, aos 15 anos, José Humberto negava o tratamento e não gostaria mais de ser submetido à hemodiálise, informando estar ciente das consequências dessa decisão e reconhecendo que pode morrer sem o procedimento.

A decisão do adolescente entrou em conflito com a vontade de outros atores envolvidos no cuidado, como sua mãe e a equipe de nefrologistas assistentes, que exigiam que o filho/paciente fizesse o tratamento, mesmo contra a sua vontade.

A equipe de cuidados paliativos e Bioética do serviço de Saúde onde era assistido foi chamada para auxiliar na condução desse problema bioético e reuniu-se com paciente, familiares e equipes assistentes para entender quais eram os valores e desejos envolvidos e levantaram suas principais questões: Qual seria o melhor caminho a ser seguido? Deve-se obrigar o paciente a se submeter ao procedimento, pois legalmente ele não pode responder por si? Devemos respeitar a autonomia e a vontade do adolescente, bem como suas crenças e valores? É possível conseguirmos alcançar um caminho intermediário entre essas possibilidades?

Essas questões serão respondidas ao longo deste capítulo.

Conceitos e contextualização

A Bioética principialista[3] nos traz ações e reflexões que contemplam quatro princípios: autonomia; justiça; beneficência; e não maleficência. Entre eles, o primeiro descrito tem sido amplamente debatido em diversas esferas e por diferentes grupos que percebem sua autonomia cerceada, a exemplo de mulheres quanto ao controle do seu corpo, pessoas que vivem em privação de liberdade e, ainda, crianças e adolescentes portadores de condições complexas em saúde e necessidades especiais.

Nessas discussões, algumas questões são sempre muito debatidas: há autonomia plena? Há autonomia para crianças com necessidades especiais de saúde (Crianes), em uma entendida dupla vulnerabilidade?[4,5]

Partindo do princípio de que a manifestação de autonomia da criança não é plena, vamos nos deparar, com frequência, com dilemas éticos e situações conflituosas, especialmente na definição de quem será o responsável por preservar o melhor interesse da criança e tomar decisões importantes por ela, de modo que os valores e preceitos bioéticos sejam respeitados.[6]

A literatura recente propõe uma mudança conceitual do cuidado centrado na família para uma abordagem de cuidado centrado na criança. Os argumentos que fortalecem essa perspectiva incluem que a dominância dos pais e de profissionais favorece uma relação assimétrica em relação à criança, o que pode desviar o foco desta; e é importante promover os princípios fundamentais de proteção, promoção e direitos de participação das crianças e dos jovens, de acordo com a Declaração da Convenção das Nações Unidas sobre os Direitos da Criança. Portanto, a criança deve ser considerada titular de direitos que se aplicam aos cuidados em saúde, especialmente seu direito humano de participar de todas as etapas do cuidado e do processo de tomada de decisão, imprescindível para garantir que suas necessidades sejam de fato atendidas e suas preferências consideradas pelos profissionais da Saúde.[7]

Para as crianças com condições crônicas e necessidades especiais de saúde, a necessidade de tomada de decisões para introdução ou retirada de terapias e para a aceitação de condutas diagnósticas, terapêuticas ou prognósticas será prática recorrente durante a maior parte de sua vida e entende-se que essas decisões devem ser guiadas pelo respeito à dignidade humana e visando o melhor interesse da criança. Nesse sentido, quais valores e crenças serão considerados para a elaboração do cuidado e da proteção: os da família, os dos profissionais e entidades de Saúde ou os verdadeiramente da criança?[8,9]

Para o exercício da autonomia de um indivíduo, alguns preceitos são necessários: a capacidade para agir intencionalmente, com compreensão, razão; e a deliberação para decidir entre várias alternativas e não existir imposição que possa influenciar esse processo.[10]

Em situações em que o paciente não se encontrar "capaz" para tomar decisões sobre suas condições de saúde, o poder decisório é delegado aos pais ou aos responsáveis legais. Porém, a depender da idade, do nível de maturidade e do desenvolvimento cognitivo, intelectual e emocional, a criança pode participar do processo decisório, expressando sua opinião e/ou até mesmo a expressão formal do desejo de aceitar ou não a intervenção, configurando o modelo de decisão compartilhada, o qual tem sido defendido amplamente por aqueles que praticam o cuidado paliativo pediátrico.[11]

Portanto, entende-se que a saída da fase de "menor de idade" é um processo contínuo pelo qual os seres humanos passam progressivamente desde a infância até a idade adulta à medida que atingem suficiente compreensão, vontade própria e experiência de julgamento, isto é, capacidade de atuar em um processo de tomada de decisão (deliberação) de forma autônoma nos diversos âmbitos de sua vida, entre eles, a saúde.[11]

Krick[12] (2020) diagramou um modelo proposto para resolução de dilemas em situações de conflito quanto à tomada de decisão em saúde, representados nas Figuras 34.1 e 34.2, especialmente quando há incerteza prognóstica, em que haveria uma decisão ótima opondo-se à decisão nociva ou prejudicial e demonstra a zona intermediária mais oportuna até o limite do dano (ZPD = zona de discricionariedade parental).

Mas apesar de se buscar a melhor decisão, percebe-se que, ainda nessa situação, é o interesse dos pais que se propõe, inclusive em sua nomenclatura, não se pontuando o papel da criança doente, mesmo por aqueles afeitos ao tema.

Ainda no cenário exemplificado no início deste capítulo, o contexto da adolescência traz, por si só, conflitos envolvendo a autonomia e independência do paciente e o suporte dos cuidadores. O adolescente adoecido experiencia limitações impostas pela evolução do quadro e por internações hospitalares, as quais restringem amizades e ingresso em grupos e envolvem questões culturais, atitudes, valores e preocupações.[13]

Muitas famílias e profissionais têm dificuldades de aceitar essa participação, inibindo o direito de saber e desconsiderando o grau de responsabilidade do adolescente, o que pode trazer a ele uma autonomia limitada e envolvida em sofrimento (biológico, psicológico, social e espiritual).[14]

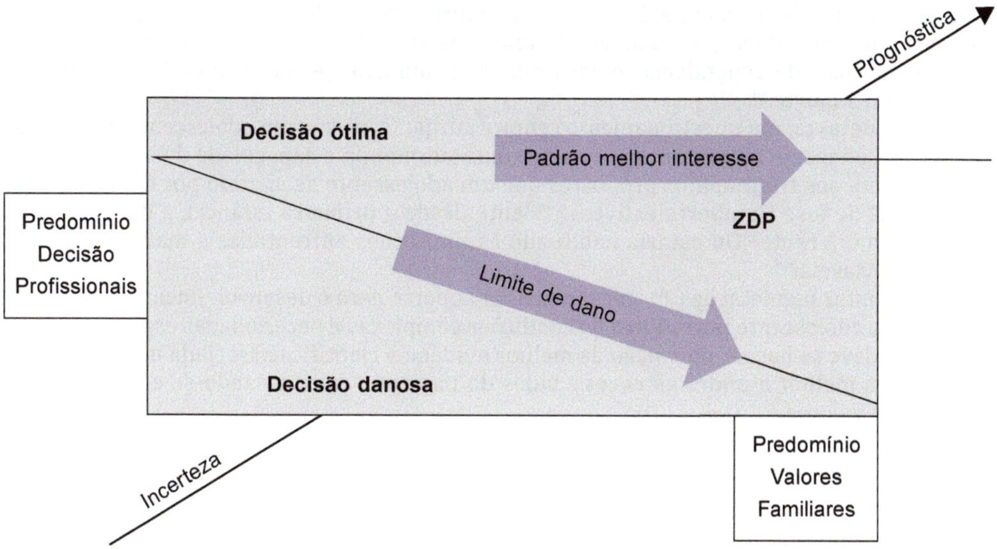

Figura 34.1 Incerteza e ZDP: um modelo integrado.
Fonte: Modificada de Krick JA et al., 2020.

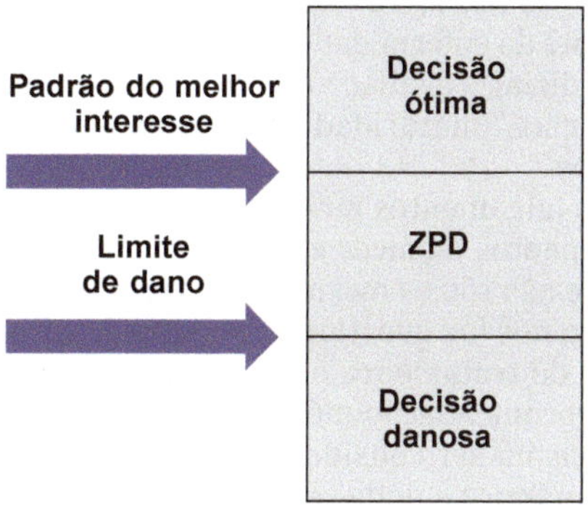

Figura 34.2 Zona de discricionariedade parental (ZPD).
Fonte: Modificada de Krick JA et al., 2020.

Algumas questões, por si só, limitam a autonomia do adolescente, a exemplo dos extremos comportamentais estimulados, como a infantilização, em que o paciente não detém informações sobre seu diagnóstico, tratamentos utilizados e as consequências e prognóstico deste; ou a independência "excessiva", em que o suporte emocional, físico e social de familiares e Equipes de Saúde não se faz presente. Ambas as formas de lidar com o adolescente portador de condições complexas e necessidades especiais podem implicar risco para ele.[15]

Como outras barreias a essa autonomia, podemos citar:[16,17]

- Falta de preparação prévia e informações.
- Relativa "imaturidade" de jovens adultos que não são reconhecidos nas políticas e práticas de enfermarias de adultos e por alguns funcionários.
- Falta de conhecimento e de experiência dos serviços em relação às condições de saúde dos adolescentes.

Ainda contribuem para o desenvolvimento e o exercício de uma independência e uma autonomia conturbadas, os sentimentos de raiva e os lutos relacionados à condição clínica, a ansiedade com os tratamentos, as preocupações com os membros da família, a depressão pela separação dos amigos e das atividades, a baixa autoestima causada pelo diagnóstico ou pela aparência, a frustração em razão da dependência e das limitações impostas pela condição de saúde e as preocupações com a morte.[18]

Nesse contexto, um questionamento sempre surge: "será que um adolescente doente desde a infância tem o mesmo entendimento e as mesmas autonomia e capacidade de escolha também quando se refere aos tratamentos propostos que um adolescente acometido por doença grave há pouco tempo?" Se José Humberto estivesse doente desde a primeira infância, a decisão dele, no presente, seria diferente? Ou estaria habituado às limitações enfrentadas e manteria a decisão de seus responsáveis?[19]

Entre tantas inquietações, fornecer o melhor suporte para o desenvolvimento da autonomia da criança e do adolescente portadores de condições complexas e necessidades especiais de saúde é uma delas e deve se basear na junção da melhor evidência científica associada no que é possível promover para melhor atender as necessidades do paciente, considerando-se e respeitando-se suas crenças e valores.[20]

Continuidade do caso[1,2]

O jovem José Humberto, ao atingir a maioridade, desejou interromper as sessões de hemodiálise, afirmando estar ciente das consequências dessa decisão e reconhecendo que pode morrer sem o procedimento; porém, sua mãe, contrária à essa decisão, recorreu ao Poder Judiciário para exigir que o filho faça o tratamento, sendo iniciada uma ação na Justiça.

A mãe obteve uma liminar que interdita o rapaz de forma parcial e provisória e obriga-o a frequentar as sessões, sem coerção física, e a realizar terapia com psicólogos e assistentes sociais. Ainda de acordo com o juiz, diante da enfermidade, ele não tem plena capacidade de agir livremente.

Na ocasião da disputa judicial, a avaliação legal demonstrou que José Humberto teria "total capacidade de entendimento", mas "imaturidade afetiva e emocional", o que tornava parcial sua capacidade para tomar decisões.

Em muitos contextos, os julgamentos jurídicos podem ser questionáveis no sentido de que utilizam estritamente os argumentos técnicos e, via de regra, apresentam decisões pautados em valores e vivências pessoais que não são os mesmos empregados pelos pacientes e/ou familiares.[21]

O outro lado, por sua vez, nos faz questionar se os pais, sem conhecimento técnico na área, poderiam decidir a melhor via de tratamento possível, que atenderia seus interesses pessoais e os do filho em detrimento da recomendação médica de que não haveria bons resultados.[22]

Os dois panoramas precisam ser considerados, especialmente quando entendemos que o melhor interesse do menor é dinâmico e pode ser modificado de acordo com cada contexto físico, emocional, social e, ainda, com o progresso da ciência. Porém, mais uma vez ressaltamos que, em casos de decisões complexas como essa, é preciso deliberar para se alcançar "a decisão ótima" ou "o caminho do meio".[12,21]

Método da deliberação

Conhecido por formas de resolução de um problema bioético e difundido ao redor do mundo pelo bioeticista Diego Gracia, mostra-nos algumas etapas necessárias para a condução dessas situações por meio da apresentação dos fatos e esclarecimento desses fatos e dos valores envolvidos. Em um segundo momento, são identificados e listados problemas morais reconhecidos, elaborada a pergunta-problema, identificados o problema moral fundamental e os valores em conflito.[23]

Posteriormente, são elaborados e identificados os cursos de ação extremos, portando as alternativas possíveis, e os cursos de ação intermédios, que podem ser seguidos com maior prudência, e o curso de ação moralmente ótimo, aquela alternativa mais prudente, viável e responsável.[23,24]

Por fim, são aplicadas as provas de consistência do curso ótimo escolhido, as quais são: legalidade; publicidade; e temporalidade. Em seguida, é escrita ou exposta a decisão final entendida ou escolhida pela equipe de bioética e na sua ausência a equipe normalmente de saúde que foi acionada, para dar o parecer, cabe porém quem toma essa decisão final são sempre os envolvidos no caso.[24]

Entende-se que embates surgem a partir do momento em que as autonomias de diferentes grupos – aqui, as do adolescente, dos pais e da equipe médica –, se sobrepõem e confrontam-se, levantando questionamentos a respeito de qual autonomia valeria mais.[10]

A maioria dos pais é motivada pelos melhores interesses de seus filhos, deseja o que é melhor para eles e toma decisões que lhes são benéficas, possuem *insights* privilegiados sobre as preferências e capacidades de seus filhos e devem ter o direito de ver seus filhos crescerem de acordo com seus próprios padrões e valores e de transmiti-los a eles. Se, por um lado, o peso das decisões recai sobre os pais, por outro, seu apoio tem grande significado clínico, melhorando a recuperação da criança ou do adolescente.

Por outro lado, a autonomia dos pais é restrita. Os pais possuem o dever legal de cuidar e proteger o melhor interesse da criança ou do adolescente, ainda que este possa ser oposto ao seu próprio interesse. Devem favorecer e apoiar o amadurecimento do discernimento do filho, atuando como instrumento facilitador da construção da autonomia responsável da criança ou do adolescente. À medida que a criança se desenvolve, sua necessidade de proteção se reduz gradativamente. Suas escolhas são feitas de acordo com a compreensão de mundo e o desenvolvimento intelectual. Assim, a autoridade parental existe para atender os interesses da criança, e não os dos pais. Consiste em um **dever dos pais para com** a criança, e **não em um direito dos pais sobre** a criança.[25]

Portanto, de modo geral, os pais respondem nas diversas esferas pelos seus filhos menores de idade, porém isso deve ser visto como uma obrigação, e não como um direito absoluto, não sendo possível que os pais assumam, *a priori*, a tomada de decisões de cunho essencialmente pessoal e que devem estar sempre conformadas ao princípio do melhor interesse da criança. Porém, é costumeiro transferir o poder decisório aos pais no cuidado pediátrico em saúde, apesar de ser prática questionável do ponto de vista bioético.[12-16]

Para contribuir ainda mais com a dificuldade deste tipo de discussão, podemos observar que avanços médicos tecnológicos resultaram em um grupo crescente de crianças com condições crônicas complexas e necessidades especiais, que demandam, por sua vez, múltiplos procedimentos diagnósticos e terapêuticos, alto uso e custo de cuidados de saúde, dependência de tecnologia médica e terapêuticas avançadas e que alcançarão diferentes desfechos em seus contextos.[14,15]

Infelizmente, quando há conflitos entre os entendimentos familiares e da instituição de Saúde quanto ao que se configura como melhor interesse da criança, recorre-se ao Poder Judiciário para que este, então, tome decisões de cunho pessoal, quando estas deveriam se definir por meio de um processo decisório e deliberativo compartilhado entre equipe médica, paciente e familiares.

Entretanto, para o adequado manejo desses conflitos, é importante nos anteciparmos em alguns aspectos, quais sejam: evitar fornecer expectativas inadequadas aos pais; acessar precocemente equipes especialistas em cuidados paliativos; envolver outros familiares e equipes religiosas como suporte; reconhecer que os pais estarão sob grave estresse e fornecer-lhes apoio psicológico/psiquiátrico; favorecer suporte aos profissionais envolvidos no conflito; atribuir uma função de clínico-chefe para garantir continuidade das informações; desenvolver habilidades para reconhecer e lidar com os conflitos; estar aberto à possibilidade de uma segunda opinião; e, como suporte externo, avaliar o acesso a comitês de ética, legais e de mediação.[26]

Em nosso meio, o critério empregado enquanto capacidade para tomada de decisões é exclusivamente a idade, de modo que a legislação vigente não reconhece a autonomia do indivíduo antes que este complete 18 anos. Não se consideram também as influências do meio social nem os aspectos culturais e religiosos preponderantes na família e o desenvolvimento cognitivo, emocional e intelectual da criança.[21,22,27]

Alguns estudiosos trazem outras concepções quanto ao processo de aquisição de competências necessárias para a tomada de decisão: 1) expressar uma escolha, comunicando preferências; 2) compreender o que está sendo proposto; 3) raciocinar sobre riscos, benefícios e consequências; e 4) capacidade de apreciação, compreendendo a relevância das alternativas para a sua condição clínica. Essas habilidades estariam presentes em um ambiente favorável ao seu desenvolvimento, por volta dos 12 anos de idade, a qual também coincide com o início da adolescência, fase em que o indivíduo tende a assumir comportamentos que o expõem a riscos, como atitudes impulsivas.[10,27,25]

Desse modo, a competência do adolescente para tomar decisões varia de acordo com o momento e o contexto e é importante que o profissional da Saúde e os pais estejam atentos para garantir a tomada de decisão da criança ou adolescente, em ambiente e tempo adequados para a escolha competente e confiável.[10,18,27]

A percepção da criança sobre a sua condição é influenciada pela sua experiência pessoal da doença, tipo de informação prestada pelos pais e pelo médico, maturidade emocional e social. Portanto, o cenário ideal é que a decisão envolvendo pacientes pediátricos seja tomada pelo compartilhamento de responsabilidades entre Equipe de Saúde e pais, com a participação da criança sempre que seu desenvolvimento permitir, visando alcançar a melhor qualidade de vida possível apesar das limitações determinadas pela doença.[12,14]

Não podemos negar o fato de que são os pais geralmente os mais afetados pelas decisões de fim de vida e suas consequências, são eles que sentirão a dor e o luto quando definida a retirada do suporte artificial de vida, por exemplo, e essas situações podem ocasionar graves rupturas na relação de confiança entre as partes envolvidas e insatisfação para elas.[21,22]

Para que a criança ou o adolescente possam participar ativamente nas decisões referentes às questões que regem sua vida, é necessário que: tenham desenvolvimento cognitivo para compreensão da natureza da condição presente; sejam informados adequadamente sobre a intervenção proposta; façam expressão formal do desejo de aceitar a intervenção; estejam livres de coerção externa; apresentem grau apropriado de experiência de vida para deliberação; convivam em um ambiente que os permita desenvolver suas possibilidades como sujeito deliberativo; gozem de reconhecimento ético e legal de habilidades psicológicas que lhes permitem realizar o processo mental de deliberação ("capacidade").[14,25,27]

No âmbito dessa discussão, passamos a nos questionar se existem modos de "medir" a autonomia das crianças e dos adolescentes; haveria um protocolo para definir diferentes níveis de capacidade de tomada de decisão? Será que um adolescente doente desde a infância tem o mesmo entendimento e a mesma capacidade de escolha quanto aos tratamentos propostos que um adolescente acometido por doença grave há pouco tempo? Ainda, para situações de complexidade diferentes, o mesmo adolescente teria capacidade para decisão?

Por causa da cronicidade, da fragilidade trazida pela própria idade e pela doença, além da incerteza prognóstica, as discussões são recomendadas ainda no início do cuidado e durante todo o caminho para garantir o equilíbrio entre a "quantidade" (ou prolongamento) e a qualidade de vida e que podem ser ajustadas e readaptadas de acordo com evolução do paciente, presença de intercorrências e capacidade de entendimento e compreensão da situação de saúde pelos pais, porém ainda não é essa realidade que observamos na maioria dos casos.[10,14,25]

Por fim, quando nos deparamos com a discussão quanto ao detentor do direito de tomar decisões referentes à saúde de outrem, não é incomum o surgimento de conflitos em razão de opiniões divergentes sobre o que seria mais bem aplicado, na opinião de cada um em conflito e, muitas vezes, não em razão daquele para o qual se busca o melhor interesse. Os eventuais desentendimentos seriam evitáveis à medida que o foco de atenção, nessa decisão, se voltasse efetivamente àquele que precisa ser cuidado, especialmente uma vez que as percepções do cuidado entre profissionais, pais e responsáveis ou instituição de Saúde são muito variáveis e a do paciente não é identificada ou considerada.[25,27]

De um lado, há os teóricos que defendem o "respeito pela vulnerabilidade humana e pela integridade individual", o qual refere que grupos de vulnerabilidade específica devem ser protegidos e que o dever maior do Estado é a proteção da vida desses vulneráveis, a qual é ainda agravada pela imaturidade fisiológica, pela doença e pelo despreparo em alguns momentos dos pais e médicos para lidar com situações difíceis.[27]

Porém, nem sempre é levado em consideração, do modo como deveria, o foco no melhor interesse da criança, mas sim o egoísmo institucional ou parental que pode se converter em obstinação terapêutica.

Do outro oposto, encontram-se os defensores da ideia segundo a qual quando não há possibilidade de cura com mínima qualidade de vida, o objetivo do tratamento deve ser o conforto para o paciente e, em algumas situações, manter uma vida puramente física/biológica é violar a própria existência humana.[27]

A Academia Americana de Pediatria, em recente consenso sobre tomada de decisão compartilhada em Pediatria, faz as seguintes recomendações:[28]

1. Deve-se presumir que os pais têm amplo, mas não ilimitado, poder para tomar decisões sobre cuidados de saúde de seus filhos.
2. Os pais devem proteger e promover os interesses de saúde dos seus filhos, equilibrando ao mesmo tempo as restrições práticas e/ou outras obrigações importantes e interesses destes.

3. A principal responsabilidade do médico é proteger e promover os interesses de saúde dos seus pacientes. As recomendações dos médicos devem ser instruídas pelo julgamento profissional e pela melhor evidência disponível.
4. Para respeitar as crianças e promover o seu bem-estar, os médicos e os pais devem dar aos pacientes pediátricos informações relevantes e convidá-los a expor suas perspectivas na medida em que fazê-lo seja apropriado para o seu desenvolvimento.
5. Além dos requisitos de notificação exigidos pelo Estado, os médicos devem procurar a intervenção do Estado quando todas as alternativas menos restritivas tiverem sido esgotadas e uma decisão parental coloca a criança em risco significativo de danos graves iminentes ou não satisfaz seus interesses básicos.
6. Os médicos e os pais devem colaborar num processo partilhado de tomada de decisão para promover os interesses da criança.

Quando os dois lados se confrontam, há patente conflito de interesses que envolvem a tutela do Estado, a responsabilidade dos pais, os limites da atuação da Equipe de Saúde envolvida nos cuidados e o desejo da criança ou do adolescente. Para resolução dessa situação, é importante que não aconteça uma disputa sobre quem "tem a razão e pode decidir", mas sim o acolhimento e o entendimento do sofrimento e da angústia que motivam a decisão, buscando-se a zona intermediária benéfica, nunca nos esqueçamos, especialmente para a criança ou o adolescente sob nosso cuidado.

Referências bibliográficas

1. Túlio S. Jovem com problema renal luta na justiça para não fazer hemodiálise. G1 [Internet]. 16 fev. 2017;Saúde. Disponível em: http://g1.globo.com/goias/noticia/2017/02/jovem-com-problema-renal-luta-na-justica-para-nao-fazer-hemodialise.html. Acesso em: 06 set. 2023.
2. Estadão. Jovem que lutou na justiça para morrer agora quer ajuda para viver. Estado de Minas [Internet]. 24 out. 2019;Saúde. Disponível em: https://www.em.com.br/app/noticia/nacional/2019/10/24/interna_nacional,1095579/jovem-que-lutou-na-justica-para-morrer-agora-quer-ajuda-para-viver.shtml. Acesso em: 06 set. 2023.
3. Vicente AL. Panorama da bioética infantil na América Latina. Rev Bioét (Impr). 2019;27(1):76-85.
4. Gracia D. Pensar a bioética: metas e desafios. São Paulo: Centro Universitário São Camilo; Loyola, 2010.
5. United States of America. American Academy of Pediatrics (AAP), Committee on Bioethics. Informed consent, parental permission and assent in pediatric practice. Pediatrics. 1995;95:314-7.
6. Feudtner C, Hays RM, Haynes G et al. Deaths attributed to pediatric complex chronic conditions: national trends and implications for supportive care services. Pediatrics. 2001 Jun;107(6):e99. PMID: 11389297.
7. Coyne I, Hallström I, Söderbäck M. Reframing the focus from a family-centered to a child-centered care approach for children's healthcare. J Child Health Care. 2016;20(4):494-502.
8. Madeira IR. A bioética pediátrica e a autonomia da criança. Residência Pediátrica. 2011;1 (Supl 1):S10-4.
9. Dadalto L, Affonseca CA. Considerações médicas, éticas e jurídicas sobre decisões de fim de vida em pacientes pediátricos. Revista Bioética. 2018;26(1):12-21.
10. Hirschheimer MR, Troster EJ. Crianças e adolescentes gravemente enfermos. In: Constantino CF, Barros JCR, Hirschheimer MR (ed.). Cuidando de crianças e adolescentes sob o olhar da ética e bioética. Rio de Janeiro: Atheneu, 2009. p. 87-112.
11. Lorda PS. Madurez, capacidad y autonomia. EIDON. 2014;41:3-11.
12. Krick JA, Hogue JS, Reese TR et al. Uncertainty: an uncomfortable companion to decision-making for infants. Pediatrics. 2020 Aug;146(Suppl 1):S13-7. doi: 10.1542/peds.2020-0818E.
13. Rezende JMM, Cabral IE. As condições de vida das crianças com necessidades especiais de saúde: determinantes da vulnerabilidade social na rede de cuidados em saúde as crianças com necessidades especiais de saùde. Rev Pesq Cuid Fundam [Online]. 2010 Out 17 [citado em 21 nov. 2022]. Disponível em: http://seer.unirio.br/cuidadofundamental/article/view/773.

14. Sillmann MCM. Competência e recusa de tratamento médico por crianças e adolescentes: um necessário diálogo entre o biodireito e o direito infanto-juvenil. D´Plácido, 2019.
15. Armijo PP, Hurtado LSJ, Ocares MCM. Implicancia éticas en el manejo del niño gravemente enfermo atendido en una unidad de paciente crítico pediátrica. Acta Bioethica. 2014;20(1):51-9.
16. Cabrera-Díaz E. Concepciones bioéticas de la cultura occidental sobre la autonomía de niños y niñas. Rev Colomb Bioét [Online]. 2011;6(2):45-61. Disponível em: https://bit.ly/2N0bb9W. Acesso em: 15 nov. 2022.
17. Albuquerque R, Garrafa V. Autonomía e individuos sin la capacidad para consentir: el caso de los menores de edad. Rev Bioét (Impr) [Online]. 2016;24(3):452-8. Disponível em: https://bit.ly/2GKPrOz. Acesso em: 15 nov. 2017.
18. Iwamoto LPM, Sá NM, Maluf F. Cuidados paliativos pediátricos: reflexão bioética [Internet]. doi: 10.1590/SciELOPreprints.1647. Acesso em: 16 jul. 2022.
19. Orkin J, Beaune L, Moore C et al. Toward an understanding of advance care planning in children with medical complexity. Pediatrics. 2020 Mar;145(3):e20192241.
20. Leuthner K, Lee J, Peter L et al. Assent for treatment: clinician knowledge, attitudes and practice. Pediatrics. 2006;118;723-30.
21. Konder CNP, Teixeira ACB. Crianças e adolescentes na condição de pacientes médicos: desafios da ponderação entre autonomia e vulnerabilidade. Pensar. 2016;21(1):70-93.
22. Powell R. Dilemmas in the medical treatment of patients facing inevitable death. Arch Dis Child. 2007;92(9):746-9.
23. Gracia D. La deliberación moral: el método de la ética clínica. Med Clin (Barc). 2001;117(1):18-23.
24. Gracia D. La deliberación moral: el método de la ética clínica. In: Gracia D, Júdez J (ed.). Ética en la práctica clínica. Madrid: Fundación de Ciencias de la Salud, Editorial Triacastela, 2004. p. 21-32.
25. Dadalto L. Cuidados paliativos pediátricos: aspectos jurídicos. Foco, 2022.
26. Linney M, Hain RDW, Wilkinson D et al. Achieving consensus advice for paediatricians and other health professionals: on prevention, recognition and management of conflict in paediatric practice. Arch Dis Child. 2019 May;104(5):413-6.
27. Grootens-Wiegers P, Hein IM, Broek J et al. Medical decision-making in children and adolescents: developmental and neuroscientific aspects. BMC Pediatr. 2017;17(1):120.
28. Salter EK, Hester DM, Vinarcsik L et al. Pediatric decision making: consensus recommendations. Pediatrics. 2023;152(3):e2023061832. doi: 10.1542/peds.2023-061832.

Capítulo 35

Tomada de decisão em Pediatria

Ana Cristina Pugliese de Castro

Introdução

O século XXI inaugura um debate de grande relevância para o cuidado de crianças e adolescentes portadores de condições crônicas complexas (CCC). Em 2002, a Organização Mundial da Saúde (OMS) relatou o aumento vertiginoso das condições crônicas, destacando a relevância da atenção a elas, que impactam não só os tomadores de decisão do setor da Saúde, como aqueles que têm a possibilidade de modificar os sistemas de Saúde, permitindo reorientar os desenhos da atenção e gestão de redes.[1,2] Na Pediatria, o aumento da prevalência de condições crônicas complexas resulta em maior demanda por cuidados e hospitalização.[1] Crianças com necessidades especiais de saúde passam sete vezes mais tempo internadas e são mais de três vezes internadas do que outras crianças.[3] No Brasil, a taxa de hospitalizações pediátricas por CCC atinge 331 por 100 mil habitantes.[4] Esses números correlacionam-se diretamente com o desenvolvimento de recursos farmacológicos e não farmacológicos; dispositivos e tecnologias, que possibilitam a sobrevivência de crianças que, há alguns anos, morreriam precocemente.[5]

Nos últimos 20 anos, as unidades de terapia intensiva pediátrica (UTIP) vêm sendo cada vez mais ocupadas por crianças com CCC, que competem por leitos com crianças agudas e instáveis. A despeito das marcas de dependência tecnológica e sequelas graves, essas crianças e adolescentes tornam-se criticamente crônicos e podem sobreviver por longos período, à custa de sofrimento físico, emocional e sociofamiliar e com o uso intenso do sistema de Saúde pela ocupação prolongada de leitos de UTIP, por internações hospitalares recorrentes ou pelos imensos desafios na transição de unidades críticas para as enfermarias de Pediatria Geral e para o domicílio.[1,5,6]

Essas constatações levantam a necessidade de discutir e aprimorar aspectos do planejamento em Saúde, uma vez que os sistemas de Saúde são organizados em torno de um modelo de tratamento de casos agudos. O relatório da OMS descreve, entre os elementos essenciais para adequar os sistemas de Saúde às necessidades dos pacientes com condições crônicas, os seguintes: o desenvolvimento de um sistema integrado de Saúde; alinhamento de políticas setoriais para a Saúde; cuidado centrado no paciente e na família, estendendo o apoio às suas comunidades; e suporte a uma mudança de paradigma.[1,2]

Essa mudança de paradigma precisa ocorrer em vários níveis – não apenas em termos de organização sistêmica e na articulação de rede, mas também à beira do leito. É imperativo repensar o manejo dessas crianças. Atualmente, o modelo de cuidado reativo e biomédico, que tão bem se aplica a pacientes agudos e instáveis, claramente não é o melhor para crianças com condições crônicas complexas. O próprio *Corpus Hippocraticum* faz uma distinção clara entre condições agudas *(krisis)*, que terminam por resolução (positiva ou negativa, ou seja, a cura ou a morte) e as condições crônicas (*lysis* – do grego, "dissolução"), que resultam em uma etapa terminal – ainda que com curso prolongado.[7] Essas condições requerem estratégias de manejo específicas, sobretudo em cenários de incerteza de prognóstico, diante de conflitos de comunicação ou de valores, e frente à elevada carga emocional provocada pela possibilidade da morte de uma criança, tanto para a família como para a equipe assistencial. Nesse contexto, a necessidade de um representante legal para a tomada de decisões, obrigatório na Pediatria, mas que não dispensa a equipe provedora do cuidado de contemplar a autonomia da criança ou do adolescente enfermos, e sim adiciona uma camada extra de complexidade.

Tomada de decisão, objetivo de cuidado e planejamento antecipado de cuidados

O planejamento antecipado de cuidados (ACP) a partir de um processo de tomada de decisão compartilhada, como é feito em cuidados paliativos, vem ao encontro dessa mudança de paradigma, com o objetivo de que a assistência oferecida ao longo da trajetória da doença seja respeitosa com seus objetivos, valores, preferências e desejos.[8,9] A transição do processo de tomada de decisão do modelo paternalista (fundamentado no princípio da beneficência) para o modelo compartilhado (que privilegia o princípio da autonomia), representa, por si só, um novo paradigma, e resultou em pesquisas e na criação de modelos específicos, principalmente no tocante às estratégias de comunicação necessárias à construção do objetivo de cuidado.[9,10] O ACP propicia a redução de depressão e da ansiedade em pacientes e familiares, maior satisfação com os cuidados e cuidados de fim de vida menos agressivos e alinhados com os desejos do paciente.[11]

Na Pediatria, a necessidade de repensar o modelo de tomada de decisão para crianças e adolescentes com CCC na UTIP e na terapia intensiva neonatal (UTI Neo) vem sendo amplamente reconhecida e estudada nos últimos 15 anos.[12-15] Ainda que alguns fenômenos biológicos possam indicar o ponto de inflexão que marca a fase de deterioração (*lysis*) na trajetória da doença; em algumas CCC, a fase avançada da enfermidade pode se estender por meses ou anos. Outrossim, a constatação da proximidade da morte nem sempre é clara. Esses fenômenos implicam várias camadas de complexidade no cenário decisório, e faz-se necessário criar modelos específicos para a Pediatria que contemplem esses desafios.[12-16]

Em um contexto clínico totalmente diverso do da Pediatria, Hirakawa e colaboradores[17] desenvolveram um modelo conceitual para o planejamento de cuidados em pacientes crônicos adultos, cujos elementos se coadunam perfeitamente com as necessidades de crianças e adolescentes com CCC: habilidades sofisticadas de comunicação; educação de pacientes, familiares e profissionais da Saúde; compartilhamento de informações de forma colaborativa e senso ético de tomada de decisão.[17]

Pensar a decisão compartilhada em Pediatria dentro de um modelo bioético

Anatomia do processo de tomada de decisão compartilhada em Pediatria[18,19]

Ao analisar a tomada de decisão compartilhada em Pediatria, pode-se identificar quatro componentes distintos, que se articulam, conforme ilustrado na Figura 35.1.

Essa concepção se integra harmonicamente ao modelo bioético de tomada de decisão clínica em pacientes criticamente enfermos descrito por Forte e colaboradores[20] para pacientes adultos. Esse modelo pode ser adaptado às particularidades do cuidado centrado no paciente e na família na faixa etária pediátrica, a saber:

- CCC têm trajetórias de prognóstico incerto e variável, somado à elevada resiliência física das crianças, o que torna desafiadores a definição do momento adequado para algumas discussões e o manejo das expectativas irrealistas dos pais.[1,21]
- No ordenamento jurídico brasileiro, menores de 18 anos são considerados incompetentes para dar consentimento informado. É obrigatório que eles compartilhem as decisões com um representante legal – quase sempre, os pais, a quem a lei confere um conjunto de responsabilidades, caracterizando a autoridade parental.[22]
- O peso do interesse e dos aspectos emocionais de terceiros (pais, irmãos e outros familiares) exerce influência decisiva e, por vezes, excessiva, na construção das decisões.[12]

- O norteador do processo decisório deve ser a definição do **melhor interesse da criança**, buscando o consenso sempre que possível, entre aspectos técnicos, preferências e valores familiares e desejos e biografia da criança ou do adolescente. O julgamento substitutivo é de pouca utilidade na Pediatria.[2,12,14]

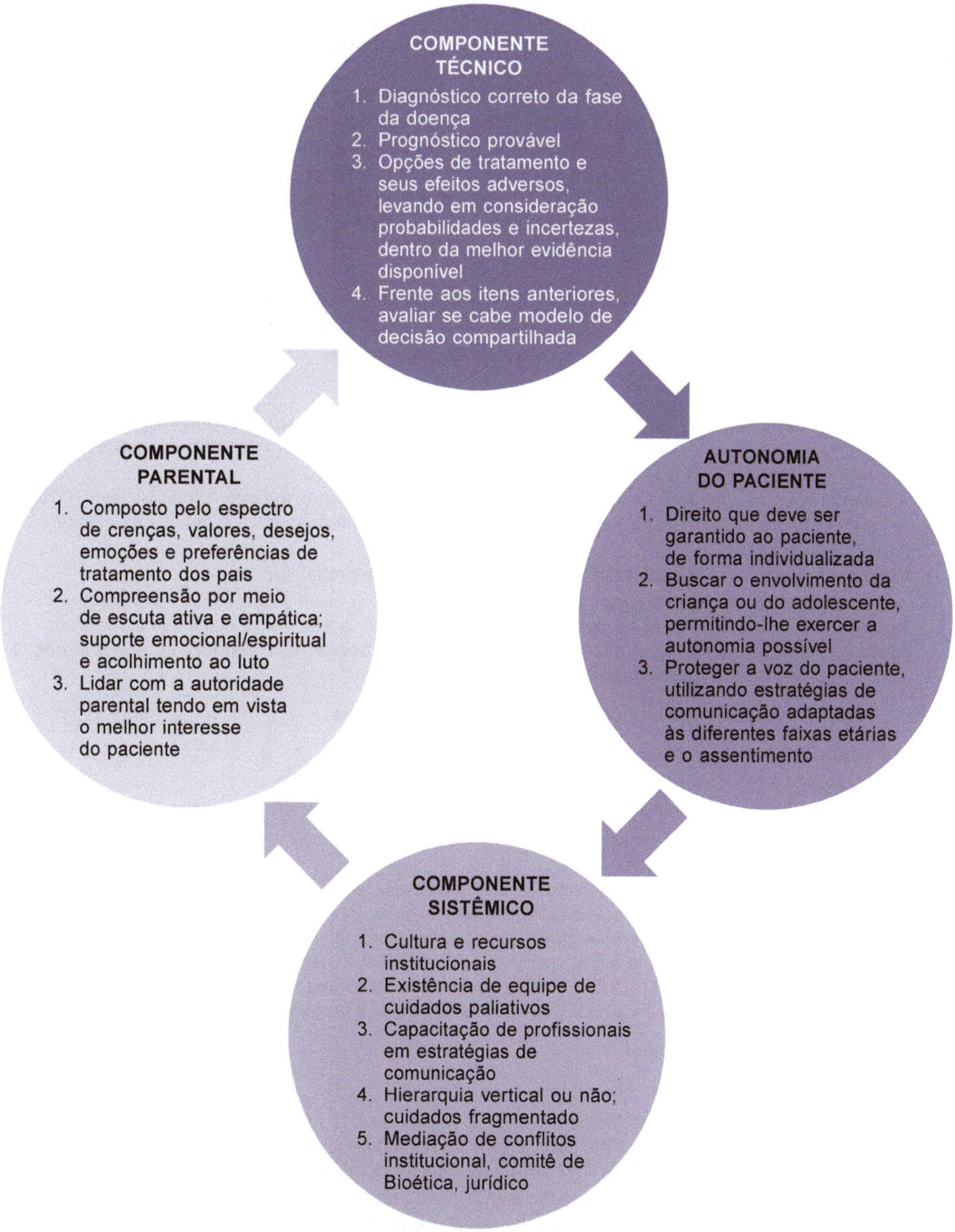

Figura 35.1 Componentes que se articulam na tomada de decisão em Pediatria.
Fonte: Acervo pessoal de Ana Cristina Pugliese de Castro.

Esses quatro componentes se inter-relacionam de forma a articular o melhor interesse da criança, fundamentando decisões prudentes que possibilitem o melhor curso de ação possível em cada etapa da trajetória da enfermidade.

Proposta para um modelo de tomada de decisão compartilhada em Pediatria

A literatura ainda é escassa em modelos estruturados de tomada de decisão compartilhada em Pediatria. O modelo proposto baseia-se naqueles de Forte e colaboradores[20] e Opel,[21] e em experiência clínica, e encontra-se resumido na Quadro 35.1.

A criação de um modelo estruturado tem várias vantagens, como:

- Organizar os componentes do processo decisório e seus elementos objetivos e subjetivos de forma lógica, reduzindo o impacto de fatores de confusão (vieses cognitivos; ruídos de comunicação; preconceitos; racionalização de emoções e conflitos de valores).[24]
- A aplicação de um modelo estruturado é um guia de orientação em diferentes contextos e situações,[20] permitindo identificar onde se situam os pontos de tensão e conflitos, ajudando a traçar caminhos para resolução.

Quadro 35.1 – Passos do processo de tomada de decisão compartilhada em Pediatria.
Passo 1: fatos biológicos (constituem o lastro da decisão clínica)
Regidos pela ética da acurácia • **Foco:** diagnóstico correto da fase da doença, prognóstico provável, opções de tratamento e seus efeitos adversos. Se alto grau de incerteza de prognóstico: trabalhar com cenários possíveis e planos alternativos, revisando-os conforme a evolução • **Objetivo:** definir diagnóstico, prognóstico e resultados esperados dos tratamentos disponíveis – com a maior acurácia possível; situar o paciente na curva da trajetória da doença e definir cenários de prognóstico possíveis • **Método:** prática com base em evidências; racional científico e probabilístico • **Comentário:** por meio de um racional científico e probabilístico, esse passo busca entender quais cursos de ação são tecnicamente apropriados ou, pelo menos, aceitáveis, e quais são inaceitáveis. **Quando só existe um único curso de ação tecnicamente aceitável, considera-se que a situação não é elegível para o modelo de decisão compartilhada**
Passo 2: Biografia e valores (constituem os aspectos subjetivos)
• Regido pela ética da compreensão • **Foco:** valores e desejos da família e do paciente • **Objetivo:** compreender e empatizar com o sofrimento do paciente/família. Escutar e informar-se sobre sua biografia, seus valores, seus desejos • **Método:** comunicação empática • **Comentário:** esse passo requer estratégias de comunicação empática com o paciente e a família. A compreensão da desorganização familiar e das emoções, dos medos e dos significados desencadeados pela doença permite que a interação se baseie em escuta, presença e respeito, e a compreensão da experiência do adoecimento vivida pela família. Não é o momento de intervir, mas sim de ouvir e entender. A escuta é extensiva ao paciente, adaptando-se à faixa etária e à fase do desenvolvimento, de forma que a criança/adolescente participe de forma efetiva no processo
Passo 3: Deliberação em equipe
Regida pela ética da consciência situacional • **Foco:** equipe de cuidado multidisciplinar • **Objetivo:** aplicar as evidências científicas desenvolvidas em populações à situação específica do paciente, conciliando tratamentos com base em evidências com os valores e biografia individuais • **Método:** julgamento clínico e comunicação efetiva dentro da equipe • **Comentário:** por meio da deliberação em equipe interdisciplinar, a equipe de cuidado define o que considera o melhor interesse do paciente e a recomendação de um plano de ação ideal. A equipe multiprofissional aprende, no cuidado, diversos elementos subjetivos que auxiliam na deliberação

(*Continua*)

Quadro 35.1 – Passos do processo de tomada de decisão compartilhada em Pediatria. (*Continuação*)
Passo 4: Compartilhamento da decisão com paciente e família
Regido pela ética da deliberação • **Foco:** relação entre paciente e provedores do cuidado • **Objetivo:** formar vínculo e construir objetivos de cuidado de forma compartilhada, assegurando que os valores do paciente serão respeitados e práticas cientificamente aceitas serão usadas • **Método:** deliberação e comunicação centrada na pessoa • **Comentário:** no modelo de decisão compartilhada, a Equipe de Saúde divide com paciente e família a sua recomendação, usando estratégias de comunicação empática. Trabalha-se a consciência de prognóstico de forma transparente, assertiva e empática, normalizando incertezas quando oportuno. A compreensão dos valores e das necessidades do paciente e da família deve resultar em um entendimento consensual de qual é o melhor interesse do paciente naquela situação, e da definição de objetivos para o cuidado. Discussões sobre tratamentos e procedimentos devem estar inseridas nesse planejamento

Fonte: Acervo pessoal de Ana Cristina Pugliese de Castro.

A despeito do curso incerto de muitas CCC, quase sempre é possível determinar em que ponto da trajetória da doença o paciente se encontra, clarificando os cenários de prognóstico. A incerteza de prognóstico pode e deve ser exposta para o paciente e a família, sendo absorvida no processo de tomada de decisão de forma transparente e equilibrada com os valores do paciente e da família nas situações mais nebulosas.[25]

O cuidado à família de uma criança gravemente doente é permeado por emoções intensas e contraditórias e pela oscilação pertinente ao processo de luto – podendo ser potencializadas por ruídos de comuinicação.[19,26] A inclusão da criança ou do adolescente na comunicação é um imperativo ético e legal.[19,27] Os profissionais da Saúde devem estar familiarizados com estratégias de comunicação voltadas para crianças e adolescentes, usando recursos lúdicos, verbais e não verbais, inclusive. Isso aumenta a segurança de que as decisões tomadas contemplem o melhor interesse da criança.[28]

Situações em que a conduta técnica apropriada é inequívoca não são elegíveis ao compartilhamento de decisão, devendo a conduta ser embasada na melhor evidência disponível.[20,22,23,25] Esse dever da Equipe de Saúde representa, de certa forma, um limite à autoridade parental.[18,22,29] A autoridade parental constitui tanto um direito como um dever: o de tomar decisões benéficas para os filhos. Portanto, a autoridade parental não é ilimitada, inexistindo um direito irrestrito de tomar decisões médicas maléficas para os filhos menores.[22,29,30]

Lidar com conflitos no processo decisório

Independentemente da existência de conflitos, o acolhimento e o suporte emocional à família (e também à equipe assistencial), assim como a comunicação empática e cuidadosa, devem permear todo o processo.[26,31]

Conflitos exigem estratégias específicas de conciliação e mediação. É importante reconhecer a natureza do conflito. Conflitos de comunicação requerem a definição de um objetivo comum entre as partes – quase sempre, será cuidar do paciente da melhor maneira possível. A partir daí, com escuta ativa e negociação, chega-se a um plano de ação que atinja o objetivo comum aceitável para todas as partes discordantes.[32] A busca da conciliação de diferentes pontos de vista associada ao modelo estruturado de compartilhamento de decisão descrito neste capítulo e ao suporte emocional e espiritual intensivo à família, frequentemente, é uma intervenção eficaz para a resolução do conflito.

Os conflitos de valores são situações bem mais dramáticas e complexas e requerem uma abordagem bioética. O método de deliberação moral criado pelo psiquiatra espanhol Diego Gracia constitui um itinerário sistematizado e contextualizado para lidar com conflitos morais, guiando os responsáveis para a tomada de decisões prudentes. O método baseia-se em fatos, valores e deveres, sendo o dever maior o de tomar a melhor decisão possível, que proteja o máximo de valores possível. Para tanto, analisa-se o principal conflito moral do caso, à luz de todos os valores presentes naquela situação específica. O método consiste em desenhar vários (pelo menos sete) cursos de ação intermediários, entre os quais se poderá determinar o curso de ação ótimo, que se afasta dos cursos de ação extremos e que possa ser validado nas provas de consistência (temporalidade, publicidade e legalidade).[33,34]

Além do uso do método específico e pertinente, recomenda-se que as decisões em situações de conflito não se afastem dos fundamentos biológicos e técnicos; que sejam, sempre que possível, colegiadas; e que busquem a intercessão de mediadores institucionais, papel que pode ser ocupado pela equipe de cuidados paliativos; pelo comitê de Bioética Clínica; por comitês especiais definidos para esse fim; ou por mediadores especializados nomeados pela instituição. Com isso, envidam-se esforços para evitar ao máximo a judicialização desses conflitos, a qual frequentemente levará à escolha de um curso extremo que potencializará os sofrimentos das partes envolvidas.[18,20,29]

Referências bibliográficas

1. Moreira MCN, Albernaz LV, Sá MRC et al. Recomendações para uma linha de cuidados para crianças e adolescentes com condições crônicas complexas de saúde. Cadernos de Saúde Pública. 2017;33(11):e00189516. doi: 10.1590/0102-311x00189516.
2. Organização Mundial da Saúde (OMS). Cuidados inovadores para condições crônicas: componentes estruturais de ação. Brasília: Organização Mundial da Saúde (OMS), 2002.
3. Newacheck PW, Kim SE. A national profile of health care utilization and expenditures for children with special health care needs. Arch Pediatr Adolesc Med. 2005;159:10-7.
4. Moura EC, Moreira MCN, Menezes LA et al. Complex chronic conditions in children and adolescents: hospitalizations in Brazil, 2013. Ciênc Saúde Coletiva. 2017;22:2727-34.
5. Piva JP, Garcia PCR, Lago PM. Dilemas e dificuldades envolvendo decisões de final de vida e oferta de cuidados paliativos em pediatria. Rev Bras Ter Intensiva [Online]. 2011 Jan;23(1):78-86. doi: 10.1590/S0103-507X2011000100013.
6. Fernandez HGC, Moreira MCN, Gomes R. Tomando decisões na atenção à saúde de crianças/adolescentes com condições crônicas complexas: uma revisão da literatura. Ciênc Saúde Coletiva [Online]. 2019 Jun;24(6):2279-92. doi: 10.1590/1413-81232018246.19202017.
7. Gracia D. Pensar a bioética: metas e desafios. São Paulo: Centro Universitário São Camilo; Loyola, 2010. p. 350-4.
8. Nuckton TJ. Advance directives and older adults: a critical care perspective. J Am Geriatr Soc. 1996 Jun;44(6):733-4. doi: 10.1111/j.1532-5415.1996.tb01845.x.
9. Rietjens JAC, Sudore RL, Connolly M et al.; European Association for Palliative Care (EAPC). Definition and recommendations for advance care planning: an international consensus supported by the European Association for Palliative Care (EAPC). Lancet Oncol. 2017 Sep;18(9):e543-51. doi: 10.1016/S1470-2045(17)30582-X.
10. Kon AA. The shared decision-making continuum. JAMA. 2010 Aug 25;304(8):903-4. doi: 10.1001/jama.2010.1208.
11. Bernacki RE, Block SD; American College of Physicians, High Value Care Task Force. Communication about serious illness care goals: a review and synthesis of best practices. JAMA Intern Med. 2014 Dec;174(12):1994-2003. doi: 10.1001/jamainternmed.2014.5271.
12. Durall A, Zurakowski D, Wolfe J. Barriers to conducting advance care discussions for children with life-threatening conditions. Pediatrics. 2012 Apr;129(4):e975-e982. doi: 10.1542/peds.2011-2695.
13. Adams RC, Levy SE; Council on Children With Disabilities (COCWD). Shared decision-making and children with disabilities: pathways to consensus. Pediatrics. 2017 Jun;139(6):e20170956. doi: 10.1542/peds.2017-0956.
14. Kon AA, Morrison W. Shared decision-making in pediatric practice: a broad view. Pediatrics. 2018 Nov;142(Suppl 3):S129-32. doi: 10.1542/peds.2018-0516B.
15. Orkin J, Beaune L, Moore C et al. Toward an understanding of advance care planning in children with medical complexity. Pediatrics. 2020 Mar;145(3):e20192241. doi: 10.1542/peds.2019-2241.
16. Román LOS, Alba RJM. Enfoque paliativo em pediatria. Pediatr Integral. 2016;10(2):131.e1-131.e7.

17. Hirakawa Y, Aita K, Nishikawa M et al. Facilitating advance care planning for patients with severe COPD: a qualitative study of experiences and perceptions of community physicians, nurses and allied health professionals. Home Healthcare Now. 2021 Mar-Apr 01;39(2):81-90. doi: 10.1097/NHH.0000000000000945.
18. Castro ACP, Branquinho JCCM. Tomada de decisão em cuidados paliativos pediátricos: família e equipe. In: Ferreira EAL, Barbosa SMM, Iglesias SOB (ed.). Cuidados paliativos pediátricos. Rio de Janeiro: Medbook, 2023. p. 62-8.
19. Castro ACP, Costa GA, Silva MO. Tomada de decisão e planejamento antecipado de cuidadoso em cuidados paliativos pediátricos. In: D'Alessandro MPS, Barbosa LC, Anagusko SS et al. (ed.). Manual de cuidados paliativos. 2. ed. rev. e amp. São Paulo: Ministério da Saúde; Hospital Sírio-Libanês, 2023. p. 408-20. Disponível em: https://www.gov.br/saude/pt-br/centrais-de-conteudo/publicacoes/guias-e-manuais/2023/manual-de-cuidados-paliativos-2a-edicao/view.
20. Forte DN, Kawai F, Cohen C. A bioethical framework to guide the decision-making process in the care of seriously ill patients. BMC Med Ethics. 2018;19(78). doi: 10.1186/s12910-018-0317-y.
21. Cohen E, Kuo DZ, Agrawal R et al. Children with medical complexity: an emerging population for clinical and research initiatives. Pediatrics. 2011 Mar;127(3):529-38. doi: 10.1542/peds.2010-0910.
22. Dadalto L, Gozzo D. Responsabilidade civil dos pais na obstinação terapêutica dos filhos menores. In: Dadalto L (coord.). Cuidados paliativos pediátricos: aspectos jurídicos. Indaiatuba: Foco, 2022. p. 59-72.
23. Opel DJ. A 4-step framework for shared decision-making in pediatrics. Pediatrics. 2018 Nov;142 (Suppl 3):S149-56. doi: 10.1542/peds.2018-0516E.
24. Preisz A. Fast and slow thinking; and the problem of conflating clinical reasoning and ethical deliberation in acute decision-making. J Paediatr Child Health. 2019;55:621-4. doi: 10.1111/jpc.14447.
25. Krick JA, Hogue JS, Reese TR et al. Uncertainty: an uncomfortable companion to decision-making for Infants. Pediatrics. 2020 Aug;146(Suppl 1):S13-7. doi: 10.1542/peds.2020-0818E.
26. Jackson VA, Jacobsen J, Greer JA et al. The cultivation of prognostic awareness through the provision of early palliative care in the ambulatory setting: a communication guide. J Palliat Med. 2013 Aug;16(8):894-900. doi: 10.1089/jpm.2012.0547.
27. Brasil. Presidência da República, Casa Civil, Subchefia para Assuntos Jurídicos. Lei n. 8.069, de 13 de julho de 1990. Dispõe sobre o Estatuto da Criança e do Adolescente e dá outras providências [Internet]. Brasília (DF): Diário Oficial da União (DOU), 2016. Disponível em: http://www.planalto.gov.br/ccivil_03/LEIS/L8069.htm#art266.
28. Valete COS, Ferreira EAL, Bruno CH. O protagonismo da criança em cuidados paliativos para a efetivação da sua segurança. Cad Ibero Am Direito Sanit [Online]. 2023 Set 20;11(3):52-69. Disponível em: https://www.cadernos.prodisa.fiocruz.br/index.php/cadernos/article/view/927.
29. Dadalto L, Affonseca CA. Considerações médicas, éticas e jurídicas sobre decisões de fim de vida em pacientes pediátricos. Revista Bioética. 2018;26(1)12-21.
30. Teixeira ACB, Carvalho C. Crianças e adolescentes com diagnóstico de terminalidade: em busca da prevalência do direito à morte digna diante do conflito de interesses com os pais. In: Dadalto L (coord.). Cuidados paliativos: aspectos jurídicos. Indaiatuba: Foco, 2021. p. 249-64.
31. Bernacki RE, Block SD; American College of Physicians, High Value Care Task Force. Communication about serious illness care goals: a review and synthesis of best practices. JAMA Intern Med. 2014 Dec;174(12):1994-2003. doi: 10.1001/jamainternmed.2014.5271.
32. Back A, Arnold R, Tulsky F. Dealing with conflicts: from "who's right?" to "what's our shared interest"? In: Back A, Arnold R, Tulsky J (ed.). Mastering communication with seriously ill patients: balancing honesty with empathy and hope. New York: Cambridge University Press, 2009. p. 93-105.
33. Silva J. Deliberação em pediatria: método prudente de tomada de decisão. In: Silva J, Jouan CE, Medeiros Jr. P (org.). Bioética em pediatria. São Paulo: Memnon, 2021. p. 96-105.
34. Zoboli ELCP. Bioética clínica na diversidade: a contribuição da proposta deliberativa de Diego Gracia [Internet]. Bioethikos. 2012;6(1):49-57 [citado em 19 nov. 2023]. Disponível em: http://www.saocamilo-sp.br/pdf/bioethikos/91/a05.pdf.

Capítulo 36

Conflitos éticos entre a família e a Equipe de Saúde

Lara de Araújo Torreão

Introdução

O conflito entre a família e a equipe surge em situações em que há divergência na compreensão sobre cuidados paliativos, em especial nas questões de limite de suporte artificial no fim de vida. Nesse contexto, a comunicação torna-se o elemento desafiador que pode tanto estreitar os vínculos e facilitar o processo como se constituir em fonte de equívocos e conflitos. Conversas sobre falhas no tratamento, transição para cuidados paliativos, ressuscitação e interrupção do suporte de vida podem evocar fortes emoções tanto no paciente, como na família e na equipe.[1,2]

O adoecimento e a morte na Pediatria são vistos como antinaturais frente a todo o potencial de vida esperado. Diante da perspectiva de morte do filho é esperado que a família esteja em sofrimento, vivendo sob a ameaça constante da perda. A forma como a família expressa esses sentimentos depende de inúmeros fatores individuais, e estes podem variar desde a resiliência e aceitação, até a agressividade, raiva e culpabilização da equipe.[1] Nessa situação, é importante entender que esse é o processo de elaboração da dor da família e não um ato é intencional ou pessoal para agredir a equipe. Quando a equipe tem conhecimento desta estratégia inconsciente de defesa, o acolhimento e a comunicação compassiva se tornam essenciais para minimizar o sofrimento familiar.[3]

Na abordagem do paciente em cuidados paliativos, o princípio do respeito à autonomia é de alta relevância e a decisão compartilhada entre pacientes/familiares e equipe deve nortear as escolhas difíceis. Em cenários de fim de vida, não é incomum por parte da família pedir que se "faça tudo", gerando o dilema bioético entre o respeito à autonomia (poder decisório substitutivo dos pais) e o melhor interesse da criança (beneficência e não maleficência) evitando as terapias desproporcionais e fúteis. Em situações clínicas incuráveis, em fase de terminalidade o "faça tudo" pode ser esclarecido à família como medidas proporcionais que promovam o conforto e o alívio da dor total como controle de sintomas, suporte psicossocial e espiritual. É fundamental deixar claro que não há abandono, e sim mudança no foco do cuidado.

Na Medicina, e em especial na Pediatria, há ainda muitas incertezas considerando-se que nem todas as condutas têm forte evidência científica. Na busca do melhor interesse da criança ou do adolescente, por vezes nos deparamos com um dilema moral, ou seja, duas ou mais proposições são possíveis, mas conflitantes. Nessa situação cabe a decisão compartilhada.

A decisão compartilhada pode ser entendida como um processo que busca a melhor escolha envolvendo um cenário clínico específico, em que ganhos e perdas em saúde devem ser analisados de modo concreto e científico, levando-se em conta os reais valores dos pacientes e familiares. Deixar-se influenciar pelos valores do paciente para a tomada de decisão requer uma disponibilidade sincera para que se renuncie ao pré-julgamento do que se acha correto.[4] O propósito é iniciar a conversa, conhecida como "conferência familiar", com a intenção genuína de escutar uma compreensão por vezes diferente da habitual e tentar encontrar uma opção intermediária, pois não é incomum que o médico já chegue para a conferência com inúmeras certezas, sem a habilidade de uma escuta verdadeiramente empática.

Segundo Diego Gracia,[5,6] "a função da ética não é buscar uma unanimidade. É evitar que as decisões sejam imprudentes". A base do método deliberativo, que analisa o dilema moral em diversos ângulos, pondera os riscos e benefícios das proposições e leva em consideração os valores do paciente e família.[4] Os valores são coisas importantes para um ser humano e exigem respeito de todos. Assim, a vida é um valor; a saúde é também um valor, tal como o respeito pelos direitos humanos e princípios da Bioética, entre outros. Um conflito moral é sempre um conflito de valores. No contexto de terminalidade e fim de vida, o conflito mais frequente surge entre a sacralidade da vida – o desejo de manter a vida a qualquer custo, impondo medidas por vezes desproporcionais e fúteis – e os cuidados paliativos que visam garantir a qualidade de vida (ou de morte) com menor sofrimento e medidas proporcionais, incluindo os valores familiares. Nesse cenário, o método deliberativo de Diego Gracia[5] com base em Aristóteles traz a necessidade de reflexão sobre o melhor interesse da criança ou do adolescente, o que nem sempre está de acordo com os desejos familiares. A deliberação é procedimento intelectual que visa eleger alternativas prudentes.

A deliberação[4,5] segue uma análise sistematizada que avalia em cada caso, "os fatos, os valores e os deveres" (Quadro 36.1). Diante do conflito moral, surgem diversas "saídas" denominadas "linhas de ação". Após análise criteriosa, elege-se uma "ação ótima", menos passível de lesar os valores que estão em conflito.

Embora o Direito também tenha uma função proposicional de valores, uma de suas funções básicas é evitar conflitos sociais estabelecendo limites ao livre exercício da autonomia, de modo que, ultrapassados esses limites, a lei estará violada. Desta forma, entre as opções elencadas, há de se verificar a concordância de normas e leis vigentes.

No presente, temos como base ética a Resolução do Conselho Federal de Medicina (CFM) n. 1.805/2006:[6]

> **Art. 1º** É permitido ao médico limitar ou suspender procedimentos e tratamentos que prolonguem a vida do doente em fase terminal, de enfermidade grave e incurável, respeitada a vontade da pessoa ou de seu representante legal.

Ainda no Código de Ética Médica (CEM), de 2018,[7] tem-se:

> **Art.41** é vedado ao médico
> Abreviar a vida do paciente, ainda que a pedido deste ou de seu representante legal.
> **Parágrafo único.** Nos casos de doença incurável e terminal, deve o médico oferecer todos os cuidados paliativos disponíveis sem empreender ações diagnósticas ou terapêuticas inúteis ou obstinadas, levando sempre em consideração a vontade expressa do paciente ou, na sua impossibilidade, a de seu representante legal.

Tanto a Resolução CFM como o CEM defendem a ortotanásia e garantem a participação do paciente ou da família, quando indicados os cuidados paliativos de fim de vida.

Após a avaliação de deveres éticos e legais, há uma etapa não menos importante: a aplicação das "provas de consistência", ou seja, depois de escolhermos a "linha de ação ótima ou curso ótimo", temos de submetê-la à comprovação de sua consistência. Faz-se isso por meio das provas de:

a) **Legalidade:**
   Essa decisão é legal?
b) **Publicidade:**
   Estaria disposto a defender publicamente a decisão tomada?
c) **Temporalidade:**
   Tomaria a mesma decisão se tivesse mais tempo para decidir?

Por fim, elege-se o curso ótimo com prudência.

Quadro 36.1 – Método deliberativo de Diego Gracia.	
Fatos	• Apresentação do caso com dados objetivos (evidências) e subjetivos
Valores	• Busca de valores, princípios que estão em conflito moral
Deveres	• Analisar as opções possíveis e identificar "a linha ótima de ação"
Provas de consistências	• Legalidade, publicidade e temporalidade

Fonte: Gracia D, 2003.

A comunicação é um componente integral da habilidade do clínico e afeta todos os outros aspectos dos cuidados de fim de vida. Curtis em 2016,[8] no seu estudo randomizado em adultos, utilizou como intervenção a comunicação destinada a melhorar as discussões sobre metas de cuidados paliativos na UTI para reduzir o sofrimento familiar. Na conclusão, o autor sugere que, com a presença dos facilitadores da comunicação, houve diminuição de depressão e de estresse pós-traumático dos familiares, além de redução dos custos e do tempo de permanência na UTI, especialmente entre os falecidos.

Na Pediatria, a comunicação é habitualmente realizada na ausência do paciente, com pais ou responsável legal. É desejável que haja inclusão do adolescente nas tomadas de decisão, sobre questões pertinentes à sua vida, respeitando-se seu nível de maturidade e suas condições psíquicas e com anuência da família.[3]

Estudos na literatura mostram que a comunicação clara e honesta sobre o diagnóstico e o prognóstico de uma doença fatal, que respeita plenamente os desejos e preferências dos pacientes, afeta positivamente sua qualidade de vida e melhora o manejo dos sintomas.[9]

A despeito de todas as técnicas acerca de como realizar comunicação em situações difíceis, o desconforto e a angústia da família frente a uma limitação terapêutica são desafiadores para a equipe. Nesse cenário de vulnerabilidade parental, é inadequada a transferência de responsabilidade das escolhas de limite de suporte para a família. É um equívoco delegar essas decisões técnicas em nome da autonomia familiar. Nesse processo, são essenciais a escuta, o reconhecimento do vínculo, os afetos e o respeito pela diferença e pela diversidade, para encontrar a prudência por intermédio de uma comunicação empática.[3,5,9,10]

Quando há um impasse ético com o esgotamento das possibilidades de negociação com a família, a segunda opinião pode ser requisitada. No Brasil, essa cultura ainda não está consolidada e alguns médicos se sentem questionados ou melindrados por essa prática, que é um direito do paciente. Em países com maior Índice de Desenvolvimento Humano (IDH) essa prática é mais aceita. Outras instâncias também podem ser consultadas, a saber: Comitês de Bioética, de Ética e Compliance, Comissão Técnica dos Conselhos Regionais de Medicina e, às vezes, órgãos do Poder Judiciário.[10]

Por fim toda escolha moral está inserida em uma rede de relações interpessoais complexas. A busca da solução de conflitos entre a Equipe de Saúde e os familiares deve ser guiada pela melhor evidência científica, pelos valores e princípios bioéticos visando a prudência mediante uma comunicação compassiva.

Referências bibliográficas

1. Tanzi S, Biasco G, Baile WF. Enhancing the empathic connection: using action methods to understand conflicts in end of life care. Journal of Patient Experience. 2014;1(1):14-19. doi: 10.1177/237437431400100104.
2. Olson NW. Why should medical care be family-centered? Understanding ethical responsibilities for patients' family members. Kennedy Institute of Ethics Journal. 2019;29(2):159-85.
3. Torreão LA, Azi PA. Comunicação em pediatria. In: Rodrigo KC, Victor CSS, Cristhiane S (org.). Manual de cuidados paliativos da Academia Nacional de Cuidados Paliativos. Rio de Janeiro: Atheneu, 2021. v. 1, p. 228-32.
4. Vidal EIO, Kovacs MJ, Silva JJ et al. Posicionamento da ANCP e SBGG sobre tomada de decisão compartilhada em cuidados paliativos. Cad Saúde Pública. 2022;38(9):e00130022. doi: 10.1590/0102-311XPT130022.

5. Gracia D. Ethical case deliberation and decision making. Med Health Care Philos. 2003;6(3):227-33. doi: 10.1023/a:1025969701538. PMID: 14620459.
6. Brasil. Conselho Federal de Medicina (CFM). Resolução CFM n. 1.805/2006. Publicada no Diário Oficial da União (DOU), 28 nov. 2006, seç. I, p. 169. Disponível em: http://www.portalmedico.org.br/resolucoes/cfm/2006/1805_2006.htm. Acesso em: 16 nov. 2023.
7. Brasil. Conselho Federal de Medicina (CFM). Resolução CFM n. 2217/18. Código de ética médica. Publicada no Diário Oficial da União (DOU), 1 nov. 2018, seç. I, p. 179. Disponível em: https://sistemas.cfm.org.br/normas/visualizar/resolucoes/BR/2018/2217. Acesso em: 16 nov. 2023.
8. Curtis JR, Treece PD, Nielsen EL et al. Randomized trial of communication facilitators to reduce family distress and intensity of end-of-life care. Am J Respir Crit Care Med. 2016 Jan 15;193(2):154-62. doi: 10.1164/rccm.201505-0900OC. PMID: 26378963; PMCID: PMC4731711.
9. DePanfilis L, DiLeo S, Peruselli C et al. I go into crisis when...: ethics of care and moral dilemmas in palliative care. BMC Palliat Care. 2019;18(70). doi: 10.1186/s12904-019-0453-2.
10. Torreão LA. Aspectos éticos em terapia intensiva pediátrica. In: Associação de Medicina Intensiva Brasileira (AMIB); Sociedade Brasileira de Pediatria (SBP); Piva JP, Carvalho WB (org.). PROTIPED – Programa de atualização em terapia intensiva pediátrica. Ciclo 11. Porto Alegre: Artmed Panamericana, 2020. p. 127-52.

Capítulo 37

Conflitos entre equipes

Gustavo Marquezani Spolador
Rita Tiziana Verardo Polastrini

Eu tive uma namorada que via errado. O que ela via não era uma garça na beira do rio. O que ela via era um rio na beira de uma garça. Ela despraticava as normas. Dizia que seu avesso era mais visível do que um poste. Com ela as coisas tinham que mudar de comportamento. Aliás, a moça me contou uma vez que tinha encontros diários com suas contradições.
Manoel de Barros

Introdução

"Conflito", do latim *conflictus*, deriva do verbo *confligere*, no qual o prefixo *con* indica reunião, e *fligere*, a ideia de golpe ou choque, ou seja, uma colisão decorrente de posições opostas. Trata-se de um processo que começa quando um indivíduo ou grupo percebe diferenças e oposição internas e/ou com outro indivíduo ou grupo acerca de interesses e recursos, crenças, valores ou práticas importantes para eles.[1]

Conflitos em ambientes de trabalho são altamente complexos e podem ser categorizados em: inevitáveis *versus* evitáveis; prejudiciais *versus* benéficos; e conflitos com causas e consequências nos níveis individual, de grupo e organizacional.[2]

Não necessariamente um conflito é ruim. É o modo como o conflito é manejado e tratado que pode fortalecer ou prejudicar as equipes envolvidas;[3] e, às vezes, durante a prestação de cuidados clínicos - apesar dos nossos melhores esforços para esclarecer os objetivos, compreender as perspectivas uns dos outros e gerenciar nossas emoções -, os conflitos surgem.[4]

Epidemiologia

Dados epidemiológicos provenientes de estudos realizados em unidades de terapia intensiva (UTI) evidenciaram que 72% dos médicos identificaram um conflito profissional ao longo da última semana de trabalho, 46% em pacientes que morreram nesse ambiente e 78% no contexto de decisões de renúncia a tratamentos de suporte de vida.[2]

Com relação às partes envolvidas em um conflito em ambiente hospitalar, três cenários envolvendo as equipes de assistências são evidenciados: conflito entre equipe e família, observado em 57% a 86% dos casos; conflito intraequipe, seja entre médicos e enfermeiros (32,6%), entre enfermeiros (27,3%) ou entre médicos (25%); e conflito entre equipes variando de 15% a 20% dos casos.[2]

A Figura 37.1 elucida os principais atores envolvidos em um conflito no ambiente hospitalar. Importante salientar que os conflitos podem ser dinâmicos, simultâneos e não excludentes, geralmente interferentes e subjacentes. Um conflito envolvendo as equipes de assistência pode desencadear um conflito entre equipe e família e vice-versa.

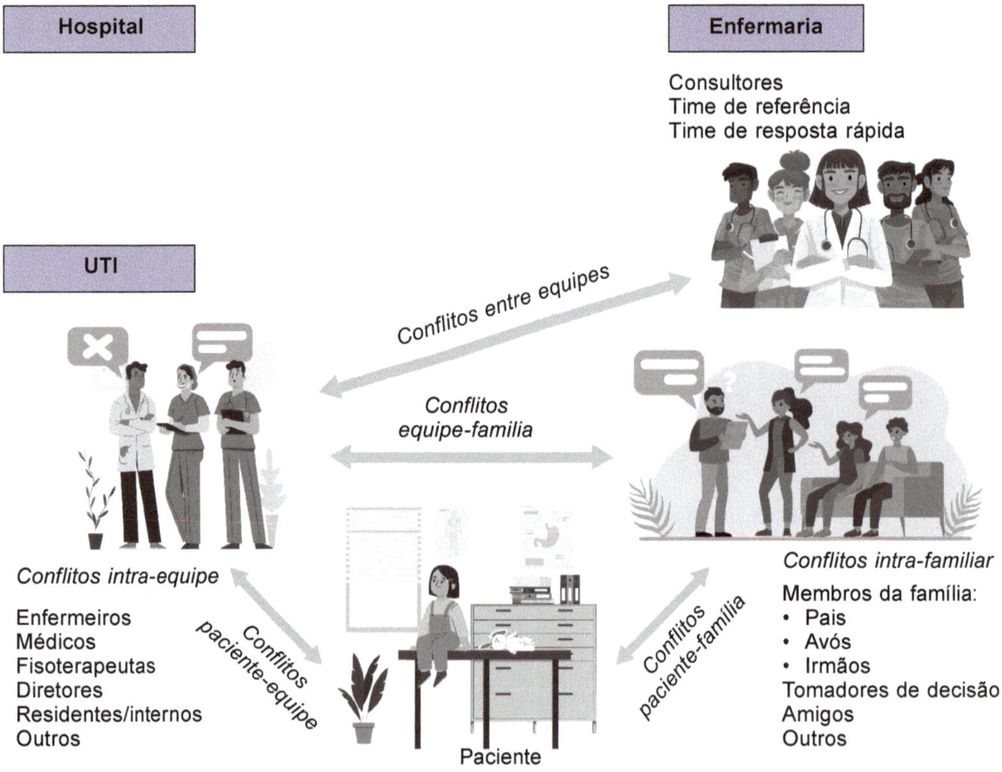

Figura 37.1 Modelo das partes envolvidas em um conflito em âmbito hospitalar.
Fonte: Adaptada de Fassier, 2010.

Conflito entre equipes

O conflito entre equipes é multidimensional, mas suas três principais origens consistem em conflitos em torno de tarefas (cognitivo), de relacionamento (afetivo) ou de processo, conforme apresentado no Quadro 37.1.[5]

Os conflitos de tarefas envolvem divergências entre as equipes sobre o conteúdo e os resultados da tarefa que está sendo executada. Baseiam-se em questões e ideias.[3,5] Os conflitos de tarefas podem melhorar a compreensão dos membros, a avaliação das ideias relacionadas à tarefa e à capacidade das equipes de superar preconceitos e alcançar soluções inovadoras. No entanto, os conflitos de tarefas também podem causar estresse e ansiedade entre as equipes envolvidas, aumentar a sua carga cognitiva e estreitar a sua gama de pensamento, prejudicando, assim, os resultados.[5]

Os conflitos de relacionamento envolvem emoções e valores fundamentais e, diferentemente dos conflitos de tarefas, sempre foram considerados prejudiciais aos resultados das equipes, pois divergências interpessoais são, muitas vezes, emocionais e hostis e, portanto, difíceis de resolver eficazmente. Além disso, os conflitos de relacionamento distraem os membros da tarefa em questão e reduzem a resolução colaborativa de problemas.[3,5]

A terceira forma primária de conflito, o conflito de processo, envolve questões de processo e logística. De certa forma, esse tipo de conflito está diretamente relacionado à tarefa e pode, num primeiro olhar, beneficiar as equipes, iniciando o esclarecimento da alocação de recursos ou de atribuições de funções. Contudo, atentando-se mais ao constructo do processo, este também está intimamente ligado às percepções interpessoais, tornando-se, assim, o mais negativo para os resultados das equipes.[3,5]

Quadro 37.1 – Sumário dos conflitos de tarefa, de relacionamento e de processo.

	Conflito de tarefa	*Conflito de relacionamento*	*Conflito de processo*
Definição	Desacordo sobre o conteúdo e o resultado da tarefa	Desacordo sobre questões pessoais fora da tarefa	Desacordo sobre questões logísticas de realização de tarefas
Exemplos	Qual estratégia seguir ou qual deve ser o objetivo da colaboração	Diferenças de personalidade ou diferenças em crenças e valores	Delegação de responsabilidades ou fixação de horários para reuniões
Efeitos	Geralmente negativos para resultados afetivos do grupo, como satisfação ou comprometimento. Os efeitos no desempenho das equipes dependem da tarefa, do contexto e da capacidade dos membros de manter os conflitos de tarefas confinados à tarefa em questão e não se tornarem pessoais	Geralmente negativos para todos os resultados das equipes, incluindo satisfação, comprometimento e desempenho da tarefa	Geralmente mais negativos para todos os resultados das equipes, incluindo satisfação, comprometimento e desempenho da tarefa

Fonte: Adaptado de Greer, 2012.

No contexto dos cuidados paliativos pediátricos, as principais fontes de conflitos entre as equipes são as diferenças das opiniões, dos interesses, das experiências e das crenças dos profissionais envolvidos, ou seja, abarca os três tipos de conflitos supracitados.[6]

Consequências do conflito

Conforme mencionado, os conflitos em ambiente hospitalar funcionam como uma cadeia e têm estreita relação entre si. Dessa forma, o conflito entre equipes pode atrasar decisões terapêuticas, impedir a transição de cuidados de medidas de suporte para medidas de conforto e ainda empregar tratamentos fúteis, desnecessários e mais agressivos.[2]

No que diz respeito à família, o conflito entre equipes compromete o cuidado centrado na família, provoca desconfiança e mal-entendidos e gera insatisfação à assistência. Dessa forma, aumenta as taxas de sobrecarga do cuidador com maiores índices de ansiedade, depressão e luto complicado.[2]

O impacto do conflito na equipe se revela com altas taxas de *burnout* e rotatividade de profissionais, refletindo em altos custos de saúde pelo litígio, novas contratações ou até mesmo eventos adversos ao paciente.[2]

Em contrapartida, consequências positivas do conflito podem ser mencionadas, uma vez que conversas difíceis são parte do escopo do profissional da Saúde.[2]

Podem representar uma oportunidade de identificação de lacunas entre as equipes, melhora da comunicação entre profissionais e família e intensificação do trabalho em grupo.[2]

Contudo, extrair resultados positivos de um conflito não é tarefa fácil. Exige sobremaneira o reconhecimento precoce de suas fontes, manejo adequado e disposição para resolver a situação da melhor maneira possível, levando-se em consideração que isso não significa ganhar ou perder, e sim fortalecer o trabalho e o vínculo profissional.

Manejo de conflitos

A prevenção e o manejo de conflitos são questões complexas e requerem intervenções multimodais. Fatores individuais, de grupo, organizacionais e culturais corroboram a origem do conflito.[2]

A partir dos pontos supramencionados, a Figura 37.2 representa uma alternativa ao manejo de conflitos considerando-se sete princípios de mediação.

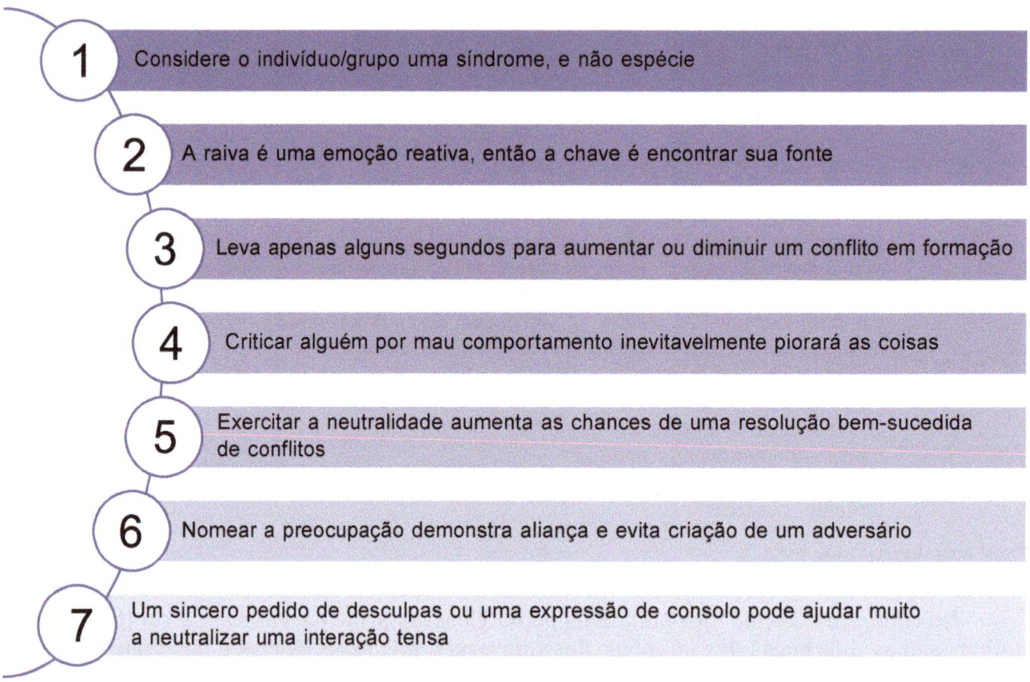

Figura 37.2 Apresentação dos sete princípios de mediação para gerenciamento de conflitos.
Fonte: Fiester AM, 2015.

Princípio 1 - Reenquadramento

Muitos de nós nos tornamos difíceis a depender da situação que estamos vivenciando. Se as interações negativas com um determinado indivíduo ou grupo forem compreendidas como meramente circunstanciais, elas também podem ser passíveis de mudanças. Considerar o indivíduo ou grupo uma síndrome, e não uma espécie, reorienta a procura de soluções viáveis.[7]

Princípio 2 - Encontrar a fonte da emoção

A raiva é uma emoção moral, gerada a partir da percepção de injustiça, ofensa ou prejuízo.[7] Ela nunca é imotivada, apesar de raramente ter um bom motivo. Nesse ponto, o indivíduo não perdoa e fica longe da razão, sem orientação cognitiva, sob surto límbico em ascensão.[8] Encontrar a fonte da raiva e abordar a causa subjacente podem auxiliar no processo de resolução dos sintomas agressivos.[7]

Princípio 3 - Gestão de tempo

Muitos conflitos podem ser evitados com um investimento de tempo insignificante.[7] A exemplo da raiva, sabe-se que quanto mais ruminamos o que nos deixou com raiva, mais bons motivos e justificativas podemos inventar para ficar com raiva. A raiva se alimenta de raiva e a chave para desarmá-la é minar as convicções que a abastecem.[8] Ao contrário, se o indivíduo sentir que suas preocupações foram descartadas, seus sentimentos ignorados ou a culpa desviada, a raiva pode aumentar.[7]

Princípio 4 - Negociação com base em princípios

Apontar o dedo para o interlocutor ou antagonista e repreendê-los fomentam neles o sentimento de insulto.[7] Concentrar-se nos interesses e não nas posições, separando as pessoas do problema[9], sem levar em conta o pacote verbal no qual a mensagem está sendo transmitida, constituem alguns dos pontos básicos da negociação com base em princípios.[9]

Princípio 5 - A postura do E

Diante de um conflito, a neutralidade é ferramenta desejável importante para o investimento pleno de atenção, análise e habilidades de resolução de problemas, sem a distração da autoproteção ou da autodefesa.[7] A postura do E reconhece que a maneira como cada um dos envolvidos num conflito enxerga as coisas é relevante. Mesmo quando as pessoas tenham as mesmas informações, elas as interpretam de maneiras diferentes, com base nas próprias experiências e regras implícitas individuais.[10]

Princípio 6 - Nomear o problema

Nomear o problema é um artifício muito poderoso para se estabelecerem confiança e boa vontade.[7] Nomeá-lo envolve diferenciar intenção de impacto. Os indivíduos fazem suposições quanto a intenções do outro com base no impacto provocado pelas ações deste. A verdade é que ninguém sabe as intenções do outro; estas existem apenas no coração e mente dele. Assim, a melhor forma de nomear o problema é a parte afetada dizer a seu antagonista, nessa situação, o que este lhe fez, informar como isso a impactou e explicar sua suposição sobre as intenções de seu antagonista.[10]

Princípio 7 - Desculpas e consolo

Usar o pedido de desculpas quando houver culpa, mesmo que leve, e a expressão de consolo (dizer "sinto muito") quando a circunstância estiver claramente além do controle fortalecem as relações dos envolvidos em um conflito.[7] Outro recurso que pode ser utilizado é o sistema de contribuição, considerando que os envolvidos no conflito contribuíram para ele, seja de forma a não abordar o problema subjacente, não se relacionando com os pares de forma acessível, pela diferença de trajetórias ou assumindo o papel que o outro indivíduo deveria assumir.[10]

Considerações finais

Conforme descrito ao longo de todo o capítulo, conflitos são inerentes às relações humanas e, no ambiente hospitalar, sobretudo entre as equipes de assistência médica e/ou multiprofissional, podem ser inevitáveis, mesmo quando há esforços para preveni-los.

A capacidade de manejo de conflitos entre as equipes constitui habilidade fundamental no campo dos cuidados paliativos pediátricos e tem como principal base a comunicação empática.

No dia a dia, percebemos que muitos conflitos poderiam ser evitados se os profissionais tivessem preparo para manejar divergências e opiniões opostas. Precisamos incentivar, investir e capacitar as equipes para exercer uma boa comunicação, quer seja entre equipes, quer seja entre equipes e familiares.

Referências bibliográficas

1. De Dreu CKW, Gelfand MJ. Conflicts in the workplace: sources, functions and dynamics across multiple levels of analysis. In: De Dreu CKW, Gelfand MJ (ed.). The psychology of conflict and conflict management in organizations. New York: CRC Press, 2007. p. 3-54.

2. Fassier T, Azoulay E. Conflicts and communication gaps in the intensive care unit. Curr Opin Crit Care. 2010 Dec;16(6):654-65.
3. Aldridge J, Carragher P. Teamwork. In: Hain R, Goldman A (ed.). Oxford textbook of palliative care in children. New York: Oxford University Press, 2021. p. 382-9.
4. Feudtner C. Collaborative communication in pediatric palliative care: a foundation for problem-solving and decision-making. Pediatr Clin North Am. 2007 Oct;54(5):583-607.
5. Greer LL, Saygi O, Aaldering H et al. Conflict in medical teams: opportunity or danger? Med Educ. 2012 Oct;46(10):935-42.
6. Verhagen AAE. Teamwork and conflicts in paediatric end of life care. Acta Paediatr. 2018 Feb;107(2):192-3.
7. Fiester AM. What mediators can teach physicians about managing difficult patients. Am J Med. 2015 Mar;128(3):215-6.
8. Goleman D. Inteligência emocional. Rio de Janeiro: Objetiva, 2022.
9. Fisher R, Ury W, Patton B. Como chegar ao sim: como negociar acordos sem fazer concessões. Rio de Janeiro: Sextante, 2018.
10. Patton B, Stone D, Heen S. Conversas difíceis: como discutir o que é mais importante. Rio de Janeiro: Sextante, 2021.

Seção 10
Fim de vida

Capítulo 38

Objetivos de cuidado

Ana Cristina Pugliese de Castro

Introdução

A morte de uma criança ou de um adolescente é um dos eventos mais tristes, desorganizadores e devastadores para a família, a comunidade e a equipe assistencial. Os pais, frequentemente, evitam, ou são ambivalentes, quanto a falar sobre a possibilidade da morte de seu filho ou sua filha. No entanto, estudos mostram que conversar a respeito desse evento auxilia nos cuidados e no processo de luto; e, aqueles pais que não conseguem fazê-lo posteriormente se arrependem, inclusive de não terem conversado com a criança ou seus irmãos.[1] Já participar do cuidado diário da criança durante o processo de morte, e ter compartilhado as decisões de tratamento no fim da vida são considerados fatores positivos para se lidar com a perda.[2]

A orientação antecipada em relação aos cuidados de fim de vida inclui auxiliar os pais a compreenderem que seu filho ou sua filha tem uma doença incurável e a reconhecerem os sinais da proximidade da morte. A abordagem delicada e respeitosa acerca da terminalidade pode facilitar o planejamento e a alocação de recursos no sentido de otimizar a qualidade de vida, minimizar o sofrimento e prover dignidade e conforto no período que antecede a morte da criança, assim como oferecer suporte ao luto antecipatório da família.[1]

A definição de objetivos para o cuidado a partir de um processo de tomada de decisão compartilhada é um dos benefícios dessa abordagem. Esses objetivos, quando bem estabelecidos, permitem que a assistência oferecida no fim da vida seja respeitosa com os objetivos, valores, preferências e desejos da criança ou do adolescente, e de sua família.[1,3,4] Um bom planejamento permite: controle efetivo de sintomas; foco nas necessidades da criança para a melhor qualidade de sobrevida possível em seus últimos dias; e tomada de decisões informada. Ainda que essas conversas sejam difíceis, elas permitem que o paciente e a família compreendam quais são suas opções, criar memórias, atender suas demandas emocionais e espirituais e, até mesmo, viabilizar os recursos necessários – por exemplo, passar os últimos dias de vida em casa, com sintomas controlados e ao lado da família e de amigos queridos.[5]

A literatura mostra que a definição de objetivos de cuidado reduz o uso de medidas agressivas (que trazem sofrimento sem benefício) no fim da vida, e que, quando a equipe não consegue efetivar essa definição, resulta em um elemento complicador do processo de luto da família após a morte do paciente.[6]

Barreiras

A despeito dos inúmeros benefícios, nem sempre as conversas sobre os cuidados no fim da vida acontecem ou, então, ocorrem muito perto da morte, de forma que não há tempo hábil para um planejamento efetivo. Durall e colaboradores[7] estudaram as barreiras (Quadro 38.1) que impedem essas discussões ou limitam que elas tenham lugar no momento adequado.

A maioria dos pais se esforça para participar do processo de decisão, especialmente quando discordam das condutas da equipe médica. Muitas vezes, os médicos se ocupam mais a informar os pais do que a convidá-los ativamente para compartilhar decisões. Na maioria dos casos, emoções intensas, como ansiedade, luto e estresse, não impedem os pais de fazer perguntas relevantes e expor suas preferências. Enquanto os médicos se empenham em evitar o escalonamento de conflitos, os pais sentem igualmente o mesmo duplo dever da Equipe de Saúde: certificar-se de que todos os esforços foram feitos para, ao mesmo tempo, tentar salvar a vida de sua criança e protegê-la do sofrimento. O que os pais mais temem é que seu filho ou sua filha sofra durante o processo de morte.[2]

Quadro 38.1 – Barreiras para as conversas sobre os cuidados no fim da vida.
Barreiras para conversas de fim de vida e definição de objetivo do cuidado
• Alto grau de incerteza de prognóstico nas condições crônicas complexas - Dificuldade da equipe em reconhecer a fase final de vida
• Dificuldade em estabelecer o momento adequado para iniciar essas conversas
• Dificuldade de lidar com desfechos desfavoráveis – expectativas irrealistas dos pais - Falta de compreensão de prognóstico pelos pais
• Elevada carga emocional da experiência do adoecimento – luto antecipatório – luto dos sonhos e dos projetos
• Complexidade do contexto sociofamiliar - Relutância e dificuldade dos pais em ter a perspectiva da qualidade de sobrevida e do sofrimento da criança
• Relutância dos profissionais da Saúde e dos familiares em conversar sobre o final da vida - Falta de treinamento em estratégias de comunicação - Na Pediatria, frequentemente os profissionais são treinados para salvar vidas e têm dificuldade para lidar com a morte de uma criança - Receio de tirar a esperança dos pacientes e dos pais - Insegurança sobre como abordar a criança ou o adolescente
• Conflitos éticos entre a visão da equipe assistencial e a da autoridade parental - Contemplar a criança ou o adolescente, inserindo-os nessas conversas - Receio de judicialização
• Escassez de protocolos, modelos e evidências na literatura

Fonte: Acervo de Ana Cristina Pugliese de Castro.[7,8]

Com relação ao momento em que devem ser iniciadas essas conversas, a maioria dos médicos considera que, atualmente, elas acontecem mais tarde do que deveriam. No estudo de Durall e colaboradores,[7] 92% dos profissionais da Saúde consideram que essa conversa deveria ter lugar no momento do diagnóstico ou durante períodos de estabilidade clínica; no entanto, 60% deles relatam que os envolvidos só conversam a respeito quando há intercorrências agudas, ou no momento da morte. Isso decorre das barreiras relacionadas no Quadro 38.1 e também do fato de muitos profissionais da Saúde acreditarem que a iniciativa para essa discussão deve partir da família. A presunção de que os pais abordarão a equipe quando estiverem "prontos" para falar sobre o fim da vida usualmente se mostra incorreta.[7] Outrossim, os pais temem abordar o assunto morte e, na maioria das vezes, desconhecem a necessidade dessas discussões e que decisões deveriam ser tomadas em antecipação. Cabe à equipe de cuidado a proatividade em iniciar as conversas sobre objetivos de cuidado no final da vida.[7,9] Admite-se que, quando o assunto surge no contínuo da compreensão da trajetória da doença, é o caminho mais natural da comunicação.

Atente-se para o fato de que a grande maioria das barreiras pode ser transposta por meio da educação da equipe assistencial em competências básicas em cuidados paliativos: habilidades de comunicação como escuta ativa e empática, validação de emoções e definição de objetivo de cuidado; trabalhar a consciência de prognóstico tanto dentro da equipe interdisciplinar como com paciente e familiares; e mediação de conflitos.[6,7,9] A incerteza sobre o curso biológico de algumas condições deve ser normalizada e exposta com transparência, traduzida em termos de cenários possíveis de evolução (o que, de certa forma, valida a esperança quanto aos melhores cenários) e equilibrada com os valores expressos pela família.[10-12] Por sua vez, nas situações com prognóstico e melhor curso de ação muito claros, sejam estes favoráveis, sejam desfavoráveis, as condutas técnicas devem preponderar; nas situações nebulosas, com elevado nível de incerteza de evolução, os valores e preferências dos pais devem ter um peso muito maior no compartilhamento de decisão.[12,13] A formação de vínculo com o paciente e a família e a presença da equipe interdisciplinar no cuidado permitem a percepção refinada de janelas de oportunidade para abordar, de forma delicada e compassiva, as preferências de fim de vida.[14] Algumas vezes, a perda de habilidades concretas, o surgimento de novos sintomas, o esgotamento de propostas de tratamento modificador de doença ou a necessidade de considerar indicação de dispositivos podem ser gatilhos para essa abordagem.

A exposição honesta e clara das informações sobre o quadro tem um impacto emocional positivo para a família, mesmo quando o prognóstico é ruim. Famílias que têm suas necessidades emocionais e espirituais atendidas apresentam maior probabilidade de aceitar a adequação de suporte terapêutico e a redução de medidas agressivos em situações de irreversibilidade clínica. Ao contrário, conter ou minimizar notícias difíceis pode promover falsas esperanças e sentimentos de raiva, traição e perda de confiança;[7,9] além de possibilitar que as decisões tomadas não sejam as mais apropriadas.

Reconhecer a fase final de vida

Em que pese toda a carga emocional inerente a esse momento, cabe à Equipe de Saúde olhar para o fim da vida como uma condição médica.[15] A antecipação da morte próxima favorece a tomada de decisões informadas que estejam em acordo com as reais necessidades da criança.

O Quadro 38.2 lista elementos que indicam que o paciente se encontra em fase final de vida. Embora alguns sintomas e sinais, nessa fase, sejam doença-específicos, existem características comuns ao fim de vida, independentemente da faixa etária. O não reconhecimento do fim da vida na criança pode ocasionar intervenções fúteis que aumentam sofrimento – nutrição artificial, transfusão de hemocomponentes, quimioterapia, ao mesmo tempo que geram controle inadequado de sintomas.

Quadro 38.2 – Reconhecimento do fim da vida.
Sinais biológicos que indicam a fase final de evolução da doença
• Esgotamento de proposta de tratamento modificador de doença • Recaída/progressão de doença • Queda do nível de atividade • Perda de funcionalidade • Conjunto (*cluster*) de sintomas, frequentemente de difícil controle ou refratários ao controle (dor; dispneia; náuseas/vômitos; síndrome fadiga-caquexia-anorexia) • Ingesta oral reduzida • Aumento da frequência de internações hospitalares e de idas ao pronto-socorro • Disfunções orgânicas (são agregadas ao quadro, ou pioram disfunções crônicas), por vezes acarretando discussão sobre dispositivos ou introdução de suportes artificiais • Temporalidade do processo: depende da doença de base

Fonte: Acervo de Ana Cristina Pugliese de Castro.[16,17]

Conversas sobre o objetivo de cuidado no fim da vida: como e o que abordar

Essa comunicação envolve habilidades como atitude empática, formação de vínculo, escuta ativa, assertividade, respeito e definição de objetivo do cuidado. O sucesso dessa investida está diretamente ligado à capacidade da Equipe de Saúde de responder adequadamente às emoções intensas e contraditórias desencadeadas pela iminência da perda: tristeza; raiva; frustração; medo; esperança; angústia; alívio; desamparo; e tantas outras.[1,6,8,18] Etapas como investigar preferência de informação e decisão em cada contexto familiar em particular, pedir permissão para iniciar o assunto, entender a agenda do paciente e família e planejar o encontro (estudar o caso, preparar o local de reunião, organizar o tempo da Equipe de Saúde para que esta esteja disponível) fazem toda a diferença na condução dessas discussões.[8,18]

Uma vez estabelecido um alinhamento dentro da equipe de cuidado acerca do diagnóstico, prognóstico, opções de tratamento e resposta esperada, e deliberado sobre uma recomendação tecnicamente apropriada de curso de ação, as competências de comunicação empática, formação de conexão, deliberação com a família e, eventualmente, manejo de conflitos sobre essa recomendação conduzirão ao estabelecimento de um objetivo de cuidado compartilhado e consequente planejamento antecipado de cuidados.[19,20] A Figura 38.1 sugere um *roadmap* para guiar essas discussões.

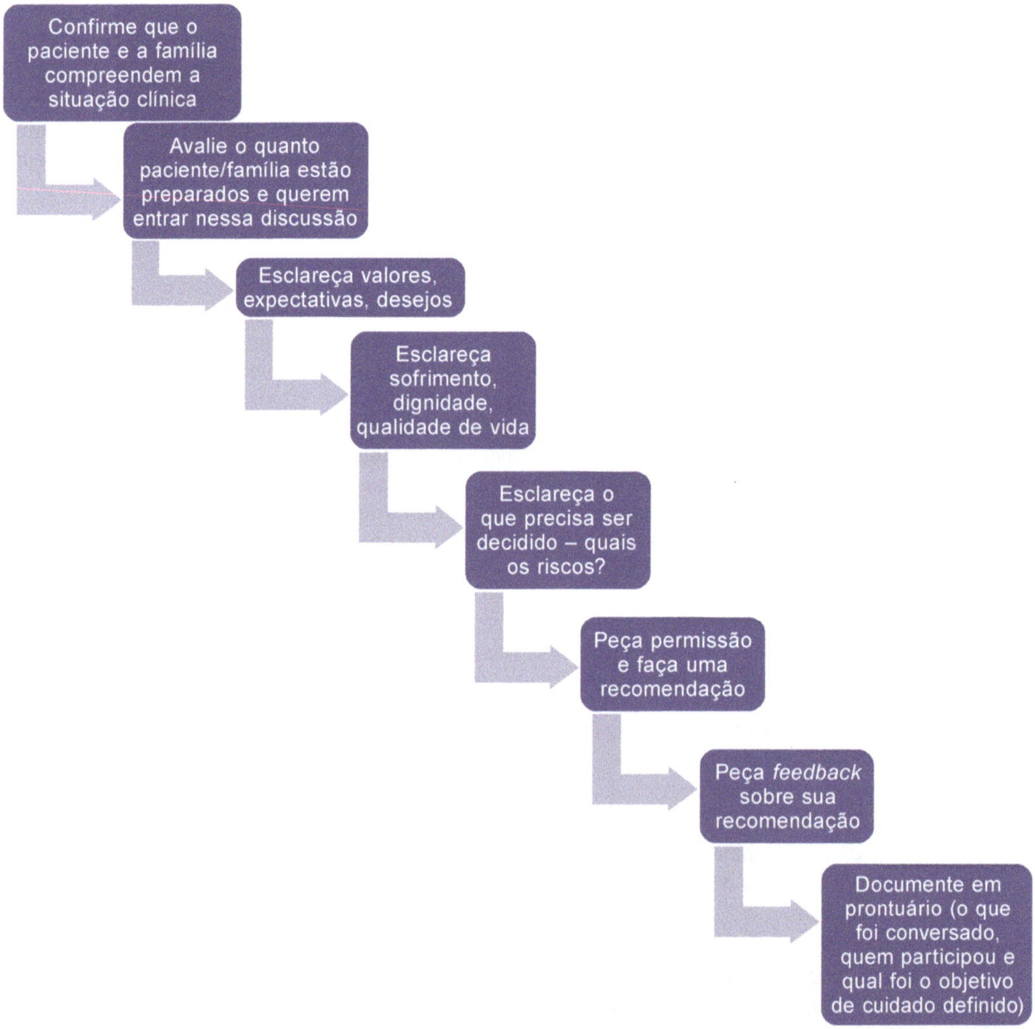

Figura 38.1 *Roadmap* para guiar a abordagem para definição de objetivo do cuidado.
Fonte: Acervo de Ana Cristina Pugliese de Castro.[18]

Os objetivos e o planejamento de cuidados devem ser particularizados a cada criança ou adolescente e respectiva família, levando em conta suas necessidades físicas, sociofamiliares, espirituais, organizacionais e logísticas. Portanto, os objetivos serão sempre individualizados; porém, nessa fase, existem alguns denominadores comuns a serem considerados. O Quadro 38.3 sumariza os tópicos que podem constar dessas discussões.

Quadro 38.3 – Tópicos a serem contemplados na discussão sobre objetivos e planejamento de cuidados no fim da vida.

Domínio	*Tópicos*
Objetivo de cuidado – plano de cuidados	• Aspectos étnicos e culturais; crenças; valores • Balancear tempo e qualidade de sobrevida (vida biológica x vida biográfica) • Opções de tratamento alinhadas com os objetivos de cuidado (pertinência ou não de procedimentos invasivos; uso de antibióticos, nutrição e hidratação artificiais)
Aspectos bioéticos e jurídicos	• Limitação de intervenções que causem sofrimento desnecessário • Registro de ordem de não ressuscitação e outros procedimentos artificiais que não estão indicados • Contemplar a autonomia da criança ou do adolescente e, sempre que possível, obter seu assentimento • Acesso ao comitê de Bioética Clínica em caso de conflitos
Controle de sintomas	• Identificar sintomas presentes e potenciais • Acesso a opioides • Medidas farmacológicas e não farmacológicas • Sedação paliativa
Cuidado emocional, familiar e espiritual	• Suporte ao luto parental • Apoiar irmãos, avós e outros familiares • Envolver os amigos e colegas da criança ou do adolescente • Suporte espiritual – ritos religiosos • Acessar escola e comunidade
Transição do cuidado	• Assegurar coordenação e continuidade do cuidado • Definir e organizar local de morte • Estrutura para cuidados de fim de vida em domicílio ou *hospice* • Plano de contingência para controle de sintomas em domicílio, incluindo acesso a medicamentos e contato com equipe assistencial • Declaração de óbito
Cuidados de fim de vida	• Controle de sintomas físicos • Suporte psicossocial e espiritual interdisciplinar ao paciente e à família • Apoio à família para prover os cuidados em casa • Criação de memórias e elaboração de legado
Determinações *post mortem*	• Ritos e tradições familiares • Desejos para o funeral • Desejos da criança ou do adolescente referentes a rituais e legado • Suporte ao luto da família • Suporte à equipe assistencial

Fonte: Acervo de Ana Cristina Pugliese de Castro.[1,8,21]

No tocante ao envolvimento de crianças mais velhas e adolescentes, cabe lembrar programas específicos que facilitam iniciar as discussões necessárias, como *My Wishes*® para crianças e

Voicing my Choices® para adolescentes e adultos jovens.[22] Esses programas podem ser utilizados na íntegra ou inspirar iniciativas culturalmente adaptadas a ambientes diversos.

Considerações finais

A vivência clínica conduz a Equipe de Saúde ao testemunho de que crianças, mesmo muito pequenas e perto da morte, tendem a proteger seus pais. Cabe à Equipe de Saúde se apropriar do papel de guardiã das necessidades e do melhor interesse de seus pequenos pacientes. A proximidade da morte pode ser um lugar de extrema solidão e desamparo para a criança ou o adolescente, que, por vezes, camuflam a própria dor no meio de tantas outras dores – dos pais, dos irmãos, avós, amigos e da equipe assistencial. Garantir que os pacientes pediátricos tenham voz na construção dos objetivos de cuidado, por meio da escuta, da inclusão, do respeito e do acolhimento direto à criança, é devolver a eles o protagonismo nesse processo; é respeitar seus direitos fundamentais e sua dignidade. Cabe à Equipe de Saúde se instrumentalizar com as competências necessárias (tanto técnicas como emocionais) para efetivar e documentar o processo desde a tomada de decisão até o objetivo e o planejamento de cuidados construído dentro de uma perspectiva de cuidado centrado no paciente e na família.

Referências bibliográficas

1. Kane JR, Joselow M, Duncan J. Understanding the illness experience and providing anticipatory guidance. In: Wolfe J, Hinds PS, Sourkes BM (ed.). Textbook of interdisciplinary pediatric palliative care. Philadelphia: Elsevier Saunders, 2011. p. 30-40.
2. De Vos MA, Bos AP, Plötz FB et al. Talking with parents about end-of-life decisions for their children. Pediatrics. 2015 Feb;135(2):e465-76. doi: 10.1542/peds.2014-1903.
3. Rietjens JAC, Sudore RL, Connolly M et al.; European Association for Palliative Care (EAPC). Definition and recommendations for advance care planning: an international consensus supported by the European Association for Palliative Care. Lancet Oncol. 2017 Sep;18(9):e543-51. doi: 10.1016/S1470-2045(17)30582-X.
4. Kon AA. The shared decision-making continuum. JAMA. 2010 Aug 25;304(8):903-4. doi: 10.1001/jama.2010.1208.
5. St. Jude Children's Research Hospital. Together. End-of-life care. Disponível em: https://together.stjude.org/en-us/care-support/palliative-care/end-of-life-care.html. Acesso em: 18 nov. 2023.
6. Bernacki RE, Block SD; American College of Physicians High Value Care Task Force. Communication about serious illness care goals: a review and synthesis of best practices. JAMA Intern Med. 2014 Dec;174(12):1994-2003. doi: 10.1001/jamainternmed.2014.5271.
7. Durall A, Zurakowski D, Wolfe J. Barriers to conducting advance care discussions for children with life-threatening conditions. Pediatrics April. 2012;129(4):e975-82. doi: 10.1542/peds.2011-2695.
8. Kane EC, Snaman JM, Johnson L et al. Communication with children with cancer and their families throughout the illness journey and at the end of life. In: Wolfe J, Jones BL, Kreicbergs U et al. (ed.). Palliative care in pediatric oncology. Switzerland (CH): Springer, 2018. p. 55-93.
9. Boland L, Graham ID, Légaré F et al. Barriers and facilitators of pediatric shared decision-making: a systematic review. Implement Sci. 2019 Jan 18;14(1):7. doi: 10.1186/s13012-018-0851-5.
10. Kon AA, Morrison W. Shared decision-making in pediatric practice: a broad view. Pediatrics. 2018 Nov;142(Suppl 3):S129-32. doi: 10.1542/peds.2018-0516B.
11. Orkin J, Beaune L, Moore C et al. Toward an understanding of advance care planning in children with medical complexity. Pediatrics. 2020 Mar;145(3):e20192241. doi: 10.1542/peds.2019-2241.
12. Krick JA, Hogue JS, Reese TR et al. Uncertainty: an uncomfortable companion to decision-making for infants. Pediatrics. 2020 Aug;146(Suppl 1):S13-7. doi: 10.1542/peds.2020-0818E.
13. Opel DJ. A 4-step framework for shared decision-making in pediatrics. Pediatrics. 2018 Nov;142(Suppl 3):S149-56. doi: 10.1542/peds.2018-0516E.

14. Madrigal VN, Kelly KP. Supporting family decision-making for a child who is seriously ill: creating synchrony and connection. Pediatrics. 2018 Nov;142(Suppl 3):S170-7. doi: 10.1542/peds.2018-0516H.
15. United Kingdom. National Clinical Guideline Centre (NCGC). Care of dying adults in the last days of life. London: National Institute for Health and Care Excellence (NICE); 2015 Dec 16 (Guideline, n. 31, 5). Recognizing when a person may be in the last days of life. Disponível em: https://www.ncbi.nlm.nih.gov/books/NBK356012. Acesso em: 19 nov. 2023.
16. Davies D, Baker J. Care in the final hours and days. In: Hain R, Rapoport A, Meiring M (ed.). Oxford textbook of palliative care for children. 3rd ed. Oxford University Press, 2021. p. 352-60. doi: 10.1093/med/9780198821311.001.0001.
17. Ferris FD. Last hours of living. Clin Geriatr Med. 2004 Nov;20(4):641-67. doi: 10.1016/j.cger.2004.07.011.
18. Back A, Arnold R, Tulsky J. Mastering communication with seriously ill patients: balancing honesty with empathy and hope. New York: Cambridge University Press, 2010. p. 21-38; 107-36.
19. Castro ACP, Branquinho JCCM. Tomada de decisão em cuidados paliativos pediátricos: família e equipe. In: Ferreira EAL, Barbosa SMM, Iglesias SOB (ed.). Cuidados paliativos pediátricos. Rio de Janeiro: Medbook, 2023. p. 62-8.
20. Forte DN, Kawai F, Cohen C. A bioethical framework to guide the decision-making process in the care of seriously ill patients. BMC Med Ethics. 2018;19(78). doi: 10.1186/s12910-018-0317-y.
21. Chambers L. Together for short lives: caring for a child at the end of life. 2nd ed. Bristol (UK): Together for Short Lives, 2019.
22. Five Wishes. Because you care: talk to your loved ones today about what matters most: the advance care planning program trusted by more than 40 million people [Internet]. 2023. Five Wishes. Disponível em: https://www.fivewishes.org/for-myself. Acesso em: 19 nov. 2023.

Capítulo 39

Manejo de sintomas

Cintia Tavares Cruz

A morte e a vida não são contrárias. São irmãs. A reverência pela vida exige que sejamos sábios para permitir que a morte chegue quando a vida deseja ir.

Ruben Alves

Atualmente, muito se fala sobre qualidade de vida, porém pouco falamos sobre qualidade de morte. A morte é comum para todos, porém, em nossa cultura, no Brasil, tendemos a evitar esse assunto e, assim, perdemos a oportunidade de pensar como indivíduo e como sociedade o que é importante para ter uma boa morte.

Mas, afinal, é possível ter uma boa morte? O que seria preciso para se morrer com qualidade? Segundo pesquisa realizada por Filkelstein e colaboradores publicada em 2021,[1] o Brasil encontra-se entre os países com pior qualidade de morte no mundo. Alguns critérios foram considerados importantes para prestação de bons cuidados no fim da vida, alguns deles, em ordem de importância de acordo com os profissionais da Saúde entrevistados, estão sintetizados no Quadro 39.1.

Quadro 39.1 – Critérios considerados importantes para a prestação de bons cuidados no fim da vida, em ordem de importância de acordo com os profissionais da Saúde entrevistados por Filkelstein e colaboradores.

1. Garantir o excelente manejo da dor e de outros sintomas
2. Proporcionar local de tratamento limpo, seguro e confortável
3. Tratar os pacientes e familiares com gentileza e empatia
4. Oferecer tratamentos que prolongam a vida de forma adequada/proporcional
5. Fornecer informações claras e em momento oportuno para que os pacientes possam tomar decisões informadas
6. Explorar as necessidades individuais de cada paciente
7. Dar suporte aos pacientes para lidar emocionalmente com a situação
8. Garantir que os cuidados sejam bem coordenados entre as diferentes equipes/profissionais envolvidos no cuidado
9. Favorecer que o paciente seja cuidado e possa morrer no local de preferência
10. Que os custos não sejam uma barreira para receber bons cuidados
11. Favorecer o contato do paciente com amigos e familiares no fim da vida e momento de morte
12. Apoiar os pacientes em suas necessidades espirituais, religiosas e culturais
13. Dar suporte ao paciente e a seus familiares em questões e preocupações "não médicas"

Fonte: Filkelstein e colaboradores, 2022.

Os cuidados de fim de vida são complexos e englobam praticamente todo o conteúdo deste livro: excelente manejo de sintomas físicos e emocionais; suporte para questões sociais e espirituais; abordagem da família e técnica de comunicação adequada; alinhamento de objetivo de cuidado (que, de modo ideal, deve ser focado exclusivamente no conforto do paciente) e planejamento de cuidados; tomada de decisões; revisão de prescrição e adequação de medidas terapêuticas; otimização das medidas de humanização; criação de memórias e de legado; cuidados com o corpo; documentação no óbitos; rituais fúnebres; suporte ao luto dos familiares; suporte aos profissionais da Saúde envolvidos no cuidado; entre outros. Por isso, são parte de um cuidado paliativo especializado oferecido por meio do trabalho de uma equipe transdisciplinar.

Neste capítulo, focaremos no reconhecimento da fase de fim de vida e no manejo dos principais sintomas físicos relacionados.

"Terminalidade", "fim de vida" ou "processo ativo de morte"?

Prognosticar o tempo de expectativa de vida é de extrema importância para pacientes, familiares e profissionais da Saúde, particularmente no contexto de doença avançada, já que muitas decisões importantes sobre tratamento e planejamento de cuidados dependem da duração de sobrevida esperada. Portanto, para garantir um bom cuidado de fim de vida, primeiramente é necessário reconhecer o início dessa fase, o que nem sempre é tão claro de se diagnosticar. O desafio começa na definição: o que é fim de vida?

Os termos "fim da vida", "fase de terminalidade" e "processo ativo de morte" têm implicações prognósticas e são frequentemente usados em comunicações clínicas e artigos publicados, no entanto o significado exato desses termos não é claro na literatura. Essa ambiguidade resulta em confusão que pode causar atrasos e inconsistências na organização dos cuidados de fim de vida e na facilitação da transição dos cuidados.[2]

Consideraremos aqui as seguintes definições, com base principalmente no consenso da International Association for Hospice & Palliative Care:[3]

- **Condição terminal ou terminalidade:** condição que não tem cura e que pode causar a morte de uma pessoa num futuro previsível. A definição inclui doenças malignas e não malignas, assim como o envelhecimento. Uma pessoa tem uma condição fatal se a sua morte num futuro previsível não for uma surpresa. Destaco que não é possível definir esse tempo com precisão, que pode durar **de meses até anos.** Algumas referências consideram os últimos 6 meses de vida até os últimos 12 meses de vida.[2]
- **Fase de fim de vida:** de uma perspectiva centrada na doença, considerada o período de declínio clínico irreversível antes da morte. Tem uma perspectiva de **semanas a dias de vida** e difícil identificar seu início exato ao longo do seguimento do paciente.[3]
- **Processo ativo de morte:** período mais avançado da fase de fim de vida, representa pelas últimas horas ou últimos dias anteriores à morte.[3] Período no qual as funções fisiológicas do paciente diminuem significativamente, seguindo um padrão de sinais e sintomas nos dias anteriores à morte e, por isso, seu início é mais facilmente reconhecido.[4]

Alguns sinais e sintomas acompanham o paciente no seu processo ativo de morte (Quadro 39.2).

Quadro 39.2 – Sinais e sintomas que caracterizam o processo ativo de morte.

- Fraqueza progressiva e profunda: paciente mais apático, menos interação
- Diminuição da ingestão de alimentos e líquidos (não sente mais sede ou fome)
- Dificuldade de engolir, facilitando a broncoaspiração e a asfixia
- Alterações neurológicas: o paciente pode ficar confuso, sonolento, entrar em coma ou ficar agitado (*delirium*)
- Constipação ou incontinência fecal
- Bexigoma ou incontinência urinária. Progressivamente, há redução do volume urinário por redução da atividade renal
- Alterações circulatórias: a pele se torna mais fria e cinzenta (coloração marmórea), as extremidades ficam mais frias e cianóticas, evolução com queda da frequência cardíaca e pressão arterial
- Alterações respiratórias (com ou sem respiração de Cheyne-Stokes), broncorreia evoluindo para respiração agônica até o ronco da morte (sororoca)

Fonte: Dynamics of the Dying Process.

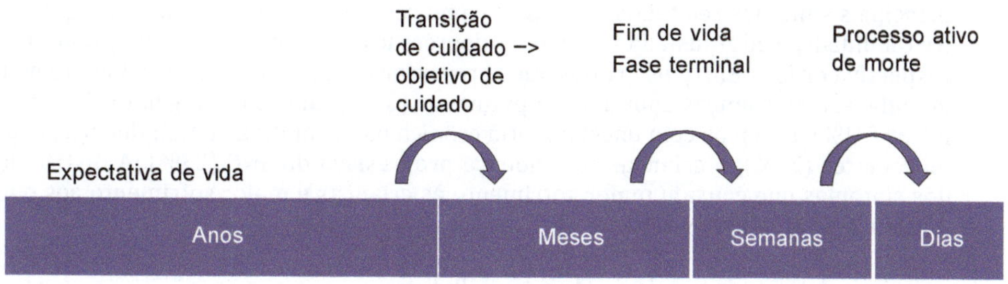

Figura 39.1 Representação dos conceitos de "terminalidade", "fim de vida" e "processo ativo de morte" de acordo com a perspectiva do tempo de sobrevida.
Fonte: Adaptada de Hui D et al., 2014.

Fase de fim de vida

As últimas horas, dias e semanas da vida de uma criança ou de um adolescente com doenças graves geralmente são consideradas bastante estressantes para as famílias, pediatras e demais cuidadores. A evolução da doença que precede a morte em crianças e adolescentes com complexidade médica pode incluir: a) período de complicações cumulativas com declínio constante; b) período de declínio seguido por um período de relativa estabilidade antes de novo declínio; ou c) estado de saúde amplamente flutuante ("desafiando as probabilidades" de forma constante). Essas trajetórias podem dificultar ainda mais o prognóstico e a preparação da família para o fim da vida.[5]

É importante que os profissionais da Saúde reconheçam os sinais e sintomas frequentes na fase final de vida. Quando não identificamos esse período, existe maior risco de indicação de tratamentos fúteis, não proporcionais ou inapropriados, além de obstinação terapêutica com consequente aumento e prolongamento do sofrimento do paciente e de sua família, em contexto de terminalidade.[6]

De forma geral, alguns sinais de deterioração clínica podem surgir com a progressão da doença de base, como:[6]

- Exacerbações frequentes da doença de base.
- Aumento da procura de serviços de emergência não programadas.
- Perda de funcionalidade e maior dependência.
- Perda de peso maior que 10% do peso corporal em 6 meses.
- Redução da albumina sérica.
- Sinais de insuficiência de outros órgãos.
- Múltiplas lesões por pressão.

Principais sintomas na fase de fim de vida em crianças e adolescentes

Wolfe e colaboradores (2011) extraíram dados dos prontuários e entrevistaram os pais de crianças e adolescentes que morreram de câncer, cardiopatias e outras condições crônicas complexas (CCC), buscando identificar quais os principais sintomas e sofrimentos percebidos no último mês de vida.

- **Crianças e adolescentes com câncer em final de vida:** os sintomas mais prevalentes e com maior impacto na qualidade de vida foram fadiga, dor, dispneia e falta de apetite, seguidos de náuseas e vômitos, constipação e diarreia. No geral, 89% das crianças experimentaram muito sofrimento no fim da vida em decorrência de pelo menos um sintoma, e 51% em decorrência de três ou mais sintomas. Os autores observaram também que o tratamento raramente era bem-sucedido, mesmo no caso de sintomas normalmente considerados passíveis de tratamento.[7]
- **Crianças e adolescentes com CCC não câncer:** crianças com CCC vivenciam alto sofrimento em meio a intervenções médicas intensivas no fim de vida, com variação mínima no sofrimento entre as categorias de CCC. Dificuldade em respirar e dor estão entre os

principais sintomas relatados pelos pais como causa de maior sofrimento, seguidas de irritabilidade, medo/ansiedade, tristeza/depressão e sintomas gastrointestinais, nessa respectiva ordem. Entre os grupos que apresentaram maior grau de sofrimento no fim de vida, estão: crianças com doença pulmonar (33%); doenças congênitas/cromossômicas (31%); crianças com encefalopatia crônica não evolutiva (29%); doenças neuromusculares (25%); e crianças com doença progressiva do SNC (23%). A distribuição dos sintomas que causam maior sofrimento às crianças e maior sofrimento aos pais é mostrada no Quadro 39.3.[8]

Manejo dos principais sintomas da fase de fim de vida em Pediatria

O objetivo é atingir o melhor controle de sintomas possível com a menor dose de medicações necessárias, sendo que, para atingir esse objetivo, terapias farmacológicas e não farmacológicas podem ser combinadas. Os medicamentos utilizados para controle de sintomas na fase de final de vida devem ser titulados cuidadosamente de maneira proporcional à intensidade dos sintomas; e a dosagem mínima para controle, algumas vezes, pode exceder os parâmetros de dose habituais. Algumas vezes, o uso de medicações pode encurtar o tempo até a morte por causa de seu impacto no nível de sedação e de respiração; esse risco pode ser aceitável dado os objetivos de conforto e de gerenciamento de sintomas (teoria do duplo efeito). Contudo, a prescrição de medicamentos com a intenção de apressar a morte é antiético e ilegal.[5]

Fadiga

A fadiga foi o sintoma mais relatado e com maior impacto na qualidade de vida de crianças e de adolescentes com câncer no último mês de vida, o sintoma menos tratado pelos médicos e, quando tratado, com pior taxa de sucesso no tratamento.[7] A intensificação da fadiga é um dos principais sintomas que sinalizam o início da fase de fim de vida, especialmente nos pacientes oncológicos.

A correção dos fatores subjacentes que possam contribuir para a fadiga deve ser realizada sempre que possível e apenas quando consistente com os objetivos de cuidado do paciente e familiares, entre os quais deve-se considerar o tratamento da anemia, das infecções, da desidratação e dos distúrbios eletrolíticos, metabólicos e endócrinos.[9]

A principal terapia voltada especificamente para o combate à fadiga e com maior nível de evidência é a prática de atividade física. Tratamentos farmacológicos podem ser utilizados, mas são controversos. São recomendados a avaliação da prescrição médica e o ajuste de medicações (horários e doses) que possam causar sono, como opioides, benzodiazepínicos, antieméticos, anti-histamínicos e medicamentos psicotrópicos.[9] Para mais informações, ler o Capítulo 20 – Fadiga deste livro.

Quadro 39.3 – Tratamento farmacológico e não farmacológico da fadiga.

Terapias farmacológicas	*Terapias não farmacológicas*
• **Uso de corticosteroides:** por exemplo, dexametasona, dose baixa após o café da manhã. Efeito limitado	• Prática de atividade física (adaptada às preferências da criança, à sua idade, ao horário do dia)
• **Psicoestimulantes:** metilfenidato (fadiga relacionada ao uso de opioides). Atenção: risco de ansiedade, distúrbios do sono, redução do apetite e, por isso, não devem ser usados como primeira escolha e nem de rotina. Ponderar riscos e benefícios	• Adaptação do ambiente visando poupar energia (p. ex., uso de cadeiras para banho, barras para vaso sanitário, cadeira de rodas)
• **Anemia**: uso de eritropoetina ou transfusão de glóbulos vermelhos podem ser considerados	• Psicoterapia e participação em grupos de apoio, técnicas de visualização e de relaxamento

(Continua)

Quadro 39.3 – Tratamento farmacológico e não farmacológico da fadiga. (*Continuação*)	
Terapias farmacológicas	***Terapias não farmacológicas***
• **Nutrição:** dieta equilibrada, aumento da oferta proteica, uso de suplementos nutricionais (vitaminas, *whey protein*, fórmula de aminoácidos)	• Medidas de higiene do sono: por exemplo, deitar sempre no mesmo horário, promover ambiente tranquilo, limitar alimentos e bebidas cafeinadas à noite, limitar as sonecas durante o dia (1 hora)
• **Sono:** benzodiazepínicos, agonistas dos receptores de benzodiazepínicos (*Z drugs*, por exemplo, zolpidem), antidepressivos sedativos e anti-histamínicos. Atenção: essas medicações podem ter efeitos paradoxais e alteram a arquitetura do sono	• Educação do paciente: escutar ativamente as preocupações do paciente, explicar que as atividades, os exercícios e as brincadeiras são geralmente benéficos, reforçar a importância do descanso e da rotina do sono
• **Antidepressivos:** tratamento da depressão e da ansiedade subjacentes também podem diminuir a fadiga	• Terapias integrativas (musicoterapia, acupuntura, aromaterapia, massagem, técnicas mente-corpo e atenção plena)

Fonte: Wolfe JHPSB, 2011.

Dor

O controle da dor nos cuidados de fim de vida segue o princípio geral de avaliação e do manejo da dor, conforme visto na seção 4 deste livro. Geralmente, a dor no final de vida tende a ir aumentando conforme a doença avança, sobretudo em pacientes oncológicos. Assim, deve-se entrar com medicações em doses adequadas e titulá-las rapidamente conforme a evolução do quadro.[10]

Ainda existem muitos mitos e estigmas sobre o uso de opioides, especialmente a morfina, e, no cenário da Pediatria, essa resistência pode ser ainda maior. No entanto, a morfina é a medicação padrão-ouro no manejo da dor pela recomendação da Organização Mundial da Saúde (OMS), sempre dando preferência ao uso "pela escada analgésica", "pelo relógio", "pelo indivíduo" e "pela boca".[11] É importante ressaltar que, ao longo da fase de fim de vida e principalmente durante o processo ativo de morte, a capacidade de deglutição pode estar reduzida, sendo, então, preferível o uso das medicações por via subcutânea (via hipodermóclise) ou intravenosa, prescrita de forma intermitente ou contínua.[10]

Necessário lembrar que os opioides devem ser utilizados com função analgésica e/ou para controle de dispneia, e não com o intuito de sedação, já que não são classificados como sedativos e só terão esse efeito quando em doses tóxicas. Atenção: morfina contínua (ou a famosa "bomba de morfina") não é sinônimo de sedação paliativa! Também não deve ser prescrita simplesmente pelo fato de o paciente estar morrendo, deve ser prescrita quando há indicação precisa de acordo com a necessidade clínica individualizada de cada paciente.

Se a analgesia-padrão não estiver sendo efetiva e houver suspeita de dor neuropática associada, deve-se considerar um teste terapêutico com outros medicamentos, como: gabapentina, um antidepressivo tricíclico em dose baixa (p. ex., amitriptilina); ou um agente anti-NMDA (p. ex., cetamina ou metadona), utilizados sob orientação de um especialista.[12]

Dispneia

A American Thoracic Society define dispneia como "sintoma subjetivo, experiência de desconforto respiratório que consiste em sensações distintas que variam em intensidade". A dispneia é um dos principais sintomas prevalentes no fim de vida e que podem gerar maior angústia e sofrimento.[7,8] Também é um sintoma prevalente no fim de vida e que tende a se intensificar conforme o avanço da doença.[10,13,14]

Por ser subjetivo, seu manejo deve se guiar principalmente pelo relato do paciente, o que nem sempre é possível consequentemente ao nível de maturidade e de capacidade de comunicação segundo a idade do paciente na Pediatria ou ao rebaixamento do nível de consciência próprio do fim de vida. Nessas situações, infere-se dispneia pelo padrão respiratório, se há sinais de desconforto do paciente (sinais de angústia respiratória), sabendo-se que nem sempre um padrão mais cansado reflete dispneia, principalmente nos pneumopatas crônicos. Deve-se evitar usar como guia a saturação de oxigênio do monitor, já que esta tende a baixar progressivamente com a evolução do processo de morte e não está associada, nessa situação, à falta de ar.

Os opioides são considerados o padrão-ouro e 1ª linha de tratamento, já que sua ação nos receptores μ do cérebro, na medula espinhal e nos pulmões reduz a sensação de falta de ar e a ansiedade e promove sensação de relaxamento. Benzodiazepínicos também podem ser utilizados no controle da ansiedade relacionada (midazolam, lorazepam, diazepam, clonazepam etc.). Deve-se ter atenção para o aumento de secreções.[10,12-16]

Outras medicações para condições respiratórias podem ser utilizadas, como broncodilatadores, inalação com solução salina e anticolinérgicos para controle de sialorreia.

O uso de oxigenioterapia é controverso e não deve ser adotado de rotina: além de não apresentar benefício claro, pode ser desconfortável para o paciente, causar ressecamento e sangramento de mucosa nasal.[14] O uso de suporte não invasivo de ventilação ou o de cateter de alto fluxo não é recomendado de rotina e só deve ser considerado segundo um objetivo de cuidado focado no conforto exclusivo (se usar esses dispositivos proporcionar maior conforto ao paciente do que não usá-los), e não no prolongamento de vida. Deve-se suspender o uso desses suportes ventilatórios não invasivos se estiverem causando agitação e desconforto.

Náuseas e vômitos

Náuseas e vômitos podem ter diferentes mecanismos físicos e psicológicos, o que torna mais difícil o manejo do sintoma em alguns casos, e podem ser considerados sintomas totais. A maioria das diretrizes publicadas se baseia em um entendimento teórico dos mecanismos fisiopatológicos (ver Capítulo 17 – Sintomas Gastrointestinais deste livro).

Sangramentos e hemorragias

Sangramentos e hemorragias no fim de vida são sinais frequentes e extremamente angustiantes para os familiares, sendo mais comuns em pacientes oncológicos e hepatopatas. Algumas medicações podem ser utilizadas na tentativa de redução do sangramento, como a vitamina K e o ácido tranexâmico, porém, nessas situações, tendem a não ser efetivas. Transfusões de hemoderivados devem estar alinhadas com o objetivo de cuidado e, em situações de fim de vida, podem ser consideradas medidas fúteis. Nesses casos de sangramento maciço, o tratamento deve ser sintomático, buscando aliviar principalmente a ansiedade ou a angústia do paciente consequentes ao sangramento, devendo-se, então, utilizar medicação sedativa (p. ex., midazolam).[10]

É importante preparar a família quando há risco de hemorragia súbita e tranquilizá-la quanto a se tratar de evento não doloroso. Uma medida simples para redução da ansiedade e da angústia geradas pelos sangramentos é a camuflagem utilizando-se lençóis e roupas de cama de tecido mais escuro (o sangue vermelho sujando o lençol branco é mais visível e gera desconforto maior).[10]

Mioclonias e convulsões

As convulsões costumam ser sintomas assustadores no fim de vida e faz parte de um bom cuidado tentar controlar as crises clínicas precocemente, com o uso de benzodiazepínicos por via subcutânea (midazolam), intravenosa ou intraretal.[10] Pacientes que já apresentam quadro convulsivo de base devem ter sua prescrição de anticonvulsivantes ajustada e otimizada (isso pode gerar confusão na equipe em um momento em que ela está reduzindo itens da prescrição, porém trata-se de adequação terapêutica e o controle do sintoma é a prioridade).

Mioclonias podem ser secundários ao uso de opioides em doses mais altas e podem evoluir com convulsões. Se isso ocorrer, medicações anticonvulsivantes podem ser associadas e devem-se prescrever benzodiapínicos se necessário na urgência via intravenosa ou intraretal (p. ex., diazepam).[10]

É importante informar os pais que a criança não tem consciência quando sofre convulsões generalizadas, por mais angustiante que seja presenciá-las. Deve-se ter atenção à dor e ao seu manejo adequado no período pós-ictal. Em caso de refratariedade do sintoma, deve-se considerar sedação paliativa.

Nutrição e hidratação

Nutrição e hidratação são ligadas como aspectos básicos de manutenção da vida e, portanto, necessárias à sobrevivência de qualquer indivíduo. Além disso, existem questões culturais muito importantes relacionadas principalmente à nutrição, como símbolo de afeto, ato de interação social e até religioso.

Conforme a doença avança e aproxima-se a morte, existe uma mudança no objetivo de cuidado que envolve também a hidratação e a nutrição. Sabe-se que as pessoas quando estão morrendo tendem a reduzir seu interesse por alimentos e líquidos, reduzindo naturalmente a ingestão, pois não sentem fome nem sede. Ao fim da vida, o gasto energético cai, a doença avança e o suporte nutricional já não tem mais como objetivo a nutrição propriamente dita, pela irreversibilidade do quadro.[10]

Nesse cenário e pelas questões supracitadas, o medo e a preocupação dos pais quanto a "meu filho vai morrer de fome" ou "meu filho vai morrer de sede" são comuns e totalmente compreensíveis, mas tendem a gerar uma pressão para se introduzirem medidas artificiais de nutrição e hidratação.

Porém, nessa fase, essas medidas tendem a gerar malefícios sem nenhum benefício: a nutrição artificial propicia distensão abdominal, sensação de empachamento e dor, enquanto a hidratação artificial ocasiona maior propensão a edema generalizado, já que, nessa fase, também acontece redução da função renal (aumento de oferta hídrica com redução das perdas pela diurese), com efeitos muito danosos secundários como dor e deformidade física pelo edema, aumento das secreções e edema pulmonar, contribuindo para piora respiratória.[10,12,13]

Nessas circunstâncias, deve-se abordar os familiares por intermédio escuta ativa e empática e explorar os valores e sentimentos dos pais relacionados à alimentação e à hidratação, validando seus sentimentos e emoções. Então, deve-se informar-lhes gentilmente que fornecer nutrição e hidratação artificiais nesse estágio da doença da criança não contribuirá para uma sobrevivência mais longa e que pode gerar sofrimento ainda maior.

Nessa fase, a nutrição e a hidratação devem estar focadas na qualidade de vida, com medidas prazerosas ao paciente como lhe proporcionar, sempre que possível, liberdade de acesso aos alimentos e líquidos que tiver vontade por via oral, com foco no seu conforto.

Uma medida eficaz para o controle da secura da boca e da sensação de sede é umidificar a boca do paciente com gaze, gelo ou com saliva artificial. A depender do quadro clínico e do quão essas medidas são importantes na perspectiva dos valores de cada família, a Equipe de Saúde pode trabalhar com a possibilidade de oferecer dieta enteral mínima (20 mL/kg) e hidratação com soro de manutenção restrito (400 mL/m^2).

Retenção urinária

A retenção urinária pode acontecer de forma natural no fim da vida por questões neurológicas que resultam na incoordenação da musculatura vesical, por causas obstrutivas ou como efeito colateral de uso de medicações, por exemplo, o de opioides.[10] No decorrer do avanço do processo ativo de morte, existe tendência à evolução com oligúria e anúria como um processo natural. Assim, é importante fazer a diferenciação entre bexigoma e oligúria a fim de se tomarem as medidas adequadas, já que o bexigoma pode ser extremamente desconfortável.

Manobras para favorecer o esvaziamento vesical, como bolsa de água morna no hipocôndrio e leve pressão abdominal palpando a bexiga, podem ajudar no esvaziamento vesical. No caso de retenção secundária ao uso de opioides, deve-se considerar o rodízio dessas drogas.[10,12]

Em casos de bexigoma, a sondagem vesical de alívio está indicada como medida de conforto,[10] porém deve ser realizada apenas quando há retenção urinária em volume significativo, e não de horário na prescrição médica. O ideal é realizar reavaliações periódicas por meio da palpação abdominal ou, idealmente, da ultrassonografia abdominal funcional à beira-leito, feita pela própria Enfermagem, visando identificar o bexigoma e indicar sondagem vesical de alívio quando apropriada. Nos casos em que a sondagem vesical de alívio é necessária com muita frequência e possa estar gerando desconforto, tanto pelo procedimento em si como pelo excesso de manipulação, pode-se considerar deixar o paciente com sondagem vesical de demora.

Constipação

Sintoma frequente em crianças no fim da vida como já demonstrado neste capítulo, define-se como a demora da passagem da matéria fecal, fezes endurecidas e dificuldade de eliminação. Ocorre em doenças avançadas e tem causas multifatoriais, como baixa ingesta de líquidos, uso de medicamentos (particularmente opioides), diminuição da motilidade intestinal e redução da atividade física.

Ao fim da vida, além da redução da massa fecal pela baixa ingesta, acontecem também alterações neurológicas, existe prejuízo da musculatura e mau funcionamento do esfíncter fecal, cursando naturalmente com constipação. É necessária uma monitorização clínica por meio de palpação abdominal e avaliação de sinais de dor e de desconforto. Se o paciente não apresentar sinais e sintomas de desconforto, laxativos são desnecessários.[10,13,14]

Agitação e delirium

É comum que a criança fique mais confusa no fim da vida, com oscilações do nível de consciência e podendo apresentar agitação, inquietude, irritabilidade, sintomas que geram ansiedade e preocupação aos pais e desconforto tanto aos pais como para a criança. Devem-se buscar causas e fatores que possam estar contribuindo para a agitação, incluindo dor, hipóxia, anemia, desidratação, retenção urinária ou constipação, fatores psicológicos como medo, ansiedade ou depressão e efeitos adversos da medicação. Para crianças e jovens com deficiência neurológica que se aproximam do fim da vida, a esquipe de Saúde deve estar ciente de que os sinais e sintomas de agitação ou de *delirium* podem ser confundidos com sinais e sintomas de convulsões ou distonia.

É importante avaliar a presença de *delirium* e tomar as medidas apropriadas para manejo.[10] O *delirium* no fim de vida pode ser considerado um sinal de que o momento da morte está próximo (sobrevida de dias). A avaliação de presença de *delirium* pode ser feita pela escala PCam (validada para o português).

No seu manejo, é importante identificar possíveis causas para o sintoma, tentar passar segurança para criança por meio de fala calma, segurar e tocar a criança, proporcionar-lhe ambiente tranquilo (reduzir ruído e iluminação, checar se a temperatura está confortável), promover acolhimento, fazer o acompanhamento da família e contato físico, providenciar música relaxante e fornecer apoio religioso e espiritual.

Como medidas farmacológicas, o uso de neurolépticos (haloperidol, risperidona, levomepromazine) está indicado. Diferentemente do *delirium* em situações críticas fora do fim de vida; no *delirium* de fim de vida, o uso de benzodiazepínicos (midazolam) é indicado para seu controle, buscando-se acalmar o paciente, e, em caso de refratariedade no manejo do sintoma, está indicada a sedação paliativa.[10]

Respiração ruidosa ("sororoca")

A respiração pode ficar bastante ruidosa conforme a morte se aproxima, esse ruído laríngeo é conhecido como "chocalho da morte" na língua inglesa (*death rattle*) por se assemelhar ao barulho do chocalho de uma cobra, ou mais conhecido como "sororoca" na língua portuguesa do Brasil. Esse ruído resulta de pequenas quantidades de secreções orofaríngeas acumuladas na parte posterior da garganta de um paciente com nível de consciência diminuído, gerando uma vibração a cada respiração ("chocalhos"). Esse é um sinal muito característico das últimas horas de vida.[10]

É extremamente importante orientar e preparar as famílias quanto à respiração ruidosa se tratar de um sinal indolor e que não gera nenhum desconforto ao paciente, que, na maioria das vezes, já está inconsciente nessa fase.

Não há um tratamento para a sororoca, mas se esta for muito angustiante para os familiares há algumas formas de manejá-la:

- Posicionamento do paciente em decúbito lateral, cabeça posicionada ligeiramente mais baixa que o corpo (leve posição de Trendelenburg).
- Medicamentos: anticolinérgicos, como atropina via oral ou escopolamina via parenteral ou transdérmica.
- A aspiração de vias aéreas superiores pode ser utilizada quando a quantidade de secreção for significativa, porém, idealmente, deve ser realizada o mínimo necessário por ser um procedimento que gera desconforto ao paciente. Precisa estar muito claro se a indicação de aspiração de vias aéreas é para o conforto do paciente ou pela ansiedade dos familiares.[10]

Sedação paliativa

- A sedação paliativa é considerada medida de último recurso usada no fim da vida para aliviar sintomas graves e refratários às medidas anteriores. É realizada com medicamentos sedativos em ambientes monitorados e visa induzir um estado de redução do nível de consciência com o objetivo de promover conforto e alívio de sofrimento. Está indicada APENAS quando os sintomas são refratários ao tratamento convencional. É necessária uma avaliação rigorosa de sua indicação feita por profissional capacitado. Na sedação paliativa, são utilizadas doses mínimas de sedativos visando o conforto do paciente. O midazolam é considerada a medicação padrão-ouro, de uso intermitente ou contínuo. O ideal é que a sedação paliativa conste de um planejamento previamente conversado com os pacientes e os pais do paciente. Para aprofundar seus estudos, ler o Capítulo 40 – Sedação Paliativa.

Outros cuidados de final de vida[4,10,12-14]

Suspender medicações que já não são mais essenciais ao plano de cuidados (cujo objetivo era de controle de doença e prolongamento de vida) e manter as medicações que contribuem para o conforto do paciente.

- Avaliar se as intervenções de sustentação de vida são pertinentes ao caso: retirada gradual dos dispositivos que passam a não ter mais indicação dentro do objetivo de cuidado de conforto exclusivo e não prolongamento artificial de vida.
- Avaliar junto da família o melhor local de cuidado e morte.
- Reduzir ou suspender a monitorização de sinais vitais. Caso a família opte por manter os monitores, desligar os alarmes se possível.
- Manter todos os cuidados com pele (lesões por pressão), olhos e cavidade oral.
- Manter fisioterapia focada no conforto, e não em reabilitação, como mobilização de membros, mudança de decúbito, aspiração de secreção.
- Estimular e facilitar o contato dos familiares com a criança, como toque, pegar no colo (crianças menores), deitar no leito ao lado do filho (crianças maiores).
- Utilizar técnicas das práticas integrativas para maior conforto: óleos essenciais (tópico no banho ou massagem, aroma), reflexologia, calatonia, *reiki*, musicoterapia.

Suporte emocional, social e espiritual[4,10,12-16]

- Identificar modos de enfrentamento emocional.
- Reconhecer e trabalhar o luto antecipatório.
- Oferecer suporte aos irmãos e aos demais familiares (p. ex., avós).
- Explorar experiências anteriores dos familiares com a morte e identificar fatores de risco para luto complicado.
- Respeitar questões culturais e favorecer realização de ritos de passagem.
- Liberação e organização das visitas de amigos e familiares.
- Realização de últimos desejos.
- Se possível, designar com alguma antecedência qual familiar será responsável por questões burocráticas e administrativas (poupar os pais das questões burocráticas nesse momento mais difícil).

No momento da morte[4,10,12-16]

- Esperar qualquer reação dos pais: não existe uma maneira "certa" nem esperada de reagir. Estar próximo, confortar e acolher.
- Respeitar a privacidade da família: a Equipe de Saúde deve estar presente e dar suporte, porém de forma "não invasiva" de modo a permitir que a família tenha liberdade de viver esse momento com privacidade.
- Estimular desejos e despedidas.
- Facilitar que a criança possa estar no colo ou em contato físico próxima dos pais. Assegurar aos pais que não há risco nem sofrimento em pegar o filho.

- Possibilitar a participação dos pais nos cuidados com o corpo: a família pode optar por dar banho, segurar ou vestir seu filho.
- Permitir o tempo da família com o corpo da criança, sem pressa (existe um tempo máximo permitido e os pais, em sua grande maioria, não o ultrapassam).
- Ritos culturais ou religiosos podem ser realizados em atenção ao corpo da criança.
- Orientar quanto a questões burocráticas funerárias e checar se todos os documentos estão preenchidos corretamente.

Referências bibliográficas

1. Finkelstein EA, Bhadelia A, Goh C et al. Cross-country comparison of expert assessments of the quality of death and dying 2021. J Pain Symptom Manage. 2022 Apr 1;63(4):e419-29.
2. Hui D, Nooruddin Z, Didwaniya N et al. Concepts and definitions for "actively dying," "end of life," "terminally ill," "terminal care" and "transition of care": a systematic review. J Pain Symptom Manage [Online]. 2014;47(1):77-89. doi: 10.1016/j.jpainsymman.2013.02.021.
3. International Association for Hospice and Palliative Care (IAHPC). Pallipedia: the Free Online Palliative Care Dictionary [Online]. 2023. Disponível em: https://pallipedia.org. Dynamics of the dying process.
4. Linebarger JS, Johnson V, Boss RD. Guidance for pediatric end-of-life care. Pediatrics [Online]. 2022 May 1;149(5). Disponível em: https://publications.aap.org/pediatrics/article/149/5/e2022057011/186860/Guidance-for-Pediatric-End-of-Life-Care.
5. Oanne J, Olfe W, Olcombe H et al. N Engl J Med. 2000 Feb 3;342(5):326-33. doi: 10.1056/NEJM200002033420506.
6. Marcus KL, Kao PC, Ma C et al. Symptoms and suffering at end of life for children with complex chronic conditions. J Pain Symptom Manage. 2022 Jan 1;63(1):88-97.
7. Hockenberry-Eaton M, Hinds PS, Alcoser P et al. Fatigue in children and adolescents with cancer. Semin Oncol Nurs. 2000 Nov;16(4):261-72; discussion 272-8.
8. Wolfe J, Hinds P, Sourkes B (ed.). Textbook of Interdisciplinary pediatric palliative care. Boston: Elsevier, 2011. v. 1.
9. World Health Organization (WHO). WHO guidelines on the pharmacological treatment of persisting pain in children with medical illnesses. World Health Organization (WHO), 2012. 166 p.
10. National Institute for Health and Care Excellence (NICE). End of life care for infants, children and end of life care for infants, children and young people with life-limiting young people with life-limiting conditions: planning and management conditions [Internet]. National Institute for Health and Care Excellence (NICE), 2016. Disponível em: www.nice.org.uk/guidance/ng61.
11. Hain R, Goldman A, Rapport A et al. (ed.) Oxford textbook of palliative care for children. Oxford: Oxford University Press, 2021. v. 1.
12. Barbosa SISMP. Últimas horas de vida e sedação paliativa. In: Barbosa S, Zoboli I, Iglesias SBO (ed.). Cuidados paliativos na prática pediatrica. Rio de Janeiro: Atheneu, 2019. p. 329-36.
13. Linebarger JS, Johnson V, Boss RD. Guidance for pediatric end-of-life care. Pediatrics [Online]. 2022 May 1;149(5). Disponível em: https://publications.aap.org/pediatrics/article/149/5/e2022057011/186860/Guidance-for-Pediatric-End-of-Life-Care.
14. Dryden-Palmer K, Garros D, Meyer EC et al. Care for dying children and their families in the PICU: promoting clinician education, support and resilience. Pediatric Critical Care Medicine. 2018;19(Suppl):S79-85.

Capítulo 40

Sedação paliativa

Graziela de Araújo Costa
Murilo Lopes Lourenção

No fim de vida, as crianças podem experimentar uma alta carga de sintomas, incluindo fadiga, dor e irritabilidade. Os cuidados paliativos pediátricos (CPP) concentram-se em reduzir a carga do sofrimento mediante gestão dos sintomas, apoio psicossocial, melhor planeamento antecipado dos cuidados, redução do luto e suporte durante a possível depressão parental.

A integração precoce dos CPP no contexto de doenças que ameaçam a vida é importante para melhorar a qualidade de vida (QV), reduzindo o sofrimento em toda a trajetória das doenças potencialmente fatais e auxiliando no enfrentamento do fardo dos sintomas de fim de vida.

Quando a estratégia do manejo de sintomas permanece ineficaz apesar de intervenções multidisciplinares, o alívio do sofrimento pode necessitar da terapia de sedação paliativa (TSP), definida como "o uso de medicamentos sedativos com o objetivo de aliviar o sofrimento intolerável e refratário através da redução da consciência do paciente".

A TSP é uma ferramenta de CPP eficaz quando todas as outras formas de tratamento não conseguiram proporcionar alívio suficiente. O objetivo da TSP é aliviar o sofrimento e melhorar a QV sem apressar a morte. Um sucesso na abordagem para TSP depende de parcerias robustas entre provedores de diferentes disciplinas, incluindo profissionais de CPP e especialistas em tratamento da dor pediátrica. Além disso, é mais bem realizada quando pautada por um algoritmo de tomada de decisões que guie os profissionais por meio de uma série de intervenções das quais a TSP é o último passo.

Historicamente, a TSP tem sido entendida como "sedação ao ponto de inconsciência", uma definição que se estende de sedação leve à profunda, mas frequentemente associada a essa última.

Definições mais recentes incluem termos como "sedação controlada" e "sedação proporcional". A Academia Americana de Hospice and Palliative Medicine (AAHPM) definiu a TSP como "o rebaixamento intencional da consciência, incluindo inconsciência para pacientes graves e com sintomas refratários".[1]

Revisões sistemáticas da literatura dão suporte a uma definição similar para a TSP incluindo "o uso de medicamentos sedativos com o objetivo de aliviar o sofrimento intolerável e refratário pela redução da consciência do paciente", usando medicamentos apropriados cuidadosamente titulados.

Essa evolução na definição de TSP incentiva abordagens que podem permitir um grau mais leve de sedação, secundário à, em parte, redução do uso de opioides. Um exemplo envolve o uso de dexmedetomidina, que pode preservar a consciência, protegendo o tempo interativo das famílias.

O propofol tem sido usado há muito tempo para TSP. No entanto, novas abordagens utilizando doses mais baixas podem estabilizar ou diminuir a quantidade de opioide necessária para o cuidado.

A TSP pediátrica parece ser menos comum do que a TSP adulta, possivelmente em razão de menor incidência de doenças que reduzem a expectativa de vida, mas também provavelmente secundárias a inconsistências nas diretrizes de tratamento e à falta de padronização das políticas institucionais em dor pediátrica.

Pacientes pediátricos podem apresentar desafios únicos: enquanto a TSP é considerada eticamente aceitável tanto na população adulta como na pediátrica, os profissionais devem navegar pelas questões de consentimento e assentimento, além de alinhamento e respeito tanto aos objetivos e prioridades dos pais como aos do paciente. Além disso, continuam a existir percepções diversas sobre TSP e seus objetivos entre os pediatras.

Essa ambiguidade tem contribuído para o uso pouco frequente de TSP pediátrica. A falta de consenso entre os clínicos ocasiona uma variação significativa nas práticas de TSP, que podem ser melhoradas por esforços no sentido de padronização do atendimento.

Uma das variações mais notáveis é a seleção de medicamentos, embora os benzodiazepínicos sejam os mais usados na prática atual pelos paliativistas, seguidos do uso de barbitúricos.[2]

Embora sua definição varie, a maioria das diretrizes coincide em certos pontos. No entanto, as evidências sobre esse assunto são escassas, especialmente na população pediátrica, cuja literatura é limitada a poucas séries de casos.[3-5]

A maioria dos protocolos institucionais utiliza cinco critérios básicos para a instituição de TSP:

1. Presença de sofrimento intratável causado por sintomas refratários.
2. Presença de doença "terminal" (< 6 meses de vida).[6]
3. Necessidade de discussões complexas com pacientes e processo de consentimento informado.
4. Necessidade de consultar especialistas no alívio dos sintomas.
5. Administração de medicamento(s) sedativo(s) para reduzir o nível de consciência e prevenir o sofrimento, monitorando-se a resposta do paciente.[3]

A Academia Americana de Pediatria recomenda que uma equipe especializada em cuidados paliativos pediátricos seja consultada para tratamentos mais delicados e decisões complexas, além de demandas sociais e espirituais a que, porventura, a equipe de atenção assistencial tenha de responder. As equipes especializadas podem ajudar a otimizar o cuidado com os sintomas refratários, a promover a qualidade de vida, a fazer a avaliação do prognóstico, a estabelecer conversas sobre mudança de objetivos de cuidado e a fornecer suporte à família e à equipe assistencial.[7]

Sintomas refratários

Incluímos nessa categoria sintomas quaisquer para os quais todas as terapêuticas disponíveis não foram suficientes, ou para os quais supomos que não há méritos na relação risco-benefício que o paciente possa tolerar.[8] Os sintomas mais comuns que necessitam de TSP são dor, dispneia, agitação e convulsões.

Método

A TSP pode ser classificada quanto à:

- Intensidade: leve ou profunda.
- Duração: contínua ou intermitente ou de alívio.

Na maior parte dos casos, objetiva-se a sedação consciente com alívio dos sintomas, mas permitindo a interação com os cuidadores.

A conferência familiar é imprescindível antes do início da TSP. Durante a conferência, é importante esclarecer o prognóstico do paciente (iminência de morte), revisar a gravidade e a tolerabilidade do sofrimento e determinar se a TSP é consistente com os valores do paciente e da família.

Antes do início da TSP, é importante:[9]

- Esclarecer os objetivos dos cuidados de conforto.
- Envolver um especialista com experiência na seleção de medicamentos usados na TSP.
- Definir medidas de resultado para avaliar o conforto do paciente e a necessidade de titular ou interromper a sedação.

O medicamento mais usado para TSP é o benzodiazepínico. Outros medicamentos como fenobarbital, propofol e dexmedetomedina podem ser usados (Tabela 40.1).

Tabela 40.1 – Medicamentos usados na TSP.

Medicamento	***Dose***	***Via de administração***
Midazolam	Iniciar com 0,03 a 0,05 mg/kg EV/SC em *bolus* lento; repetir a cada 3 a 5 minutos para atingir efeito desejado, se necessário Se necessário infusão contínua, iniciar com 0,05 mg/kg/h e titular conforme efeito desejado	EV/SC
Lorazepam	0,05 mg/kg/dose VG de 6 em 6 horas ou até de 2 em 2 horas a depender do nível de interação desejado	VG/SNG
Fenobarbital	2 a 3 mg/kg EV em 30 minutos; se sedação inadequada, pode repetir dose 1 a 2 mg/kg após 30 minutos Se necessário infusão contínua, 1 a 2 mg/kg/h	EV
Dexmedetomidine	Iniciar com 1 mcg/kg ataque em 10 minutos seguido de infusão contínua 0,1 a 1 mcg/kg/h	EV
Propofol	Iniciar com 1 mg/kg/h Titular 0,5 mg/kg/h a cada 30 minutos	EV
Levomepromazina	0,5 a 1 mg/kg/dia dividida em até 4 doses	VG/SNG
Clorpromazina	0,25 a 0,6 mg/kg/dose até de 6 em 6 horas	VG/SNG/EV

EV: (via) endovenosa; SC: (via) subcutânea; VG: via gástrica; SNG: sonda nasogástrica.
Fonte: Fukushima et al., 2022; Naipaul et al., 2011; Noriega I et al., 2022.

Referências bibliográficas

1. United States of America. American Academy of Hospice and Palliative Medicine (AAHPM) [homepage na Internet]. Disponível em: https://aahpm.org. Acesso em: 16 out. 2023.
2. Cuviello A, Ang N, Morgan K et al. Palliative sedation therapy practice comparison: a survey of pediatric palliative care and pain management specialists. Am J Hosp Palliat Care. 2023;40(9): 977-86. doi: 10.1177/10499091221138298.
3. Noriega I, Andrés MR, Alba RM. Descriptive analysis of palliative sedation in a pediatric palliative care unit. An Pediatr (Engl Ed). 2022;96(5):385-93. doi: 10.1016/j.anpede.2022.04.004.
4. Anghelescu DL, Hamilton H, Faughnan LG et al. Pediatric palliative sedation therapy with propofol: recommendations based on experience in children with terminal cancer. J Palliat Med. 2012;15(10):1082-90. doi: 10.1089/jpm.2011.0500.
5. Cuviello A, Pasli M, Bhatia S et al. Dexmedetomidine and propofol at end of life in pediatric oncology: trends in palliative sedation therapy. J Palliat Med. 2023;26(1):79-86. doi: 10.1089/ jpm.2021.0650.
6. Barbosa SMM, Zoboli I. Sedação paliativa. In: Barbosa SMM, Zoboli I, Iglesias SBO (ed.). Cuidados paliativos na prática pediátrica. Rio de Janeiro: Atheneu, 2019. p. 269-78.

7. Linebarger JS, Johnson V, Boss RD et al. Guidance for pediatric end-of-life care. Pediatrics. 2022;149(5). doi: 10.1542/peds.2022-057011.
8. Hain R, Goldman A, Rapoport A et al. Oxford textbook of palliative care for children. Oxford: Oxford University Press, 2021.
9. Davies D, Baker J. Care in the final hours and days. In: Hain R, Goldman AR, Meiring M (ed.). Oxford textbook of palliative care for children. 3rd ed. New York: Oxford University Press, 2021.

Capítulo 41

Preparação da equipe cuidadora

Daniela Bonfietti Rodrigues
Rita Tiziana Verardo Polastrini

Cuidar de um paciente em final de vida envolve inúmeras interações do profissional da Saúde com o paciente, a família e os membros da própria equipe. Das interações decorrentes do cuidado no final de vida, cada profissional tem sua experiência e esse profissional, sensível às situações que o cercam de sofrimento e carga emocional, é uma pessoa em grande risco de adoecimento e esgotamento profissional ou existencial.[1]

Experiências e vivências de sofrimento e angústias relacionadas ao cuidado, principalmente ao cuidado de fim de vida, podem causar o esgotamento psíquico dos profissionais da Saúde, caracterizado por exaustão prolongada e perda de interesse.[2]

Um termo que está sendo discutido e abordado em estudos que se referem à exaustão de profissionais da Saúde é "fadiga por compaixão", que pode ser definida como um estado de exaustão e disfunção biológica, social e psicológica, consequente à exposição prolongada ao estresse traumático, que, por sua vez, pode ser resultante do contato ou cuidado próximo de alguém em sofrimento ou do contato com traumas de outras pessoas.[2-5] Trata-se de um estado físico e emocional resultante da compaixão vivida por profissionais da Saúde que cuidam de pacientes em situações de sofrimento físico e emocional, como em momentos de fim de vida.[2-5]

Já a satisfação por compaixão pode ser entendida como os sentimentos positivos dos profissionais da Saúde em virtude do cuidado prestado e da recompensa de seus esforços para a realização desse cuidado. São vivências positivas decorrentes do cuidado que promovem o bem-estar do profissional.[2,5]

Quando nos referimos à qualidade de vida profissional, dizemos que é a qualidade atribuída pelo profissional ao seu trabalho, considerando a integração das duas vertentes – a fadiga por compaixão e a satisfação por compaixão.[2,5,6]

A morte de um paciente faz os profissionais da Saúde entrarem em contato com suas forças, sias limitações e seu sofrimento, podendo haver consequências negativas ou positivas. Quando essas emoções e esses sentimentos são reconhecidos e processados pelos profissionais, essa vivência pode ser uma fonte de amadurecimento e de crescimento. Se forem deixados em silêncio, reprimidos ou ignorados, podem tornar-se fontes de estresse, sofrimento e, ocasionalmente, de adoecimento.[7]

Muitas vezes, no caso de profissionais da Saúde, a ausência de uma doença física não significa ausência de sofrimento. Geralmente, os profissionais da Saúde começam seu adoecimento pela dimensão profissional, depois emocional, familiar, espiritual e, por fim, aparece a doença física.[1]

É de suma importância que o profissional da Saúde se conheça e tenha consciência de como estão todas as dimensões do seu ser.[1] Essas dimensões precisam estar em equilíbrio para que o profissional possa cuidar do paciente no processo de morte e também se cuidar diante das experiências vividas.[1]

Estratégias de enfrentamento

Quando se fala em preparar a Equipe de Saúde para o cuidado de final de vida, as estratégias devem ser iniciadas desde a sua formação. A temática morte e todo o processo de cuidado no fim de vida têm sido pouco abordados na formação dos profissionais da Saúde, o que diminui as oportunidades de treinamento e de desenvolvimento de habilidades dos profissionais. Há um exemplo referente à formação do enfermeiro, no qual os docentes de Enfermagem revelaram as limitações e deficiências envolvendo a abordagem do tema morte na formação do enfermeiro, evidenciando que, entre as fragilidades desafiadoras na formação do enfermeiro, está a abordagem curricular insuficiente sobre o cuidado do paciente em sua finitude.[8]

Quando se fala em preparar a equipe para os cuidados de fim de vida, as habilidades técnicas e a educação sobre temas referentes aos cuidados nessa fase devem ser iniciadas durante a formação do profissional e continuadas ao longo dos anos de sua atuação. Em um estudo sobre o olhar do enfermeiro ao respeito do cuidado em prestar uma morte digna à criança com câncer, a falta de conhecimento teórico e de educação sobre o tema é um fato que deixa o enfermeiro inseguro ao prestar seu cuidado, pois ele se sente responsável pela promoção de uma morte digna, mas tem a sensação de que não consegue proporcioná-la em razão da falta de preparo e de conhecimento.[9]

Não se sentir preparado ou acreditar que não prestou um cuidado de qualidade para o paciente em fim de vida pode causar sentimentos negativos a ponto de desenvolver a fadiga por compaixão. Uma estratégia dos profissionais para suprir essa necessidade é buscar cursos ou formação na área de cuidados paliativos.[10]

Independente da busca do profissional da Saúde para a sua formação em temas relacionados à morte, as instituições de Saúde devem proporcionar essa educação visando o preparo da equipe para o cuidado de fim de vida. Além da inserção em treinamentos periódicos, o conteúdo teórico sobre a temática; outras estratégias de aprendizado como o uso de simulação realística para desenvolver habilidades técnicas, de comunicação e de resolução de conflitos; o uso de *role-play*, por exemplo, para desenvolver habilidades e técnicas de comunicação, em caso de reunião familiar (que é o ensaio de comportamento frente a uma situação hipotética encenada). Dentre essas estratégias, podemos citar: treinamentos periódicos com conteúdo teórico sobre a temática, uso de simulação realística.

Outras estratégias que contribuem para o aprendizado do profissional, como discussão de casos clínicos complexos, reuniões periódicas para discussão de casos, reunião de discussão de caso após a morte de um paciente ou reuniões de luto, também são importantes para gerenciar o impacto pessoal e profissional gerado pelo cuidado a uma pessoa em fim de vida.[10,11] Compartilhar a experiência vivenciada durante o cuidado no fim de vida é vista como uma estratégia de enfrentamento para os profissionais da Saúde que atuam em cuidados paliativos, pois o impacto da morte do paciente pode afetá-los de diferentes maneiras e, ao compartilhar suas experiências, eles oferecem, uns aos outros, acolhimento e suporte no enfrentamento da situação.[1,10,12]

No entanto, para alguns profissionais, apenas compartilhar a experiência não será suficiente para o acolhimento de suas emoções e sentimentos,[7] sendo necessárias intervenções com profissionais que cuidam da saúde mental, para que tenham uma compreensão mais profunda de suas vivências e consigam atribuir significado às suas experiências de cuidado em fim de vida, minimizando a possibilidade de ocorrência da fadiga por compaixão.

Estratégias como receber *feedback* e ter a confirmação de que prestou um bom cuidado ao paciente no fim de vida também auxiliam o profissional da Saúde a encontrar um significado para cuidar de pacientes em fim de vida. Sentir-se privilegiado e encontrar um significado em seu trabalho tornam os estressores diários mais fáceis de suportar e resultam em sentimentos positivos quanto ao cuidado no fim de vida,[13] contribuindo, assim, para a satisfação por compaixão.

Outras estratégias importantes para preparar a Equipe de Saúde a cuidar de um paciente em fim de vida é desenvolver e apoiar atividades que englobam o autocuidado, considerando-se o autocuidado físico, emocional e espiritual. Técnicas e atividades de autocuidado também amenizam o sofrimento e o estresse decorrentes do cuidado aos pacientes em situações de fim de vida. Atitudes simples como fazer pausas na rotina do dia e observar a respiração pode ajudar o profissional a perceber como está se sentindo e como está cumprindo suas atividades, contribuindo, assim, para seu autoconhecimento e autocuidado.[1]

Outras estratégias como utilizar técnicas de relaxamento, meditação, jardinagem, pintura, música, tempo de qualidade para se desconectar do trabalho, tempo para descanso, ter contato com a natureza, ter um tempo com a família e amigos também são vistas por profissionais que cuidam de pacientes em fim de vida como importantes para o autocuidado.[10,14]

A espiritualidade e as crenças espirituais e religiosas dos profissionais da Saúde também podem ajudá-los a lidar com as experiências de cuidado de fim de vida, sendo outra estratégia reconhecida como importante para lidarem com seus sentimentos e emoções quando cuidam de um paciente em fim de vida.[12]

É necessário ir além das estratégias de enfrentamento, pois é sabido que fatores externos como comunicação efetiva e alinhada da Equipe de Saúde e ambientes de trabalho saudáveis também amenizam o sofrimento do profissional que cuida de um paciente em fim de vida.

Diante de diversas estratégias apresentadas e da importância de um ambiente de trabalho saudável, fica evidente a necessidade de um olhar acolhedor para as vivências desses profissionais. Preparar a Equipe de Saúde para o cuidado de fim de vida é validar seus sentimentos, angústias e emoções e compreender que essa vivência pode impactar positiva ou negativamente a vida profissional e pessoal, afetando a sua qualidade de vida profissional.

Portanto, ao preparar a equipe cuidadora para os cuidados de fim de vida, é preciso considerar que essa experiência de cuidado tem um impacto físico, emocional, social, espiritual e existencial nos profissionais da Saúde e é preciso compreender o que é a qualidade de vida profissional, conforme sua perspectiva. É necessário ter estratégias e ações com a Equipe de Saúde que contemplem não somente habilidades técnicas referente aos cuidados de fim de vida, mas também o autocuidado, o cuidado com a sua saúde mental e um ambiente de trabalho saudável.

Referências bibliográficas

1. Arantes ACLQ, Gasparini ACO. A importância de cuidar de quem cuida. In: Maki DTN, Massola MEA, Romano FRS et al. (ed.). Medicina integrativa na oncologia. Rio de Janeiro: Atheneu, 2020. p. 93-9.
2. Saura APNS, Valóta IAC, Santos MR et al. Fadiga e satisfação por compaixão em profissionais oncológicos: revisão integrativa. Rev Bioét. 2023;31:e3073PT:1-14.
3. Ludick M, Figley CR. Toward a mechanism for secondary trauma induction and reduction: reimagining a theory of secondary traumatic stress. Traumatology. 2017;23(1):112-23.
4. Lago K, Codo W. Compassion fatigue: evidence of internal consistency and factorial validity in ProQol-BR. Estud Psicol. 2013;18(2):213-21.
5. Burnett Jr HJ. Revisiting the compassion fatigue, burnout, compassion satisfaction and resilience connection among CISM responders. SAGE Open. 2017;7(3):1-10.
6. Erkorkmaz U, Dogu O, Cinar N. The relationship between burnout, self-esteem and professional life quality of nurses. J Coll Physicians Surg Pak. 2018;28(7):549-53.
7. Papadatou D. Healthcare provider's responses to the death of a child. In: Goldman A, Hain R, Liben S (ed.). Textbook of palliative care for children. New York: Oxford University Press, 2006. p. 521-32.
8. Nunes ECDA, Santos AA. Desafios de ensino – aprendizagem da enfermagem para o cuidado frente ao morrer humano: percepções docentes (Escola Anna Nery). Revista de Enfermagem. 2017;21(4):1-8.
9. Souza LF, Misko MD, Silva L et al. Morte digna da criança: percepção de enfermeiros de uma unidade de oncologia. Rev Esc Enferm USP. 2013;47(1):30-7.
10. Mena PR, Rodríguez JG, Alba RM et al. The emotional experience of caring for children in pediatric palliative care: a qualitative study among a home-based interdisciplinary care team. Children. 2023;10(4):1-15.
11. O'Carroll RF, Feeley T, Crowe S et al. Grief reactions and coping strategies of trainee doctors working in paediatric intensive care. British Journal of Anaesthesia. 2019;123(1):74-80.
12. Forster E, Hafiz A. Paediatric death and dying: exploring coping strategies of health professionals and perceptions of support provision. International Journal of Palliative Nursing. 2015;21(6):294-301.
13. Groves KA, Adewumi A, Gerhardt CA et al. Grief in critical care nurses after pediatric suffering and death. Ann Palliat Med. 2022;11(6):1888-99.
14. Sapeta P, Centeno C, Belar A. Adaptation and continuous learning: integrative review of coping strategies of palliative care professionals. Palliative Medicine. 2022;36(1):15-29.

Seção 11
Desafios em pesquisa e educação em cuidados paliativos pediátricos

Capítulo 42

Educação continuada

Maria Augusta Bento Cicaroni Gibelli
Sílvia Maria Macedo Barbosa

Introdução

As Diretrizes Curriculares Nacionais (DCN) nas graduações de Medicina, Enfermagem e Psicologia determinam que, durante sua formação, o estudante se desenvolva em seis grandes competências: atenção à saúde; tomada de decisões; comunicação; liderança; administração e planejamento; e educação permanente.[1-3] Cada uma dessas grandes áreas é amplamente descrita e foi construída e planejada segundo suas especificidades de atuação. Porém, só em 3 de novembro de 2022, o Conselho Nacional de Educação (CNE), por meio de alteração da Resolução CNE\CES n. 3, de 20 de junho de 2014, reconheceu que alunos de graduação de Medicina devem receber formação e treinamento em competências específicas incluindo cuidados paliativos. Nesse documento, está previsto que esses alunos devem desenvolver habilidades de comunicação compassiva e efetiva com pacientes, gerenciamento de dor e outros sintomas, princípios e boas práticas de cuidados paliativos assim como a identificação precoce de condições ameaçadoras da vida indicativas de cuidados paliativos desde o seu diagnóstico, indicação de cuidados de fim de vida, com controle de sintomas que tragam sofrimento físico, abordagem de aspectos psicossociais, espirituais e culturais que integram o cuidado.[4]

Essa Resolução recente deverá servir de modelo para a inserção do tema em todas as áreas da Saúde que compõem o cuidado integral ao paciente e sua família, a partir da qual, será necessária a estruturação inicial de um curso para que possa ser multiplicada entre todos os profissionais da Saúde. Essa Resolução fala de cuidados paliativos em qualquer faixa etária. Pensar sobre condições ameaçadoras de vida ou limitantes de sobrevida ou, ainda, pensar em fim de vida na faixa etária pediátrica pode ser desafiador no contexto da graduação. Entretanto, a exposição a essa realidade e os primeiros contatos com ela são necessários e tornam-se um novo desafio no que tange ao ensino em Saúde.

Competências do profissional da Saúde e os conceitos de cuidados paliativos

As seis grandes competências desejadas em um profissional da Saúde são, em linhas gerais, atenção à saúde, capacidade para tomada de decisões, comunicação, liderança, administração e planejamento do tempo e do cuidado e educação permanente. Todos os eixos têm grande importância no planejamento do cuidado de um paciente e, neste capítulo, serão abordados aqueles que impõem maior desafio para o planejamento educacional e para o desenvolvimento de linhas de pesquisa em cuidados paliativos pediátricos.

Partindo-se das competências e habilidades descritas nas DCN, o foco do primeiro eixo é voltado para a garantia de acesso universal à saúde (como prevê o Sistema Único de Saúde (SUS)), humanização e integração com as demais ações e instâncias de Saúde na construção de planejamento de cuidado. O papel dessas habilidades em cuidado paliativo envolve a interação entre as equipes disciplinares que atuam no cuidado integral do paciente. Nesse contexto, deve-se considerar a construção de uma equipe transdisciplinar capaz de cuidar de toda a família. Nesse âmbito, a família deve ser considerada na construção do cuidado desejado e determinado por seus valores. Em Pediatria, trata-se de pacientes, familiares e responsáveis legais que devem ser orientados e acolhidos além do autocuidado, previsto nesse eixo.[1-3]

Essa competência prevê a educação do paciente e de sua família para promoção de autocuidado, autonomia e capacidade plena de participar de tomada de decisões. Habilidades de comunicação por meio de linguagem verbal e não verbal assim como empatia e sensibilidade são esperadas. Nesse quesito, encontra-se o primeiro desafio na educação de profissionais da Saúde.[1-3]

O cenário pedagógico desejado para o desenvolvimento dessas habilidades específicas pode ser diferente do já previsto na formação do graduando em Medicina. Porém, é necessário que o tutor desse ensino seja capaz de capacitar seu aluno a reconhecer precocemente situações de vulnerabilidade do paciente que mereçam um olhar transdisciplinar e de médio prazo que se estenderá além de um primeiro – às vezes, até único – contato com o paciente.

O ensino e a pesquisa em Saúde se baseiam no método científico. Entende-se por método científico aquele em que o pesquisador elabora uma pergunta e uma hipótese diagnóstica que submeterá a uma experimentação e, a partir dos resultados encontrados, afirmar ou descartar sua teoria. A ciência pressupõe fatos concretos, mensuráveis, que possam ser controlados e previsíveis. Pauta-se por uma lógica racional, sistemática, exata e verificável. Em 1910, Flexner propôs a reconstrução do modelo de ensino médico com programas educacionais de base científica. Alguns autores atribuem ao *Relatório Flexner* a segmentação do paciente, o surgimento de diversas especialidades e uma formação mecanicista e fragmentada pelo distanciamento de matérias voltadas para a mente e para valores éticos e bioéticos. O foco do ensino passou a ser a doença e deixou de ser o doente.[5]

Entretanto, a prática e a educação em Saúde são ações altamente emocionais. Apesar do reconhecimento por educadores e investigadores, o campo da educação das profissões de Saúde tem ignorado largamente o papel que as emoções desempenham nos processos cognitivos e ainda não estão claramente estabelecidas intervenções destinadas a melhorar o bem-estar dos profissionais da Saúde e a dotá-los de competências para lidar com situações interpessoais emocionais.[6] Empatia e sensibilidade passam a ser habilidades a serem desenvolvidas, e não deixadas à margem.

Em CPP, a emoção que faz um profissional buscar essa formação vem de um incômodo diante do tratamento que se aprende a oferecer ao paciente e o desfecho real que pode ser esperado. Esse mal-estar deve ser acolhido e pode gerar muitas perguntas e hipóteses a serem investigadas. As repostas para estas frequentemente não serão dadas pelos métodos quantitativos de pesquisa.

O ensino em Saúde é ainda fortemente pautado pela ideia de curar e de salvar vidas sempre. Entretanto, o pensamento é binário: viver ou morrer. Em Pediatria, a proposta pedagógica está voltada especificamente a garantir que uma criança possa ter acesso a todas as oportunidades de se se desenvolver e tornar-se um adulto saudável. O olhar não é sobre vida ou morte: é sobre desenvolvimento. As ameaças mais frequentes a esse desenvolvimento são decorrentes de condições socioeconômicas, contextos familiares inadequados etc. A criança está programada para sobreviver ou, pelo menos, é o que se acredita. Aquelas que fogem a essa regra são exceção. Exceções não fazem parte da formação básica de graduação de nenhuma área da Saúde. Esse é o primeiro desafio na educação em cuidados paliativos, apesar da Resolução de novembro de 2022, um desafio ainda maior no contexto da Pediatria. Crianças são elegíveis para cuidados paliativos no momento em que se diagnostica uma doença pediátrica crônica complexa e é preciso, então, considerar-se quanto e como se pode viver com uma condição ameaçadora de vida ou limitante para a vida, haja vista que a morte não é um evento comum em crianças.[7] A Organização Mundial da Saúde (OMS) define como cuidados paliativos pediátricos "cuidados globais e ativos prestados ao corpo, à mente e ao espírito da criança, envolvendo também o apoio à família, que surgem quando uma doença potencialmente fatal ou ameaçadora da vida é diagnosticada e mantém-se independentemente de a criança receber ou não o tratamento dirigido à doença".[8] Depois de uma análise cuidadosa de todas as definições, conceitos e premissas que fazem parte dos cuidados paliativos pediátricos pode-se dizer que estes se trata de uma matéria em linha com o proposto das DCN. A questão é como fazê-lo.

A educação em Saúde é sobre opções terapêuticas. Abordam-se, em sala de aula, Fisiologia, Fisiopatologia, síndromes clínicas, diagnóstico e tratamentos com o objetivo de cura. Os cuidados de conforto, de alívio ficam em suspenso: confia-se ao aluno de Saúde a habilidade de educar-se nessa pauta quando o momento chegar. A capacidade de educação continuada e permanente configura um dos eixos das competências desejadas no profissional da Saúde. Porém, mais uma vez a habilidade esperada é a de contínua atualização na área de *expertise* escolhida pelo aluno.

A Associação Europeia de Cuidados Paliativos (EAPC) propôs uma lista de competências desejadas no profissional da Saúde atuando em cuidados paliativos com estratificação em três níveis:

1. **Abordagem de cuidados paliativos:** uma forma de integrar métodos e procedimentos de cuidados paliativos em ambientes não especializados em cuidados paliativos. Deverá ser disponibilizado aos profissionais em geral e ao *staff* dos hospitais gerais, bem como aos serviços de Enfermagem e Enfermagem no domicílio. Pode ser ensinado por meio da "aprendizagem de graduação" ou do desenvolvimento profissional contínuo.
2. **Cuidados paliativos gerais:** providenciados por profissionais de cuidados básicos e especialistas que tratam de doentes com doenças que ameaçam a vida, que têm bons conhecimentos e competências em cuidados paliativos básicos. Devem ser disponibilizados aos profissionais que estão envolvidos com mais frequência em que cuidados paliativos, como oncologistas e especialistas em Geriatria, mas os cuidados paliativos não são o foco principal do seu trabalho. Dependendo da disciplina, podem ser ensinados no nível de graduação ou da pós-graduação ou mediante o desenvolvimento profissional contínuo.
3. **Cuidados paliativos especializados:** providenciados em serviços cuja principal atividade é a prestação de cuidados paliativos. Esses serviços, em geral, cuidam de doentes com necessidades complexas e difíceis e, portanto, exigem maior nível educacional, *staff* e outros recursos. Cuidados paliativos especializados são providenciados por serviços específicos para doentes com problemas complexos não cobertos adequadamente por outras opções de tratamento. Normalmente, os cuidados paliativos especializados são lecionados na pós-graduação e reforçados por meio de desenvolvimento profissional contínuo.[9]

Os cuidados paliativos pediátricos se inserem na categoria de cuidados especializados. O pediatra que convive com esse paciente e com todas suas peculiaridades, atuante em áreas de confronto de situações de vida e de morte, pode buscar aprimorar seus conhecimentos em cuidados paliativos. Por outro lado, o médico com formação em cuidados paliativos pode ser convidado a discutir e dar suporte a equipes pediátricas que cuidam desse perfil de pacientes. Guardadas as devidas diferenças de olhar na formação de cada um desses profissionais, as habilidades almejadas de escuta ativa, empática e compassiva; assim, conhecimento teórico em Bioética estarão presentes.

Pesquisa e produção de conhecimento em cuidados paliativos pediátricos

Como citado anteriormente, a pesquisa científica habitual em Saúde baseia-se em conhecimento desenvolvido em modelos replicáveis de demonstração de uma teoria, a partir de uma pergunta formulada e de uma hipótese a ser demonstrada ou rejeitada.

A pesquisa qualitativa ganha espaço quando se abordam os cuidados paliativos pediátricos, assim como as narrativas. A pesquisa quantitativa se caracteriza por ser objetiva enquanto a pesquisa qualitativa é subjetiva. Além de subjetiva, a pesquisa qualitativa busca expandir conhecimentos sobre fenômenos sociais e sobre o comportamento humano que não cabem em estatísticas ou fórmulas matemáticas. As crenças, os valores e as relações humanas ganham espaço nessa análise. As respostas obtidas dificilmente serão objetivas e a opinião do pesquisador, com frequência, será integrada à conclusão.[10]

Outro método de pesquisa a ser explorado na construção de conhecimento em cuidados paliativos pediátricos é a pesquisa narrativa. Trata-se de uma metodologia que consiste na coleta de histórias sobre determinado tema obtidas por meio de entrevistas, diários, autobiografias, gravação de narrativas orais e notas de campo. A análise narrativa reúne eventos e acontecimentos produzindo uma história explicativa.[11]

As doenças pediátricas crônicas complexas, caracterizadas como uma condição médica para a qual se possa esperar sobrevida ao menos pelos próximos 12 meses (a menos que a morte ocorra) e que comprometa vários órgãos e sistemas ou um órgão com gravidade suficiente para requerer cuidados pediátricos especializados e provavelmente períodos de hospitalização em centros de cuidado terciários, compõem um grupo de doenças menos frequentes e, muitas vezes, algumas doenças bastante raras.[12]

Portanto, a realização de trabalhos de pesquisa multicêntricos pode ser um recurso interessante na geração de conhecimento. As limitações desse tipo de pesquisa devem ser consideradas. Os valores morais, sociais e culturais são muito diferentes entre países e esses estudos devem permitir o raciocínio crítico em seus leitores para que essas pesquisas possam servir de instrumento para uma educação de impacto no futuro.

Considerações finais

A educação e a pesquisa em cuidados paliativos pediátricos impõem um grande desafio a profissionais da Saúde. Trata-se de uma área de cuidado paliativo especializado que pressupõe uma formação mais geral inicial (p. ex., Pediatria). As competências e as habilidades desejadas nesse profissional estão descritas e permeiam as DCN das três áreas de conhecimento em Saúde que mais atuam com cuidados paliativos – Medicina, Enfermagem e Psicologia. Os currículos atuais se baseiam ainda no modelo de formação segmentada do paciente e ainda se pautam mais pelo olhar voltado à doença do doente e seu contexto pessoal e familiar. Recentemente, uma resolução do CNE incluiu os cuidados paliativos na graduação de Medicina, constituindo-se, então, um primeiro passo. Atualmente, a formação em CPP ocorre apenas em cursos de especialização ou de pós-graduação. Com relação à pesquisa, as fronteiras do conhecimento nessa área podem se expandir por meio de pesquisas qualitativas ou narrativas, ferramentas ainda pouco exploradas em Medicina.

Referências bibliográficas

1. Brasil. Conselho Nacional de Educação (CNE). Resolução CNE/CES n. 3/2014. Institui diretrizes curriculares nacionais do curso de graduação em medicina e dá outras providências. Brasília: Diário Oficial da União (DOU), 23 jun. 2014, seç. 1, p. 8-11. Disponível em: https://www.gov.br/saude/pt-br/acesso-a-informacao/acoes-e-programas/pnsp/legislacao/resolucoes/rces003_14.pdf. Acesso em: 23 out. 2023.
2. Brasil. Ministério da Educação (MEC). Diretrizes curriculares nacionais do curso de graduação em enfermagem [Internet]. Disponível em: http://portal.mec.gov.br/cne/arquivos/pdf/Enf.pdf. Acesso em: 23 out. 2023.
3. Brasil. Conselho Nacional de Educação (CNE). Resolução CNE/CES n. 5/2011. Brasília: Diário Oficial da União (DOU), 16 mar. 2011, seç. 1, p. 19.
4. Brasil. Ministério da Educação (MEC). Resolução CNE/CES n. 3, de 3 de novembro de 2022. Altera os arts. 6º, 12 e 23 da Resolução CNE/CES n. 3/2014, que institui as diretrizes curriculares nacionais do curso de graduação em medicina. Brasília: Diário Oficial da União (DOU), 07 nov. 2022, ed. 210, seç. 1, p. 38. Disponível em: https://www.in.gov.br/web/dou/-/resolucao-cne/ces-3-de-3-de-novembro-de-2022-441681885. Acesso em: 23 out. 2023.
5. Pagliosa FL, Da Ros MA. O relatório Flexner: para o bem e para o mal. Rev Bras Educ Med. 2008 Oct\Dec;32(4):492-99.
6. LeBlanc VR, McConnell MM, Monteiro SD. Predictable chaos: a review of the effects of emotions on attention, memory and decision making. Adv Health Sci Educ Theory Pract. 2015 Mar;20(1):265-82 [Epub 2014 Jun 6]. doi: 10.1007/s10459-014-9516-6.
7. Barbosa SMM. Definição e princípios. In: Barbosa SMM, Zoboli I, Iglesias SBO (org.). Cuidados paliativos na prática pediátrica. Rio de Janeiro: Atheneu, 2019.
8. Fundação Maruzza Lefebvre D'Ovidio Onlus; Grupo de Trabalho da EAPC para Cuidados Paliativos Pediátricos. Cuidados paliativos para recém-nascidos, crianças e jovens – Factos. Roma: Fundação Maruzza Lefebvre D'Ovidio Onlus, 2009.
9. Gamondi C, Larkin P, Payne S (ed.). Competências centrais em cuidados paliativos: um guia orientador da EAPC sobre educação em cuidados paliativos – Parte 1. European Journal of Palliative Care. 2013;20(2):86-91; 2013;20(3):140-5.
10. Enciclopédia Significados [Internet]. Pesquisa qualitativa: o que é, abordagem e tipos. Disponível em: https://www.significados.com.br/pesquisa-qualitativa.
11. Paiva VLMO. A pesquisa narrativa: uma introdução. Rev Bras Linguist Apl. 2008;8(2). doi: 10.1590/S1984-63982008000200001.
12. Feudtner C, Feinstein JA, Zhong W et al. Pediatric complex chronic conditions classification system version 2: updated for ICD-10 and complex medical technology dependence and transplantation. BMC Pediatr. 2014;14:199.

Capítulo 43

Graduação e residência médica

Esther Angélica Luiz Ferreira
Sílvia Maria de Macedo Barbosa

Introdução

Sendo os cuidados paliativos uma abordagem essencial no contexto em saúde,[1] no contexto da área da Saúde em Pediatria, os cuidados paliativos pediátricos (CPP) estão presentes desde a atenção primária até a terciária, porém barreiras são identificadas para essa prática; entre as quais, destaca-se a falta de conhecimento, de habilidades e de competências dos profissionais da Saúde.[2]

No Brasil, publicadas em 2022, as *Diretrizes Curriculares Nacionais do Curso de Graduação em Medicina* (DCN), do curso de graduação em Medicina, já trazem a matriz de competências essenciais em cuidados paliativos, o que inclui os CPP.[3] Já a Sociedade Brasileira de Pediatria traz, em seu modelo de 3 anos de residência em Pediátrica, a inserção de cuidados paliativos como um tema fundamental na grade curricular.[4,5]

Ferreira e colaboradores, em 2023, demonstram que 56,67% dos serviços de CPP têm residências pediátricas vinculadas, um dos quais relatou oferecer residência médica especificamente em CPP. A Pediatria é uma área de atuação em cuidados paliativos e há serviços que oferecem residência médica em Medicina Paliativa, cujo ingresso se faz por meio de concurso, incluindo-se as outras áreas de atuação em Medicina Paliativa. Decorrente disso, o médico pediatra que ingressa nesses programas divide a sua carga horária de aprendizado com o atendimento a pacientes adultos e idosos. A menor parte dos serviços está vinculada a alguma universidade, sendo 15,56% vinculados a uma universidade particular e 31,11%, a uma universidade pública.[6]

Embora se reconheça que passos importantes para a educação em cuidados paliativos e CPP tenham sido dados, ela ainda necessita de desenvolvimento.[7] Uma vez que a inserção da temática é recente, ainda há poucos profissionais capacitados, inclusive para o respectivo ensino, sem contar a falta de espaços de prática. Por se tratar de uma área interdisciplinar, é importante que os demais cursos e pós-graduações também se atualizem.[1]

Ensino na graduação

Em 2022, uma pesquisa foi realizada em diversos cursos da área da Saúde em uma universidade federal do estado de São Paulo.[1] O processo de busca documental trouxe 5 projetos pedagógicos, 5 matrizes curriculares e 295 planos de ensino, sendo 50 da Enfermagem, 60 da Fisioterapia, 68 da Gerontologia, 35 da Medicina e 82 da Terapia Ocupacional: embora algumas temáticas comuns dos cuidados paliativos tenham sido encontradas, nenhum dos cursos inseria a temática de maneira oficial.[1]

No encerramento de 2022, finalmente, os cursos da Saúde, iniciando-se pela graduação em Medicina, modificaram suas matrizes, trazendo uma atualização das DCN da graduação em Medicina (DCN).[3] Nessas DCN, há tópicos que devem ser incluídos na graduação em Medicina, de maneira gradual, inclusão esta construída do 1º ao 6º ano do curso. Os tópicos são:[3]

1. Explorar a compreensão do paciente e de familiares a respeito da doença deste; conhecer suas preocupações, metas e valores; e identificar planos de tratamento que respeitem o alinhamento com essas prioridades.
2. Demonstrar comunicação efetiva centrada no paciente ao lhe dar más notícias ou informações prognósticas, discutindo as preferências de ressuscitação e treinando pacientes quanto ao processo de morrer.
3. Avaliar a dor de forma sistemática e tratá-la de forma eficaz com opioides, analgésicos não opioides e intervenções não farmacológicas.
4. Definir e aplicar os princípios da prescrição de opioides, incluindo a dosagem equianalgésica e efeitos colaterais comuns, e demonstrar a compreensão de que o uso adequado de opioides raramente resulta em depressão respiratória ou dependência no tratamento da dor relacionada ao câncer.
5. Definir e explicar a filosofia e os papéis dos cuidados paliativos e *hospice* e orientar adequadamente os pacientes.
6. Descrever e executar tarefas de comunicação efetivamente para o momento da morte, incluindo o pronunciamento, a notificação familiar e o suporte de orientação e pedido de doação de órgãos.
7. Descrever e aplicar princípios éticos e legais que informam a tomada de decisões em doenças graves, incluindo:
   a) o direito de renunciar ou retirar o tratamento de manutenção da vida;
   b) capacidade de decisão e julgamento substituto;
   c) morte assistida pelo médico.
4. Identificar e gerenciar sinais e sintomas comuns no fim de vida.
5. Demonstrar abordagens eficazes para explorar e manipular emoções fortes em pacientes e famílias que enfrentam doenças graves.

Entendendo que todo e qualquer profissional da Saúde deveria ter formação no mínimo básica em cuidados paliativos e também em CPP, espera-se que os demais cursos da Saúde também incorporem diretrizes específicas do tema, além de os diversos dispositivos poderem ser utilizados como ferramentas de ensino na graduação.[2]

Os cursos que adotam metodologias ativas de ensino englobam, em sua estruturação, grandes áreas de ensino, ou seja, não existem disciplinas fechadas, mas o entendimento das diversas interseções das áreas para o aprendizado, que se baseia em situações práticas; enquanto na metodologia tradicional, as disciplinas são mais claramente definidas, o que pode garantir a inserção dos conteúdos. Independentemente da metodologia de ensino, as ligas acadêmicas são grandes aliadas para o ensino em cuidados paliativos e CPP uma vez que constituem um espaço complementar de troca importante para os graduandos.[2]

Na metodologia tradicional de ensino, em que se encontram disciplinas bem delimitadas, antes das novas DCN, ainda eram poucas as universidades que abordavam cuidados paliativos ou CPP como nome de atividades ou parte de sua ementa.[1,2] As metodologias ativas de ensino devem ser analisadas separadamente das tradicionais porque funcionam por meio de ciclos e, nestes, há atividades curriculares em que os estudantes, por meio de disparadores e com a ajuda de professores facilitadores, buscam ativamente por respostas aos questionamentos levantados, embasando, assim, o autoaprendizado.[1,2] Pelo fato de os cuidados paliativos e os CPP serem transversais, temáticas como Bioética e luto, além de comunicação de más notícias, são frequentemente levantados.[1,2]

Ensino na residência médica

Desde 2016, a Comissão Nacional de Residência Médica (CNRM)[4] e a Sociedade Brasileira de Pediatria (SBP)[5] consideraram essenciais os CPP para a formação do pediatra.

Sobre os requisitos mínimos do Programa de Residência Médica em Pediatria, a CNRM e a SBP evidenciam, entre os conhecimentos e competências que o residente de Pediatria precisa adquirir, a necessidade de "integrar conhecimentos e habilidades no manejo de cuidados paliativos e final de vida". Quanto às habilidades e atitudes, o residente precisa "estar capacitado a fornecer orientação e aconselhamento ao paciente e a seus familiares relativamente aos diagnósticos, às opções de tratamento, às complicações e ao prognóstico das doenças mais prevalentes em Pediatria, incluindo cuidados paliativos".[4]

Sobre a formação do médico pediatra, em mais detalhes, quanto ao conteúdo programático teórico sobre CPP no 1º ano, vê-se "comunicação e relação médico-paciente", e, nas competências, vê-se "demonstrar respeito pela autonomia e privacidade dos pacientes e seus familiares", temática de estreita relação com Bioética. Já nas competências do 2º ano, "acompanhar e avaliar pacientes internados em enfermarias com doenças mais complexas e em unidades de emergência" está presente. Nos 3º e último anos, temas como "atenção às doenças crônicas" e "morte e dor" estão previstos no conteúdo teórico; no conteúdo prático, ambulatórios de áreas de atuação pediátricas são indicados por 25% da carga horária anual, ou seja, o ambulatório de CPP deveria estar previsto; e, nas competências, fica claro que o pediatra deve "reconhecer situações em que seja adequado discutir a introdução de cuidados paliativos e terminais".[5] Na prática, ainda são grandes as dificuldades para implementação dos CPP na grade curricular já que existem poucos serviços para aprendizado na prática, além da escassez de profissionais qualificados na área. Quanto às residências/complementações/estágios específicos de CPP, ainda são poucas as vagas disponíveis no Brasil.[6,7]

Importante observar que, em 2023, a Sociedade Brasileira de Pediatria ainda não traz, em sua página "Residência Médica em Pediatria", em que se encontram conteúdos programáticos não só da residência médica em Pediatria, como também das subespecialidades, ou seja, das áreas de atuação, a área de CPP.[8]

Há serviços de Saúde que oferecem a residência multiprofissional em cuidados paliativos, alguns com estágios na área pediátrica, mas não foi relatada por Ferreira e colaboradores nenhuma residência específica em CPP no País.[6,7]

Considerações finais

O ensino em cuidados paliativos e CPP, tanto na graduação como nas residências em Saúde, tem evoluído, mas ainda muitas lacunas são observadas: ainda faltam cenários de prática e profissionais capacitados para o ensino, assim como a implementação das diretrizes ainda são incipientes, especialmente nos cursos além da Medicina. Considerando que os CPP devem ser abordados na formação de todos os profissionais da Saúde, ou seja, atuantes desde a atenção primária até a terciária e em todos os ambientes de assistência, compreende-se que o ensino deva ser realizado de maneira sistemática nos cursos de graduação e pós-graduação, bem como em serviços.

Referências bibliográficas

1. Volpin M, Ferreira E, Eduardo A et al. Ensino sobre cuidados paliativos nos cursos da área de saúde. Diálogos Interdisciplinares. 2022;11(1):140-53. Disponível em: https://revistas.brazcubas.br/index.php/dialogos/article/view/1173.
2. Ferreira EAL, Valete COS, Lacerda AJ. Ensino em cuidados paliativos pediátricos. In: Ferreira EAL, Barbosa SMM, Iglesias SBO (ed.). Cuidados paliativos pediátricos. Rio de Janeiro: Medbook, 2023. cap. 77.
3. Brasil. Ministério da Educação (MEC), Conselho Nacional de Educação (CNE). Alteração da Resolução CNE/CES n. 3, de 20 de junho de 2014, que institui as diretrizes curriculares nacionais do curso de graduação em medicina e dá outras providências. Parecer CNE/CES n. 265/2022. Processo n. 23001.000633/2020-65. Aprovado em: 17 mar. 2022. Homologação e despacho em: 01 nov. 2022. Brasília: Diário Oficial da União (DOU), 03 nov. 2022, ed. 208, seç. 1, p. 95.

4. Brasil. Sociedade Brasileira de Pediatria (SBP), Comissão Nacional de Residência Médica. Resolução n. 1, de 29 de dezembro de 2016. Dispõe sobre os requisitos mínimos do Programa de Residência Médica em Pediatria e dá outras providências. Disponível em: https://www.sbp.com.br/fileadmin/user_upload/Pediatria_3_anos.pdf. Acesso em: 04 set. 2023.
5. Sociedade Brasileira de Pediatria. Requisitos mínimos para o programa de Residência em Pediatria. Disponível em: https://www.sbp.com.br/fileadmin/user_upload/pdfs/PropostaResidMedica-Resumida.pdf. Acesso em: 04 set 2023.
6. Ferreira EAL, Valete COS, Barbosa SMM et al. Exploring the Brazilian pediatric palliative care network: a quantitative analysis of a survey data. Rev Paul Pediatr. 2023 Mar 13;41:e2022020. doi: 10.1590/1984-0462/2023/41/2022020.
7. Ferreira EAL, Barbosa SMM, Costa GA et al. Mapeamento dos cuidados paliativos pediátricos no Brasil: 2022. São Paulo: Rede Brasileira de Cuidados Paliativos Pediátricos (RBCPPed), 2022.
8. Brasil. Sociedade Brasileira de Pediatria (SBP). Residência médica em pediatria. Disponível em: https://www.sbp.com.br/residenciamedica/conteudos-programaticos. Acesso em: 04 set. 2023.

Capítulo 44

Pesquisa como modificadora da realidade dos cuidados paliativos pediátricos

Esther Angélica Luiz Ferreira
Cristina Ortiz Sobrinho Valete

A ciência dá o arcabouço para o desenvolvimento das áreas da Saúde, ou seja, conforme uma demanda cresce, estudos e pesquisas devem surgir para que existam melhorias constantes. Apesar de os cuidados paliativos pediátricos (CPP) estarem em plena ascensão, seja em número de serviços, seja de profissionais capacitados, ainda é escassa a produção científica na área, quer seja por temas que ainda são pouco abordados, quer seja por pesquisas com qualidade metodológica limitada.

Em 2021, Oliveira e colaboradores identificaram 60 grupos de pesquisa sobre cuidados paliativos, baseando-se nos dados do Diretório dos Grupos de Pesquisa do Conselho Nacional de Desenvolvimento Científico e Tecnológico (CNPq), no Brasil, e observaram que grande parte era voltada para a área da Oncologia.[1] É importante ressaltar que os CPP abarcam pacientes com doenças diversas que vão desde as genéticas até as reumatológicas e oncológicas.

Wang e colaboradores realizaram uma análise bibliométrica das pesquisas publicadas sobre cuidados paliativos perinatais de 2000 a 2020, incluindo 114 artigos. Essa pesquisa sugeriu que, nos últimos anos, foi dada maior atenção aos aspectos relacionados à educação, ao conforto, aos objetivos dos cuidados, ao *burnout* e à comunicação.[2] Já Valadares e colaboradores, em 2013, publicaram extensa revisão sobre CPP especificamente, revelando que, embora o controle impecável da dor e de outros sintomas seja a principal estratégia dos cuidados paliativos, ainda àquela época, poucas pesquisas abordavam esse tema.[3]

Garcia-Schinzari e colaboradores, em 2014, fizeram um levantamento do que havia sido publicado no Brasil sobre a assistência à criança em cuidados paliativos e observaram aumento do número de publicações de 2002 a 2011, sendo a entrevista semiestruturada a principal forma de coleta de dados, além de os profissionais da Saúde e os familiares terem sido os participantes mais frequentes. Eles ressaltaram a importância de enfatizar as necessidades das crianças e incluir a família nos cuidados, assim como a falta de preparação das Equipes de Saúde.[4]

As pesquisas sobre a estrutura dos serviços de Saúde são importantes para a formulação de políticas públicas e para o dimensionamento das necessidades, pois ajudam, inclusive, na gestão, auxiliando na programação assistencial. O recente mapeamento dos CPP no Brasil, realizado por Ferreira e colaboradores, revelou que há uma concentração de serviços na região Sudeste, assim como há profissionais da Saúde atuando apenas com dedicação parcial. Além de reforçar a necessidade de ampliação de educação continuada, foi também relatada a dificuldade de acesso aos opioides desses serviços, e isso deve ser estudado mais profundamente, para que possa ser modificado com urgência.[5,6]

As pesquisas em CPP vêm crescendo no mundo. Em busca realizada, na plataforma PubMed, com os termos *palliative care AND (child OR children)*, em setembro de 2022, foram recuperados 8.232 resultados, com importante aumento de produção a partir de 2013 a 2014 e sendo a maioria dos estudos do tipo revisão, seguido das revisões sistemáticas. Entre os assuntos mais publicados, dor e morte-fim de vida, foram os mais frequentes (Figura 44.1), evidenciando as grandes lacunas na produção científica em CPP, que vão além das quantitativas, mas sobretudo as qualitativas e de conteúdo. Essas lacunas podem contribuir, mesmo indiretamente, para a perpetuação do errôneo entendimento de que os cuidados paliativos estejam atrelados somente ao processo de morte-morrer, sobretudo na população geral, mas infelizmente ainda, um entendimento comum entre alguns profissionais da Saúde.[7]

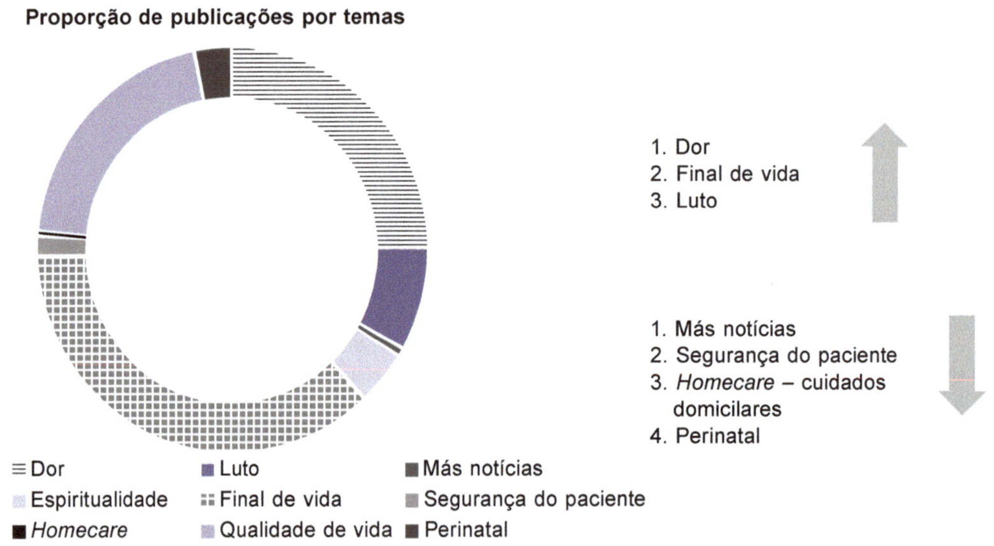

Figura 44.1 Temas mais frequentemente publicados em CPP, até setembro de 2022, na base PubMed.
Fonte: Elaborada pela autoria do capítulo.

No Brasil, no mapeamento dos CPP, coordenado pela Rede Brasileira de Cuidados Paliativos Pediátricos e publicado em 2023 no artigo "Exploring the Brazilian Pediatric Palliative Care Network: A Quantitative Analysis of a Survey Data", na *Revista Paulista de Pediatria*, Ferreira e colaboradores revelaram que, dos 90 serviços incluídos na pesquisa, em cerca de um terço (32,22%), foram relatadas iniciativas de pesquisas.[6]

Em busca realizada, em agosto de 2023, no Diretório dos Grupos de Pesquisa do CNPq, quando se coloca o descritor "cuidado paliativo pediátrico" ou "cuidados paliativos pediátricos", são encontrados apenas dois grupos: o Núcleo Interdisciplinar de Pesquisa em Perdas e Luto, na Universidade de São Paulo, liderado pelas pesquisadoras Regina Szylit e Maiara Rodrigues dos Santos, da área de Enfermagem; e o Núcleo de Estudos em Dor e Cuidados Paliativos, na Universidade Federal de São Carlos, liderado pelas pesquisadoras Esther Angélica Luiz Ferreira e Cristina Ortiz Sobrinho Valete, do Departamento de Medicina.[8]

Ainda sobre os grupos de pesquisa, no Diretório dos Grupos de Pesquisa do CNPq, quando utilizado o termo de busca "dor pediátrica", são encontrados atualmente quatro grupos; para "dor em Pediatria", quatro grupos também; e para "dor infantil", 10 grupos. Em busca recente realizada,[9] esse número era maior, sugerindo que as pesquisas na área de CPP e em áreas correlatas, como dor pediátrica, ainda são insuficientes no Brasil, embora esse tema seja muito frequente. Nesse sentido, apresentamos algumas lacunas atuais na pesquisa em CPP e a importância e a potência do ensino como propulsor e modulador dessas pesquisas.

Lacunas atuais na pesquisa em cuidados paliativos pediátricos

Quando se observa a produção científica dos temas relacionados aos cuidados paliativos, constata-se que muito pouco se tem estudado acerca da segurança do paciente em cuidados paliativos, em especial das crianças. Cabe salientar que a segurança, pilar de sustentação da qualidade do cuidado, é fundamental para todos os pacientes e, mais ainda, para aqueles cuja intensidade do cuidado é diferenciada, como ocorre com a população pediátrica. Uma vez que esses pacientes necessitam de cuidados hospitalares e domiciliares, é necessário que esses dois cenários sejam explorados em estudos para que esses aspectos sejam efetivamente conhecidos e as estratégias de prevenção de incidentes possam ser implementadas.[9] Também vale chamar atenção para o fato de que temas como a sexualidade do adolescente em cuidados paliativos e a autonomia e protagonismo da criança também são pouco explorados. O protagonismo da criança no seu cuidado remete às questões relacionadas ao cuidado centrado no paciente, o qual qualifica o cuidado oferecido às crianças, especialmente aquelas em CPP. Quanto à metodologia, uma vez que os CPP constituem caráter interdisciplinar e multicultural das práticas assistenciais, é essencial a utilização de modelos mistos de investigação que englobem aspectos qualitativos e quantitativos. No que se refere aos estudos de revisão, há que se estimular a realização de revisões integrativas e sistemáticas que permitam a síntese crítica dos dados, uma vez que estas trazem maior rigor metodológico, com resultados muitas vezes aplicáveis na prática.[9]

Quanto ao fomento para a realização de pesquisas, no Brasil, ainda não existe dotação orçamentária específica para os cuidados paliativos, tampouco para os CPP. É importante que existam recursos destinados especificamente para pesquisas nessa temática, uma vez que os custos das pesquisas avançadas e em especial daquelas que envolvem desenvolvimento de com tecnologia, assim como a disseminação desses produtos em revistas de impacto, exigem verba específica.

Quanto às revistas, não há, no Brasil ou no mundo, uma revista exclusiva sobre publicações em CPP. Atualmente, existem revistas internacionais sobre cuidados paliativos em geral, que também publicam artigos sobre CPP, como é o caso da *Palliative Medicine* (ISSN 0269-2163) e, recentemente, foi lançado a *Latin American Journal of Palliative Care* (ISSN 2764-9652), mas ambas ainda têm uma minoria de artigos publicados relacionados ao público pediátrico. As revistas de Pediatria estão, aos poucos, aumentando o número de publicações em CPP e áreas correlatas, em especial relacionadas ao luto e controle de sintomas.[9]

Quanto à localização da equipe principal de investigação, grande parte das publicações está ancorada na Europa e na América do Norte. No Brasil, ainda são insuficientes os grupos e as parcerias com o objetivo de alavancar a produção científica nacional. Uma vez que os CPP são realizados de maneira individual e ímpar, é muito importante que exista produção científica brasileira, pois só assim será feito um retrato mais fidedigno da população, levando-se em consideração sua realidade cultural, econômica e social.

Ensino como propulsor das pesquisas em cuidados paliativos pediátricos

Com a inclusão dos cuidados paliativos nas Diretrizes Curriculares Nacionais dos cursos de Medicina, publicadas no fim de 2022, acredita-se que o tema seja alavancado tanto na assistência e ensino como na pesquisa e na extensão. Essa inclusão pode ser entendida como produto dos movimentos sociais organizados em torno do tema, mas também de pesquisas que vêm apontando, há alguns anos, a escassez dessa abordagem, quase sempre limitada ao processo de morte-morrer.[10] No ensino da graduação, pelo fato de os cuidados paliativos atravessarem todas as especialidades, há interesse de alunos na realização de projetos de iniciação científica sobre esse tema. Esses projetos são fundamentais para a introdução precoce do tema em pesquisas. Há projetos sendo realizados em CPP com a participação de graduandos, que contam com incentivo financeiro do Conselho Nacional de Desenvolvimento Científico e Tecnológico (CNPq) e esse fomento deve ser incentivado.[11] Essas pesquisas são excelentes oportunidades para que estudantes possam aprimorar competências relevantes, como ética em Saúde e em pesquisa, comunicação e escrita, que são aspectos relevantes na formação geral, além de produzirem conteúdo científico para os pares e para a população geral.

Ao mesmo tempo, o ensino da pós-graduação, tanto a *lato sensu* como a *stricto sensu,* é importante estímulo à produção científica, uma vez que as dissertações e teses também resultam em contribuições robustas. As pós-graduações *lato sensu*, em geral, investem em uma visão mais ampla, ou seja, o CPP em sua totalidade, com uma visão geral e nos diversos cenários. As especializações são embasadas em conteúdos teóricos e em alguns momentos teórico-práticos. Já as residências médicas ou multiprofissionais são fortemente embasadas no aprendizado em serviço, e as atividades teóricas ocupam menos espaço. Essas modalidades trazem, na maior parte das vezes, a produção de trabalhos de conclusão, com orientação de um docente capacitado, para que o curso seja concluído.[9]

Os cursos *stricto sensu*, ou seja, mestrado e doutorado, são importantes estratégias de pesquisa em CPP, pois, além de fomentar publicações notáveis na área, constituem alicerces para a inserção de disciplinas correlatas. A partir de maio de 2022, o Programa de Pós-graduação em Enfermagem da Universidade Federal de São Carlos, por exemplo, passou a contar com a disciplina optativa "Cuidados Paliativos Perinatais", descortinando esse importante tema.[12]

O mestrado profissionalizante é outra modalidade de pós-graduação *stricto sensu* na qual o profissional da Saúde pode aprofundar-se sobre um tema pertinente à sua prática. Assim, o mestrado em cuidados paliativos associado à residência em Saúde, do Instituto de Medicina Integral Professor Fernando Figueira (IMIP), em Pernambuco, implantado em 2011, e que conta com quatro linhas de pesquisa, é pioneiro nessa modalidade.[13]

O programa de pós-graduação em Anestesiologia, da Faculdade de Medicina de Botucatu da Universidade Estadual Paulista (Unesp),[14] dentro da linha de pesquisa "Dor", traz também importante contribuição sobre temas relacionados ao controle de sintomas e cuidados paliativos, como as teses de doutorado "Comunicando más notícias: protocolo PACIENTE"[15] e "Avaliação da dor em recém-nascidos oriundos de parto vaginal e cesariana antes e após injeção intramuscular".[16] De fato, a dor é o sintoma mais enfatizado, estando presente praticamente em todos os níveis do ensino e isso se reflete na produção científica[17,18] prioritária sobre esse aspecto do cuidado paliativo, expressando e cristalizando a simbiose existente entre ensino e pesquisa.

Por fim, ressaltamos que, sendo conhecimento científico o alicerce para o desenvolvimento de qualquer área, incluindo os CPP, a pesquisa embasa a busca por melhorias assistenciais, reflete sobre o quadro atual e traz sugestões e suporte para o melhor cuidado. Pesquisa e ensino estão intimamente interligados de forma que o crescimento de uma se reflete no da outra. Ainda que avanços tenham sido observados nos últimos anos, muito ainda se deve caminhar para que toda a potência cabível à área dos CPP chegue efetivamente a quem precisa e salientamos que estímulos sustentados à produção científica em CPP devem existir.

Referências bibliográficas

1. Oliveira LC. Pesquisa em cuidado paliativo no Brasil. Rev Bras Cancerol [Online]. 2021 Maio 20;67(3):e-031934. Disponível em: https://rbc.inca.gov.br/index.php/revista/article/view/1934.
2. Wang Y, Shan C, Tian Y et al. Bibliometric analysis of global research on perinatal palliative care. Frontiers in Pediatrics. 2022;9:827507. doi: 10.3389/fped.2021.827507.
3. Valadares MTM, Mota JAC, Oliveira BM. Cuidados paliativos em pediatria: uma revisão. Rev Bioét. 2013;21(3):486-93.
4. Garcia-Schinzari NR, Santos FS. Assistência à criança em cuidados paliativos na produção científica brasileira. Rev Paul Pediatr. 2014;32(1):99-106.
5. Ferreira EAL, Barbosa SMM, Costa GA et al. Mapeamento dos cuidados paliativos pediátricos no Brasil: 2022. São Paulo: Rede Brasileira de Cuidados Paliativos Pediátricos (RBCPPed), 2022.
6. Ferreira EAL, Valete COS, Barbosa SMM et al. Exploring the Brazilian pediatric palliative care network: a quantitative analysis of a survey data. Rev Paul Pediatr [Online]. 2023;41:e2022020. doi: 10.1590/1984-0462/2023/41/2022020.
7. PubMed.Search. "Pediatric palliative care". Disponível em: https://pubmed.ncbi.nlm.nih.gov/?term=%22pediatric+palliative+care%22&filter=years.2021-2022. Acesso em: 28 ago. 2023.
8. Brasil. Conselho Nacional de Desenvolvimento Científico e Tecnológico (CNPq). Diretórios dos grupos de pesquisa no Brasil. Disponível em: http://dgp.cnpq.br/dgp/faces/consulta/consulta_parametrizada.jsf. Acesso em: 28 ago. 2023.

9. Ferreira EAL, Valete COS, Lacerda AJ et al. Pesquisa em cuidados paliativos pediátricos. In: Ferreira EAL, Barbosa SMM, Iglesias SBO (ed.). Cuidados paliativos pediátricos. Rio de Janeiro: Medbook, 2023.
10. Pineli PP, Krasilcic S, Suzuki FA et al. Cuidado paliativo e diretrizes curriculares: inclusão necessária. Revista Brasileira de Educação Médica. 2016;40(4):540-6.
11. Ferreira EAL, Zanatta RP, Valete COS et al. Obstáculos no tratamento da dor pediátrica no brasil: visão das crianças, uma parcial. Lat Am J Palliat Care. 2022(1):148.
12. Brasil. Universidade Federal de São Carlos (UFSCar). Programa de pós-graduação em enfermagem (PPGEnf) – Disciplinas. Disponível em: https://www.ppgenf.ufscar.br/pt-br/o-programa/disciplinas-1. Acesso em: 28 ago. 2023.
13. Brasil. Instituto de Medicina Integral Professor Fernando Figueira (IMIP). Mestrado em cuidados paliativos associados à residência em saúde. 14 jul. 2021. IMIP. Acesso em: 28 ago. 2023. Disponível em: https://editais.imip.org.br/edital/editais-mestrado-profissional-em-cuidados-paliativos-e-cuidados-intensivos-associados-ao-programa-de-residencia-em-saude-do-imip.
14. Brasil. Universidade Estadual Paulista (UNESP), Faculdade de Medicina de Botucatu. Programa de pós-graduação em anestesiologia – Linhas de pesquisa. Disponível em: https://www.fmb.unesp.br/#!/ensino/pos-graduacao/mestrado-academico-e-doutorado/programas-de-pos-graduacao/pganestesiologia/sobre-o-programa/linhas-de-pesquisa. Acesso em: 28 ago. 2023.
15. Pereira CR. Comunicando más notícias: protocolo paciente [tese de Doutorado]. São Paulo: Universidade Estadual Paulista (UNESP), Faculdade de Medicina de Botucatu, 2010. 99 f. Disponível em: http://hdl.handle.net/11449/103998.
16. Ferreira EAL. Avaliação da dor em recém-nascidos oriundos de parto vaginal e cesariana antes e após injeção intramuscular [tese de Doutorado]. São Paulo: Universidade Estadual Paulista (UNESP), Faculdade de Medicina de Botucatu, 2018. 74 f. Disponível em: http://hdl.handle.net/11449/157297.
17. Ferreira EAL, Nassif DS, Silva MJD et al. Evaluation of pain in vaginal and caesarean section birth newborns before and after intramuscular injection. BrJP [Online]. 2020;3(2):123-6. doi: 10.5935/2595-0118.20200021.
18. Ferreira EAL, Valete COS, Nassif DS et al. Type of delivery and pain response in full-term newborns after vitamin K administration: assessment using the COMFORT behavior and neonatal facial coding system scales. Braz J Anesthesiol. 2023;73(2):232-3. doi: 10.1016/j.bjane.2022.10.005.

Seção 12
Transição dos cuidados paliativos

Capítulo 45

A dificuldade na transição dos cuidados paliativos do adolescente para o jovem adulto

Gustavo Marquezani Spolador
Rita Tiziana Verardo Polastrini
Sílvia Maria de Macedo Barbosa

O meu fim evidente era atar as duas pontas da vida, e restaurar na velhice a adolescência. Pois, senhor, não consegui recompor o que foi nem o que fui. Em tudo, se o rosto é igual, a fisionomia é diferente. Se só me faltassem os outros, vá; um homem consola-se mais ou menos das pessoas que perde; mas falto eu mesmo, e esta lacuna é tudo.

Machado de Assis

Introdução

Assim como menciona Machado de Assis, atar as duas pontas da vida, infância e idade adulta, permanece um desafio na prática dos cuidados paliativos porque, nas últimas décadas, o crescimento e o desenvolvimento tecnológico em Saúde vêm aumentando a expectativa de vida de crianças e adolescentes portadores de condições limitantes ou ameaçadoras à vida.[1]

A prevalência de condições crônicas complexas em adolescentes também é difícil de ser mensurada em razão da falta de dados de qualidade centrados especificamente nessa faixa etária, bem como a diversidade em metodologia e nas definições utilizadas;[2] e o período da adolescência, caracterizado por transformações físicas, psíquicas, sociais e emocionais pode tornar-se ainda mais tortuoso e desafiador no contexto de uma doença crônica.[2]

Dessa forma, a estruturação e o planejamento de uma assistência de Saúde voltada ao processo de transição da clínica pediátrica à clínica de adultos em cuidados paliativos são fundamentais e inerente a esses cuidados.

Epidemiologia em cuidados paliativos adultos

No mundo, estima-se que mais de 58,6 milhões de pessoas necessitarão de cuidados paliativos a cada ano, sendo 25,7 milhões próximas ao fim da vida e a maioria (67,1%) adultos acima de 20 anos.[3]

Grande parcela dos adultos que necessitam de cuidados paliativos apresenta condições crônicas como câncer (28,2%), doenças cerebrovasculares (14,1%), demência (12,2%), causas externas (6,4%), doenças pulmonares (5%) e doenças hepáticas (2,4%).[3]

Em função desse perfil epidemiológico, as evoluções dos pacientes em cuidados paliativos adultos, sobretudo próximos à morte, comportam-se sob cinco trajetórias: incapacidade persistente (36,7%); declínio tardio (20,8%); declínio precoce (18,2%); incapacidade moderada (13,5%); e incapacidade progressiva (10,9%),[4] conforme apresentado na Figura 45.1.

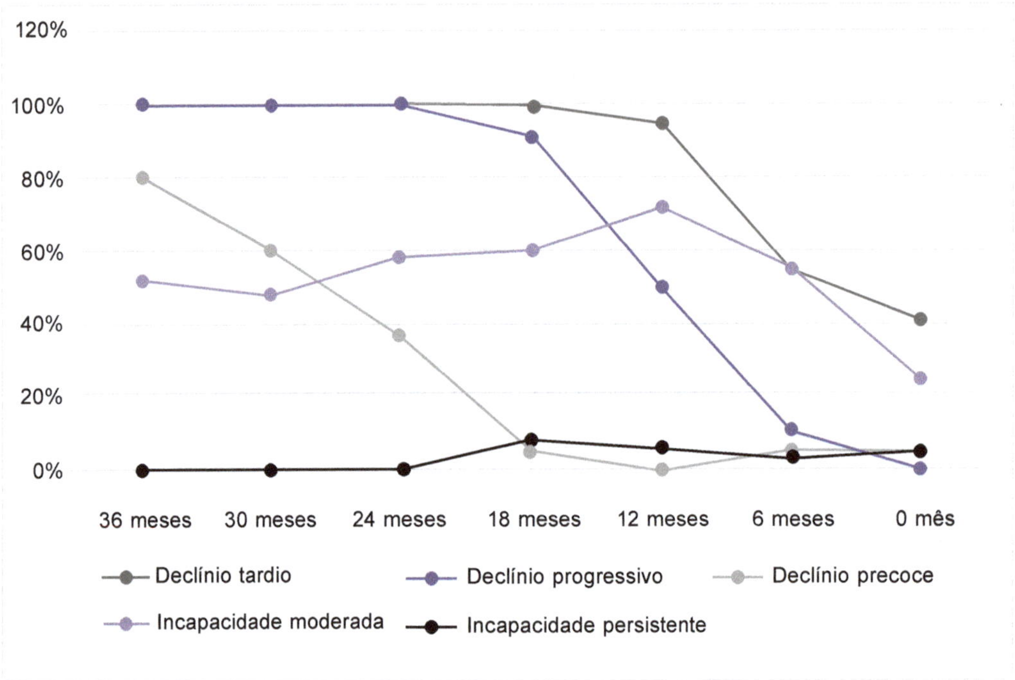

Figura 45.1 Trajetórias funcionais em pacientes adultos no contexto de cuidados paliativos.
Fonte: Adaptada de Lunney, 2018.

Com relação à sintomatologia, adultos que sofrem de condições graves de saúde apresentam dor (23,6%), ansiedade preocupação (16,9%), fraqueza (15,3%), fadiga (13,8%) e humor depressivo (11%).[3]

Epidemiologia em cuidados paliativos pediátricos

No campo da Pediatria, somam-se às condições ameaçadoras de vida também aquelas limitantes de vida, para as quais não há esperança de cura. Além disso, o prognóstico e a expectativa de vida são pouco claros quando comparados aos dos adultos, bem como é observado um foco dual de cuidado integrando o crescimento e o desenvolvimento da criança à morte potencial.[5]

Diferentemente do observado em cuidados paliativos na população adulta, em cuidados paliativos pediátricos, as condições mais frequentes são HIV (29,6%), prematuridade (17,7%), anomalias congênitas (16,2%), causas externas (16%), doenças do sistema nervoso central (5,6%) câncer (4,1%).[3,6]

Em razão da extrema heterogeneidade etiológica, bem como da multidisciplinariedade envolvida, quatro grupos de condições crônicas complexas na população pediátrica foram definidos no contexto de elegibilidade a cuidados paliativos, de acordo com o Quadro 45.1.

Quadro 45.1 – Condições crônicas complexas elegíveis a cuidados paliativos pediátricos.		
Grupo	***Características***	***Exemplos***
1	Condições para as quais o tratamento curativo é possível, mas pode falhar	Câncer e cardiopatias congênitas
2	Condições que requerem tratamento complexo e prolongado	Fibrose cística, epidermólise bolhosa e doenças neuromusculares
3	Condições progressivas limitantes de vida sem tratamento curativo	Erros inatos do metabolismo e cromossomopatias
4	Condições irreversíveis não progressivas que causam grande comprometimento ocasionando complicações de saúde e morte prematura	Paralisia cerebral, prematuridade extrema e malformações do sistema nervoso central

Dados trabalhados pelo autor:

- Acerca dos sintomas experienciados por esses grupos, destacam-se dor (34%), ansiedade e preocupações (22%), humor depressivo (13,9%), fraqueza (8,3%) e fadiga (8,1%).[3]

Fonte: WHO, 2020.

Adolescente com condição crônica complexa

Cerca de 10% dos adolescentes sofrem de alguma condição crônica complexa. Esse dado, provavelmente subestimado, reflete escassos dados na literatura nesse grupo populacional e falta de consenso na definição de condição crônica de saúde.[2]

O processo biopsicossocial da adolescência normal pode interferir no progresso da doença crônica, como qualquer condição crônica também tem o potencial de afetar o desenvolvimento do adolescente, conforme apresentado no Quadro 45.2.

Quadro 45.2 – Efeitos recíprocos de doenças crônicas na adolescência.	
Efeitos da doença crônica	***Efeitos da adolescência***
Biológico	**Biológico**
• Atraso ou comprometimento da puberdade • Baixa estatura • Comprometimento da massa óssea	• Necessidade calórica aumentada para o crescimento pode impactar negativamente na doença • Hormônios da puberdade podem impactar na doença
Psicológico	**Má adesão e controle inadequado**
• Infantilização • Adoção de uma identidade de "pessoa doente" • Egocentrismo • Comprometimento do desenvolvimento do senso de sexualidade • Comprometimento das funções cognitivas e do processamento de informações	• Pensamento e planejamento abstratos mal desenvolvidos • Dificuldade em imaginar o futuro • Rejeição aos novos profissionais médicos como parte da separação dos pais • Comportamentos exploratórios (p. ex., de risco)
Social	**Comportamentos de risco**
• Independência reduzida • Falha nos relacionamentos entre os pares • Isolamento social • Falha educacional e vocacional	• Hábitos alimentares inadequados podem resultar em má nutrição • Tabagismo, etilismo e uso de drogas em excesso comparativamente às taxas populacionais normais • Adesão a comportamentos de riscos sexuais, possivelmente associados ao conceito de expectativa de vida limitada

Fonte: Adaptado de Suris, 2004.

O crescimento e a puberdade atrasados são comuns em muitas doenças crônicas, sobretudo nas que apresentam má nutrição e infamação crônica (p. ex., fibrose cística e epidermólise bolhosa) e constituem importantes fatores de risco para a baixa autoestima em meninos e dificuldade diante de eventual separação dos pais, em virtude da aparente imaturidade.[2]

Complicações psicossociais no adolescente com doença crônica envolvem maior taxa de distúrbios psiquiátricos e de desenvolvimento, como depressão, infelicidade, solidão e sintomas somáticos.[2]

A autoimagem corporal, também envolvida no processo da adolescência normal, é fomentada quando subjacente a uma doença crônica. Insatisfação corporal e consequente comprometimento da função sexual convergem em comportamentos de risco como estratégias para perda de peso e práticas sexuais inseguras.[2]

Transição em cuidados paliativos

Considerando-se as epidemiologias apresentadas nos campos de cuidados paliativos, é evidente a diferença de condições assistidas em cada cenário. Fato este que pode, à primeira vista, representar grande obstáculo à assistência em saúde do adolescente egresso da clínica pediátrica.

O processo de transição é definido como um movimento intencional e planejado de adolescentes e adultos jovens com condições crônicas de sistemas de Saúde centrados na criança para sistemas de Saúde voltados para adultos, uma vez que 85% desses indivíduos sobrevivem à idade adulta.[7]

Transição é um processo, e não um evento. Esse processo é ativo e multifacetado, atendendo a necessidades de saúde, mas também em outras áreas como trabalho, comunidade e escola, objetivando aumento do comportamento de independência e de autonomia, quando possível.[7]

Em se tratando do processo de transição em cuidados paliativos, as demandas decorrentes do movimento da adolescência são acrescidas das necessidades da condição crônica latente e objetivam a manutenção do engajamento do indivíduo nos cuidados em seu novo papel psicossocial de forma a evitar má aderência e perda de seguimento.[8]

Em vista disso, estratégias para superar as barreiras a uma transição de cuidados adequada são evidenciadas no Quadro 45.3.

Quadro 45.3 – Ferramentas para um adequado processo de transição.
• Discutir o assunto durante a infância e tão logo o jovem cresça
• Reconhecer os problemas enfrentados pelo paciente e por sua família
• Identificar colegas que tenham interesse em jovens adultos
• Selecionar um profissional da Saúde que supervisionará o processo de transição
• Organizar encontros com a nova equipe de assistência
• Garantir algumas ligações de acompanhamento
• Identificar indivíduos que podem dar suporte

Fonte: Adaptado de Suris, 2004.

Apesar de não haver um consenso quanto à idade de início do processo de transição, podendo esta variar de 12 a 20 anos, a maioria dos estudos concorda no benefício precoce do processo de transição tomando como base a idade cronológica do paciente.[9] Contudo, para determinadas condições de saúde, como cardiopatias congênitas, grupos advogam o início do processo de transição mais tardio tomando-se como base habilidades de automanejo e defesa de direitos em vez da idade biológica.[10]

Modelos de transição

O objetivo do processo de transição está em reduzir o impacto da doença e permitir que o adolescente leve uma vida o mais semelhante possível à de seus amigos e incentivá-lo a se engajar em uma carreira profissional, bem como em significativas relações afetivas e sociais.[2]

Apesar de reconhecida sua importância há pelo menos três décadas, a maioria dos modelos de transição é doença-específica (62%), não havendo um modelo que contemple todas as condições assistidas em cuidados paliativos.[10]

Os modelos mais difundidos de cuidados de transição e que contemplam condições crônicas complexas assistidas na clínica de cuidados paliativos pediátricos estão descritos no Quadro 45.4.[11]

Quadro 45.4 – Modelos de transição em condições crônicas complexas.

Modelo	*Descrição*	*Exemplos*
Serviço dedicado a acompanhamento	Fornecido em ambiente adulto Sem clínica combinada pediátrica-adulto Sem contribuição direta ou continuidade do serviço pediátrico	Diabetes tipo 1
Clínica perfeita	Começa na infância/adolescência e continua na idade adulta, com pediatras e médicos de adultos prestando cuidados A duração dos cuidados combinados pode variar de um indivíduo para outro	Fibrose cística Cardiopatias congênitas Ataxias Doenças hematológicas
Acompanhamento ao longo da vida em ambiente pediátrico	Opção mais comum em pacientes com condições limitantes de vida em decorrência da relutância de transferência por pais e profissionais da Saúde	Espinha bífida Doenças limitantes de vida
Equipe de transição genérica em um hospital pediátrico	Envolve um ou dois enfermeiros especialistas dedicados que garantem que todos os jovens tenham apoio de transição adequado	Sem exemplos
Serviços genéricos de transição para áreas geográficas maiores	Concentração da coordenação adequada dos cuidados entre os serviços pediátricos e os centros especializados relevantes	Epidermólise bolhosa Epilepsia

Fonte: Adaptado de National Clinical Programme for Rare Diseases, Ireland, 2018.

Considerando-se a heterogeneidade dos modelos de transição vigentes e das patologias acompanhadas em cuidados paliativos pediátricos, descrevemos, a seguir, quatro representantes de cada um dos grupos de condições crônicas complexas supracitados.

Cardiopatias congênitas – grupo 1

Um dos primeiros estudos a avaliar a eficácia do processo de transição de jovens adultos com doença crônica para a clínica de adultos se deu no campo das cardiopatias congênitas.

O envolvimento da educação do paciente quanto à importância da profilaxia antibiótica, o contato em caso de ausência em consultas de seguimento, as discussões sobre os cuidados na clínica de adultos e as cartas de referências foram algumas das estratégias utilizadas para melhorar a transição.[12]

Fibrose cística – grupo 2

Em fibrose cística, existe uma previsão de aumento de 75% no processo de transição de pacientes de serviços pediátricos para adultos, na Europa entre os anos de 2015 a 2025, sobretudo em decorrência da melhora no tratamento e da redução da mortalidade na infância.[13]

Os pontos-chaves da otimização do processo de transição equivaleram à idade de início de discussões na adolescência precoce, à equipe multidisciplinar, ao encontro com equipe de adultos antes da transição de forma a diminuir a ansiedade e preocupações, à coordenação do processo de transição por um membro da equipe promovendo suporte por no mínimo 6 meses pré e pós transição e ao desenvolvimento de independência.[13]

Erros inatos do metabolismo - grupo 3

A exemplo do que é observado nas demais condições clínicas aqui apresentadas, cerca de 90% dos pacientes com erros inatos do metabolismo sobrevivem além da faixa etária pediátrica e, hoje, 50% deles encontram-se acima dos 20 anos de idade.[14]

Historicamente, essas condições estavam sob os cuidados dos médicos pediatras, tendo os médicos de adultos pouca familiaridade com seu diagnóstico e tratamento. Contudo, com a melhora da sobrevida, esses jovens necessitam de vigilância a longo prazo dos prestadores de serviços metabólicos adultos.[14]

Somados aos desafios enfrentados pelas outras enfermidades no cenário pediátrico quando da transferência ao serviço de adultos, para pacientes com erros inatos do metabolismo intermediário, a autogestão é complexa e há risco subjacente de um estado agudo de encefalopatia transitória.[14]

Paralisia cerebral - grupo 4

A paralisia cerebral está associada com múltiplos comprometimentos que requerem cuidados complexos e coordenados. Antes considerada uma condição da infância; hoje, quase todas as crianças com paralisia cerebral atingem a idade adulta.[15]

Nesse processo de transição, há aumento do uso de medicamentos ao longo da idade, sobretudo analgésicos, em parte decorrente de quadros de dores crônicas e da insuficiência de medidas preventivas, principalmente reabilitação, a qual é especialmente afetada nesse período.[15]

Estágios da transição

Durante o processo de transição, algumas etapas são necessárias para ajudar os profissionais da Saúde a implementar atividades do trânsito de pacientes de uma equipe para outra. Essas etapas compreendem:

- Discutir a política de transição.
- Iniciar um plano de transição.
- Revisar e atualizar o plano de transição.
- Implementar um modelo de cuidados para adultos.[17]

Em face disso, a Academia Americana de Pediatria recomenda o início do processo de transição na idade de 12 anos e uma estrutura com base em objetivo triplo para julgar os resultados da transição.[18]

O objetivo triplo inclui experiência de cuidado, saúde da população e custos do cuidado, os quais serão discutidos a seguir.

Experiência de cuidado

A experiência de cuidado é avaliada pela satisfação com o cuidado e pelas barreiras para a assistência. Alguns estudos avaliaram a satisfação com o suporte à transição por meio do conhecimento das políticas de transferência, da adequação do tempo de transferência e da dimensão das tomadas de decisões compartilhadas.[18]

No que tange às barreiras, os pacientes foram questionados sobre suas dificuldades de encontrar profissionais, agendar consultas, estabelecer relacionamentos com uma equipe de adultos e de se sentirem confortáveis em um novo sistema de saúde.[18]

Saúde da população

A avaliação da saúde da população atendida compreende a aderência ao cuidado, medidas doença-específicas, mortalidade, medidas de resultados reportadas pelos pacientes, habilidades de autocuidado e o processo de transição de cuidado.[18]

Nesse contexto, merecem destaque as medidas de habilidades de autocuidado, principalmente considerando-se a ferramenta TRAQ – Questionário de Avaliação do Preparo para a Transição

(*Transition Readiness Assessment Questionnaire*), a qual pode ser aplicada a jovens com ou sem condições crônicas.[18]

O TRAQ corresponde à ferramenta de preparação para a transição mais bem validada, com benefícios adicionais de neutralidade da doença.[19]

Custos do cuidado

Os custos do cuidado podem ser medidos por meio da utilização dos serviços, pelas lacunas no cuidado e pelo custo *per capita*.[18]

Com relação às lacunas no atendimento, estas contemplam a perda de acompanhamento durante um período específico, as consultas perdidas e o intervalo de tempo entre o atendimento em clínicas pediátricas e adultas, representando um dos principais desafios no processo de transição.[18]

Dessa maneira, podemos elencar como competências ao adequado processo de transição a preparação precoce do jovem adulto para sua independência e a autodefesa; um programa de educação para o paciente e os pais que aborda aspectos médicos, psicossociais e educacionais/profissionais de cuidados adequados à idade e ao desenvolvimento; a identificação de um profissional-chave; o desenvolvimento de uma política de transição escrita acordada por todos os membros da equipe multidisciplinar e um serviço direcionado para adultos. O Quadro 45.5 exemplifica um modelo de transição seguindo as diretrizes supracitadas.[11]

Quadro 45.5 – Proposta de modelo de transição.

Faixa etária	*Competências*
11 a 12 anos	• Introduzir o conceito de transição • Fornecer informações por escrito sobre a condição individual e explorar o nível de compreensão do paciente e dos cuidadores • Explorar a compreensão do paciente e do cuidador sobre o diagnóstico e o impacto na saúde futura, na qualidade de vida e na necessidade de transferência para serviços para adultos • Abordar problemas de fertilidade, contracepção e menstruação em meninas se apropriado • Começar a explorar serviços para adultos e possíveis opções
12 a 13 anos	• Reexplorar a compreensão do paciente e do cuidador sobre o diagnóstico • Explorar a capacidade para uma vida independente no futuro e qual preparação é necessária • Abordar as preocupações e expectativas do cuidador • Discutir a idade da transferência • Introduzir o conceito de opções de tomada de decisão compartilhada, confidencialidade • Atendimento individual do paciente • Considerar encaminhamento para aconselhamento genético • Abordar problemas de fertilidade, contracepção e menstruação em meninas se apropriado • Acordar metas se apropriado
14 a 16 anos	• Procurar ver o paciente sozinho por mais tempo na clínica • Obter *feedback* sobre a preferência dos pacientes para cuidados futuros • Discutir educação futura e planos de trabalho e possíveis desafios para planejar • Manter o cuidador totalmente envolvido • Acordar metas • Fazer encaminhamento para provedor(es) adulto

(*Continua*)

Quadro 45.5 – Proposta de modelo de transição. (*Continuação*)	
Faixa etária	***Competências***
16 a 18 anos	• Abordar as etapas para a transferência de cuidados: - Transferência por escrito - Passaporte do paciente - Confirmar a data da primeira consulta para adultos • Discutir: - Fertilidade - Contracepção - Aconselhamento genético • Acordar metas • Envolver o médico de família • Garantir o apoio da comunidade (equipamentos, apoios educacionais)
Clínica de adulto	• Transição concluída quando carta(s) do(s) serviço(s) para adulto(s) recebida(s) pelo pediatra consultor de referência • Enfermeira faz contato para garantir que o paciente compareça à clínica • Problemas do jovem abordados • Cartas clínicas enviadas ao jovem • Garantir conhecimento e habilidades mantidas • Envolver o médico de família

Fonte: Adaptado de National Clinical Programme for Rare Diseases, Ireland, 2018.

A partir do exposto, fica evidente que a autogestão orientada é o eixo do adequado processo de transição e compreende habilidades como:

- Capacidade de explicar sua condição à Equipe de Saúde.
- Conhecimento de seus medicamentos e efeitos colaterais destes.
- Capacidade de reconhecer complicações e de procurar ajuda.
- Capacidade de marcar consultas.
- Saber com quem falar se ocorrerem problemas.[16]

Desafios

Entre os desafios encontrados no processo de transição em cuidados paliativos, podemos pontuar:[16]

- Falta de reconhecimento por muitos profissionais da Saúde que a transição deve ser um elemento integral de todo o plano de cuidado do paciente.
- Falta de profissionais da Saúde dedicados a tomar para si a responsabilidade pelo processo de transição.
- Clínicas de transição inadequadas em hospitais de adultos.
- Colaborações esporádicas entre as clínicas pediátricas e as de adultos.
- Conhecimento escasso dos profissionais para adultos a respeito das patologias mais frequentes na clínica pediátrica.

Ponto importante!

Quando a equipe identificar um paciente com comprometimento grave de doença ou em evolução clara de sinais de fim de vida, o processo de transição deve ser interrompido, pois, nessa fase, tanto o adolescente como seus familiares necessitam do apoio da equipe que já os conheça e pode lhes oferecer uma assistência adequada, atendendo suas necessidades e acolhendo seu sofrimento.[1]

Considerações finais

O cerne do processo de transição em cuidados paliativos consiste no reconhecimento de que os pacientes necessitam ser transferidos de forma sistemática e oportuna, na defesa persistente de profissionais da Saúde, na alocação de um profissional coordenador e no aumento da colaboração entre as clínicas de adultos e as pediátricas.

A transição mal planejada de serviços de Saúde pediátricos para adultos, juntamente com fatores psicossociais, está associada com um risco aumentado de não adesão ao tratamento e com a perda de acompanhamento em condições crônicas, resultando em sérias consequências – tanto em termos de morbidade como de mortalidade.

É de fundamental importância disseminar o conhecimento e capacitar as equipes para o atendimento dessa população peculiar, que, em muitos casos, é portadora de doenças raras, atendimento este que é desconhecido pelos clínicos de adulto. O atendimento deve englobar um cuidado integral, contínuo e holístico. Os programas de transição têm sido reconhecidos por diversos serviços ao redor do mundo como uma forma de vencer as dificuldades no atendimento desses pacientes.

Referências bibliográficas

1. Bastos F, Polastrini RTV, Pinto CS. Cuidados de transição. In: Ferreira EAL, Barbosa SMM, Iglesias SBO (ed.). Cuidados paliativos pediátricos. Rio de Janeiro: MedBook, 2023. p. 215-8.
2. Suris JC, Michaud PA, Viner R. The adolescent with a chronic condition – Parts I and II: developmental issues and health care provision. Arch Dis Child. 2004 Oct;89(10):938-42.
3. Worldwide Hospice Palliative Care Alliance (WHPCA). Global atlas of palliative care at the end of life. 2020. The Worldwide Hospice Palliative Care Alliance. Disponível em: http://www.thewhpca.org/resources/item/global-atlas-of-palliative-care-2nd-ed-2020.
4. Lunney JR, Albert SM, Boudreau R et al.; Health Aging and Body Composition Study. Mobility trajectories at the end of life: comparing clinical condition and latent class approaches. J Am Geriatr Soc. 2018 Mar;66(3):503-8.
5. Feudtner C, Hexem K, Rourke MT. Epidemiology and the care of children with complex conditions. In: Wolfe J, Hinds P, Sourkes P (ed.). Textbook of interdisciplinary pediatric palliative care. Philadelphia: Elsevier, 2011. p. 7-8.
6. Feudtner C, Kang TI, Hexem KR et al. Pediatric palliative care patients: a prospective multicenter cohort study. Pediatrics. 2011;127(6):1094-101. doi: 10.1542/peds.2010-3225.
7. Blum RW, Garell D, Hodgman CH et al. Transition from child-centered to adult health-care systems for adolescents with chronic conditions: a position paper of the Society for Adolescent Medicine. J Adolesc Health. 1993 Nov;14(7):570-6.
8. Cassidy M, Doucet S, Luke A et al. Improving the transition from paediatric to adult healthcare: a scoping review on the recommendations of young adults with lived experience. BMJ Open. 2022 Dec 26;12(12):e051314.
9. Kerr H, Widger K, Cullen-Dean G et al. Transition from children's to adult services for adolescents/young adults with life-limiting conditions: developing realist programme theory through an international comparison. BMC Palliat Care. 2020;19(115).
10. Crowley R, Wolfe I, Lock K et al. Improving the transition between paediatric and adult healthcare: a systematic review. Archives of Disease in Childhood [Online]. 2011;96(6):548-53.
11. Ireland. Lenus – The Irish Health Repository. Model of care for transition from paediatric to adult healthcare providers in rare diseases. Dublin: Ireland's Health Services (HSE), 2018.
12. Reid GJ, Irvine MJ, McCrindle BW et al. Prevalence and correlates of successful transfer from pediatric to adult health care among a cohort of young adults with complex congenital heart defects. Pediatrics. 2004 Mar;113(3 Pt 1):e197-205.
13. Office D, Heeres I. Transition from paediatric to adult care in cystic fibrosis. Breathe (Sheff). 2022 Sep;18(3):210157.
14. Gold JI, Stepien KM. Healthcare transition in inherited metabolic disorders-is a collaborative approach between US and European centers possible? J Clin Med. 2022 Sep 30;11(19):5805.

15. Roquet M, Garlantezec R, Remy-Neris O et al. From childhood to adulthood: health care use in individuals with cerebral palsy. Dev Med Child Neurol. 2018 Dec;60(12):1271-7.
16. Kennedy A, Sloman F, Douglass JA et al. Young people with chronic illness: the approach to transition. Intern Med J. 2007 Aug;37(8):555-60.
17. White PH, Cooley WC; Transitions Clinical Report Authoring Group; American Academy of Pediatrics; American Academy of Family Physicians; American College of Physicians. Supporting the health care transition from adolescence to adulthood in the medical home. Pediatrics. 2018 Nov;142(5):e20182587.
18. Prior M, McManus M, White P et al. Measuring the "triple aim" in transition care: a systematic review. Pediatrics. 2014 Dec;134(6):e1648-61.
19. Zhang LF, Ho JS, Kennedy SE. A systematic review of the psychometric properties of transition readiness assessment tools in adolescents with chronic disease. BMC Pediatr. 2014 Jan 9;14:4.

Seção 13
Bulário e escalas

Capítulo 46

Bulário

Luiza Martins de Oliveira Ribeiro
Paloma Horejs Bittencourt
Raissa Emanuelle Jacob
Clarissa Archanjo

Acetazolamida (Diamox®)[1,2]	
Uso	• Epilepsia • Aumento da pressão intracraniana • Analgesia potencialmente mediada nos receptores GABA
Dose	• Epilepsia - Neonatos: iniciar com 2,5 mg/kg, 2 a 3 vezes ao dia, seguida por 5 a 7 mg/kg de 2 a 3 vezes ao dia - Crianças entre 1 mês e 11 anos: iniciar com 2,5 mg/kg, 2 a 3 vezes ao dia, seguidos por 5 a 7 mg/kg de 2 a 3 vezes ao dia. Máximo de 750 mg/dia - Maiores de 12 anos: 250 mg, 2 a 4 vezes ao dia (máximo de 1.000 mg/dia) - Aumento da pressão intracraniana - 8 mg/kg de 8 em 8 horas, aumentando se necessário, com dose máxima de 100 mg/kg/dia
Observação	• Pode ter benefício na obstrução da drenagem do líquido cefalorraquiano (LCR) como em tumores • Pode causar distúrbios hidroeletrolíticos com o uso prolongado • Vias enteral e intravenosa. Não usar vias intramuscular ou subcutânea, pois o pH alcalino causa dor

Ácido acetilsalicílico[3]	
Uso	• Dor leve a moderada • Febre
Dose	• 6 meses a 1ano: 50 a 100 mg/dose • 1 a 3 anos: 100 mg/dose • 4 a 6 anos: 200 mg/dose • 7 a 9 anos: 300 mg/dose • 9 a 12 anos: 400 mg/dose • A partir de 12 anos: 500 mg/dose • Se necessário, repetir de 4 em 4 horas ou de 8 em 8 horas, até 3 vezes ao dia. Não deve ser administrado por mais de 3 a 5 dias

(*Continua*)

Ácido acetilsalicílico[3] (*Continuação*)	
Observação	• A apresentação de 100 mg deve ser dissolvida na boca • Cautela em uso com varicela ou síndrome gripal consequente à síndrome de Reye (rara, mas associada à medicação) • Cautela em asmáticos, presença de úlcera péptica prévia, insuficiência renal e hepática

Adrenalina/Epinefrina (Efrinalin® – solução 1/1.000)[1,4-6]	
Uso	• Sangramento externo (epistaxe, mucosas) de pequena quantidade • Obstrução de vias aéreas superiores (de origem inflamatória, que cause edema) • Reações anafiláticas
Dose	Sangramento • Tópico: molhar gaze com adrenalina 1:1.000 e aplicar diretamente no sangramento por até 10 minutos Obstrução de vias aéreas superiores • Inalação ou nebulização - 1 mês até 11 anos: 400 mcg/kg (máximo de 5 mg/dose). Pode repetir em 30 minutos - Efeitos clínicos por 2 a 3 horas. Diluir em solução salina 0,9% Reações anafiláticas • Crianças: por via subcutânea ou intravenosa 0,001 mg por kg de peso corporal a cada 20 minutos • Adolescentes: por via intramuscular ou subcutânea, inicialmente 0,3 a 0,5 mg (1:1.000) a cada 15 a 20 minutos, se necessário Parada cardiorrespiratória • Neonatos: 0,01 a 0,03 mg/kg (0,1 a 0,3 mL/kg da solução 1:10.000) intravenosa, a cada 3 a 5 minutos se necessário • Crianças: 0,01 mg/kg (0,1 mL/kg da solução 1:10.000) intravenosa, a cada 3 a 5 minutos se necessário

Amitriptilina (Amytril®)[1,7,8]	
Uso	• Depressão infantil (maiores de 12 anos) • Dor neuropática e dor abdominal funcional • Enurese (maiores de 6 anos)
Dose	Depressão infantil (maiores de 12 anos) • 10 a 50 mg/dia, em dose única ou doses fracionadas, de preferência à noite • Dor neuropática e dor abdominal funcional • 2 a 11 anos: iniciar com 0,2 mg/kg (máximo de 10 mg) à noite, aumentar gradualmente até o máximo de 1 mg/kg de 12 em 12 horas • 12 a 17 anos: iniciar com 10 mg à noite, aumentar gradativamente a cada 3 a 5 dias, com dose máxima de 75 mg/dia Enurese • 6 a 11 anos: 10 a 20 mg à noite • Acima de 11 anos: 25 a 50 mg à noite
Observação	• Efeitos analgésicos são tardios • Pode melhorar a qualidade do sono e aumentar o apetite • Não administrar concomitantemente aos IMAO. Cuidado com a administração simultânea a drogas que inibem ou induzem enzimas do CYP2D6 • Contraindicada em arritmias e insuficiência hepática grave • Efeitos adversos: constipação, boca seca e sonolência

Aprepitanto (Emend®)[1,9]	
Uso	• Prevenção e tratamento de náuseas e vômitos associados à quimioterapia
Dose	• 6 meses a 12 anos (6 a 30 kg): Oral: 3 mg/kg (máximo 125 mg) como dose única 1 hora antes da quimioterapia no dia 1, modificando para 2 mg/kg/dose (máximo 80 mg) uma vez ao dia entre dias 2 e 3 • Acima de 12 anos: 125 mg, via oral, 1 hora antes da quimioterapia e 80 mg/dia nos 2 dias seguintes
Observação	• Uso total de 3 dias • Deve ser administrado em associação com outros medicamentos antieméticos (dexametasona e ondansetrona) • Efeitos adversos mais comuns: soluços, constipação, dispepsia, diarreia, astenia, cefaleia e tontura • Pela ação nos sistemas enzimáticos da CYP3A4 e CYP2C9, deve ser evitada a administração concomitante de EMEND com rifampicina, carbamazepina, fenobarbital, itraconazol, claritromicina, varfarina fenitoína, carbamazepina, fenobarbital) • Pode também ser usado para tratar prurido resultante de quimioterapia ou de causas mistas

Atropina tópica[10]	
Uso	• Estertores da morte • Sialorreia
Dose	• Atropina colírio 0,55 a 1%, 1 ou 2 gotas, 1 ou 2 vezes ao dia
Observação	• Monitorizar efeitos anticolinérgicos

Baclofeno (enteral)[11]	
Uso	• Espasticidade • 3ª linha como agente neuropático • Soluço
Dose	• Crianças a partir de 4 meses e crianças menores de 2 anos: 10 a 20 mg/dia de 8 em 8 horas. Dose máxima diária: 40 mg/dia • Crianças de 2 a 7 anos: inicial: 2,5 mg, 3 vezes ao dia. Dose usual: 20 a 40 mg/dia. Dose máxima diária: 60 mg/dia • Crianças a partir de 8 anos e adolescentes: inicial: 5 mg, 3 vezes ao dia. Dose usual: 30 a 40 mg/dia. Dose máxima diária: 80 mg/dia
Observação	• Rever o tratamento se ausência de benefício em 6 semanas com dose máxima • Monitorar efeitos adversos com relação ao tônus muscular e avaliar alterações na deglutição e na capacidade de proteção de vias aéreas • Evitar suspensão brusca • Risco de toxicidade em pacientes com disfunção renal • Contraindicado na presença de úlcera péptica • Administrar próximo das refeições para melhor tolerância gástrica • Efeitos colaterais como sedação podem ser minimizados com titulação lenta. Realizar ajuste de dose a cada 7 dias

Bisacodil (Bisalax®)[12]	
Uso	• Constipação intestinal
Dose	• Crianças acima de 10 anos: 1 ou 2 comprimidos revestidos (5 a 10 mg) diários. Recomenda-se utilizar a menor dose como início de tratamento. Pode-se ajustar a dose de acordo com a máxima recomendada para regularizar a evacuação • 4 a 10 anos: 1 comprimido revestido (5 mg) diário

(*Continua*)

Bisacodil (Bisalax®)[12] *(Continuação)*	
Observação	• Uso prolongado pode causar distúrbios hidroeletrolíticos • Contraindicações: íleo paralítico, obstrução intestinal, quadros abdominais agudos (doenças inflamatórias agudas) e dor abdominal grave associada a náuseas e vômitos, desidratação

Brometo de ipratrópio[13]	
Uso	• Sibilância • Dispneia causada por broncoespasmo
Dose	**Nebulização** • Crise aguda - Menores de 6 anos: 8 a 20 gotas - Entre 6 e 12 anos: 20 gotas - Maiores de 12 anos: 40 gotas • Manutenção - Menores de 6 anos: 8 a 20 gotas, 3 a 4 vezes ao dia - Entre 6 e 12 anos: 20 gotas, 3 a 4 vezes ao dia - Maiores de 12 anos: 40 gotas, 3 a 4 vezes ao dia
Observação	• Máximo efeito em 30 a 60 minutos, duração de ação de 3 a 6 horas • Em crise aguda, pode ser repetido a cada 20 a 30 minutos nas primeiras 2 horas

Buprenorfina (Restiva®)[10,14]	
Uso	• Dor de moderada a forte intensidade • Necessidade de terapia opioide contínua para controle álgico
Dose	• Conversão com morfina (via oral) - 12 mg de morfina: 5 mg de buprenorfina - 24 mg de morfina: 10 mg de buprenorfina - 48 mg de morfina: 20 mg de buprenorfina - 84 mg de morfina: 35 mg de buprenorfina - 126 mg de morfina: 52,5 mg de buprenorfina - 168 mg de morfina: 70 mg de buprenorfina
Observação	• Adesivo transdérmico de 5, 10 e 20 mg • Cada adesivo tem duração de até 7 dias • Anvisa não recomenda para menores de 18 anos

Bromoprida (enteral)[15,16]	
Uso	• Distúrbios de motilidade gastrointestinal • Refluxo gastroesofágico • Náuseas e vômitos de origem central e periférica
Dose	• Crianças (maiores de 1 ano): 1 ou 2 gotas/kg de 8 em 8 horas ou 0,5 ou 1 mg/kg de 8 em 8 horas • Adultos: 10 a 20 mg de 12 em 12 horas ou de 8 em 8 horas (dose máxima de 60 mg/dia)
Observação	• As reações extrapiramidais (como inquietude, movimentos involuntários, fala enrolada etc.) podem ser mais frequentes em crianças e em adultos jovens e podem ocorrer após uma única dose

(Continua)

Bromoprida (enteral)[15,16] (*Continuação*)	
	• Contraindicado para pacientes convulsivos, menores de 1 ano (risco maior de síndrome extrapiramidal) ou com feocromocitomas • Os efeitos da bromoprida são inibidos por drogas anticolinérgicas e analgésicos narcóticos • Solução oral (4 mg/mL) contém 24 gotas/mL • Se uso intravenoso, fazer em infusão lenta (superior a 3 minutos)

Carbamazepina (Tegretol®)[17]	
Uso	• Dor neuropática, desordens do movimento e anticonvulsivante (exceto crises de ausências e mioclonias)
Dose enteral	• Inicial - Menores de 4 anos: 20 a 60 mg/dia, aumentada de 20 a 60 mg a cada 2 dias - Acima de 4 anos: 100 mg/dia, aumentada de 100 mg em intervalos semanais • Manutenção: 10 a 20 mg/kg de peso corporal ao dia, em doses divididas - Até 1 ano: 100 a 200 mg/dia - 1 a 5 anos: 200 a 400 mg/dia - 6 a 10 anos: 400 a 600 mg/dia - 11 a 15 anos: 600 a 1.000 mg/dia - Maiores de 15 anos: 800 a 1.200 mg/dia (mesma dose de adultos) • Dose máxima recomendada - Até 6 anos: 35 mg/kg/dia - 6 a 15 anos: 1.000 mg/dia - Maiores de 15 anos: 1.200 mg/dia
Observação	• Mecanismo de ação: inativação dos canais de sódio voltagem-dependente • Contraindicações: aplasia de medula, bloqueio atrioventricular, contraindicada a associação com IMAO, porfirias • Pode causar hiperalgesia se suspenso de forma abrupta

Celecoxibe[10,18]	
Uso	• Dor, inflamação, dor óssea, rigidez
Dose enteral	• Maiores de 2 anos: 10 a 25 kg: 2 a 3 mg/kg/dose, 2 vezes ao dia • Mais de 25 kg: 100 mg, 2 vezes ao dia
Observação	• Uso prolongado eleva o risco de tromboembolismo • Menores efeitos colaterais em trato gastrointestinal comparado aos anti-inflamatórios não esteroidais (AINE) não seletivos • Uso com cautela em pacientes com insuficiência renal e hepática; em pacientes com insuficiência renal grave, é recomendado não usar. Em pacientes com insuficiência hepática moderada, diminuir dose em 50%; na severa, não usar • Anvisa não recomenda para menores de 18 anos

Cetamina (cloridrato de escetamina – Ketamin®)[10,19]	
Uso	• Anestésico em procedimentos cirúrgicos e diagnóstico • Desbridamentos e curativos dolorosos • Tratamento adjuvante com opioide no tratamento de dor neuropática • Reduzir tolerância ao opioide

(*Continua*)

Cetamina (cloridrato de escetamina – Ketamin®)[10,19] (*Continuação*)	
Dose	Intravenoso • Neonatos 0,5 a 2 mg/kg, seguidos, se necessário, de dose contínua de 8 mcg/kg/minuto • Maiores de 1 mês: começar com 20 a 40 mcg/kg/hora. Dose máxima de 100 mcg/kg/hora
Observação	• Não usar em prematuros • Anestésico não barbitúrico • Intravenoso ou intramuscular • Efeitos colaterais: agitação, alucinação, ansiedade, disforia, distúrbios do sono

Cetoprofeno (Profenid®)[20]	
Uso	• Dor leve a moderada, doenças reumatológicas, dismenorreia primária
Dose	• Pediatria (uso em maiores de 1 ano) - 1 a 7 anos: 1 mg/kg, 3 a 4 vezes ao dia - 7 a 11 anos: 25 mg, 3 a 4 vezes ao dia - Maiores de 11 anos: 50 mg, 3 a 4 vezes ao dia • Solução oral - Maiores de 1 ano: 1 gota/kg de 8 em 8 horas ou de 6 em 6 horas - 7 a 11 anos: 25 gotas de 8 em 8 horas ou de 6 em 6 horas - Adolescente e adultos: 50 gotas de 8 em 8 horas ou de 6 em 6 horas (máximo de 300 gotas/dia) • Supositório: de 12 em 12 horas • Cápsulas e comprimidos de liberação prolongada: 1 comprimido ao dia (maiores de 11 anos) • Gel: 2 a 3 vezes ao dia no local, massageando por alguns minutos
Observação	• Inibidor da COX-1 e COX-2 • Endovenoso: infusão lenta de no mínimo 20 minutos • Em caso de doença hepática dose máxima de 100 mg/dia • Evitar na insuficiência renal, com dose máxima de 100 a 200 mg/dia • Cetoprofeno pode aumentar os efeitos de outros AINE • Nortriptilina, imipramina, sertralina, fluoxetina e AINE podem aumentar os efeitos do cetoprofeno • Carbamazepina, furosemida e hidralazina podem reduzir os níveis do cetoprofeno • Efeitos colaterais: alterações gastrointestinais, alterações hepáticas

Cetorolaco (Toragesic®)[21,22]	
Uso	• Dor moderada a grave em curto prazo, principalmente no pós-operatório • Evidência limitada em uso estendido para dor crônica
Dose	• Maiores de 16 anos - Dose única: 1 mg/kg intramuscular (IM) ou 0,5 a 1 mg/kg intravenosa (IV) - Doses múltiplas: a dose máxima diária não deve exceder 90 mg para crianças acima de 16 anos de idade e 60 mg para pacientes com insuficiência renal e pacientes com menos de 50 kg - Sublingual: 10 a 20 mg dose única ou 10 mg no máximo 4 vezes ao dia (60 mg/dia como dose máxima)

(*Continua*)

Cetorolaco (Toragesic®)[21,22] *(Continuação)*	
Observação	• AINE com preferência para a inibição da COX-1 (potente analgésico com poucos efeitos anti-inflamatórios) • Não está indicado para dor crônica • Contraindicado em pacientes com história de hipersensibilidade, úlcera péptica ativa, sangramento gastrointestinal • Efeitos colaterais: intolerância gástrica, cefaleia, dispepsia, náusea, dor abdominal, tontura, zumbido, edema, hipertensão, anemia, estomatite, prurido, *rash*, sangramento • Interação medicamentosa: anticoagulante (aumenta o efeito do cetorolaco), corticosteroides (aumenta o risco de sangramento e ulceração gástrica), diuréticos (pode reduz o efeito desse medicamento) • Início de ação em 10 a 30 minutos quando intravenoso

Ciclobenzaprina (Miosan®)[23]	
Uso	• Espasmos musculares • Relaxante muscular • Lombalgias • Fibromialgia • Torcicolo
Dose	• 20 a 40 mg, 2 a 4 vezes ao dia
Observação	• Contraindicado para pacientes com bloqueio atrioventricular, distúrbios de condução, insuficiência cardíaca congestiva, hipertireoidismo • Tem ação anticolinérgica • Anvisa: uso para maiores de 15 anos

Clobazam (Frisium®)[24]	
Uso	• Terapia adjuvante para epilepsia • Ansiedades
Dose	• Acima de 3 anos: 0,3 a 0,5 mg/kg/dia de 12 em 12 horas ou de 8 em 8 horas, aumentar gradativamente a cada 5 dias • Maiores de 15 anos: iniciar com 5 a 15 mg/dia com máximo de 80 mg
Observação	• Aumenta a afinidade dos receptores GABA • Contraindicações: glaucoma de ângulo fechado, miastenia grave, gravidez, insuficiência hepática severa, insuficiência respiratória grave • Interação medicamentosa: carbamazepina (pode diminuir seu efeito); fluconazol, anticoncepcionais orais, omeprazol, fluoxetina e sertralina (podem aumentar seu efeito) • Efeitos colaterais: sonolência, amnésia anterógrada, reação paradoxal • Antagonista: flumazenil

Clonazepam (Rivotril®)[25]	
Uso	• Quadros convulsivos • Dor neuropática • Síndrome das pernas inquietas • *Gasping* • Ansiedade • Pânico

(Continua)

Clonazepam (Rivotril®)[25] (*Continuação*)	
Dose	Enteral • 1 mês a 11 meses: 0,25 mg à noite por 4 noites, aumentar progressivamente ao longo de 2 a 4 semanas para manter dose de 0,5 ou 1 mg à noite, podendo dividir para 3 vezes ao dia • 1 a 4 anos: 0,25 mg à noite por 4 noites, aumentar progressivamente ao longo de 2 a 4 semanas para manter dose de 1 a 3 mg a noite, podendo dividir para 3 vezes ao dia • 5 a 11 anos: 0,5 mg à noite por 4 noites, aumentar progressivamente ao longo de 2 a 4 semanas para manter dose de 3 a 6 mg à noite, podendo dividir para 3 vezes ao dia • Maiores de 12 anos: 1 mg à noite por 4 noites, aumentar progressivamente ao longo de 2 a 4 semanas para manter dose de 4 a 8 mg à noite, podendo dividir para 3 vezes ao dia
Observação	• Como ansiolítico/sedativo, é 20 vezes mais potente que o diazepam • Pode ter como efeito colateral a sialorreia

Clonidina (Atensina®; Clonidin®)[26]	
Uso	• Ansiedade sedação antes de procedimentos • Bloqueio regional • Dor e sedação • Diminuição da necessidade de opioide • Prevenção da abstinência por opioides • Espasticidade • Distonia • *Status* distônico • Irritabilidade, impulsividade, agressão

Dose	Pré-procedimento/ansiedade/sedação (enteral)
	• Neonatos: 4 mcg/kg
	• Maiores de 1 mês: 4 mcg/kg (dose máxima 150 mcg)
	• Se usar pré-procedimento, aguardar de 40 a 60 minutos para realizá-lo
	• Dor/sedação/diminuição necessidade de opioide/prevenção de abstinência por opioide
	• Enteral ou intravenoso em bólus
	  - Maiores de 1 mês: 1 mcg/kg/dose, 3 a 4 vezes ao dia (máximo 5 mcg/kg/dose até 4 vezes ao dia)
	• Intravenoso
	  - Neonatos: 37 semanas de idade gestacional corrigida (apenas se ventilação mecânica): 0,25 mcg/kg/hora
	  - Maiores de 1 mês: 0,1 a 2 mcg/kg/hora
	Espasticidade/distonia (enteral)
	• Maiores de 1 mês: 1 a 5 mcg/kg/dose, 3 vezes ao dia
	Alterações comportamentais (enteral)
	• Maiores de 4 anos: 25 mcg à noite (aumentar gradativamente, após 1 a 2 semanas, para 50 mcg, podendo chegar até 5 mcg/kg/dia ou 300 mcg/dia)

Observação	• Monitorar pressão arterial e frequência cardíaca em razão de seus efeitos hipotensores • Em caso de uso prolongado, realizar desmame gradual • Uso com cautela em pacientes com bradiarritmias • Efeitos colaterais: constipação, náusea, boca seca, vômito, hipotensão, tontura, alterações do sono e cefaleia • Seus efeitos são abolidos pelo uso concomitante de tricíclicos e antipsicóticos em virtude de sua ação alfa-2-antagonista

Clorpromazina (Amplictil®)[27,28]	
Uso	• Soluço • Náusea e vômitos no paciente em terminalidade (quando outras drogas não são adequadas) • *Delirium* no fim de vida
Dose	Soluço (enteral) • 1 a 5 anos: 0,5 mg/kg de 4 em 4 horas ou de 6 em 6 horas (máximo de 40 mg/dia) • 6 a 11 anos: 10 mg de 8 em 8 horas, ajustando a depender da resposta com dose máxima de 75 mg/dia • 12 a 17 anos: 25 mg de 8 em 8 horas (ou 75 mg à noite) Náusea ou vômito • Enteral - 1 a 5 anos: 0,5 mg/kg de 4 em 4 horas ou de 6 em 6 horas (máximo 40 mg/dia) - 6 a 11 anos: 0,5 mg/kg de 4 em 4 horas ou de 6 em 6 horas (máximo 75 mg/dia) - 12 a 17 anos: 10 a 25 mg de 4 em 4 horas ou de 6 em 6 horas • Intramuscular - 1 a 5 anos: 0,5 mg/kg de 4 em 4 horas ou de 6 em 6 horas (máximo 40 mg/dia) - 6 a 11 anos: 0,5 mg/kg de 4 em 4 horas ou de 6 em 6 horas (máximo 75 mg/dia) - 12 a 17 anos: inicialmente 25 mg e, na sequência, 25 a 50 mg a cada 4 em 4 horas ou de 6 em 6 horas
Observação	• Cautela em pacientes com insuficiência hepática, insuficiência renal, doenças cardíacas, epilepsia e depressão • Fotofobia pode ocorrer com doses altas

Dantroleno (Dantrolen®)[29]	
Uso	• Relaxante muscular • Espasmo e espasticidade severa • Hipertermia maligna
Dose	Hipertermia maligna • Iniciar com 1 mg/kg, aumentar progressivamente a depender da situação clínica, até o máximo de 10 mg/kg Relaxante muscular • 5 a 11 anos: 0,5 mg/kg, 1 vez ao dia, aumentar progressivamente (0,5 mg/kg a cada 7 dias), até 0,5 mg/kg três vezes ao dia (máximo 400 mg/dia) • Maiores de 12 anos: iniciar com 25 mg uma vez ao dia, aumentar progressivamente (0,5 mg/kg a cada 7 dias), até o máximo 400 mg/dia
Observação	• Risco de hepatotoxicidade • Pode causar sonolência, tontura, fraqueza, náusea e diarreia • Cautela no uso em pacientes com disfunção pulmonar

Desloratadina (Desalex®)[30]	
Uso	• Antialérgico • Prurido ocular
Dose	• 6 a 11 meses: 1 mg, 1 vez ao dia • 1 a 5 anos: 1,25 mg, 1 vez ao dia • 6 a 12 anos: 2,5 mg, 1 vez ao dia • Adolescentes: 5 mg, 1 vez ao dia
Observação	• Uso liberado a partir de 6 meses de idade (solução oral) • Efeitos adversos: diarreia, insônia, fadiga, boca seca e cefaleia

Dexametasona (Decadron®)[31]	
Uso	• Cefaleia associada ao aumento da pressão intracraniana causada por tumor • Anti-inflamatório para sistema nervoso central (SNC) ou outros tumores com compressão nervosa, óssea ou em obstrução de víscera oca • Analgésico na compressão nervosa e medular • Dor óssea • Antiemético
Dose	Cefaleia associada ao aumento da pressão intracraniana • Enteral ou intravenosa • Maiores de 1 mês: 0,25 mg de 12 em 12 horas por 5 dias e, na sequência, iniciar redução gradual • Antiemética • Oral ou intravenosa • Menores de 1 ano: 0,25 mg, 3 vezes ao dia até o máximo de 1 mg • De 1 a 5 anos: iniciar com 1 mg, 3 vezes ao dia até o máximo de 2 mg • De 6 a 11 anos: iniciar com 2 mg, 3 vezes ao dia até o máximo de 4 mg • Maiores de 12 anos: 4 mg, 3 vezes ao dia
Observação	• Pode ser dada em dose única pela manhã, o que diminuiria a insônia e agitação do corticosteroide • 1 mg de dexametasona equivale a 7 mg de prednisolona (dose anti-inflamatória) • Efeitos colaterais: hiperglicemia, osteoporose, perda de massa muscular, úlcera péptica e alteração do comportamento

Diazepam (Valium®)[32]	
Uso	• Ansiedade • Insônia • Relaxante musculoesquelético • Crises convulsivas • Sedação para procedimento
Dose	Ansiedade, agitação, ataque de pânico (enteral) • 2 a 11 anos: 0,5 a 2 mg, 3 vezes ao dia • Maiores de 12 anos: 2 mg, 3 vezes ao dia, aumentar gradativamente até o máximo de 10 mg, 3 vezes ao dia Relaxante muscular (enteral) • 1 a 11 meses: 0,25 mg/kg, 2 vezes ao dia • 1 a 4 anos: 2,5 mg, 2 vezes ao dia • 5 a 11 anos: 5 mg, 2 vezes ao dia • Maiores 12 anos: iniciar com 10 mg, 2 vezes ao dia (máximo de 40 mg) Quadro convulsivo (intravenoso) • Neonatologia: 0,1 a 0,3 mg/kg/dose 3 a 5 minutos (tempo de administração) a cada 10 minutos no máximo 2 mg • Maiores de 1 mês: IV (administrar em 3 minutos) ou retal: 0,1 a 0,3 kg dose, no máximo 3 vezes para quadro convulsivo
Observação	• Contraindicações: glaucoma de ângulo fechado, miastenia grave, gravidez, insuficiência hepática severa, insuficiência respiratória grave • Podem aumentar a concentração do diazepam: cimetidina, fluoxetina, omeprazol, anticoncepcional hormonal oral, dietas ricas em gordura, antifúngicos • Diazepam pode aumentar a concentração sérica de digoxina • Efeitos colaterais: sonolência, amnésia anterógrada, reação paradoxal

Diclofenaco de sódio (Voltaren®)[33]	
Uso	• Dor leve a moderada, principalmente nas desordens musculoesqueléticas
Dose	• Maiores de 14 anos (exceto na presença de artrite idiopática juvenil) • Iniciar com 50 mg, 1 vez ao dia (no máximo 200 mg/dia)
Observação	• Efeitos adversos: intolerância gástrica

Dimenidrato (Dramin®)[34]	
Uso	• Náuseas e vômitos
Dose	Intravenoso/enteral • 2 a 6 anos: 1,25 mg/kg de 6 em 6 horas ou de 8 em 8 horas (máximo 75 mg) • 6 a 12 anos: 1,25 mg/kg de 6 em 6 horas ou de 8 em 8 horas (máximo 150 mg) • Maiores de 12 anos: 1,25 mg/kg ou 50 a 100 mg de 4 em 4 horas ou de 6 em 6 horas (máximo 400 mg)
Observação	• Anvisa autoriza uso para maiores de 2 anos • Pode causar sedação e sonolência

Dipirona/metamizol (Novalgina®)[35,36]	
Uso	• Analgésico simples • Antitérmico
Dose	• 10 a 15 mg/kg, de 6 em 6 horas
Observação	• Anvisa autoriza uso para maiores de 3 meses • Pode causar choque anafilático • Agranulocitose é efeito colateral raro, mas que pode durar até 1 semana após o término do uso

Domperidona (Motilium®)[37,38]	
Uso	• Náusea e vômito • Doença do refluxo gastroesofágico (DRGE) • Estase gástrica
Dose enteral	Síndrome dispéptica • Menores de 35 kg: 0,25 mg/kg de 8 em 8 horas antes das refeições (dose máxima de 35 mg/dia), por no máximo 7 dias • Maiores de 35 kg: 30 mg/dia de 8 em 8 horas podendo chegar a 40 mg/dia, 15 a 30 minutos antes das refeições, não excedendo 7 dias de tratamento Náuseas e vômitos • Menores de 35 kg: 0,25 mg/kg de 8 em 8 horas antes das refeições (dose máxima de 35 mg/dia) • Maiores de 35 kg: 30 mg/dia de 8 em 8 horas podendo chegar a 40 mg/dia, 15 a 30 minutos antes das refeições, por até 4 semanas
Observação	• Em abril de 2014, a Medicine & Healthcare Products Regulatory Agency (MHRA) publicou uma nota afirmando que o medicamento aumenta o risco, mesmo que pequeno, de eventos cardiovasculares e, assim, foi contraindicado para pacientes com cardiopatias • Recomenda-se o uso de domperidona antes das refeições em virtude da diminuição da absorção se tomado após as refeições • Crianças têm síndrome extrapiramidal com mais frequência, porém a domperidona é mais segura que a metoclopramida • Pode causar síndrome do QT longo • Em razão do aumento da motilidade, pode causar diarreia • Não usar em pacientes com insuficiência hepática

Eritromicina (Ilosone®)[1]	
Uso	• Estase gástrica
Dose	• Neonatos: 3 mg/kg, 4 vezes ao dia • De 1 mês de idade a 17 anos: 3 mg/kg, 4 vezes ao dia
Observação	• Não é licenciada para uso em crianças com estase gastrointestinal • Cuidado quando usar em pacientes com disfunção hepática • Inibidor do citocromo P450 • Pode causar prolongamento do intervalo QT

Escopolamina/hioscina (Buscopan®)[10,39,40]	
Uso	• Tratamento adjuvante para dor causada por espasmos no aparelho gastrointestinal e geniturinário • Hipersecreção e sialorreia
Dose	Enteral • Menores de 3 meses: 1,5 mg/kg/dose, até 3 vezes ao dia • Entre 3 e 11 meses: 0,7 mg/kg/dose, até 3 vezes ao dia • Entre 1 e 6 anos: 0,3 mg/kg/dose a 0,5 mg/kg/dose, até 3 vezes ao dia • Maiores de 6 anos: 10 a 20 mg, 3 a 5 vezes ao dia Endovenosa • Menores de 12 anos: 0,3 mg a 0,6 mg/kg (dose máxima diária de 1,5 mg/kg). Não exceder a dose diária máxima de 1,5 mg/kg de peso corpóreo • Maiores de 12 anos: 20 a 40 mg/dose (dose diária máxima de 100 mg)
Observação	• Não passa a membrana hematoencefálica • Pode piorar a DRGE

Fenitoína (Hidantal®)[41-43]	
Uso	• Epilepsia (anticonvulsivante oral de 3ª ou 4ª linha), incluindo estado de mal epiléptico e profilaxia pós-traumatismo cranioencefálico (TCE) ou em neurocirurgias e excluindo crises de ausência • Dor neuropática (p. ex., não é o tratamento de 1ª escolha, mas pode ser usado quando a via enteral não está disponível). Para dor neuropática, podem ser usadas as mesmas doses utilizadas para manutenção no tratamento da epilepsia
Dose	Neonatal • Crise convulsiva: dose de ataque endovenosa de 15 a 20 mg/kg/dose, seguida da dose de manutenção após 12 horas • Dose de manutenção na crise neonatal: iniciar com 5 mg/kg/dia dividida em 2 doses, titulando nível sérico da fenitoína para ajuste da dose (geralmente de 4 a 8 mg/kg/dia) • A fenitoína não é a 1ª escolha no tratamento das crises neonatais, podendo ser usada nas crises refratárias ao uso do fenobarbital (1ª linha) • Via oral ou endovenosa Pediátrica • Neuroproteção (uso profilático, pós-TCE): dose inicial de 18 a 20 mg/kg, seguida pela dose de manutenção de 6 mg/kg/dia dividida de 8 em 8 horas • Crises convulsivas agudas e estado de mal epiléptico: dose de ataque de 20 mg/kg, com dose máxima de 1.000 mg/dose; uma dose adicional de 5 a 10 mg/kg pode ser realizada se não houver resposta • Dose de manutenção na epilepsia: iniciar com 5 mg/kg/dia, realizada 12 horas após a dose de ataque, com titulação pela dosagem sérica posteriormente, dose máxima diária de 300 mg/dia. Dividir em 2 ou 3 doses ao dia

(*Continua*)

Fenitoína (Hidantal®)[41-43] (*Continuação*)	
Dose	• Dose usual varia com a idade - 6 meses a 3 anos: 8 a 10 mg/kg/dia - 4 a 6 anos: 7,5 a 9 mg/kg/dia - 7 a 9 anos: 7 a 8 mg/kg/dia - 10 a 16 anos: 6 a 7 mg/kg/dia • Via oral ou endovenosa. Para administração endovenosa, realizar de forma lenta. A via intramuscular em crianças não é recomendada
Observação	• Fenitoína age como um estabilizador de membrana • A fenitoína tem inúmeras interações com outras drogas em decorrência da indução de enzimas hepáticas. Uso de longo prazo é associado com efeitos adversos importantes. Não é mais eficaz que outros anticonvulsivantes e, por isso, geralmente não é o primeiro medicamento a ser usado • Necessário monitorização cardíaca e de pressão arterial durante a administração intravenosa • Biodisponibilidade por via oral de 90% a 95%, praticamente igual à via intravenosa, meia-vida de 7 a 42 horas. Absorção por via retal ruim. Absorção extremamente ruim por via jejunal • Reduzir a dose na insuficiência hepática. Monitorização cuidadosa em pacientes com hipoalbuminemia ou hipoproteinemia (p. ex., insuficiência renal) - Atenção: sensibilidade cruzada com carbamazepina • Evitar suspensão abrupta • Considerar suplementação de vitamina D em pacientes imobilizados por longos períodos, têm pouca exposição ao sol ou fazem ingesta de cálcio inadequada • Antes e depois da administração, infundir soro fisiológico no acesso • Para injeção intravenosa, administrar em acesso calibroso, a 1 mg/kg/min (máximo de 50 mg/min) • Biodisponibilidade pode ser reduzida de forma imprevisível por dietas enterais por sonda, então deve-se lavar o tubo com água para melhorar a absorção, interromper a infusão da dieta por pelo menos 1 a 2 horas antes e depois de administrar fenitoína por sonda e fixar essa rotina de horários diária. Para administração por sonda, usar a solução oral; diluição com um volume igual de água e recomendado para administração por gastrostomia. A absorção é extremamente ruim por via jejunal; a concentração plasmática deve ser monitorizada de perto se for necessário usar essa via. Diluição da suspensão é importante já que a suspensão de fenitoína é hiperosmolar e pode causar diarreia quando administrada por via jejunal

Fenobarbital (Gardenal®)[44,45]	
Uso	• Controle de crises convulsivas agudas e estado de mal epiléptico (1ª linha no tratamento das crises neonatais) • Sedação (ansiolítico e hipnótico) • Adjuvante na dor por irritação cerebral • Agitação refratária ao midazolam no fim da vida
Dose	Dose neonatal • Crises convulsivas: dose de ataque de 15 a 20 mg/kg, com possibilidade de repetir a dose em 10 a 20 mg/kg, com dose máxima total de 40 mg/kg • Dose de manutenção na crise convulsiva: 3 a 5 mg/kg/dia em 1 ou 2 administrações diárias, sendo a primeira dose realizada de 12 a 24 horas após a dose de ataque. Acompanhar com dosagem sérica • Síndrome de abstinência: dose de ataque de 16 mg/kg, seguida de dose de manutenção de 5 mg/kg/dia, dividida de 12 em 12 horas. Ajuste conforme escalas de abstinência. Retirada com desmame gradual de 20% da dose a cada dia

(*Continua*)

Fenobarbital (Gardenal®)[44,45] (*Continuação*)	
Dose	Dose pediátrica • Crise convulsiva aguda: dose de ataque de 15 a 20 mg/kg, dose máxima de 1.000 mg/dose. Pode ser realizada dose adicional de 5 a 10 mg/kg após 10 minutos, se necessário • Dose de manutenção na crise convulsiva: 3 a 6 mg/kg/dia • Hiperbilirrubinemia: uso com dados limitados, em quadros significativos como na síndrome de Crigler-Najjar, na dose de 3 a 8 mg/kg/dia, em 2 a 3 administrações ao dia
Observação	• Ficar atento ao uso concomitante com opioides pelo risco de sedação profunda, depressão respiratória, coma e morte • Registrado somente para convulsões. Não é registrado para agitação no fim da vida • Dose de ataque é necessária no início da terapia se efeito imediato é preciso. Usar por via enteral, se possível. A dose de ataque pode ser administrada em 20 minutos por via intravenosa ou subcutânea; entretanto, o volume da solução pode limitar a velocidade em que a dose pode ser administrada • Dose de ataque é essencial para alcançar nível sérico estável rapidamente e evitar intoxicação tardia em virtude de acúmulo • Para pacientes que já estão em uso de fenobarbital por via oral, mas precisam transicionar para via intravenosa, sua dose habitual pode ser utilizada • Meia-vida de 2 a 6 dias em adultos, 1 a 3 dias em crianças • Fenobarbital induz várias enzimas do complexo CYP450 e pode reduzir as concentrações séricas de outras drogas administradas concomitantemente que são metabolizadas por esse sistema • Comprimidos podem ser triturados para administração, se preciso • As soluções orais podem ser administradas por sondas. Para administração por jejunostomia, é recomendado que sejam diluídas em água por causa de sua viscosidade • Usar um local separado para iniciar a infusão subcutânea. Injeções subcutâneas em bólus devem ser evitadas porque podem causar necrose do tecido em decorrência do pH elevado da medicação • Diluir a solução para injeção em 10 vezes com água para injeção de modo que possa ser aplicado por via intravenosa ou subcutânea

Fentanila (Fentanil®)[46,47]	
Uso	• Dor intensa, em episódio agudo ou como sedoanalgesia contínua em ambiente hospitalar
Dose	Neonatal • Dor aguda: doses intermitentes no tratamento da dor aguda podem ser realizadas, de 2 em 2 horas ou de 4 em 4 horas, de 1 a 3 mcg/kg/dose em 5 minutos • Dose contínua: 0,5 a 1 mcg/kg/hora, podendo chegar a 3 mcg/kg/hora • Pré-medicação para intubação: 1 a 4 mcg/kg/dose, EV, em 3 a 5 minutos (administração lenta ocasiona menor risco de rigidez torácica) • Dose intranasal: para intubação ou outros procedimentos dolorosos, na dose de 1 a 2 mcg/kg/dose cerca de 5 minutos antes do procedimento, até 2 doses por procedimento • Levando-se em conta a farmacocinética em menores de 32 semanas, sugere-se uso de cerca de 50% da dose inicial nos primeiros 4 dias de vida; 75% da dose recomendada, entre 5 e 9 dias de vida; e 100% da dose, a partir do 10º dia de vida Pediátrico – fora da faixa etária neonatal • Dor aguda – dose intermitente: 0,5 a 1 mcg/kg/dose, podendo ser repetida a cada 1 a 2 horas, com dose máxima de 50 mcg/dose

(*Continua*)

Fentanila (Fentanil®)[46,47] (*Continuação*)	
Dose	• Pré-procedimento: administrar cerca de 3 minutos antes do procedimento, na dose de 1 ou 2 mcg/kg/dose, podendo repetir 50% da dose administrada a cada 3 a 5 minutos • Dose contínua: 0,5 a 2,5 mcg/kg/hora, sendo que pacientes criticamente doentes podem precisar de doses maiores, de até 5 mcg/kg/hora • Intranasal: em crianças a partir de 10 kg e adolescentes, realizar 1,5 a 2 mcg/kg/dose, usualmente como dose única Pacientes pediátricos acima de 50 kg • Dor aguda – dose intermitente: 25 a 50 mcg/dose, podendo ser repetido de 1 em 1 hora ou de 2 em 2 horas • Pré-procedimento em adolescentes: 0,5 a 1 mcg/kg/dose, podendo repetir a cada 1 a 2 minutos, ou 25 a 50 mcg/dose a cada 5 minutos (dose máxima de 50 mcg) • Dose contínua: 25 a 100 mcg/hora

Transdérmico (Durogesic®)	
Uso	• Uso na dor crônica, moderada a intensa, em pacientes em uso de opioide e com resposta (opioide-tolerante) que estejam em uso de dose equivalente a, pelo menos, 60 mg de morfina via oral. Suspender ou reduzir gradualmente outros opioides em uso quando iniciada a terapia com *patch* de fentanil
Dose	• Dose inicial é dependente da conversão da dose total de opioide em uso para seu equivalente em morfina e, posteriormente, em fentanil, sendo que 72 horas de *patch* de fentanil é aproximadamente o equivalente a 24 horas de morfina - 30 mg de morfina/dia: 12 mcg de *patch* de fentanil - 60 mg de morfina/dia: 25 mcg de *patch* de fentanil - 120 mg de morfina/dia: 50 mcg de *patch* de fentanil - 180 mg de morfina/dia: 75 mcg de *patch* de fentanil - 240 mg de morfina/dia: 100 mcg de *patch* de fentanil
Observação	• Doses em menores de 2 anos têm dados limitados na literatura • Alguns *guidelines* orientam ajuste da dose em caso de insuficiência renal (se taxa de filtração glomerular (TFG) acima de 50 mL/min/1,73 m², não há necessidade de ajuste) • Conversão de 1:1 para intravenoso/subcutâneo • O *patch* não é adequado para o início e a titulação de opioide, sendo, então, reservado aos pacientes com dose de manutenção de opioide já bem estabelecida

Fluconazol (Zoltec®)[48,49]	
Uso	• Antifúngico, usado principalmente em casos de candidíase • Profilaxia em recém-nascidos e pacientes imunodeprimidos
Dose	Infecção em mucosa • Recém-nascido até 13 dias de vida: 3 a 6 mg/kg no 1º dia, depois 3 mg/kg a de 72 em 72 horas • Recém-nascido de 14 a 28 dias de vida: 3 a 6 mg/kg no 1º dia, depois 3 mg/kg/dia de 48 em 48 horas • Lactentes e crianças: 6 a 12 mg/kg/dose, 1vez ao dia em caso de acometimento orofaríngeo ou esofágico, podendo chegar a 400 a 600 mg/dia a depender do acometimento • Adolescentes: 6 mg/kg/dose, 1 vez ao dia em caso de acometimento orofaríngeo ou esofágico (dose habitual em adultos: 100 a 200 mg/dose, chegando a 400 mg/dose se acometimento esofágico)

(*Continua*)

Fluconazol (Zoltec®)[48,49] (*Continuação*)	
Dose	Candidíase invasiva • Recém-nascidos (RN) até 13 dias de vida: 6 a 12 mg/kg de 72 em 72 horas • RN de 14 a 28 dias de vida: 6 a 12 mg/kg de 48 em 48 horas • Maiores de 1 mês: 12 mg/kg/dose, uma vez ao dia, máximo de 800 mg/dose Profilaxia no paciente imunocomprometido • RN até 13 dias de vida: 3 a 12 mg/kg de 72 em 72 horas • RN de 14 a 28 dias de vida: 3 a 12 mg/kg de 48 em 48 horas • Pacientes oncológicos (lactentes, crianças e adolescentes): 6 a 12 mg/kg/dose, 1 vez ao dia (máximo 400 mg/dose), tempo de uso determinado por cada protocolo de tratamento e tempo de imunossupressão
Observação	• Candidíase orofaríngea: tratamento por 7 a 14 dias • Candidíase esofágica: tratamento por 14 a 21 dias • Infecção de mucosa: tratamento por 14 a 30 dias • O intervalo da dose em neonatos prematuros leva em consideração também a idade gestacional • Reações adversas: cefaleia, dor abdominal, diarreia, náusea, vômito, aumento de transaminases, *rash*

Flumazenil (Lanexat®)[50,51]	
Uso	• Antagonista benzodiazepínico
Dose	• Pediatria (a partir de 1 ano): 0,01 mg/kg em 15 segundos (dose máxima 0,2 mg/dose), podendo repetir em intervalos de 60 segundos, por até 4 vezes, ou até a dose total máxima de 0,05 mg/kg ou máximo de 1 mg • Adolescente: 0,2 mg
Observação	• Mecanismo de ação: inibição competitiva dos canais GABA • Apresentação: 0,1 mg/mL • A meia-vida de eliminação em crianças acima de 1 ano é bastante variável, em média de 40 minutos, podendo variar de 20 a 75 minutos • O uso em menores de 1 ano deve ser cuidadoso, tendo em vista a limitada experiência nessa faixa etária • Contraindicações: overdose por tricíclicos • Efeitos colaterais: vômitos, cefaleia, tontura, agitação; há descrição da associação do uso de flumazenil e ocorrência de convulsões em pacientes com uso de benzodiazepínicos como sedativos por longos períodos, ou em overdose de antidepressivos tricíclicos e tetracíclicos

Fluoxetina (Prozac®)[52,53]	
Uso	• Inibidor seletivo da recaptação da serotonina usado no tratamento de depressão maior, transtornos ansiosos, bulimia nervosa, transtorno obsessivo-compulsivo (TOC) e transtorno disfórico pré-menstrual
Dose	Ansiedade • Crianças de 6 a 11 anos: dose inicial de 5 mg, 1 vez ao dia, titulada lentamente até 10 a 20 mg ao dia, máximo de 40 mg/dia • Crianças a partir de 12 anos e adolescentes: iniciar com 10 mg, 1 vez ao dia, titulada lentamente até 20 a 40 mg ao dia, máximo de 60 mg/dia
	Depressão • Crianças de 8 a 11 anos: dose inicial de 5 ou 10 mg, 1 vez ao dia, podendo ser aumentada para 20 mg ao dia após 1 a 2 semanas, chegando ao máximo de 40 mg/dia • Crianças a partir de 12 anos e adolescentes: dose inicial de 10 a 20 mg, 1 vez ao dia, com incrementos de 10 a 20 mg a cada 1 a 2 semanas até atingir a dose efetiva (geralmente 20 a 40 mg, 1 vez ao dia), com máximo de 60 mg/dia

(*Continua*)

Fluoxetina (Prozac®)[52,53] (*Continuação*)	
Observação	• Há descrição de aumento do risco de ideação e/ou comportamento suicida em pacientes pediátricos e jovens adultos (< 25 anos de idade), de forma que o uso de qualquer antidepressivo deve ser monitorado com cuidado • O uso na faixa etária pediátrica não é liberado pela Anvisa, mas é aprovado em maiores de 8 anos com transtorno depressivo maior e em maiores de 7 anos com diagnóstico de TOC • Administrar pela manhã para evitar insônia • Efeitos colaterais: inapetência, perda de peso, náusea, diarreia, aumento de ansiedade, insônia e agitação • Início dos benefícios com 3 a 4 semanas • Pode ter efeitos na dor neuropática e na tosse intratável

Fosfato de sódio (Fleet® enema)[54]	
Uso	• Constipação refratária a outros tratamentos, em maiores de 12 anos de idade
Dose	• A partir de 12 anos: 118 mL, via retal, uma vez ao dia
Observação	• Garantir boa hidratação e ter atenção para possíveis distúrbios hidroeletrolíticos • Contraindicado em desordens gastrointestinais agudas (incluindo obstrução intestinal, doença inflamatória intestinal e condições associadas com aumento da absorção colônica) • Usar somente após discussão com especialista

Gabapentina (Neurotin®)[1,55,56]	
Uso	• Adjuvante na dor neuropática • Irritabilidade neurológica • Hiperalgesia visceral • 3ª linha no tratamento de distúrbios do tônus e do movimento em pacientes com paralisia cerebral • Epilepsia
Dose	Na dor neuropática – uso por via enteral • Neonatos a 1 ano: 5 mg/kg/dose, inicialmente 1 vez ao dia • Crianças de 2 a 11 anos: 5 a 10 mg/kg/dose, inicialmente 1 vez ao dia, com aumento gradual para 2 vezes ao dia e, finalmente, 3 vezes ao dia (dose máxima de 300 mg/vez) • Maiores de 12 anos: Iniciar com 300 mg 1 vez ao dia, com aumento gradual até 3 vezes ao dia. Após isso, pode-se aumentar 300 mg a cada 3 a 7 dias (máximo 3.600 mg/dia)
Observação	• Em menores de 12 anos, aumentar gradativamente para, no máximo, 20 mg/kg/dia (máximo de 600 mg/dose) • A farmacocinética da gabapentina é não linear, de forma que a biodisponibilidade é variável para cada paciente, e a dose deve ser titulada com cuidado, usando-se menor dose efetiva • Os aumentos de dose podem ser diários até se atingir a dose de 5 mg/kg/dose de 8 em 8 horas (em 3 dias). Após esse momento, os aumentos podem ser feitos de forma rápida (a cada 3 dias) ou lenta (a cada 1 a 2 semanas), preferindo-se a forma lenta em pacientes mais comprometidos ou em uso de outras medicações depressoras do SNC • Evitar a suspensão abrupta da medicação se utilizada por mais de 1 semana; retirar de forma gradual, principalmente em neonatos • Efeitos colaterais mais comuns: sonolência, tontura, ataxia, fadiga, febre • A dose deve ser ajustada em caso de insuficiência renal, não necessitando de ajustes em caso de insuficiência hepática

Glicerina[57-60]	
Uso	• Constipação
Dose	Solução a 12% (enema) • Uso por via retal, de 250 a 1.000 mL ao dia • Alguns protocolos sugerem a dose de desimpactação de 10 mL/kg/dia Supositório • Menores de 2 anos: 1 supositório pediátrico ao dia; em lactentes, introduzir a parte mais fina e segurar a extremidade até ocorrer a evacuação • Menores de 12 anos: 1 supositório pediátrico ao dia • Maiores de 12 anos: 1 supositório adulto ao dia • Umedecer com água antes da introdução • Resposta em 20 minutos a 3 horas
Observação	• Contraindicada em quadros obstrutivos • Não utilizar em prematuros, por associação com enterocolite necrosante em menores de 34 semanas

Haloperidol (Haldol®)[1,61,62]	
Uso	• Náusea e vômito causados por distúrbio metabólico ou em casos não responsivos às terapêuticas tradicionais (p. ex., estágio final da insuficiência renal) • Inquietação e confusão, incluindo estágios de terminalidade • Agressividade severa em distúrbios do neurodesenvolvimento • Soluço intratável • Psicose (incluindo a causada por esteroides), alucinação
Dose	Náuseas/vômitos (via enteral) • Crianças de 1 mês a 11 anos: 10 a 20 mcg/dose (0,01 a 0,02 mg/dose) de 8 em 8 horas ou de 12 em 12 horas, aumentando se necessário até 50 a 60 mcg/kg/dose de 8 em 8 horas ou de 12 em 12 horas • Crianças a partir de 12 anos e adolescentes: 1,5 mg à noite, mudando se necessário para de 12 em 12 horas (no máximo 5 mg, 2 vezes ao dia) Inquietação/confusão (via enteral) • Maiores de 1 mês: 10 a 20 mcg/kg (0,01 a 0,02 mg/kg/dose) de 8 em 8 horas ou de 12 em 12 horas, dose máxima de 5 mg, 2 vezes ao dia • *Para controle do episódio agudo, em crianças a partir de 3 anos, utilizar 25 a 50 mcg/kg em dose única, podendo ser repetida a dose de 25 mcg/kg em 1 hora, se necessário* Soluço intratável (via enteral) • Crianças de 1 mês a 11 anos: iniciar com 50 mcg/kg/dia (0,05 mg/kg/dia – dose máxima inicial de 3 mg ao dia). A dose poderá ser aumentada conforme o necessário até o máximo de 170 mcg/kg/dia • Maiores de 12 anos: 1,5 mg de 8 em 8 horas *Delirium* no cuidado intensivo • Crianças com peso entre 3,5 e 10 kg: iniciar com 0,05 mg EV em infusão lenta (30 a 45 minutos), podendo ser repetido por até 2 vezes • Dose de manutenção 0,01 a 0,05 mg/kg/dia divididos em 1 a 4 doses ao dia • Crianças com 10 kg ou mais: 0,15 a 0,25 mg EV em infusão lenta (30 a 45 minutos), podendo ser repetido por até 2 vezes Dose de manutenção 0,05 a 0,5 mg/kg/dia divididos em 1 a 4 doses ao dia Uso intravenoso contínuo – independente da indicação • Crianças de 1 mês a 11 anos: dose inicial de 25 mcg/kg/dia (iniciar com no máximo 1,5 mg ao dia), aumentar gradualmente até o máximo de 85 mcg/kg • Crianças a partir de 12 anos e adolescentes: iniciar com 1,5 mg ao dia, aumentando, se necessário, para no máximo 5 mg/dia

(*Continua*)

Haloperidol (Haldol®)[1,61,62] *(Continuação)*	
Observação	• Bloqueador de receptor dopaminérgico (D2) • Pode causar prolongamento do intervalo QT e *torsades de pointes*, principalmente se administrado por via enteral ou em doses mais altas, e em pacientes com maior risco para prolongamento do intervalo QT. É recomendada a monitorização com eletrocardiograma (ECG) durante a administração endovenosa • O uso endovenoso ou subcutâneo é *off-label* em todas as idades • Pode causar hipertermia maligna, discinesia tardia e síndrome extrapiramidal

Hidroxizina (Hixizine®)[63,64]	
Uso	• Antialérgico – controle do prurido • Adjuvante no controle da ansiedade • Adjuvante como sedativo • Antiemético
Dose	Prurido • Dose por peso: 0,7 mg/kg/dose de 3 a 4 vezes ao dia • Pode ser usado no prurido pelo uso de opioides Ansiedade • 0,5 mg/kg/dose de 6 em 6 horas Sedação • 0,6 a 1 mg/kg/dose – máximo de 100 mg/dose • Adjuvante em pré e pós-operatório, podendo ser usado para sedação durante procedimentos diagnósticos, como ecocardiograma Antiemético • 1,1 mg/kg/dose (máximo 100 mg/dose) – dose orientada para uso intramuscular Dose máxima • Pacientes menores de 6 anos: 12,5 mg/dose • Pacientes a partir de 6 anos: 25 mg/dose • Pacientes acima de 40 kg: pode ser utilizado de 25 a 50 mg/dose, 1 a 2 vezes ao dia
Observação	• Pode ser usado como adjuvante no tratamento de náuseas e vômitos, pelo efeito nos receptores H1 no trato gastrointestinal • O efeito ansiolítico é secundário à atividade nos receptores muscarínicos, serotoninérgicos e dopaminérgicos no SNC. O uso da hidroxizina, porém, não é recomendado como terapia para transtornos de ansiedade (TAG, fobia, pânico) • Pode causar sonolência, sedação, secura na boca – podem desaparecer com a manutenção da terapia (após alguns dias)

Ibuprofeno (Advil®, Alivium®)[65,66]	
Uso	• Dor leve a moderada (dismenorreia, pós-cirúrgica, cefaleia, enxaqueca, dor oncológica) • Dor musculoesquelética • Febre
Dose	• Crianças acima de 6 meses e adolescentes: 4 a 10 mg/kg/dose de 6 em 6 horas ou de 8 em 8 horas • Dose máxima em menores de 12 anos: 200 mg/dose ou 800 mg/dia • Crianças a partir de 12 anos e adolescentes podem utilizar dose fixa de 200 a 400 mg/dose de 4 em 4 horas ou de 6 em 6 horas se necessário (por no máximo 10 dias) • Como antipirético, doses mais altas (10 mg/kg/dose) podem ser utilizadas em caso de febre mais alta (> 39 °C)

(Continua)

Ibuprofeno (Advil®, Alivium®)[65,66] (*Continuação*)	
Observação	• AINE derivado do ácido propiônico, inibidor da COX-1 e COX-2 • Utilização pelo menor tempo possível • Contraindicações: hipersensibilidade, úlcera gástrica, sangramento de SNC ou outros sangramentos ativos, insuficiência cardíaca congestiva (ICC), cardiopatias dependentes de canal arterial, doença hepática aguda • Diminui a efetividade dos diuréticos, inibidores da enzima conversora de angiotensina (IECA) e anti-hipertensivos; uso com cuidado se concomitante ao de varfarina • Efeitos colaterais: cefaleia, tontura, edema, intolerância gástrica, náusea, constipação ou diarreia, prurido, *rash* cutâneo, equimose • Considerar o uso não prolongado de bomba de prótons; não administrar juntamente com antiácidos

Lactulose (Lactulona®)[1,67]	
Uso	• Constipação • Encefalopatia hepática e coma hepático
Dose	Constipação • Lactentes: 5 mL/dia • 1 a 5 anos: 5 a 10 mL/dia • 6 a 12 anos: 10 a 15 mL/dia • Maiores de 12 anos: 15 a 30 mL/dia Encefalopatia hepática • Dose ajustada para garantir 2 a 3 evacuações no dia • Em pacientes acima de 12 anos, sugere-se a dose inicial de 30 a 50 mL por dose de 8 em 8 horas, com ajuste posterior conforme a resposta
Observação	• Contraindicada para pacientes com intolerância à lactose, galactose e frutose; e em pacientes com suspeita de obstrução intestinal • Dependendo da posologia, pode causar diarreia; se isso ocorrer, reduzir dose • Efeitos adversos: distensão abdominal, flatulência, meteorismo, eructação, desconforto, sede. Náusea e vômitos têm sido relatados com pouca frequência • Menos efetiva que outros laxantes como PEG ou picossulfato de sódio em pacientes com constipação secundária ao uso de opioides • Administrar com líquidos, podendo-se diluir a medicação em água para diminuir a viscosidade • Não irrita a mucosa

Lansoprazol (Prazol®)[68,69]	
Uso	• Doença do refluxo gastroesofágico e esofagite erosiva
Dose	• Lactentes: 1 a 2 mg/kg/dia • Crianças e adolescentes: 0,7 a 3 mg/kg/dia, dose máxima de 30 mg/dia Dose pela idade • Lactentes a partir de 3 meses: 7,5 mg/dose, 2 vezes ao dia ou 15 mg, 1 vez ao dia • Crianças até 11 anos: até 30 kg = 15 mg, 1 vez ao dia • Acima de 30 kg = 30 mg, 1 vez ao dia • Crianças a partir de 12 anos e adolescentes: 15 mg, 1 vez ao dia
Observação	• Tempo de tratamento variável conforme a etiologia: necessário manejo pelo especialista • Anvisa autoriza uso para maiores de 18 anos • Informações de uso em faixa etária pediátrica limitadas

Levetiracetam (Keppra®)[1,70]	
Uso	• Crises convulsivas
Dose	• Lactentes de 1 a 5 meses: dose inicial de 7 mg/kg, 1 vez ao dia, com aumentos graduais de 7 mg/kg 2 vezes ao dia (dose máxima 21 mg/kg/dose, 2 vezes ao dia) • Crianças de 6 meses a 17 anos, com peso menor que 50 kg: iniciar com 10 mg/kg, 1 vez ao dia, com aumentos graduais de 10 mg/kg, 2 vezes ao dia (dose máxima 30 mg/kg/dose, 2 vezes ao dia) • Maiores de 18 anos ou crianças/adolescentes com 50 kg ou mais: 250 mg, 2 vezes ao dia, com aumentos graduais de 500 mg, 2 vezes ao dia (dose máxima de 1,5 g, 2 vezes ao dia)
Observação	• Anvisa libera para maiores de 6 anos, mas o uso em pacientes mais jovens pode ser achado na literatura, inclusive como medicação para controle de crise convulsiva aguda no período neonatal • Os aumentos de dose devem ser realizados em intervalos de 2 a 4 semanas • Efeitos adversos mais comuns: fraqueza, sonolência, cefaleia, dor abdominal, diarreia, dispepsia, náusea, vômito, alteração do humor

Levomepromazina (Neozine)®[1,71]	
Uso	• Antiemético – quando a causa é desconhecida ou multifatorial, e como terapia de 2ª linha após falha da medicação específica • Antipsicótico, ansiolítico • Controle da agitação e/ou confusão em pacientes terminais
Dose	Antiemético • Crianças de 2 a 11 anos: por via oral, dose inicial de 50 a 100 mcg/kg/dose de 1 a 2 vezes ao dia, aumentando conforme necessidade e tolerância até o máximo de 1 mg/kg/dose ou 25 mg/dose • Crianças a partir de 12 anos e adolescentes: por via oral, dose inicial de 3 mg de 1 a 2 vezes ao dia, aumentando conforme necessidade e tolerância até o máximo de 25 mg/dose 1 a 2 vezes ao dia Sedação e confusão • Crianças de 1 a 11 anos: via endovenosa contínua, com dose inicial de 350 mcg/kg/24 horas (máximo de 12,5 mg), com aumentos conforme necessário até a dose de 3 mg/kg/24 horas • Crianças a partir de 12 anos e adolescentes: via endovenosa contínua, com dose inicial de 12,5 mcg/24 horas, com aumentos conforme necessário até a dose de 200 mg/24 horas • Doses endovenosas ou subcutâneas, em bólus, podem ser realizadas conforme o peso: nos menores de 35 kg, administrar 2,5 mg 1 a 2 vezes ao dia, nos pacientes com 35 kg ou mais administrar 5 mg, 1ou 2 vezes ao dia
Observação	• Anvisa autoriza uso para maiores de 2 anos, mas doses para crianças mais jovens têm relato em literatura, inclusive nas formas endovenosas contínuas para manejo da agitação em pacientes terminais • Solução oral a 4% tem o equivalente a 40 mg de levomepromazina por 40 gotas (igual a 1 mL); dessa forma, cada gota contém 1 mg de levomepromazina • Formulações injetáveis podem ser utilizadas por via endovenosa (bólus ou contínua) e subcutânea • Doses mais baixas costumam já serem efetivas para o efeito antiemético, com doses mais altas sendo responsáveis por um grande efeito sedativo • Pode causar hipotensão, sonolência, astenia, além de redução do limiar convulsivo. Utilizar com cuidado em pacientes cardiopatas e naqueles com disfunção hepática

Lidocaína 5% – emplasto (Toperma®)[1,72]	
Uso	• Dor neuropática localizada
Dose	• Crianças a partir de 3 anos e adolescentes: aplicar 1 ou 2 adesivos na área afetada (1 vez ao dia) • A partir de 18 anos: aplicar de 1 a 3 adesivos nas áreas afetadas (1 vez ao dia)
Observação	• O uso em menores de 18 anos é *off-label* • Aplicar o adesivo na área com dor e manter por 12 horas, e manter sem o adesivo por outras 12 horas, para reduzir a possibilidade de reação cutânea • Não usar em pele lesionada, não aplicar em região de mucosa • Os adesivos podem ser cortados em menor tamanho para aplicação na área da dor • No uso simultâneo de 3 adesivos (dose máxima) pelas 12 horas ao dia, cerca de 1% a 5% da dose total da lidocaína poderá ter absorção sistêmica

Lomotil® (cloridrato de difenoxilato e sulfato de atropina)[73]	
Uso	• Diarreia não infecciosa
Dose	• Crianças de 2 a 3 anos: meio comprimido, 3 vezes ao dia • Crianças de 4 a 8 anos: 1 comprimido, 3 vezes ao dia • Crianças de 9 a 11 anos: 1 comprimido, 4 vezes ao dia • Adolescentes de 12 a 15 anos: 2 comprimidos, 3 vezes ao dia • Maiores de 16 anos: iniciar com 4 comprimidos e, na sequência, 2 comprimidos 4 vezes ao dia, dose máxima 8 comprimidos (20 mg) ao dia
Observação	• A Anvisa autoriza o uso apenas para adultos • Crianças pequenas são mais suscetíveis à superdosagem, que se apresenta similar à intoxicação por opioides, associada aos sinais de toxicidade pela atropina

Loperamida (Imosec®)[1,74,75]	
Uso	• Diarreia não infecciosa • Incontinência fecal • Manejo do débito excessivo por ileostomia
Dose	• Lactentes de 1 a 11 meses: dose inicial de 0,1 mg/kg, 2 vezes ao dia, 30 minutos antes das refeições (dose máxima 2 mg/kg/dia) • Crianças de 1 a 11 anos: dose inicial de 0,1 mg/kg (máximo de 2 mg/dose), 3 a 4 vezes ao dia (dose máxima 1,25 mg/kg/dia – ou 16 mg/dia) • Maiores de 12 anos: dose inicial de 2 mg, 2 a 4 vezes ao dia (dose máxima 16 mg/dia)
Observação	• A Anvisa libera para maiores de 18 anos, com uso em Pediatria apoiado em dados ainda limitados • Não utilizar em casos de diarreia infecciosa • Efeitos colaterais comuns: constipação, náusea, flatulência

Loratadina (Claritin®)[76]	
Uso	• Urticárias • Alergias cutânea • Rinite alérgica
Dose	• Crianças maiores de 2 anos, abaixo de 30 kg: 5 mg, 1 vez ao dia • Crianças maiores de 2 anos, acima de 30 kg: 10 mg, 1 vez ao dia • Crianças a partir de 12 anos e adolescentes: 10 mg, 1 vez ao dia
Observação	• Liberada para crianças a partir de 2 anos • Efeitos colaterais comuns: cefaleia, fadiga, sonolência, boca seca, náuseas, exantema ou *rash*

Lorazepam (Lorax®)[77,78]	
Uso	• Agitação e ansiedade • Adjuvante no manejo da irritabilidade de origem central • Adjuvante no tratamento da dispneia (2ª linha) • Espasmos musculares • Quadros convulsivos
Dose	Uso por via enteral, para todas as indicações, exceto epilepsia • Crianças menores de 2 anos: 0,025 mg/kg, 2 ou 3 vezes ao dia • Crianças de 2 a 5 anos: 0,5 mg, 2 ou 3 vezes ao dia • Crianças de 6 a 10 anos: 0,75 mg, 3 vezes ao dia • Crianças de 11 a 14 anos: 1 mg, 3 vezes ao dia • Adolescentes de 15 a 18 anos: 1 a 2 mg, 3 vezes ao dia Uso por via endovenosa, para epilepsia • Neonatos: 0,1 mg/kg como dose de ataque, seguido de nova dose 0,1 mg/kg após 10 minutos, se necessário • Crianças de 1 mês a 11 anos: 0,1 mg/kg como dose de ataque, seguido de nova dose 0,1 mg/kg após 10 minutos, se necessário (máximo: 4 mg/dose) • Adolescentes de 12 a 17 anos: 4 mg como dose de ataque, seguidos de nova dose de 4 mg após 10 minutos, se necessário
Observação	• Pode ser utilizado por via intranasal, mas não é o agente de 1ª linha para essa rota de uso (midazolam é o mais indicado) • Benzodiazepínico 10 vezes mais potente que o diazepam • Pode causar tontura e depressão respiratória, principalmente quando utilizado concomitantemente a opioides • Pode ser utilizado no manejo das náuseas e vômitos induzidos pela quimioterapia: dose endovenosa de 25 a 50 mcg/kg/dose de 6 em 6 horas (máximo 2 mg/dose) • Comprimido liberado para maiores de 12 anos pela Anvisa

Meclizina (Meclin®)[79,80]	
Uso	• Náusea e vômito induzidos por radioterapia • Vertigens decorrentes de doenças que afetam o sistema vestibular • Cinetose
Dose	• Cinetose (maiores de 12 anos): 25 a 50 mg, 1 hora antes de viajar, podendo repetir a dose em 24 horas se for necessário • Vertigem (maiores de 12 anos): 25 a 100 mg/dia, em doses divididas (3 a 4 doses/dia) • Náusea e vômito induzidos por radioterapia (maiores de 12 anos): 50 mg, administrados de 2 em 2 horas ou de 12 em 12 horas antes da radioterapia
Observação	• Uso liberado para maiores de 12 anos tendo em vista a maior sensibilidade das crianças a medicações anticolinérgicas • Anti-histamínico, apresenta efeito antiemético ao inibir o centro do vômito no tronco cerebral, reduzir a excitabilidade do labirinto do ouvido médio e bloquear a condução de vias neuronais originadas nos núcleos vestibulares para o cerebelo

Melatonina[81-83]	
Uso	• Alteração do sono secundária à alteração do ciclo circadiano • Insônia em pacientes que possam necessitar de terapia farmacológica por longos períodos, geralmente casos associados a comorbidades clínicas ou psiquiátricas ou outros distúrbios do sono, como em pacientes com transtornos do espectro autista (TEA), transtornos de déficit de atenção e hiperatividade (TDAH) e condições com atraso global do desenvolvimento (p. ex., síndromes de Angelman e do X frágil)

(*Continua*)

Melatonina[81-83] (*Continuação*)	
Dose	• Alteração do ciclo circadiano: 0,05 mg/kg ou 0,5 mg/dose, administrada de 1 em 1 hora ou de 2 em 2 horas antes do horário de dormir
Observação	• É recomendável que o uso da melatonina seja indicado e acompanhado por especialista • Responsável por reduzir a latência para o sono e a frequência dos despertares • O tratamento de 1ª linha para a insônia na infância é o não farmacológico, com uso da terapia cognitivo-comportamental • Para o tratamento da insônia inicial, doses maiores podem ser recomendadas: 1 a 2 mg para pré-escolares, 2 a 3 mg em escolares, 5 mg para adolescentes, doses administradas cerca de 30 minutos antes de dormir (máximo de 10 mg/dia – geralmente, usado em pacientes com TEA) • Liberada pela Anvisa como suplemento alimentar para maiores de 19 anos, não sendo recomendado para crianças

Metadona (Mytedom®)[1,84,85]	
Uso	• Dor moderada a severa, particularmente de origem neuropática • Rotação de opioide • Manejo da síndrome de abstinência de opioides
Dose	• **Lembrete:** a metadona não é a medicação de escolha para controle da dor aguda, sendo geralmente usada após titulação da dose de opioide necessária em 24 horas para controle adequado da dor (de intensidade moderada a severa), e por profissionais com experiência em seu uso • Crianças de 1 a 12 anos (via oral): 0,03 a 0,1 mg/kg/dose, 1 a 3 vezes ao dia (dose inicial máxima 5 mg/dose) • Crianças acima de 12 anos e adolescentes (via oral): 0,1 a 0,2 mg/kg/dose, de 8 em 8 horas ou de 12 em 12 horas (dose inicial máxima 5 mg/dose) • A dose parenteral da metadona é equivalente a cerca de metade da dose oral, ou seja, 2:1 (oral, parenteral) • Aumentos na dose de metadona devem ser cuidadosamente manejados, com intervalos de no mínimo 72 horas entre os aumentos, não aumentando mais de 25% da dose por semana
Observação	• A metadona apresenta meia-vida longa, além de uma farmacocinética bastante variável para cada paciente, com pico de concentração sérico de 1 a 7,5 horas, além de um segundo pico sérico após algumas horas da administração do medicamento; a excreção também apresenta tempo variável de pessoa para pessoa • Dados sobre o uso de metadona na população pediátrica ainda são escassos, reforçando que essa medicação deve ser usada com cautela e por profissionais experientes em seu manejo • O acompanhamento do paciente no início do tratamento deve ser cuidadoso, por muitas vezes sendo recomendada a titulação em ambiente hospitalar (ou ambulatorial frequente) • Os protocolos de rotação de opioides não são desenhados para a população pediátrica, e aqueles com rotação gradual do opioide inicial para metadona (geralmente com conversão de um terço da dose ao dia) são considerados mais seguros para a faixa etária pediátrica • Na rotação entre opioides, é importante o cálculo cuidadoso da dose equianalgésica entre as medicações com base na dose diária equivalente de morfina oral (EMO); além da redução em 30% a 50% da dose diária da EMO antes do cálculo da dose de metadona – ou outro opioide – que será usada nas 24 horas. Isso decorre do efeito de tolerância cruzada entre os opioides

(*Continua*)

Metadona (Mytedom®)[1,84,85] (*Continuação*)	
Observação	• Pode causar depressão respiratória e sedação intensa, sendo opioide 2,5 a 15 vezes mais potente que a morfina. O efeito depressor respiratório ocorre mais tardiamente e dura por mais tempo que o efeito analgésico • Pode provocar aumento do intervalo QT, sendo recomendada a realização de ECG antes do início da metadona e durante o tratamento com a medicação, principalmente se uso endovenoso • Efeitos colaterais: náusea, vômito, constipação, boca seca, tontura, rigidez muscular, hipotensão, bradicardia, taquicardia, edema, alucinação, retenção urinária, hipotermia

Metoclopramida (Plasil®)[1,86]	
Uso	• Seu uso deve ser orientado pelo especialista • Antiemético, especialmente em caso de compressão gástrica ou doença hepática • Procinético • Soluço
Dose	• Contraindicada para menores de 1 ano de idade • Dose para maiores de 1 ano: 0,1 a 0,15 mg/kg, até 3 vezes ao dia
Observação	• É contraindicada para menores de 1 ano e não recomendada em crianças e adultos jovens, pela maior suscetibilidade às reações extrapiramidais, que podem ocorrer após uma única dose • Em pacientes de 1 a 18 anos, pode ser usada como droga de 2ª linha em náusea e vômito pós-quimioterapia, no pós-operatório, ou na falha dos tratamentos de 1ª linha • O uso deve ser pelo menor tempo possível, habitualmente no máximo de 5 dias • O uso endovenoso contínuo pode ser utilizado, de forma *off-label* • Pode provocar distonia aguda, com espasmos musculares e faciais, sensação de inquietude, e crises oculogíricas em casos mais raros, torcicolo, protrusão rítmica da língua, fala do tipo bulbar ou trismo • A interrupção do tratamento reverte os efeitos extrapiramidais, resolvidos cerca de 24 horas após a suspensão. Por vezes, pode ser necessário tratamento sintomático com benzodiazepínicos e/ou fármacos anticolinérgicos

Metronidazol tópico (Flagyl® Ginecológico)[1,87]	
Uso	• Odor causado por infecção de ferida por anaeróbios
Dose	• Aplicar topicamente 1 a 2 vezes ao dia • Em caso de tratamento de cavidades, umedecer a gaze com o antibiótico e aplicar com curativo frouxo
Observação	• Uso *off-label*, tendo o uso tópico descrito para aplicação vaginal (creme ou gel)

Miconazol enteral (Daktarin®)[1,88,89]	
Uso	• Infecção fúngica em cavidade oral e intestinal
Dose	Candidíase oral • Neonatos: aplicar 1 mL de 2 a 4 vezes ao dia – dividir em pequenas doses, por exemplo, 0,5 mL em cada canto da boca • 1 a 24 meses: aplicar 1,25 mL (equivalente a ¼ de colher de chá) 4 vezes ao dia, após as refeições – tentar dividir metade da dose em cada canto da boca • Maiores de 2 anos: aplicar 2,5 mL (equivalente a ½ colher de chá), 4 vezes ao dia, após as refeições – não deglutir imediatamente, mantendo na boca o maior tempo possível, podendo dividir as doses em pequenas porções até aplicação total dos 2,5 mL por vez

(*Continua*)

Miconazol enteral (Daktarin®)[1,88,89] (*Continuação*)	
Dose	Infecção intestinal • Maiores de 4 meses: 5 mg/kg, 4 vezes ao dia, dose máxima de 250 mg/dose (cerca de 10 mL, ou 2 colheres de chá)
Observação	• Aplicação após a alimentação • Manter por mais 7 dias após cura da lesão • Contraindicado em pacientes com disfagia • Disponível em gel de 20 mg/g, com o equivalente de 124 mg a cada 5 mL (24 mg/mL)

Midazolam (Dormonid®)[1,90,91]	
Uso	• Estado de mal convulsivo • Controle de sintomas em fim de vida: ansiedade, agitação, convulsões • Ansiedade associada à dispneia • Dor decorrente de irritação cerebral
Dose	Convulsão e estado de mal convulsivo • Uso intravenoso, em neonatos: dose inicial de 0,05 a 0,15 mg/kg/dose, seguida de infusão contínua de 0,06 a 0,4 mg/kg/hora (dose máxima de 1,1 mg/kg/hora) • Uso intravenoso ou intramuscular, acima de 1 mês: dose de ataque de 0,2 mg/kg (máximo 10 mg), seguida de infusão contínua de 0,05 a 2 mg/kg/hora, sendo a titulação definida pelo cessar das crises encefalográficas • Uso via intranasal, acima de 1 mês: 0,2 mg/kg/dose (máximo 10 mg/dose), podendo repetir por uma vez, com o intervalo de 10 minutos se necessário • Uso via mucosa jugal, abaixo de 3 meses: 0,3 mg/kg/dose (máximo 2,5 mg/dose), podendo repetir com o intervalo de 10 minutos se necessário • Uso via mucosa jugal, acima de 3 meses: 0,2 a 0,5 mg/kg/dose (máximo 10 mg/dose), podendo repetir com o intervalo de 10 minutos se necessário • Dose pela idade, por via mucosa jugal ou intranasal - 3 a 11 meses: 2,5 mg por vez, máximo 3 vezes com intervalo de 10 minutos - 1 a 4 anos: 5 mg por vez, máximo 3 vezes com intervalo de 10 minutos - 5 a 9 anos: 7,5 mg por vez, máximo 3 vezes com intervalo de 10 minutos - 10 a 17 anos: 10 mg por vez, máximo 3 vezes com intervalo de 10 minutos Sedação consciente ou pré-procedimento • Pré-procedimento em neonatos: por via endovenosa 0,05 a 0,1 mg/kg/dose; se uso da via intranasal 0,1 a 0,3 mg/kg/dose • Por via endovenosa, em maiores de 1 mês: 0,025 a 0,05 mg/kg, 5 a 10 minutos antes do procedimento (a dose máxima varia de 6 mg/dose até os 6 anos, 7,5 mg/dose até 11 anos, e 10 mg/dose nos maiores de 12 anos) • Por via intranasal ou via mucosa jugal: 0,2 mg/kg/dose, podendo repetir após 15 minutos (dose máxima de 10 mg/dose) • Por via oral: 0,5 mg/kg em dose única (máximo 20 mg/dose) Sedação em terapia intensiva • Neonatos de 24 a 26 semanas, em ventilação mecânica: dose única inicial de 0,05 a 0,2 mg/kg em 1 hora, seguida por infusão contínua de 0,015 a 0,03 mg/kg/hora • Neonatos de 27 a 29 semanas, em ventilação mecânica: dose única inicial de 0,05 a 0,2 mg/kg em 1 hora, seguida por infusão contínua de 0,015 a 0,04 mg/kg/hora • Neonatos a partir de 30 semanas, em ventilação mecânica: dose única inicial de 0,05 a 0,2 mg/kg em 1 hora, seguida por infusão contínua de 0,015 a 0,06 mg/kg/hora • Após o período neonatal, em ventilação mecânica: dose inicial de 0,05 a 0,2 mg/kg, seguida por infusão contínua de 0,05 a 0,12 mg/kg/hora, com dose máxima de 10 mg/hora

(*Continua*)

Midazolam (Dormonid®)[1,90,91] *(Continuação)*	
Observação	• Para controle da agitação, ansiedade ou dispneia, utilizar 25% a 50% da dose para sedação consciente (pré-procedimentos) • As doses podem ser um tanto diferentes a depender da patologia de base do paciente, de forma que doses menores devem ser utilizadas em pacientes com câncer ou falência orgânica, e doses maiores podem ser necessárias em pacientes com acometimento neurológico • Para convulsão, o midazolam é 2 vezes mais potente que o diazepam e 3 vezes mais para sedação • Pode causar agitação paradoxal • Uso com cautela em pacientes com insuficiência renal, hepática ou cardíaca

Morfina (Dimorf®)[1,92,93]	
Uso	• Primeira opção de opioide para dor • Dispneia • Tosse
Dose	Por via oral • Neonatos: 0,025 a 0,05 mg/kg de 6 em 6 horas ou de 8 em 8 horas • 1 a 2 meses: 0,05 mg/kg de 4 em 4 horas • 3 a 5 meses: 0,05 a 0,1 mg/kg de 4 em 4 horas • 6 a 11 meses: 0,1 a 0,2 mg/kg de 4 em 4 horas • 1 a 11 anos: 0,2 a 0,3 mg/kg de 4 em 4 horas • Maiores de 12 anos: 5 a 10 mg de 4 em 4 horas Por via intravenosa • Neonatos: 0,025 mg/kg de 6 em 6 horas ou de 8 em 8 horas • 1 a 5 meses: 0,05 a 0,1 mg/kg de 6 em 6 horas • 6 meses a 1 ano: 0,05 a 0,1 mg/kg de 4 em 4 horas • 2 a 11 anos: 0,1 de 4 em 4 horas, dose máxima inicial 2,5 mg • Maiores de 12 anos: 2,5 a 5 mg de 4 em 4 horas, dose máxima inicial de 20 mg em 24 horas Infusão contínua • Neonatos: 0,12 mg/kg/dia ou 0,005 mg/kg/hora como dose inicial • 1 a 2 meses: 0,24 mg/kg/dia ou 0,01 mg/kg/hora como dose inicial • Maiores de 3 meses: 0,48 mg/kg/dia ou 0,02 mg/kg/hora como dose inicial Dispneia • Utilizar de 30% a 50% da dose para dor
Observação	• Uso cuidadoso em pacientes com disfunção renal e hepática • Para rotação de opioide, usar a dose de morfina enteral • Efeitos adversos: retenção urinária, prurido, constipação, náusea e vômito

Naloxona (Narcan®)[1,94,95]	
Uso	• Uso na emergência para reversão da depressão respiratória induzida por opioides ou overdose aguda • Constipação causada por opioide
Dose	Reversão completa da depressão respiratória ou overdose • Menores de 12 anos: 0,1 mg/kg/dose, repetido a cada 1 minuto se necessário, até o máximo de 2 mg de dose total • Maiores de 12 anos: 0,4 mg/kg como dose inicial, repetindo na dose de 0,8 mg/kg após 1 minuto, se necessário, por até 2 vezes, seguidas de bólus de 2 mg/dose

(*Continua*)

Naloxona (Narcan®)[1,94,95] (*Continuação*)	
Observação	• Apresenta curta duração, podendo ser necessário uso de múltiplas doses para reversão do efeito de opioides de longa duração • Se necessário uso endovenoso contínuo, utilizar 60% da dose para depressão respiratória por hora • Doses mais baixas são sugeridas para reversão da depressão respiratória quando a dose habitual de opioides é utilizada (dose terapêutica), com doses de 0,001 a 0,02 mg/kg/dose (1 a 20 mcg/kg) • Pode ser utilizada na constipação induzida por opioides, podendo ser usada por via oral, com algumas preparações farmacológicas já apresentando a combinação de opioide e um antagonista opioide, como o naloxone

Naproxeno (Flanax®, Naprosyn®)[96,97]	
Uso	• Dor aguda leve a moderada • Dores com componente inflamatório, como síndromes musculoesqueléticas ou condições reumatológicas • Febre
Dose	• Dor leve a moderada: 5 a 7 mg/kg/dose de 8 em 8 horas ou de 12 em 12 horas, dose máxima de 1 g ao dia • Artrite idiopática juvenil: 10 a 15 mg/kg/dia em 2 doses ao dia • Migrânea: 5 a 7 mg/kg/dose de 8 em 8 horas ou de 12 em 12 horas, dose máxima de 1 g ao dia
Observação	• Anti-inflamatório não esteroidal derivado do ácido propiônico, não indicado para menores de 12 anos pela Anvisa • Cautela no uso em pacientes com disfunção renal, cardíaca ou hepática, e pacientes em uso de anticoagulantes • Efeitos colaterais: cefaleia, tontura, edema, intolerância gástrica, náusea, constipação ou diarreia, prurido, *rash*, equimose

Nistatina oral (Micostatin®)[98,99]	
Uso	• Infecção fúngica oral ou perioral
Dose	• Neonatos prematuros: 100.000 unidades (1 mL), 4 vezes ao dia • Neonatos a termo: 200.000 unidades (2 mL), 4 vezes ao dia • Crianças entre 1 mês e 1 ano: 200.000 unidades (2 mL), 4 vezes ao dia • Crianças entre 2 e 17 anos: 400.000 a 600.000 unidades (4 a 6 mL), 4 vezes ao dia
Observação	• Uso regulamentado para todas as idades. Em neonatos, nistatina é regulamentada para profilaxia contra candidíase oral na dose de 1 mL ao dia • Segurar na boca próximo às lesões antes de engolir • Administrar depois da comida ou mamadas. Se possível, dividir a dose nos dois lados da boca • Duração do tratamento: 7 a 14 dias, manter por 2 dias após a resolução das lesões

Nimesulida (Nisulid®)[100]	
Uso	• Analgésico anti-inflamatório • Antipirético
Dose	• Maiores de 12 anos: 2,5 mg/kg/dose, 2 vezes ao dia (1 gota/kg/dose)
Observação	• Anvisa autoriza uso acima de 12 anos • Administrar após as refeições, e pelo menor tempo possível • Contraindicada para pacientes com distúrbios de coagulação, úlcera péptica ou hemorragia do trato gastrointestinal, insuficiência renal, hepática e/ou cardíaca

Octreotide (Sandostatin®)[1,101]	
Uso	• Sangramento por varizes esofagianas ou gástricas • Náusea e vômitos • Obstrução intestinal • Diarreia intratável • Tumores secretores de hormônios, ascite, broncorreia
Dose	Via subcutânea • Neonatos: inicialmente 2 a 5 mcg/kg de 6 em 6 horas ou de 8 em 8 horas, ajustada de acordo com a resposta; aumentar se necessário até 7 mcg/kg de 4 em 4 horas, mas titulação até esse nível raramente é necessária • Crianças entre 1 mês e 17 anos: inicialmente 1 a 2 mcg/kg de 4 em 4 horas ou de 6 em 6 horas, ajustada de acordo com a resposta; aumentar se necessário até 7 mcg/kg de 4 em 4 horas, mas titulação até esse nível raramente é necessária Infusão intravenosa ou subcutânea contínua • Crianças entre 1 mês e 17 anos: 1 mcg/kg/hora. Doses maiores podem ser necessárias, inicialmente. Quando não houver mais sangramento ativo, reduzir a dose ao longo de 24 horas. Dose máxima habitual de 50 mcg/hora
Observação	• Uso não regulamentado para crianças • Administração: para infusão ou injeção intravenosa, diluir com soro fisiológico. Conferir as recomendações do fabricante quanto à diluição específica. Para injeções subcutâneas em bólus, pode ser administrada sem diluir, mas isso pode ser doloroso (a dor pode ser reduzida se a ampola for aquecida na mão para temperatura corporal antes da injeção). Para infusão SC, diluir com soro fisiológico • Evitar a suspensão abrupta (associada com cólicas biliares e pancreatite)

Olanzapina (Zyprexa®)[1,102]	
Uso	• Psicoses, delírio, agitação, anorexia, quando todos os outros tratamentos falharam • Náusea e vômitos
Dose	Via oral *Psicoses e mania* • Crianças com menos de 12 anos e menores de 25 kg: dose inicial 2,5 mg à noite • Crianças com menos de 12 anos e maiores de 25 kg: dose inicial 2,5 a 5 mg à noite • Crianças entre 12 e 17 anos: dose inicial de 5 mg à noite - Aumentar gradualmente conforme a necessidade e a tolerância até um máximo de 20 mg/dia, normalmente em uma única tomada à noite. Pode, se necessário, ser dada duas vezes ao dia *Agitação/delírio* • Crianças menores de 12 anos: dose inicial 1,25 mg à noite e quando necessário • Crianças entre 12 e 17 anos: dose inicial de 2,5 mg à noite e quando necessário - Aumentar gradualmente conforme a necessidade e a tolerância até um máximo de 10 mg/dia *Náusea e vômitos; anorexia* • Crianças menores de 12 anos: dose inicial de 1,25 mg (ou 0,625 mg se comprimidos de 2,5 mg puderem ser cortados em quartos) à noite e quando necessário • Crianças entre 12 e 17 anos: dose inicial 1,25 e 2,5 mg à noite e quando necessário - A dose pode ser aumentada conforme a necessidade e a tolerância até um máximo de 7,5 mg/dia
Observação	• Olanzapina não é regulamentada para uso em crianças e adolescentes com menos de 18 anos, apesar de se reconhecer um uso *off-label* em adolescentes para o tratamento de psicose, esquizofrenia e mania associadas à doença bipolar

(*Continua*)

Olanzapina (Zyprexa®)[1,102] (*Continuação*)	
Observação	• Uso em tratamento de agitação/delírio, náusea e vômitos e anorexia em cuidados paliativos são indicações *off-label* • Olanzapina é um agente antipsicótico atípico (2ª geração) e antagonista de receptores de dopamina D1, D2, D4, 5-HT2, histamina e muscarínicos • A atividade da olanzapina em múltiplos receptores é parecido à levopromazina e, portanto, pode ter papel no tratamento da náusea e vômitos refratários ao tratamento habitual • Usar com cuidado nos pacientes com doenças cardiovasculares ou epilepsia (e condições que predispõem a crises convulsivas, já que essa medicação reduz o limiar convulsivo) • Efeitos adversos muito comuns (> 10% dos pacientes): ganho de peso, hipertrigliceridemia, aumento de apetite, sedação, aumento de ALT e AST, redução da bilirrubina, aumento de γ-GT e prolactina séricos. Comuns (1% a 10% dos pacientes): hipertrigliceridemia, boca seca • Efeitos adversos potencialmente graves, porém raros: síndrome maligna neuroléptica, doença cardiovascular, doença respiratória grave, depressão da medula óssea, hepatite, pancreatite, hipertrigliceridemia e diabetes • Titulação da dose deve ser lenta para minimizar sedação • Um grau maior de ganho de peso e alterações de lipídios e prolactina são encontrados mais frequentemente em adolescentes que em adultos. Caso o uso seja prolongado, considerar a monitorização da lipidemia, peso, glicemia de jejum e prolactinemia. Considerar a realização de ECG e aferição da pressão arterial antes do início do tratamento • Considerar uma dose inicial menor (no máximo 5 mg em adultos) em pacientes com insuficiência renal ou hepática • A olanzapina não induz nem inibe as principais enzimas do citocromo P450. Olanzapina é metabolizada pelo citocromo P1A2 e, por isso, drogas ou substâncias que especificamente induzem ou inibem esse citocromo podem afetar a farmacocinética da olanzapina, por exemplo, carbamazepina, fluovoxamina, nicotina

Omeprazol (Losec Mups®)[1,103]	
Uso	• Refluxo gastroesofágico • Dispepsia por conteúdo ácido • Profilaxia gastrointestinal (p. ex., durante o uso de AINE ou corticosteroides) • Tratamento de úlceras gástricas e intestinais
Dose	Via Oral • Neonatos: 700 mcg/kg, 1 vez ao dia; aumentar se necessário até um máximo de 1,4 mg/kg, 1 vez ao dia (dose máxima: 2,8 mg/kg, 1 vez ao dia) • Crianças entre 1 mês e 1 ano: 700 mcg/kg, 1 vez ao dia; aumentar se necessário até um máximo de 3 mg/kg, 1 vez ao dia (máximo de 20 mg, 1 vez ao dia) • Crianças com peso entre 10 e 19 kg: 10 mg, 1 vez ao dia; aumentar se necessário até um máximo de 20 mg, 1 vez ao dia • Crianças com peso entre 20 kg ou mais: 20 mg uma vez ao dia; aumentar se necessário até um máximo de 40 mg, 1 vez ao dia
Observação	• Anvisa autoriza uso via oral a partir de 1 ano de idade • Infusão intravenosa não regulamentada para crianças menores que 12 anos • Muitas crianças com condições limitadoras de vida têm doença do refluxo gastroesofágico e podem precisar de tratamento por longo prazo • Os comprimidos podem ser diluídos em água ou suco de frutas ou iogurte para administração VO. Cápsulas podem ser abertas e misturadas a suco de fruta ou iogurte • Administrar com cuidado em sondas para minimizar o risco de obstrução. Cápsulas podem ser abertas e o conteúdo, diluído em bicarbonato de sódio a 8,4% para administração

Ondansetrona (Vonau®)[1,104]	
Uso	• Antiemético, se vômitos forem causados por lesões na mucosa gastrointestinal (como quimioterapia ou radioterapia) • ST3 antagonista puro, de forma que o perfil de receptores é complementar ao da levopromazina – considerar para náusea e vômitos resistentes ao uso de levopromazina • Também utilizada para manejo do prurido induzido por opioides • Usada para gastroenterites graves
Dose	*Prevenção e tratamento de náuseas e vômitos induzidas por quimioterapia ou radioterapia* • Infusão intravenosa em pelo menos 15 minutos - Crianças entre 6 meses e 17 anos: ou 5 mg/m² imediatamente antes da quimioterapia (dose máxima individual de 8 mg), então dar por via oral, ou 150 mcg/kg imediatamente antes da quimioterapia (dose máxima individual de 8 mg) repetido de 4 em 4 horas por mais 2 doses, então dar por via oral; dose máxima diária de 32 mg • Via oral seguindo administração por via endovenosa Observação: as doses orais podem ser iniciadas 12 horas depois da dose IV • Crianças entre 6 meses e 17 anos - Superfície corpórea menor que 0,6 m² ou peso menor que 10 kg: 2 mg de 12 em 12 horas por até 5 dias (dose máxima diária de 32 mg) - Superfície corpórea entre 0,6 e 1,2 m² ou peso entre 10 e 40 kg: 4 mg de 12 em 12 horas por até 5 dias (dose máxima diária de 32 mg) - Superfície corpórea maior que 1,2 m² ou peso maior que 40 kg: 8 mg de 12 em 12 horas por até 5 dias (dose máxima diária de 32 mg) *Náusea e vômitos* Por via oral ou injeção intravenosa lenta (em 2 a 5 minutos) ou por infusão intravenosa em 15 minutos • Crianças entre 1 e 17 anos: 100 mcg/kg/dose de 8 em 8 horas ou de 12 em 12 horas. Dose máxima individual de 4 mg
Observação	• Na bula do Vonau, lê-se: "É recomendada a administração de Vonau Flash® 4 mg em crianças acima de 2 anos de idade e de Vonau Flash® 8 mg em crianças acima de 11 anos de idade". • A injeção intravenosa de ondansetrona é regulamentada para o controle de náusea e vômito induzidos por quimioterapia em crianças acima de 6 meses e para a prevenção e o tratamento de náusea e vômitos pós-operatórios em crianças (como dose única) com mais de 1 mês. Ondansetrona via oral é regulamentada a partir de 6 meses para o controle de vômitos por quimioterapia, mas não para o pós-operatório em razão da falta de evidências • Contraindicada em síndrome congênita do QT longo. Ondansetrona prolonga o intervalo QT de forma dose-dependente. Além disso, existem relatos de *torsades de pointes* relacionados a ondansetrona. Ondansetrona deve ser administrada com cautela a pacientes que têm ou podem vir a ter QT prolongado; entre eles, pacientes com distúrbios hidroeletrolíticos, insuficiência cardíaca congestiva, bradiarritmias ou pacientes em uso de outros fármacos que produzem prolongamento do intervalo QT ou alterações hidroeletrolíticas • Hipocalemia e hipomagnesemia devem ser corrigidas antes do uso de ondansetrona • Pode gerar constipação intensa • Cefaleia é um efeito adverso comum • Doses repetidas de ondansetrona devem obedecer a um intervalo mínimo de 4 horas • Para infusão intravenosa, diluir para concentração entre 320 e 640 mcg/mL com glicose a 5% ou soro fisiológico ou solução de Ringer; administrar em pelo menos 15 minutos • A solução oral pode ser administrada por sonda

Oxicodona (Oxycontin®)[1]	
Uso	• Opioide alternativo para controle de dor grave
Dose	• Usar as doses descritas a seguir para os pacientes virgens de uso de opioides. A dose máxima se refere apenas à dose inicial Por via oral • Crianças de 1 mês a 11 anos: dose inicial 200 mcg/kg (dose máxima inicial de 5 mg) de 4 em 4 horas ou de 6 em 6 horas • Crianças entre 12 e 17 anos: dose inicial 5 mg de 4 em 4 horas ou de 6 em 6 horas • Titular da mesma maneira que a morfina: aumentar a dose conforme a permanência e intensidade da dor • Comprimidos de liberação prolongada, crianças entre 8 e 11 anos: dose inicial 5 mg de 12 em 12 horas, titular conforme a necessidade • Comprimidos de liberação prolongada, crianças entre 12 e 17 anos: dose inicial de 10 mg de 12 em 12 horas, titular conforme a necessidade Via intravenosa, injeção subcutânea ou infusão contínua subcutânea Conversão • Via oral para IV ou SC em bólus: dividir dose inicial de oxicodona por 1,5 • Via oral para infusão contínua subcutânea em 24 horas: dividir a dose total diária de oxicodona por 1,5 • Morfina IV/SC • A taxa de conversão supradescrita se deve a diferenças de biodisponibilidade e fatores de segurança
Observação	• Uso não regulamentado para crianças • Conversão: 15 mg de morfina via oral = 10 mg de oxicodona via oral • Efetividade e perfil de efeitos adversos praticamente idênticos aos da morfina • É importante prescrever doses de resgate ao redor de 5% a 10% da dose diária total dada de 4 em 4 horas ou de 6 em 6 horas • É razoavelmente diferente da morfina em sua estrutura molecular, o que a torna uma candidata hipotética para rodízio de opioides • Usar com cautela em pacientes com insuficiência hepática ou renal • A oxicodona injetável pode ser dada por via IV ou SC, em bólus ou em infusão lenta. Para infusão subcutânea prolongada, diluir em soro fisiológico ou glicose 5% • A solução oral de oxicodona pode ser administrada por sonda

Pamidronato dissódico[1]	
Uso	• Adjuvante no tratamento da dor óssea causado por doença metastática • Adjuvante no tratamento da dor óssea por osteopenia ou osteoporose associada a condições neuromusculares • Hipercalcemia induzida por tumores • Tratamento de osteoporose secundária para reduzir o risco de fraturas • Osteogênese imperfeita
Dose	*Para dores ósseas (doença metastática ou osteopenia), osteoporose secundária* Algum efeito na dor pode ser percebido após 2 semanas, mas pode levar até 1 ano para a avaliação do efeito definitivo. Uso contínuo enquanto for efetivo e tolerado ou até que ocorra uma piora importante da performance do paciente Via intravenosa • 1 mg/kg em dose única infundida em 4 a 6 horas, 1 vez ao mês; a concentração não pode ser maior que 90 mg/250 mL ou • 1 mg/kg infundido em 4 a 6 horas, em 3 dias consecutivos, repetir a cada 3 meses; concentração não pode ser maior que 90 mg/250 mL *Para hipercalcemia maligna (consultar orientações de especialistas)* Via intravenosa • 1 mg/kg infundido em 6 horas; a concentração não pode ser maior que 90 mg/ 250 mL. Daí pode ser repetido de acordo com a concentração sérica de cálcio

(Continua)

Pamidronato dissódico[1] (*Continuação*)	
Observação	• Anvisa não autoriza uso em crianças. É bem tolerado pelas crianças, mas efeitos a longo prazo são desconhecidos • Buscar orientação de especialistas antes de prescrever • Protocolos locais variam. Alguns centros recomendam DEXA scan e investigações do metabolismo do cálcio antes e depois do tratamento. A efetividade do pamidronato no tratamento da dor óssea não depende necessariamente de evidenciar osteoporose, mas demonstrar que a osteopetrose iatrogênica não se desenvolveu pode ser tranquilizador. Sintomas gripais frequentemente acompanham a primeira administração, mas normalmente não surgem nas doses posteriores • Bifosfonados têm sido usados há alguns anos em adultos com metástases ósseas. Seu papel ampliado sobre as causas das dores ósseas, principalmente em crianças com doenças neurológicas, tem sido demonstrado nos últimos anos • Protocolos recentes sugerem que a primeira dose seja administrada com o paciente internado. As doses seguintes poderiam ser dadas em casa, se houver equipe médica ou de enfermagem de suporte disponível. Pode ocorrer uma piora da dor no início do tratamento • Ácido zoledrônico IV também pode ser usado em doses de 25 a 50 mcg/kg/dose (máximo de 4 a 5 mg), repetidas a cada 6 meses se necessário. Sempre procurar a orientação de especialistas • Risedronato e alendronato por via oral têm uso limitado para as indicações supradescritas, por terem biodisponibilidade ruim e variável • Se a via intravenosa não estiver disponível, bifosfonatos podem ser administrados por via subcutânea ao longo de 12 a 24 horas, associados à hidratação por via SC • Vários bifosfonados estão disponíveis em diferentes formulações, incluindo oral, apesar de a absorção tender a ser ruim por via oral e ainda mais dificultada pela ingestão de alimentos e de qualquer líquido, exceto água pura • Cuidado: monitorar função renal e eletrólitos. Garantir hidratação adequada • O uso concomitante de bifosfonados e aminoglicosídeos podem causar hipocalcemia e hipomagnesemia prolongadas. Considerar a prescrição de suplementos de cálcio e de vitamina D por via oral para minimizar o risco de hipocalcemia para os pacientes com predominância de metástases líticas e com risco de deficiência de cálcio e vitamina D (p. ex., por falta de exposição ao sol ou por síndromes disabsortivas) • O risco de insuficiência renal é aumentado com o uso concomitante de outras drogas nefrotóxicas • Existe risco de fraturas atípicas de fêmur e de osteonecrose, especialmente de mandíbula, se houver acometimento desses ossos antes do tratamento. Recomenda-se avaliação odontológica antes de se iniciar o uso desses medicamentos • Existem relatos de osteopetrose iatrogênica com o uso prolongado

Paracetamol (Tylenol®)[1,105]	
Uso	• Dor leve a moderada (passo 1 da escada de dor da Organização Mundial da Saúde (OMS)) • Controle da febre
Dose	Via oral • Neonatos entre 28 e 32 semanas de idade gestacional corrigida: 20 mg/kg como dose única, então doses entre 10 e 15 mg/kg de 8 em 8 horas ou de 12 em 12 horas conforme a necessidade (dose máxima de 30 mg/kg/dia considerando todas as doses do dia) • Neonatos acima de 32 semanas de idade gestacional corrigida: 20 mg/kg como dose única, então doses entre 10 e 15 mg/kg, de 6 em 6 horas ou de 8 em 8 horas se necessário (dose máxima de 60 mg/kg/dia, considerando todas as doses do dia)

(*Continua*)

Paracetamol (Tylenol®)[1,105] (*Continuação*)	
Dose	• Crianças entre 1 mês e 5 anos: 20 a 30 mg/kg como dose única, então 15 a 20 mg/kg de 4 em 4 horas ou de 6 em 6 horas se necessário (dose máxima de 75 mg/kg/dia considerando todas as doses do dia) • Crianças entre 6 e 11 anos: 20 a 30 mg/kg (máximo de 1 g) como dose única, então 15 a 20 mg/kg de 4 em 4 horas ou de 6 em 6 horas se necessário (máximo de 75 mg/kg/dia ou 4 g ao dia, considerando todas as doses do dia) • Acima de 12 anos: 15 a 20 mg/kg (máximo 500 mg a 1g) de 4 em 4 horas ou de 6 em 6 horas conforme a necessidade (máximo de 4 g ao dia considerando todas as doses do dia)
Observação	• Na bula do Tylenol, encontra-se a seguinte recomendação: "Crianças abaixo de 12 anos: a dose recomendada de paracetamol varia de 10 a 15 mg/kg/dose, TYLENOL® – Profissional com intervalos de 4 a 6 horas entre cada administração. Não exceda 5 administrações (aproximadamente 50 a 75 mg/kg), em um período de 24 horas. Para crianças abaixo de 11 kg ou 2 anos, consulte o médico antes do uso". • As indicações e doses recomendadas foram revisadas considerando-se que reações de toxicidade podem ocorrer com doses entre 75 e 150 mg/kg/dia (ingestão acima de 150 mg é considerada de alto risco de toxicidade) • Considerar o uso de medidas não farmacológicas para aliviar a dor como alternativa ou complementando o uso de analgésicos • Hepatotóxico em overdose ou com o uso prolongado de doses altas • Em insuficiência renal moderada, frequência máxima de 6 em 6 horas. Em insuficiência renal grave, frequência máxima de 8 em 8 horas • Muitas crianças ou jovens com doenças graves têm baixo peso para a idade. As doses supradescritas são calculadas considerando-se principalmente o peso, e não a idade, a fim de minimizar o risco de overdose para cada grupo etário • Início da ação entre 15 e 30 minutos por via oral, 5 a 10 minutos por via intravenosa (analgesia), 30 minutos por via intravenosa (antipirética). Duração de 4 a 6 horas por via oral ou intravenosa. Biodisponibilidade oral entre 60% e 90%. Biodisponibilidade da via retal ao redor de ⅔ da via oral. Entretanto, a absorção por via retal é errática e incompleta, o que resulta em absorção mais lenta que por via oral. Eliminação mais lenta em lactentes com menos de 3 meses

Picossulfato de sódio (Guttalax®)[106]	
Uso	• Constipação
Dose	• Crianças acima de 10 anos de idade: 10 a 20 gotas da solução oral (5 a 10 mg) ao dia • Crianças de 4 a 10 anos de idade: 5 a 10 gotas da solução oral (2,5 a 5 mg) ao dia • Para crianças menores de 4 anos: a dose recomendada é de 0,25 mg por quilograma de peso corpóreo ao dia (1 gota de Guttalax solução contém 0,5 mg de picossulfato de sódio)
Observação	• Age como um laxativo estimulante • Recomenda-se utilizar à noite para provocar a evacuação de manhã • Início de ação entre 6 e 12 horas • Contraindicado na obstrução intestinal e na desidratação • É recomendado iniciar o uso com a menor dose e ajustar até a dose máxima recomendada para produzir evacuações regulares • Interações medicamentosas: o uso concomitante de diuréticos ou adrenocorticosteroides pode aumentar o risco de desequilíbrio eletrolítico, se forem utilizadas doses excessivas do picossulfato de sódio. O desequilíbrio eletrolítico pode provocar aumento da sensibilidade aos glicosídeos cardíacos. A administração concomitante de antibióticos pode reduzir a ação laxativa da medicação

Polietilenoglicol - PEG 3350 ou 4000 (PEG-Lax®)[1,107-109]	
Uso	• Constipação • Impactação fecal • Constipação induzida por opioide
Dose	• Constipação (maiores de 2 anos): iniciar com 0,4 a 0,8 g/kg/dia, 1 vez ao dia ou em doses divididas (2 a 3 vezes ao dia), titulando a dose conforme a resposta de cada paciente. Dose habitual de 0,2 a 1,5 g/kg/dia (máximo 17 g/dia) • Desimpactação fecal (maiores de 2 anos): 1 a 1,5 g/kg/dia, 1 vez ao dia, máximo de 100 g/dia. Após a desimpactação, seguir com a dose de manutenção de 0,4 a 1 g/kg/dia por pelo menos 2 meses, com redução gradual da dose após esse período • Em adultos: a dose habitual para constipação é de 17 g/dia, 1 vez ao dia, com o máximo de 34 g/dia (aumento dos efeitos colaterais com doses altas)
Observação	• Liberado uso para maiores de 2 anos pela Anvisa, porém alguns protocolos internacionais destacam doses para pacientes abaixo dessa faixa etária, com uso de meio a um sachê pediátrico (cerca de 6,8 g/sachê) ao dia para crianças abaixo de 1 ano • Após início da administração do medicamento, os efeitos desejados podem levar até 2 dias para se iniciarem. Atenção especial deve-se dar para a manutenção da hidratação adequada do paciente • Contraindicação: portadores de doença inflamatória intestinal ativa, síndromes obstrutivas

Pregabalina (Lyrica®)[1,110]	
Uso	• Epilepsia • Dor neuropática • Transtorno de ansiedade generalizada
Dose	Epilepsia (terapia adjuvante para crises parciais) • Crianças: dose de manutenção de 5 a 10 mg/kg/dia. Começar por uma dose baixa e aumentar gradualmente a cada 3 a 7 dias conforme tolerado. Máximo de 600 mg/dia divididos em 2 a 3 doses. Crianças menores de 6 anos podem precisar de até 15 mg/kg/dia Dor neuropática • Dia 1 a 3: 1 mg/kg, 1 vez ao dia • Dia 4 a 6: 1 mg/kg de 12 em 12 horas • A partir do dia 7, aumentar dose a cada 3 a 7 dias em 1 mg/kg até 1. Alcançar analgesia efetiva 2. Presença de efeitos adversos 3. Dose diária total de 6 mg/kg/dia (apesar de haver relatos de doses até 12 mg/kg)
Observação	• A segurança e a eficácia da substância pregabalina não foram estabelecidas em pacientes adolescentes (12 a 17 anos) para as indicações aprovadas (incluindo epilepsia). O uso em crianças não é recomendado • Biodisponibilidade oral 90% ou mais; pode ser tomada com alimentos ou não. Concentração sérica máxima ocorre em 1,5 hora • Dados limitados de farmacocinética em crianças sugerem que a disponibilidade de pregabalina em crianças com menos de 30 kg é 30% menor que nas crianças com peso maior consequentemente a um *clearance* aumentado. A meia-vida é em média de 3 a 4 horas em crianças até 6 anos e de 4 a 6 horas nas crianças com mais de 7 anos • A pregabalina é predominantemente excretada inalterada por via renal e, por isso, acumula-se na insuficiência renal, necessitando que sua dose seja ajustada nesses pacientes

(*Continua*)

Pregabalina (Lyrica®)[1,110] (*Continuação*)	
Observação	• Não é necessário ajustar a dose na insuficiência hepática • Os efeitos colaterais mais frequentemente relatados são tontura, sonolência e cefaleia. Eles são geralmente temporários e de intensidade leve a moderada e podem ser minimizados com a titulação gradual da dose terapêutica • Estudos de caso mostram efeitos psicológicos maiores com pregabalina em comparação à gabapentina

Prometazina (Fenergan®)[1,111]	
Uso	• Alterações de sono • Sedação leve • Anti-histamínico • Náuseas, vômitos (inclusive por movimento e induzidos por opioides) e vertigem • Sedação na terapia intensiva neonatal
Dose	Via oral *Alívio sintomático das alergias* • Crianças entre 2 e 4 anos: 5 mg, 2 vezes ao dia ou 5 a 15 mg à noite • Crianças entre 5 e 9 anos: 5 a 10 mg, 2 vezes ao dia, ou 10 a 25 mg à noite • Crianças entre 10 e 17 anos: 10 a 20 mg, 2 a 3 vezes ao dia, ou 25 mg à noite podendo-se aumentar 2 vezes ao dia se necessário *Sedação (uso de curto prazo)* • Crianças entre 2 e 4 anos: 15 a 20 mg à noite • Crianças entre 5 e 9 anos: 20 a 25 mg à noite • Crianças entre 10 e 17 anos: 25 a 50 mg à noite *Náusea e vômitos (principalmente na profilaxia do enjoo por movimentos)* • Crianças entre 2 e 4 anos: 5 mg, 2 vezes ao dia • Crianças entre 5 e 9 anos: 10 mg, 2 vezes ao dia • Crianças entre 10 e 17 anos: 20 a 25 mg, 2 vezes ao dia *Sedação na UTI neonatal* Via oral ou por injeção intravenosa lenta • Neonatos > 37 semanas de idade gestacional corrigida: 0,5 a 1 mg/kg, 4 vezes ao dia, dose ajustada de acordo com a resposta
Observação	• O uso de prometazina deve ser evitado em crianças e adolescentes com sinais e sintomas sugestivos de síndrome de Reye • Não é autorizado seu uso em crianças com menos de 2 anos • Utilizada em UTI neonatais em crianças maiores para sedação por via oral quando sedativos habituais não surtiram efeito. Atenção para interações farmacológicas, principalmente causando efeitos antimuscarínicos e sedativos • Cuidado na epilepsia, asma, insuficiências renal e hepática. Risco de hipotensão se prescrita conjuntamente com opioides • A dose por via subcutânea deve ser menor que a dose por via oral correspondente em razão do metabolismo de primeira passagem • Prometazina não é geralmente recomendada para administração subcutânea por causa do risco de necrose local, mas, se for diluída em soro fisiológico, pode ser infundida por via subcutânea por 24 horas. Não infundir em bólus por via subcutânea • A duração do efeito da solução oral é de até 12 horas (concentração máxima ocorre por 2 a 3 horas após administração). Sonolência diminui após 2 a 3 dias de tratamento

Risperidona (Risperdal®)[1,112]	
Uso	• Distonia e espasmos distônicos refratários a tratamentos de 1ª e 2ª linha • Tendências/crises psicóticas na doença de Battens • Ação antiemética (alguma experiência em náusea refratária ao tratamento e vômitos em adultos; não avaliada em crianças) • *Delirium* • Tratamento de mania ou psicose sob a supervisão do especialista • Tratamento a curto prazo de agressão persistente em distúrbios de comportamento em crianças e em demência moderada a grave
Dose	Via oral • Crianças entre 5 e 17 anos (peso entre 20 e 50 kg): 250 mcg, 1 vez ao dia; aumentar, se necessário, em doses de 250 mcg em dias alternados até o máximo de 750 mcg ao dia • Crianças entre 5 e 17 anos (> 50 kg): 500 mcg, 1 vez ao dia; aumentar em doses de 500 mcg em dias alternados até o máximo de 1,5 mg/dia - Em doença de Battens juvenil, podem ser necessários 0,5 mg/dia, aumentando para 1,5 mg durante crises com alucinações: essa dose pode ser reduzida ou interrompida conforme os sintomas melhoram (episódios geralmente duram de 1 a 6 semanas)
Observação	• Na bula de Risperdal, lê-se: "Pacientes pediátricos (13 a 17 anos) Recomenda-se uma dose inicial de 0,5 mg/dia, administrada em dose única diária pela manhã ou a noite. Se indicado, essa dose pode ser então ajustada em intervalos de, no mínimo, 24 horas com incrementos de 0,5 ou 1 mg/dia, conforme tolerado, até a dose recomendada de 3 mg/dia. Os pacientes que apresentarem sonolência persistente podem se beneficiar da administração de metade da dose diária duas vezes por dia Não existem estudos sobre o uso de Risperdal® em crianças menores de 13 anos de idade". • 99% biodisponível: 1 a 2 horas para atingir concentração plasmática máxima. Início de ação em horas ou dias para o delírio; dias a semanas em psicoses. Meia-vida de 24 horas. Duração de ação entre 12 e 48 horas • Cuidados em epilepsia (reduz o limiar convulsivo) e doença cardiovascular; sintomas extrapiramidais são menos frequentes que em medicações antipsicóticas mais antigas; pode causar hipotensão ortostática; desmame gradual após uso prolongado • Risperidona pode causar ganho de peso significativo. Outros efeitos adversos comuns incluem ansiedade, depressão, alterações de sono, hipertensão, edema, fraqueza • Doses de ataque e de manutenção devem ser reduzida em 50% na insuficiência renal ou hepática

Simeticona (Luftal®)[113]	
Uso	• Flatulência
Dose	• Lactentes: 4 a 6 gotas (10 a 15 mg), 3 vezes ao dia • Menores 12 anos: 6 a 12 gotas (15 a 30 mg), 3 vezes ao dia • Maiores de 12 anos: 16 gotas (40 mg), 3 vezes ao dia
Observação	• Pode causar dor abdominal e diarreia • A simeticona não é absorvida pelo organismo, atuando somente dentro do aparelho digestivo, e é totalmente eliminada nas fezes, sem alterações • Nas apresentações de 75 mg/mL, cada gota equivale a 2,5 mg

Salbutamol (Aerolin®)[1,114]	
Uso	• Sibilos torácicos/falta de ar causados por broncoespasmo, incluindo exacerbações associadas a infecções respiratórias • Também usado em hipercalemia, para prevenção e tratamento de doença pulmonar em prematuros e, algumas vezes, em doenças ou fraquezas musculares
Dose	Inalação de aerossol • Crianças entre 1 mês e 17 anos: 100 a 200 mcg (1 ou 2 *puffs*) para alívio dos sintomas até 4 vezes ao dia Nebulização • Neonatos: 1 a 2,5 mg até 4 vezes ao dia • Crianças entre 1 mês e 4 anos: 2,5 mg, então 2,5 mg a cada 20 a 30 minutos, ou quando necessário, oferecer com oxigênio se possível • Crianças entre 5 e 11 anos: 2,5 a 5 mg, então 2,5 a 5 mg a cada 20 a 30 minutos, ou quando necessário, oferecer com oxigênio se possível • Crianças entre 12 e 17 anos: 5 mg, então 5 mg a cada 20 a 30 minutos, ou quando necessário, oferecer com oxigênio se possível
Observação	• Salbutamol é um β-2 agonista de curta duração • Em cuidados paliativos, se houver suspeita de obstrução de vias aéreas, pode-se tentar um teste terapêutico por 1 ou 2 semanas com broncodilatadores e avaliar o impacto sobre os sintomas. Espirometria deveria ser usada para confirmar uma possível asma subjacente • A eficácia clínica do salbutamol em crianças menores que 18 meses é incerta, supostamente pela imaturidade dos receptores; o ipratrópio pode ser mais adequado nos menores de 2 anos • Para um episódio agudo, muitos pediatras recomendam múltiplas doses de salbutamol 100 mcg até 10 vezes, por espaçador sempre que possível em vez de nebulizador • Início de ação de 5 minutos quando inalado, 3 a 5 minutos quando nebulizado. Pico de resposta entre 30 minutos e 2 horas. Duração de ação entre 4 e 6 horas. Apenas 10% a 20% da dose inalada alcança as vias respiratórias baixas • Efeitos adversos: taquicardia, agitação, tremores • Esses efeitos adversos podem contraindicar seu uso, situação em que o brometo de ipratrópio pode ser mais bem recomendado • Atenção: taquicardia e risco de prolongamento do intervalo Q-T em doses elevadas • Interações medicamentosas: risco aumentado de hipocalemia com corticosteroides, diuréticos e teofilina • O produto em *spray* deve ser usado com um espaçador adequado, e o cuidador deve receber treinamento apropriado. A técnica de uso deve ser explicada e conferida

Sucralfato (Sucrafilm®)[1,115]	
Uso	• Tratamento de úlcera duodenal, úlcera gástrica e gastrite crônica • Esofagite de refluxo
Dose	*Esofagite* • Menores de 6 anos: 0,5 g, 4 vezes ao dia • Maiores de 6 anos: 1 g, 4 vezes ao dia *Úlcera duodenal* • Todas as crianças: 1 g, 4 vezes ao dia Terapia de manutenção (úlcera duodenal crônica) • De 1 a 10 anos: 1 g, 1 vez à noite

(*Continua*)

<table>
<tr><th colspan="2">Sucralfato (Sucrafilm®)[1,115] (Continuação)</th></tr>
<tr><td>Observação</td><td>• Usar 1 hora antes das refeições
• Não deve ser usado em jejunostomias
- Atenção: FORMAÇÃO DE BEZOAR: existem relatos de formação de bezoar associada com sucralfato, especialmente em pacientes recebendo dieta enteral ou naqueles com condições predisponentes como esvaziamento gástrico lentificado
- Atenção: a absorção de alumínio por sucralfato pode ser significante em pacientes em diálise ou com insuficiência renal
• Administração de suspensão de sucralfato e dieta enteral por sonda nasogástrica ou gastrostomia deve respeitar intervalo de pelo menos 1 hora para reduzir o risco de formação de bezoar. Não é indicado para administração jejunal, já que o local de ação é gástrico ou jejunal
- Atenção: suspensão oral de sucralfato forma um complexo insolúvel com dietas enterais que podem obstruir sondas de pequeno calibre</td></tr>
</table>

<table>
<tr><th colspan="2">Tizanidina (Sirdalud®)[1,116]</th></tr>
<tr><td>Uso</td><td>• Relaxante de musculatura estriada esquelética
• Espasticidade ou espasmos musculares graves e crônicos</td></tr>
<tr><td>Dose</td><td>• Crianças entre 18 meses e 6 anos: 1 mg/dia; aumentar se necessário, de acordo com o efeito desejado
• Crianças entre 7 e 11 anos: 2 mg/dia; aumentar se necessário, de acordo com o efeito desejado
• Crianças maiores que 12 anos: inicialmente 2 mg, incrementos de 2 mg a cada 3 a 4 dias. Dar dose diária total dividida em 3 a 4 tomadas. Dose diária habitual de 24 mg. Dose máxima diária de 36 mg</td></tr>
<tr><td>Observação</td><td>• Anvisa não recomenda uso abaixo de 18 anos
• Geralmente prescrita e titulada por neurologistas
• Horários e frequência das doses devem ser individualizados para cada paciente, já que o efeito máximo é observado depois de 2 a 3 horas da administração e tem curta duração
• Uso cauteloso na doença hepática, monitorar enzimas hepáticas regularmente
• Uso cauteloso com drogas que sabidamente prolongam o intervalo Q-T
• Evitar retirada abrupta, por risco de hipertensão rebote e taquicardia
• Os níveis séricos de tiazinidina são aumentados por inibidores CYP1A2, potencialmente causando hipotensão grave
• Sonolência, fraqueza, hipotensão e boca seca são efeitos adversos frequentes</td></tr>
</table>

<table>
<tr><th colspan="2">Tramadol (Tramal®)[1,117]</th></tr>
<tr><td colspan="2">A Organização Mundial da Saúde (OMS) atualmente orienta que não há evidência o suficiente para o uso de tramadol e de codeína, e recomenda a utilização de opioides em doses baixas após o uso de analgésicos não opioides para o controle da dor moderada em crianças</td></tr>
<tr><td>Uso</td><td>• Opioide fraco com ações não opioides adicionais</td></tr>
<tr><td>Dose</td><td>Via oral
• Adolescentes acima de 12 anos de idade: 50 a 100 mg de cloridrato de tramadol de 4 em 4 horas ou de 6 em 6 horas
• Crianças acima de 1 ano de idade: dose única: 1 a 2 mg/kg de peso corporal. A dose diária total de 8 mg de cloridrato de tramadol por kg de peso corporal ou 400 mg de cloridrato de tramadol, a que for menor, não deve ser excedida</td></tr>
</table>

(*Continua*)

Tramadol (Tramal®)[1,117] (*Continuação*)	
Dose	Via intravenosa • Adolescentes acima de 12 anos de idade: 50 a 100 mg de cloridrato de tramadol de 4 em 4 horas ou de 6 em 6 horas • Crianças acima de 1 ano de idade: dose única: 1 a 2 mg/kg de peso corporal. A dose diária total de 8 mg de cloridrato de tramadol por kg de peso corporal ou 400 mg de cloridrato de tramadol, a que for menor, não deve ser excedida
Observação	• Uso autorizado pela Anvisa somente para maiores de 1 ano e pela agência norte-americana Food and Drug Administration (FDA) para maiores de 12 anos • Por via oral, o tramadol tem potência analgésica de 1/10 em relação a morfina • Início da ação entre 30 e 60 minutos, após administração por via oral. Duração de 4 a 9 horas • Provoca menos constipação e depressão respiratória que a dose equivalente de morfina • Efeitos adversos incluem: diarreia, vômitos, fadiga e parestesia • O efeito analgésico é reduzido pela ondansetrona • Comprimidos podem ser diluídos em água para administração por sonda ou gastrostomia

Ácido tranexâmico (Transamin®)[1,118,119]	
Uso	• Controle e prevenção de hemorragias provocadas por hiperfibrinólise e ligadas a várias áreas como cirurgias cardíacas, ortopédicas, ginecológicas, otorrinolaringológicas, urológicas, neurológicas, em pacientes hemofílicos, hemorragias digestivas e das vias aéreas e também no tratamento do angioedema hereditário
Dose	Via oral *Inibição de fibrinólise* • Crianças entre 1 mês e 17 anos: 15 a 25 mg/kg (máximo de 1,5 g), 2 a 3 vezes ao dia *Metrorragia* • Crianças entre 12 e 17 anos: 1 g, 3 vezes ao dia, por até 4 dias. Se o sangramento for muito intenso, uma dose máxima de 4 g (dividida em 3 a 4 tomadas) pode ser dada. O tratamento não deve ser iniciado enquanto a paciente não menstruar Via intravenosa (infundir em pelo menos 10 minutos) *Inibição de fibrinólise* • Crianças entre 1 mês e 17 anos: 10 mg/kg (máximo 1g), 2 a 3 vezes ao dia Via intravenosa contínua • Crianças entre 1 mês e 17 anos: 45 mg/kg em 24 horas Tratamento tópico • Aplicar na área afetada gaze embebida em solução a 100 mg/mL
Observação	• Na bula do Transamin, não se especifica idade mínima para uso e consta a seguinte posologia; de acordo com o peso corporal: 10 mg/kg/dose, 2 a 3 vezes ao dia • Pode gerar cólicas por coágulos na presença de hematúria • Reduzir a dose na insuficiência renal leve a moderada e evitar na insuficiência renal grave • Para a administração por gastrostomia ou sonda, a suspensão oral (*off-label*) ou solução para injeção é preferível; comprimidos podem ser diluídos em água, mas podem obstruir sondas de pequeno calibre • A solução parenteral pode ser utilizada topicamente

Triexifenidil (Artane®)[1,120]	
Uso	• Distonias; sialorreia; antiespasmódico
Dose	Oral • Crianças entre 3 meses e 17 anos: dose inicial de 1 ou 2 mg/dia, em dose única ou dividida em 2 tomadas, aumentando em 1 mg a cada 3 a 7 dias; dose ajustada de acordo com os resultados e efeitos adversos; dose máxima de 2 mg/kg/dia (máximo de 70 mg/dia) Geralmente, as doses usadas para controle de sialorreia são muito menores que as utilizadas para distonias
Observação	• Anvisa diz que a segurança e a eficácia em pacientes pediátricos não foram estabelecidas • Agente anticolinérgico, provavelmente, age através do bloqueio parcial dos receptores anticolinérgicos centrais (corpo estriado) • Uso em Pediatria não é liberado • Deve ser usado em associação com tratamento não farmacoterápico, incluindo massagens, posicionamento, contenção elástica, distração e investigação das causas das exacerbações. Recomenda-se consultar neuropediatra antes de usar tri-hexifenidil • Efeitos adversos são muito comuns, e é importante iniciar com uma dose baixa e aumentar gradualmente para reduzir a sua gravidade e incidência. Boca seca, alterações gastrointestinais, visão turva, tontura e náuseas podem acometer 30% a 50% dos pacientes. Efeitos adversos menos frequentes incluem retenção urinária, taquicardia e, em doses muito elevadas, alterações do SNC • Usar com cuidado em crianças com insuficiência hepática ou renal • Início do efeito terapêutico geralmente em torno de 1 hora, efeito máximo em 2 a 3 horas, duração de 6 a 12 horas • Podem ser necessárias várias semanas até que o efeito máximo sobre movimentos distônicos ocorra • Não retirar abruptamente em crianças com uso prolongado • Comprimidos podem ser triturados e misturados na comida • Para administração via gastrostomia, pode-se diluir os comprimidos em água

Referências bibliográficas

1. Hain R, Goldman A, Rapoport A et al. Oxford textbook of palliative care for children. 3rd ed. Oxford: Oxford University Press, 2021. app. I, p. 421-80.
2. Serino J, Martins J, Vieira B et al. Hipertensão intracraniana idiopática em idade pediátrica: revisão teórica e 2 casos clínicos. Revista da Sociedade Portuguesa de Oftalmologia. 2014;38.
3. Ácido acetilsalicílico [Bula]. São Paulo: EMS S/A. Disponível em: https://consultas.anvisa.gov.br/#/bulario/q/?numeroRegistro=102350508. Acesso em: 10 nov. 2023.
4. Efrinalin [Bula]. São Paulo: Blau Farmacêutica. Disponível em: https://consultas.anvisa.gov.br/#/bulario/q/?nomeProduto=EFRINALIN. Acesso em: 09 nov. 2023.
5. Sarmento Junior KM, Tomita S, Kós AO. Uso tópico da adrenalina em diferentes concentrações na cirurgia endoscópica nasal. Rev Bras Otorrinolaringol. 2009;75.
6. Zhang L, Sanguebsche LS. Segurança de nebulização com 3 a 5 mL de adrenalina (1:1.000) em crianças: uma revião baseada em evidência. J Pediatr. 2005;81:193-7.
7. Cloridrato de amitriptilina [Bula]. São Paulo: Cristália Produtos Químicos Farmacêuticos LTDA. Disponível em: https://consultas.anvisa.gov.br/#/bulario/q/?nomeProduto=CLORIDRATO%20DE%20AMITRIPTILINA. Acesso em: 10 nov. 2023.
8. Hershey AD, Powers SW, Bentii AL et al. Effectiveness of amitriptyline in the prophylactic management of childhood headaches. Headache. 2000;40:539-49.
9. Fosaprepitanto dimeglumina [Bula]. Índia: Intas Pharmaceuticals Ltd. Importado por: Accord Farmacêutica Ltda. Disponível em: https://consultas.anvisa.gov.br/#/bulario/detalhe/1282309?nomeProduto=fosaprepitanto%20dimeglumina. Acesso em: 10 nov. 2023.

10. Barbosa SMM, Zoboli I, Iglesias SBO. Cuidados paliativos na prática pediátrica. Rio de Janeiro: Atheneu, 2019.
11. UpToDate. Baclofen: pediatric drug information [Internet]. 2023. UpToDate. Disponível em: https://www.uptodate.com/contents/baclofen-pediatric-drug-information?search=baclofeno&topicRef=9062&source=see_link#. Acesso em: 10 nov. 2023.
12. Bisacodil [Bula]. São Paulo: União Química Farmacêutica Nacional S/A. Disponível em: https://consultas.anvisa.gov.br/#/bulario/detalhe/1215?nomeProduto=BISALAX. Acesso em: 10 nov. 2023.
13. Brometo de ipratrópio [Bula]. São Paulo: União Química Farmacêutica Nacional S/A. Disponível em: https://consultas.anvisa.gov.br/#/bulario/detalhe/1247?nomeProduto=BROMETO%20DE%20IPRATROPIO. Acesso em: 10 nov. 2023.
14. Buprenorfin [Bula]. Alemanha: LTS – Lohmann Therapie Systeme A.G. Importado por: Mundipharma Brasil Produtos Médicos e Farmacêuticos Ltda. Disponível em: https://consultas.anvisa.gov.br/#/bulario/detalhe/1.000074?nomeProduto=Restiva. Acesso em: 10 nov. 2023.
15. Bromoprida [Bula]. São Paulo: CIMED Indústria Farmacêutica. Disponível em: https://consultas.anvisa.gov.br/#/bulario/q/?nomeProduto=Bromoprida. Acesso em: 10 nov. 2023.
16. Bromoprida [Bula]. São Paulo: Sanofi Medley Farmacêutica Ltda. Disponível em: https://consultas.anvisa.gov.br/#/bulario/detalhe/1021261?nomeProduto=Bromoprida. Acesso em: 10 nov. 2023.
17. Carbamazepina [Bula]. Goiás: Brainfarma Indústria Química e Farmacêutica S.A. Disponível em: https://consultas.anvisa.gov.br/#/bulario/detalhe/797784?nomeProduto=CARBAMAZEPINA. Acesso em: 10 nov. 2023.
18. Celecoxibe [Bula]. São Paulo: EMS S/A. Disponível em: https://consultas.anvisa.gov.br/#/bulario/detalhe/1423175?nomeProduto=celecoxibe. Acesso em: 10 nov. 2023.
19. Cloridrato de escetamina [Bula]. São Paulo: Cristália Produtos Químicos Farmacêuticos Ltda. Disponível em: https://consultas.anvisa.gov.br/#/bulario/detalhe/2401?nomeProduto=KETAMIN. Acesso em: 10 nov. 2023.
20. Cetoprofeno [Bula]. São Paulo: Sanofi Medley Farmacêutica Ltda. Disponível em: https://consultas.anvisa.gov.br/#/bulario/q/?nomeProduto=CETOPROFENO. Acesso em: 10 nov. 2023.
21. Trometamol cetorolaco [Bula]. Minas Gerais: União Química Farmacêutica Nacional S/A. Disponível em: https://consultas.anvisa.gov.br/#/bulario/detalhe/740346?nomeProduto=TORAGESIC. Acesso em: 10 nov. 2023.
22. Trometamol cetorolaco [Bula]. São Paulo: EMS S/A. Disponível em: https://consultas.anvisa.gov.br/#/bulario/detalhe/740346?nomeProduto=TORAGESIC. Acesso em: 10 nov. 2023.
23. Cloridrato de ciclobenzaprina [Bula]. Goiás: Brainfarma Indústria Química e Farmacêutica S.A. Disponível em: https://consultas.anvisa.gov.br/#/bulario/detalhe/437445?nomeProduto=CLORIDRATO%20DE%20CICLOBENZAPRINA. Acesso em: 10 nov. 2023.
24. Clobazam [Bula]. São Paulo: Sanofi Medley Farmacêutica Ltda. Disponível em: https://consultas.anvisa.gov.br/#/bulario/detalhe/1323952?nomeProduto=FRISIUM. Acesso em: 10 nov. 2023.
25. Clonazepam [Bula]. São Paulo: Sanofi Medley Farmacêutica Ltda. Disponível em: https://consultas.anvisa.gov.br/#/bulario/detalhe/1025944?nomeProduto=CLONAZEPAM. Acesso em: 10 nov. 2023.
26. Cloridrato de clonidina [Bula]. São Paulo: Instituto BioChimico Indústria Farmacêutica Ltda. Disponível em: https://consultas.anvisa.gov.br/#/bulario/detalhe/2556676?nomeProduto=cloridrato%20de%20clonidina. Acesso em: 10 nov. 2023.
27. Cloridrato de clorpromazina [Bula]. Minas Gerais: Hypofarma – Instituto de Hypodermia e Farmácia Ltda. Disponível em: https://consultas.anvisa.gov.br/#/bulario/detalhe/572777?nomeProduto=cloridrato%20de%20clorpromazina. Acesso em: 10 nov. 2023.
28. Cloridrato de clorpromazina [Bula]. São Paulo: União Química Farmacêutica Nacional S/A. Disponível em: https://consultas.anvisa.gov.br/#/bulario/detalhe/2465?nomeProduto=CLORPROMAZ. Acesso em: 10 nov. 2023.
29. Dantroleno sódico hemieptaidratado [Bula]. São Paulo: Cristália Produtos Químicos Farmacêuticos LTDA. Disponível em: https://consultas.anvisa.gov.br/#/bulario/detalhe/3165?nomeProduto=dantrolen. Acesso em: 10 nov. 2023.

30. Desloratadina [Bula]. São Paulo: EMS S/A. Disponível em: https://consultas.anvisa.gov.br/#/bulario/detalhe/3617539?nomeProduto=desloratadina. Acesso em: 10 nov. 2023.
31. Dexametasona [Bula]. Goiás: Laboratório Teuto Brasileiro S/A. Disponível em: https://consultas.anvisa.gov.br/#/bulario/q/?nomeProduto=DEXAMETASONA. Acesso em: 10 nov. 2023.
32. Diazepam [Bula]. Minas Gerais: Hipolabor Farmacêutica Ltda. Disponível em: https://consultas.anvisa.gov.br/#/bulario/q/?nomeProduto=DIAZEPAM. Acesso em: 10 nov. 2023.
33. Diclofenaco sódico [Bula]. Paraná: Prati, Donaduzzi & Cia Ltda. Disponível em: https://consultas.anvisa.gov.br/#/bulario/q/?nomeProduto=DICLOFENACO%20S%C3%93DICO. Acesso em: 10 nov. 2023.
34. Dimenidrato [Bula]. São Paulo: Catalent Brasil Ltda. Disponível em: https://consultas.anvisa.gov.br/#/bulario/detalhe/3617539?nomeProduto=desloratadina. Acesso em: 10 nov. 2023.
35. Dipirona monoidratada [Bula]. São Paulo: Hipolabor Farmacêutica Ltda. Disponível em: https://consultas.anvisa.gov.br/#/bulario/detalhe/412615?nomeProduto=DIPIRONA. Acesso em: 10 nov. 2023.
36. Dipirona monoidratada [Bula]. São Paulo: Sanofi Medley Farmacêutica Ltda. Disponível em: https://consultas.anvisa.gov.br/#/bulario/q/?nomeProduto=DIPIRONA. Acesso em: 10 nov. 2023.
37. Domperidona [Bula]. Índia: Sun Pharmaceutical Industry Ltda. Importado por: Ranbaxy Farmacêutica Ltda. Disponível em: https://consultas.anvisa.gov.br/#/bulario/detalhe/384681?nomeProduto=DOMPERIDONA. Acesso em: 10 nov. 2023.
38. Domperidona [Bula]. São Paulo: EUROFARMA Laboratórios S.A. Disponível em: https://consultas.anvisa.gov.br/#/bulario/q/?nomeProduto=DOMPERIDONA. Acesso em: 10 nov. 2023.
39. Butilbrometo de escopolamina [Bula]. Minas Gerais: Hipolabor Farmacêutica Ltda. Disponível em: https://consultas.anvisa.gov.br/#/bulario/detalhe/697165?nomeProduto=Butilbrometo%20de%20Escopolamina. Acesso em: 09 nov. 2023.
40. Butilbrometo de escopolamina [Bula]. Minas Gerais: União Química Farmacêutica Nacional S/A. Disponível em: https://consultas.anvisa.gov.br/#/bulario/detalhe/445563?nomeProduto=BUTILBROMETO%20DE%20ESCOPOLAMINA. Acesso em: 09 nov. 2023.
41. Fenitoína sódica [Bula]. Goiás: Laboratório Teuto Brasileiro S/A. Disponível em: https://consultas.anvisa.gov.br/#/bulario/q/?nomeProduto=FENITO%C3%8DNA. Acesso em: 10 nov. 2023.
42. Fenitoína sódica [Bula]. Minas Gerais: Hipolabor Farmacêutica Ltda. Disponível em: https://consultas.anvisa.gov.br/#/bulario/detalhe/592726?nomeProduto=FENITO%C3%8DNA. Acesso em: 10 nov. 2023.
43. UpToDate. Phenytoin: pediatric drug information [Internet]. 2023. UpToDate. Disponível em: https://www.uptodate.com/contents/phenytoin-pediatric-drug-information?search=fenito%C3%ADna&topicRef=6166&source=see_link#F53462544. Acesso em: 14 nov. 2023.
44. Fenobarbital [Bula]. São Paulo: União Química Farmacêutica Nacional S/A. Disponível em: https://consultas.anvisa.gov.br/#/bulario/detalhe/444432?nomeProduto=FENOBARBITAL. Acesso em: 10 nov. 2023.
45. UpToDate. Phenobarbital: pediatric drug information [Internet]. 2023. UpToDate. Disponível em: https://www.uptodate.com/contents/phenobarbital-pediatric-drug-information?search=fenobarbital&source=panel_search_result&selectedTitle=1~150&usage_type=panel&kp_tab=drug_pediatric&display_rank=1. Acesso em: 14 nov. 2023.
46. Citrato de fentanila [Bula]. Minas Gerais: Hipolabor Farmacêutica Ltda. Disponível em: https://consultas.anvisa.gov.br/#/bulario/detalhe/522270?nomeProduto=citrato%20de%20fentanila. Acesso em: 10 nov. 2023.
47. UpToDate. Fentanyl: pediatric drug information. 2023. UpToDate. Disponível em: https://www.uptodate.com/contents/fentanyl-pediatric-drug-information?search=fentanil%20pedi%C3%A1trico&topicRef=82857&source=see_link#F53462449. Acesso em: 13 nov. 2023.
48. Fluconazol [Bula]. Ceará: Farmace Indústria Químico-Farmacêutica Cearense Ltda. Disponível em: https://consultas.anvisa.gov.br/#/bulario/detalhe/814289?nomeProduto=FLUCONAZOL. Acesso em: 10 nov. 2023.
49. UpToDate. Fluconazole: pediatric drug information [Internet]. 2023. UpToDate. Disponível em: https://www.uptodate.com/contents/fluconazole-pediatric-drug-information?search=fluconazol%20

crian%C3%A7as&source=panel_search_result&selectedTitle=1~148&usage_type=panel&kp_tab=drug_pediatric&display_rank=1. Acesso em: 10 nov. 2023.

50. Flumazenil [Bula]. Goiás: Fresenius Kabi Brasil Ltda. Disponível em: https://consultas.anvisa.gov.br/#/bulario/detalhe/1299175?nomeProduto=FLUMAZENIL. Acesso em: 15 nov. 2023.
51. UpToDate. Flumazenil: pediatric drug information. 2023. UpToDate. Disponível em: https://www.uptodate.com/contents/flumazenil-pediatric-drug-information?search=flumazenil&source=panel_search_result&selectedTitle=1~71&usage_type=panel&kp_tab=drug_pediatric&display_rank=1#F171998. Acesso em: 09 nov. 2023.
52. Cloridrato de fluoxetina [Bula]. São Paulo: EMS S/A. Disponível em: https://consultas.anvisa.gov.br/#/bulario/q/?nomeProduto=CLORIDRATO%20DE%20FLUOXETINA. Acesso em: 10 nov. 2023.
53. UpToDate. Fluoxetine: pediatric drug information [Internet]. 2023. UpToDate. Disponível em: https://www.uptodate.com/contents/fluoxetine-pediatric-drug-information?search=fluoxetina&source=panel_search_result&selectedTitle=1~148&usage_type=panel&kp_tab=drug_pediatric&display_rank=1. Acesso em: 14 nov. 2023.
54. Fleet® Enema [Bula]. Estados Unidos da América: C.B.Fleet Co. Importado por: Tommasi Imp., Exp. e Repres. Ltda. Disponível em: https://consultas.anvisa.gov.br/#/bulario/detalhe/581780?nomeProduto=FLEET%20ENEMA. Acesso em: 10 nov. 2023.
55. Gabapentina [Bula]. São Paulo: EMS S/A. Disponível em: https://consultas.anvisa.gov.br/#/bulario/detalhe/740091?nomeProduto=gabapentina. Acesso em: 10 nov. 2023.
56. UpToDate. Gabapentin: pediatric drug information. 2023. UpToDate. Disponível em: https://www.uptodate.com/contents/gabapentin-pediatric-drug-information?search=Gabapentinoids&topicRef=8483&source=see_link. Acesso em: 14 nov. 2023.
57. Del Ciampo IRL, Sawamura R, Silveira EAAB et al. Protocolo clínico e de regulação para constipação intestinal crônica na criança. Protocolos Clínicos e de Regulação – Acesso à Rede de Saúde. Rio de Janeiro: Elsevier, 2012.
58. Glicerina 12% [Bula]. Ceará: Farmace Indústria Químico-Farmacêutica Cearense LTDA. Disponível em: https://consultas.anvisa.gov.br/#/bulario/detalhe/70908?nomeProduto=GLICERINA%2012%25. Acesso em: 10 nov. 2023.
59. Hospital Sírio-Libanês. Guia farmacêutico – Glicerina [Internet]. 2019. Hospital Sírio-Libanês. Disponível em: https://guiafarmaceutico.hsl.org.br/glicerina. Acesso em: 10 nov. 2023.
60. UpToDate. Glycerin: pediatric drug information [Internet]. 2023. UpToDate. Disponível em: https://www.uptodate.com/contents/glycerin-pediatric-drug-information?search=glicerina%20enema&topicRef=8959&source=see_link. Acesso em: 14 nov. 2023.
61. Haloperidol [Bula]. Brasília (DF): União Química Farmacêutica Nacional S/A. Disponível em: https://consultas.anvisa.gov.br/#/bulario/detalhe/125786?nomeProduto=HALOPERIDOL. Acesso em: 10 nov. 2023.
62. UpToDate. Haloperidol: pediatric drug information [Internet]. 2023. UpToDate. Disponível em: https://www.uptodate.com/contents/haloperidol-pediatric-drug-information?search=haloperidol&source=search_result&selectedTitle=1~148&usage_type=panel&kp_tab=drug_pediatric&display_rank=1#F178580. Acesso em: 14 nov. 2023.
63. Cloridrato de hidroxizina [Bula]. Minas Gerais: Laboratório Globo S.A. Disponível em: https://consultas.anvisa.gov.br/#/bulario/detalhe/779089?nomeProduto=CLORIDRATO%20DE%20HIDROXIZINA. Acesso em: 10 nov. 2023.
64. UpToDate. Hydroxyzine: pediatric drug information [Internet]. 2023. UpToDate. Disponível em: https://www.uptodate.com/contents/hydroxyzine-pediatric-drug-information?search=hidroxizina&source=panel_search_result&selectedTitle=1~82&usage_type=panel&kp_tab=drug_pediatric&display_rank=1. Acesso em: 15 nov. 2023.
65. Ibuprofeno [Bula]. São Paulo: EMS S/A. Disponível em: https://consultas.anvisa.gov.br/#/bulario/detalhe/3610348?nomeProduto=ibuprofeno. Acesso em: 10 nov. 2023.
66. UpToDate. Ibuprofen: pediatric drug information [Internet]. 2023. UpToDate. Disponível em: https://www.uptodate.com/contents/ibuprofen-pediatric-drug-information?search=ibuprofeno&source=panel_search_result&selectedTitle=1~150&usage_type=panel&kp_tab=drug_pediatric&display_rank=1. Acesso em: 15 nov. 2023.

67. Lactulona [Bula]. Áustria: Fresenius Kabi. Importado por: Daiichi Sankyo Brasil Farmacêutica Ltda. Disponível em: https://consultas.anvisa.gov.br/#/bulario/detalhe/5217?nomeProduto=LACTULONA. Acesso em: 10 nov. 2023.
68. Lansoprazol [Bula]. São Paulo: EMS S/A. Disponível em: https://consultas.anvisa.gov.br/#/bulario/detalhe/3544670?nomeProduto=LANSOPRAZOL. Acesso em: 10 nov. 2023.
69. UpToDate. Lansoprazole: pediatric drug information [Internet]. 2023. UpToDate. Disponível em: https://www.uptodate.com/contents/lansoprazole-pediatric-drug-information?search=lansoprazol&source=search_result&selectedTitle=1~86&usage_type=panel&kp_tab=drug_pediatric&display_rank=1#F53462486. Acesso em: 15 nov. 2023.
70. Levetiracetam [Bula]. Eslovênia: Lek Pharmaceuticals d.d. Importado por: Sandoz do Brasil Indústria Farmacêutica Ltda. Disponível em: https://consultas.anvisa.gov.br/#/bulario/detalhe/1904515?nomeProduto=levetiracetam. Acesso em: 10 nov. 2023.
71. Maleato de levomepromazina [Bula]. São Paulo: Sanofi-Aventis Farmacêutica Ltda. Disponível em: https://www.bulas.med.br/p/bulas-de-medicamentos/bula/3153/neozine-gotas.htm. Acesso em: 10 nov. 2023.
72. Toperma® [Bula]. Japão: Teikoku Seiyaku Co., Ltd. Importado por: Grünenthal do Brasil Farmacêutica Ltda. Disponível em: https://consultas.anvisa.gov.br/#/bulario/detalhe/931336?nomeProduto=TOPERMA. Acesso em: 10 nov. 2023.
73. Lomotil® [Bula]. São Paulo: Laboratórios Pfizer Ltda. Disponível em: https://www.bulas.med.br/p/bulas-de-medicamentos/bula/3009/lomotil.htm. Acesso em: 10 nov. 2023.
74. Cloridrato de loperamida [Bula]. Minas Gerais: Laboratório Globo S.A. Disponível em: https://consultas.anvisa.gov.br/#/bulario/detalhe/578819?nomeProduto=cloridrato%20de%20loperamida. Acesso em: 10 nov. 2023.
75. UpToDate. Loperamide: pediatric drug information [Internet]. 2023. UpToDate. Disponível em: https://www.uptodate.com/contents/loperamide-pediatric-drug-information?search=loperamida&source=search_result&selectedTitle=1~118&usage_type=panel&kp_tab=drug_pediatric&display_rank=1#F189704. Acesso em: 15 nov. 2023.
76. Loratadina [Bula]. Paraná: Prati, Donaduzzi & Cia Ltda. Disponível em: https://consultas.anvisa.gov.br/#/bulario/detalhe/272872?nomeProduto=LORATADINA. Acesso em: 10 nov. 2023.
77. Lorazepam [Bula]. Goiás: Laboratório Teuto Brasileiro S/A. Disponível em: https://consultas.anvisa.gov.br/#/bulario/q/?nomeProduto=LORAZEPAM. Acesso em: 10 nov. 2023.
78. UpToDate. Lorazepam: pediatric drug information [Internet]. 2023 UpToDate. Disponível em: https://www.uptodate.com/contents/lorazepam-pediatric-drug-information?search=lorazepam&source=search_result&selectedTitle=2~148&usage_type=panel&kp_tab=drug_pediatric&display_rank=1#F53462497. Acesso em: 15 nov. 2023.
79. Meclin® [Bula]. São Paulo: Apsen Farmacêutica S.A. Disponível em: https://consultas.anvisa.gov.br/#/bulario/detalhe/172780?nomeProduto=MECLIN. Acesso em: 10 nov. 2023.
80. UpToDate. Meclizine: pediatric drug information [Internet]. 2023. UpToDate. Disponível em: https://www.uptodate.com/contents/meclizine-pediatric-drug-information?search=meclizina&source=search_result&selectedTitle=2~24&usage_type=panel&kp_tab=drug_pediatric&display_rank=1#F191767. Acesso em: 15 nov. 2023.
81. Brasil. Ministério da Saúde. ANVISA autoriza melatonina na forma de suplemento alimentar. Brasília: Agência Nacional de Vigilância Sanitária (ANVISA), 2022. Disponível em: https://www.gov.br/anvisa/pt-br/assuntos/noticias-anvisa/2021/anvisa-autoriza-a-melatonina-na-forma-de-suplemento-alimentar. Acesso em: 10 nov. 2023.
82. Bacelar A, Pinto Jr LR. Insônia: do diagnóstico ao tratamento. São Caetano do Sul (SP): Associação Brasileira do Sono (ABS); Difusão, 2019.
83. UpToDate. Pharmacotherapy for insomnia in children and adolescents: a rational approach [Internet]. 2023. UpToDate. Disponível em: https://www.uptodate.com/contents/pharmacotherapy-for-insomnia-in-children-and-adolescents-a-rational-approach?search=melatonina&source=search_result&selectedTitle=1~133&usage_type=default&display_rank=1#H582183564. Acesso em: 15 nov. 2023.

84. Cloridrato de metadona [Bula]. São Paulo: Cristália Produtos Químicos Farmacêuticos Ltda. Disponível em: https://consultas.anvisa.gov.br/#/bulario/detalhe/2697?nomeProduto=MYTEDOM. Acesso em: 10 nov. 2023.
85. UpToDate. Methadone: pediatric drug information [Internet]. 2023. UpToDate. Disponível em: https://www.uptodate.com/contents/methadone-pediatric-drug-information?search=metadona&source=search_result&selectedTitle=1~148&usage_type=panel&kp_tab=drug_pediatric&display_rank=1#F53462503. Acesso em: 13 nov. 2023.
86. Cloridrato de metoclopramida [Bula]. Goiás: Laboratório Teuto Brasileiro S/A. Disponível em: https://consultas.anvisa.gov.br/#/bulario/detalhe/370614?nomeProduto=CLORIDRATO%20DE%20METOCLOPRAMIDA. Acesso em: 10 nov. 2023.
87. Metronidazol [Bula]. Goiás: Laboratório Teuto Brasileiro S/A. Disponível em: https://consultas.anvisa.gov.br/#/bulario/detalhe/1234244?nomeProduto=METRONIDAZOL. Acesso em: 10 nov. 2023.
88. Daktarin® Gel Oral [Bula]. São Paulo: Janssen-Cilag Farmacêutica Ltda. Disponível em: https://www.saudedireta.com.br/catinc/drugs/bulas/daktaringeloral.pdf. Acesso em: 10 nov. 2023.
89. Nitrato de miconazol [Bula]. Goiás: Laboratório Teuto Brasileiro S/A. Disponível em: https://consultas.anvisa.gov.br/#/bulario/detalhe/6243?nomeProduto=NITRATO%20DE%20MICONAZOL. Acesso em: 10 nov. 2023.
90. Midazolam [Bula]. Minas Gerais: Hipolabor Farmacêutica Ltda. Disponível em: https://consultas.anvisa.gov.br/#/bulario/detalhe/413209?nomeProduto=midazolam. Acesso em: 10 nov. 2023.
91. UpToDate. Midazolam: pediatric drug information [Internet]. 2023. UpToDate. Disponível em: https://www.uptodate.com/contents/midazolam-pediatric-drug-information?sectionName=Neonatal&topicId=12611&search=midazolam&usage_type=panel&anchor=F53462508&source=search_result&selectedTitle=2~148&showDrugLabel=true&kp_tab=drug_pediatric&display_rank=1#F53462508. Acesso em: 13 nov. 2023.
92. Sulfato de morfina pentaidratado [Bula]. Brasília (DF): União Química Farmacêutica Nacional S/A. Disponível em: https://consultas.anvisa.gov.br/#/bulario/detalhe/891184?nomeProduto=SULFATO%20DE%20MORFINA. Acesso em: 10 nov. 2023.
93. Sulfato de morfina pentaidratado [Bula]. Minas Gerais: Hipolabor Farmacêutica Ltda. Disponível em: https://consultas.anvisa.gov.br/#/bulario/detalhe/566760?nomeProduto=SULFATO%20DE%20MORFINA. Acesso em: 10 nov. 2023.
94. Cloridrato de naloxona [Bula]. Minas Gerais: Hipolabor Farmacêutica Ltda. Disponível em: https://consultas.anvisa.gov.br/#/bulario/detalhe/677849?nomeProduto=CLORIDRATO%20DE%20NALOXONA. Acesso em: 10 nov. 2023.
95. UpToDate. Naloxone: pediatric drug information. 2023. UpToDate. Disponível em: https://www.uptodate.com/contents/naloxone-pediatric-drug-information?search=naloxona&source=search_result&selectedTitle=2~148&usage_type=panel&kp_tab=drug_pediatric&display_rank=1#. Acesso em: 13 nov. 2023.
96. Naproxeno [Bula]. Goiás: Laboratório Teuto Brasileiro S/A. Disponível em: https://consultas.anvisa.gov.br/#/bulario/detalhe/274297?nomeProduto=NAPROXENO. Acesso em: 10 nov. 2023.
97. UpToDate. Naproxen: pediatric drug information [Internet]. 2023. UpToDate. Disponível em: https://www.uptodate.com/contents/naproxen-pediatric-drug-information?search=naproxeno&source=search_result&selectedTitle=2~148&usage_type=panel&kp_tab=drug_pediatric&display_rank=1#F199881. Acesso em: 13 nov. 2023.
98. Nistatina [Bula]. São Paulo: Cristália Produtos Químicos Farmacêuticos Ltda. Disponível em: https://consultas.anvisa.gov.br/#/bulario/detalhe/6193?nomeProduto=NISTATINA. Acesso em: 15 nov. 2023.
99. UpToDate. Nystatin oral: pediatric drug information. 2023. UpToDate. Disponível em: https://www.uptodate.com/contents/nystatin-oral-pediatric-drug-information?search=nistatina&source=search_result&selectedTitle=2~45&usage_type=panel&showDrugLabel=true&display_rank=2#F9490256. Acesso em: 13 nov. 2023.
100. Nimesulida [Bula]. Goiás: Brainfarma Indústria Química e Farmacêutica S.A. Disponível em: https://consultas.anvisa.gov.br/#/bulario/detalhe/803574?nomeProduto=NIMESULIDA. Acesso em: 15 nov. 2023.

101. Sandostatin® [Bula]. Suíça: Novartis Pharma Stein AG. Importado por: Novartis Biociências S.A. Disponível em: https://portal.novartis.com.br/medicamentos/wp-content/uploads/2022/10/Bula-SANDOSTATIN-Solucao-Injetavel-Medico.pdf. Acesso em: 13 nov. 2023.
102. Olanzapina [Bula]. Amazonas: NOVAMED Fabricação de Produtos Farmacêuticos LTDA. Disponível em: https://consultas.anvisa.gov.br/#/bulario/detalhe/1251709?nomeProduto=OLANZAPINA. Acesso em: 15 nov. 2023.
103. Omeprazol magnésico [Bula]. Suécia: AstraZeneca AB (Gärtunavägen). Importado por: Biopas Brasil Produtos Farmacêuticos Ltda. Disponível em: https://consultas.anvisa.gov.br/#/bulario/detalhe/2993444?nomeProduto=LOSEC. Acesso em: 15 nov. 2023.
104. Cloridrato de ondansetrona [Bula]. São Paulo: Biolab Sanus Farmacêutica Ltda. Disponível em: https://consultas.anvisa.gov.br/#/bulario/detalhe/409066?nomeProduto=VONAU. Acesso em: 15 nov. 2023.
105. Tylenol® [Bula]. São Paulo: Johnson & Johnson Industrial LTDA. Disponível em: https://consultas.anvisa.gov.br/#/bulario/detalhe/339492?nomeProduto=TYLENOL. Acesso em: 10 nov. 2023.
106. Guttalax® [Bula]. Itália: Istituto de Angeli S.R.L. Importado por: Sanofi Medley Farmacêutica Ltda. Disponível em: https://consultas.anvisa.gov.br/#/bulario/q/?nomeProduto=GUTTALAX. Acesso em: 10 nov. 2023.
107. Macrogol 4000 [Bula]. São Paulo: Myralis Indústria Farmacêutica Ltda. Disponível em: https://img.drogasil.com.br/raiadrogasil_bula/peg-lax-bula.pdf. Acesso em: 10 nov. 2023.
108. UpToDate. Polyethylene glycol 3350: pediatric drug information. 2023. UpToDate. Disponível em: https://www.uptodate.com/contents/polyethylene-glycol-3350-pediatric-drug-information?search=macrogol&selectedTitle=1~143&usage_type=panel&display_rank=1&kp_tab=drug_pediatric&source=search_result#F7814689. Acesso em: 10 nov. 2023.
109. Bladder & Bowel UK. Understanding Macrogol laxatives: a guide for parents and carers. Disponível em: https://www.bbuk.org.uk/wp-content/uploads/2022/11/Understanding-Macrogol-Laxatives-paediatric-Bladder-Bowel-UK.pdf. Acesso em: 10 nov. 2023.
110. Pregabalina [Bula]. Alemanha: Pfizer Manufacturing Deutschland GmbH – Betriebsstätte Freiburg. Importado por: Upjohn Brasil Importadora e Distribuidora de Medicamentos Ltda. Disponível em: https://consultas.anvisa.gov.br/#/bulario/detalhe/2412832?nomeProduto=LYRICA. Acesso em: 10 nov. 2023.
111. Cloridrato de prometazina [Bula]. São Paulo: Sanofi Medley Farmacêutica Ltda. Disponível em: https://consultas.anvisa.gov.br/#/bulario/detalhe/1331368?nomeProduto=FENERGAN. Acesso em: 10 nov. 2023.
112. Risperidona [Bula]. Bélgica: Janssen-Cilag Farmacêutica Ltda. Importado por: Janssen-Cilag Farmacêutica Ltda. Disponível em: https://consultas.anvisa.gov.br/#/bulario/detalhe/103?nomeProduto=RISPERDAL. Acesso em: 10 nov. 2023.
113. Simeticona [Bula]. Paraná: Prati, Donaduzzi & Cia Ltda. Disponível em: https://consultas.anvisa.gov.br/#/bulario/q/?nomeProduto=simeticona. Acesso em: 10 nov. 2023.
114. Aerolin® [Bula]. Rio de Janeiro: PF Consumer Healthcare Brazil Importadora e Distribuidora de Medicamentos Ltda. Disponível em: https://consultas.anvisa.gov.br/#/bulario/detalhe/374837?nomeProduto=AEROLIN. Acesso em: 10 nov. 2023.
115. Sucralfato [Bula]. São Paulo: EMS S/A. Disponível em: https://consultas.anvisa.gov.br/#/bulario/detalhe/742072?nomeProduto=SUCRAFILM. Acesso em: 10 nov. 2023.
116. Cloridrato de tizanidina [Bula]. Índia: Unichem Laboratories Limited. Importado por: Unichem Farmacêutica do Brasil Ltda. Disponível em: https://consultas.anvisa.gov.br/#/bulario/detalhe/819912?nomeProduto=CLORIDRATO%20DE%20TIZANIDINA. Acesso em: 10 nov. 2023.
117. Cloridrato de tramadol [Bula]. Goiás: Laboratório Teuto Brasileiro S/A. Disponível em: https://consultas.anvisa.gov.br/#/bulario/detalhe/2953?nomeProduto=Tramal. Acesso em: 10 nov. 2023.
118. Ácido tranexâmico [Bula]. São Paulo: Blau Farmacêutica S.A. Disponível em: https://consultas.anvisa.gov.br/#/bulario/detalhe/904422?nomeProduto=ACIDO%20TRANEXAMICO. Acesso em: 10 nov. 2023.
119. Ácido tranexâmico [Bula]. São Paulo: EMS S/A. Disponível em: https://consultas.anvisa.gov.br/#/bulario/detalhe/655614?nomeProduto=ACIDO%20TRANEXAMICO. Acesso em: 10 nov. 2023.
120. Artane® [Bula]. São Paulo: Apsen Farmacêutica S.A. Disponível em: https://consultas.anvisa.gov.br/#/bulario/detalhe/536835?nomeProduto=Artane. Acesso em: 10 nov. 2023.

Capítulo 47

Escalas

Paloma Horejs Bittencourt
Luiza Martins de Oliveira Ribeiro
Raissa Emanuelle Jacob
Sílvia Maria de Macedo Barbosa
Rita Tiziana Verardo Polastrini
Elisa Schenkel

Escalas e instrumentos de avaliação

Algumas escalas são muito utilizadas nos cuidados paliativos pediátricos e podem auxiliar na avaliação e/ou seguimento de alguns sintomas.

Escalas

1. Avaliação de dor.
2. Avaliação da sedação.
3. Avaliação do *delirium*.
4. Avaliação da dispneia.
5. Avaliação da constipação.
6. Avaliação da funcionalidade.
7. Escores prognósticos e controle de sintomas.

Dor

Neonatal infant pain scale (Nips)/Escala de dor neonatal			
Indicador	***0 ponto***	***1 ponto***	***2 pontos***
Expressão facial	Relaxada	Contraída	--
Choro	Ausente	"Resmungos"	Vigoroso
Respiração	Regular	Diferente da basal	--
Braços	Relaxados	Fletidos/estendidos	--
Pernas	Relaxadas	Fletidas/estendidas	--
Estado de alerta	Dormindo e/ou calmo	Agitado e/ou irritado	--

Escore: dor < 3 pontos.

Em recém-nascidos intubados, não se avalia choro e a pontuação de expressão facial é dobrada.

Fonte: Adaptada de Stevens et al., 1996.

Avaliação da dor pós-operatória do recém-nascido (Cries)			
Indicador	***0 ponto***	***1 ponto***	***2 pontos***
Choro	Ausente	Alta tonalidade	Inconsolável
FiO_2 p/ $SatO_2$ 95%	21%	21% a 30%	> 30%
Frequência cardíaca (comparar à do pré-operatório)	Mantida	Até 20%	Superior a 20%
Expressão facial	Relaxada	Careta esporádica	Contraída
Sono	Normal	Intervalos curtos	Ausente

Escore: dor < 3 pontos.

Fonte: Adaptada de Oliveira, 2010.

Premature infant pain profile (PIPP)/Perfil da dor no neonato prematuro				
Indicador	***0 ponto***	***1 ponto***	***2 pontos***	***3 pontos***
IG em semanas	***≥ 36 semanas***	***32 a 35 semanas e 6 dias***	***28 a 31 semanas e 6 dias***	***< 28 semanas***
Observar o RN por 15 semanas				
Estado de alerta	Ativo/acordado Olhos abertos Movimentos faciais presentes	Quieto/acordado Olhos abertos Sem mímica facial	Ativo/dormindo Olhos fechados Movimentos faciais presentes	Quieto/dormindo Olhos fechados Sem mímica facial
FC máxima	↑ 0 a 4 bpm	↑ 5 a 14 bpm	↑ 15 a 24 bpm	↑ ≥ 25 bpm
Saturação mínima	↓ 0% a 2,4%	↓ 2,5% a 4,9%	↓ 5% a 7,4%	↓ ≥ 7,5%
Observar RN por 30 semanas				
Testa franzida	Ausente	Mínimo	Moderado	Máximo
Olhos espremidos	Ausente	Mínimo	Moderado	Máximo
Sulco nasolabial	Ausente	Mínimo	Moderado	Máximo

Escore: ≤ 6 = ausência de dor ou presença de dor mínima; > 12 = dor moderada a intensa.

IG: idade gestacional; RN: recém-nascido; bpm: batidas por minuto.

Fonte: Adaptada de Bueno et al., 2013.

Premature infant pain profile						
Processo	***Indicador***	***0 ponto***	***1 ponto***	***2 pontos***	***3 pontos***	***Pontuação***
Prontuário ***Observar o RN por 15 segundos***	***IG em semanas***	***≥ 36 semanas***	***32 a 35 semanas e 6 dias***	***28 a 31 semanas e 6 dias***	***< 28 semanas***	
Observar • ***FC*** • ***$SatO_2$*** • ***Basais***	Estado comportamental	Ativo/acordado Olhos abertos Movimentos faciais	Quieto/acordado Olhos abertos Movimentos faciais ausentes	Ativo/sono Olhos fechados Movimentos faciais	Quieto/sono Olhos fechados Movimentos faciais ausentes	
Observar o RN por 30 segundos	FC máxima	Aumento de 0% a 4 bpm	Aumento de 5 a 14 bpm	Aumento de 15 a 24 bpm	Aumento de ≥ 25 bpm	
	$SatO_2$ min	Queda de 0% a 2,4%	Aumento de 2,5% a 4,9%	Queda de 5% a 7,4%	Queda de 7,5% ou mais	
	Sobrancelhas salientes	Nenhum 0% a 9% do tempo	Mínimo 10% a 39% do tempo	Moderado 40% a 69% do tempo	Máximo 70% do tempo ou mais	
	Olhos espremidos	Nenhum 0% a 9% do tempo	Mínimo 10% a 39% do tempo	Moderado 40% a 69% do tempo	Máximo 70% do tempo ou mais	
	Sulco nasolabial	Nenhum 0% a 9% do tempo	Mínimo 10% a 39% do tempo	Moderado 40% a 69% do tempo	Máximo 70% do tempo ou mais	
					Pontuação total:	

Escore: ≤ 6 = ausência de dor ou dor mínima; > 12 = dor moderada a intensa.

FC: frequência cardíaca; IG: idade gestacional; RN: recém-nascido.

Fonte: Adaptada de Bueno et al., 2013.

Escala de dor FLACC (*face, legs, activity, cry, consolability*)			
Categorias	***Pontuação***		
	0	***1***	***2***
Expressão facial	Tranquilo, sorriso	Caretas, introvertido, desinteressado	Tremor no queixo e rigidez de mandíbula de frequentes a constantes
Choro	Ausente (acordado ou adormecido)	Gemência, choramingo, queixa ocasional	Choro forte e queixas frequentes
Dorso e membros	Posição normal ou relaxada	Dorso arcado, membros inquietos e agitados	Membros elevados, chutes, hiper-extensão do dorso
Movimentos	Quieto, dormindo, posição normal	Movimentação alterada, tensa, inquieta	Postura arqueada, rígida ou movimentos abruptos
Consolo	Contente, relaxado	Consolável com toque e carícias, distração possível	Difícil de consolar ou confortar

Idade alvo: acima de 3 meses

Escore: 0 a 3 = dor leve; 4 a 6 = dor moderada; 7 a 10 = dor intensa.

Fonte: Adaptada de Silva e Thuler, 2008.

Escala de dor FLACCr (*face, legs, activity, cry, consolability revised*)			
Categorias	***Pontuação***		
	0	***1***	***2***
F – Face	Sem expressão particular ou sorriso	Presença ocasional de careta ou sobrancelhas salientes, introspecção, desinteresse. Parece triste ou preocupado	Sobrancelhas esporadicamente ou constantemente salientes, mandíbulas cerradas, queixo trêmulo. Face aparentando estresse: expressão assustada ou de pânico
P – Pernas	Posição normal ou relaxada	Desconforto, inquietação, tensão. Tremores ocasionais	Chutes ou pernas soltas. Aumento considerável da espasticidade, tremores constantes ou sacudidelas
A – Atividade	Em silêncio, posição normal, movimentando-se facilmente	Contorcendo-se, movimentando o corpo para frente e para trás, tensão. Moderadamente agitado (p. ex., movimento da cabeça para a frente e para trás, comportamento agressivo); respiração rápida, superficial, suspiros intermitentes	Corpo arqueado, rígido ou trêmulo. Agitação intensa, cabeça chacoalhando (não vigorosamente), tremores, respiração presa em *gasping* ou inspiração profunda, intensificação da respiração rápida e superficial
C – Choro	Sem choro (acordado ou dormindo)	Gemidos ou lamúrias, reclamações ocasionais. Impulsos verbais ou grunhidos ocasionais	Choro regular, gritos ou soluços, reclamações frequentes. Repetidos impulsos verbais, grunhidos constantes

(*Continua*)

Escala de dor FLACCr (*face, legs, activity, cry, consolability revised*) (Continuação)			
Categorias	*Pontuação*		
	0	*1*	*2*
C – Consolabilidade	Contente, relaxado	Tranquilizado por toques ocasionais, abraços ou conversa e distração	Difícil de consolar ou confortar. Rejeita o cuidador, resiste ao cuidado ou a medidas de conforto

- **Escore: 0 a 3 = dor leve; 4 a 6 = dor moderada; 7 a 10 = dor intensa.**
- **Pacientes acordados:** observar por pelo menos 1 a 2 minutos. Observar pernas e corpo descobertos. Reposicionar o paciente ou observar a atividade, avaliar tonicidade e tensão corporal. Iniciar intervenções de consolo, se necessário.
- **Pacientes dormindo:** observar por pelo menos 2 minutos ou mais. Observar corpo e pernas descobertos. Se possível, reposicionar o paciente. Tocar o corpo e avaliar tonicidade e tensão.
- **A FLACC revisada:** pode ser utilizada para todas as crianças não verbais. O avaliador pode revisar com os pais os descritores de cada categoria. Perguntar a eles se há comportamentos adicionais que melhor indiquem a dor em seus filhos. Adicionar esses comportamentos à categoria apropriada da escala.

Fonte: Adaptada de Bussotti et al., 2015.

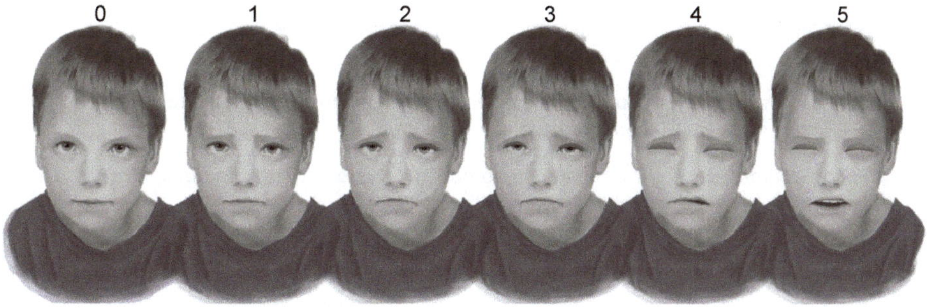

Figura 47.1 Escala de faces (Wong Baker).
Fonte: Adaptada de IASP.

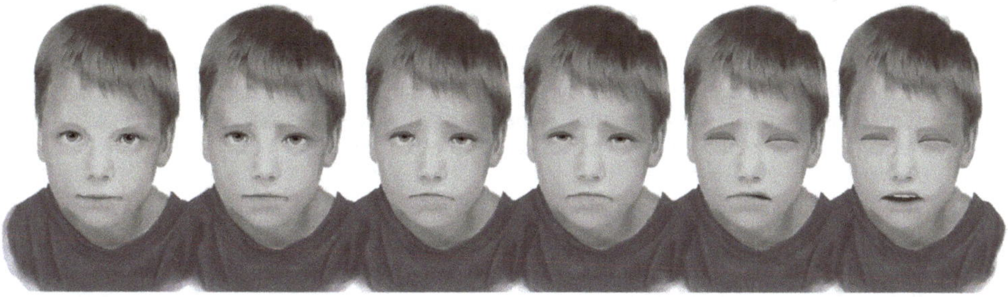

Figura 47.2 Escala de faces (FPSR).
Fonte: Adaptada de IASP.

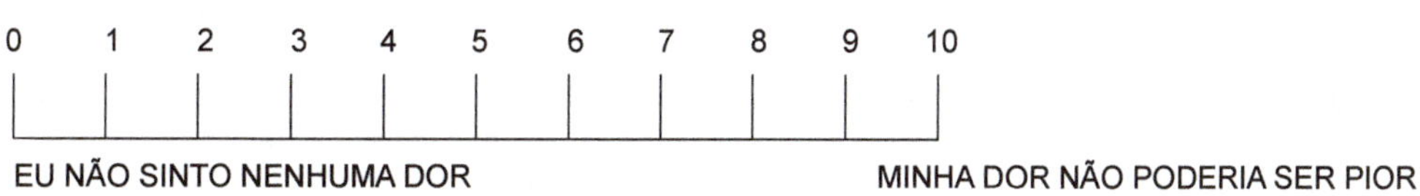

Figura 47.3 Escala numérica.
Fonte: Adaptada de IASP.

Sedação

Escala de agitação e sedação de Richmond (RASS – *Richmond agitation-sedation scale*)			
Escore	***Termo***	***Descrição***	
+ 4	Combativo	Claramente combativo ou violento: perigo imediato para a equipe	Observação do paciente
+ 3	Muito agitado	Puxa ou remove tubo(s) ou cateter(es) ou apresenta comportamento agressivo com a equipe	
+ 2	Agitado	Movimentos frequentes sem objetivo ou assincronia paciente-ventilador	
+ 1	Inquieto	Ansioso ou apreensivo, porém sem movimentos agressivos ou vigorosos	
0	Alerta e calmo		
- 1	Sonolento	Não totalmente alerta ao comando verbal, mas mantém despertar sustentado (mais de 10 segundos), com contato visual	Comando verbal
- 2	Sedação leve	Ao comando verbal, desperta brevemente (menos de 10 segundos), com contato visual	
- 3	Sedação moderada	Qualquer movimento ao comando verbal (mas sem contato visual)	
- 4	Sedação profunda	Sem resposta ao comando verbal, mas com qualquer movimento ao estímulo físico	Estímulo físico
- 5	Não responde a estímulos	Sem resposta ao comando verbal ou ao estímulo físico	
Instruções para aplicação da escala de agitação e sedação de Richmond			
1.	Observar o paciente Se o paciente estiver alerta e calmo, atribuir escore 0 Se o paciente estiver com um comportamento compatível com inquietação ou agitação, atribuir escore de + 1 a + 4, de acordo com a coluna "Descrição" da escala		
2.	Se o paciente não estiver alerta, deve chamá-lo pelo nome, em voz alta, mandá-lo abrir os olhos e olhar para o examinador. Repetir uma vez, se necessário. O paciente pode ser verbalmente estimulado a continuar olhando para o examinador, mas este não deve tocá-lo ou estimulá-lo fisicamente Se o paciente apresentar abertura ocular e contato visual, mantido por mais de 10 segundos, atribuir escore - 1 Se o paciente apresentar abertura ocular e contato visual, mantido por não mais do que 10 segundos, atribuir escore - 2 Se o paciente apresentar qualquer movimento em resposta ao comando verbal, mas sem contato visual, atribuir escore - 3		
3.	Se o paciente não responder ao comando verbal, deve estimulá-lo fisicamente sacudindo seu ombro e, em seguida, friccionando seu esterno, caso não haja resposta ao estímulo no ombro Se o paciente apresentar qualquer movimento ao estímulo físico, atribuir escore - 4 Se o paciente não apresentar nenhuma resposta ao comando verbal ou ao estímulo físico, atribuir escore - 5		

Fonte: Adaptada de Massaud-Ribeiro et al., 2021.

Escala CONFORT-Behavior			
Nível de consciência: alerta		***Movimento físico***	
Sono profundo	1	Ausência de movimento	1
Sono superficial	2	Movimento leve ocasional	2
Letárgico	3	Movimento leve frequente	3
Acordado e alerta	4	Movimento vigoroso limitado às extremidades	4
Hiperalerta	5	Movimento vigoroso que inclui tronco e cabeça	5
Calma/Agitação		***Tônus muscular***	
Calma	1	Totalmente relaxado	1
Ansiedade leve	2	Hipotônico	2
Ansioso	3	Normotônico	3
Muito ansioso	4	Hipertônico com flexão dos dedos e artelhos	4
Amedrontado	5	Rigidez extrema com flexão de dedos e artelhos	5
Resposta respiratória (apenas se paciente em ventilação mecânica)		***Tensão facial***	
Ausência de tosse e de respiração espontânea	1	Músculos faciais totalmente relaxados	1
Respiração espontânea com pouca ou nenhuma resposta à ventilação	2	Tônus facial normal, sem tensão evidente	2
Tosse ou resistência ocasional ao ventilador	3	Tensão evidente em alguns músculos faciais	3
Respirações ativas contra o ventilador ou tosse regular	4	Tensão evidente em toda a face	4
Compete com o ventilador, tosse	5	Músculos faciais contorcidos	5
Choro (apenas se paciente com respiração espontânea)			
Respiração silenciosa, sem som de choro	1		
Resmungando/choramingando	2		
Reclamando (monotônico)	3		
Choro	4		
Gritando	5		

Escore: 8 a 16 = sedação excessiva; 17 a 26 = adequado; 27 a 40 = insuficiente.

Fonte: Adaptado de Amoretti CF et al., 2008.

Escala de avaliação de atividade motora (AAM)		
Irresponsivo	Não se move com estímulo doloroso	0
Responsivo apenas ao estímulo doloroso*	Abre os olhos ou levanta a sobrancelha ou vira a cabeça em direção ao estímulo doloroso ou move os membros com estímulo doloroso	1
Responsivo ao toque ou ao nome	Abre os olhos ou levanta a sobrancelha ou vira a cabeça em direção ao estímulo doloroso ou move os membros quando tocado ou seu nome é falado em voz alta	2
Calmo e cooperativo	Nenhum estímulo externo é necessário para provocar movimento e paciente arruma lençóis ou roupas ativamente e segue comandos	3
Inquieto e cooperativo	Nenhum estímulo externo é necessário para provocar movimento e paciente está puxando lençóis ou tubos ou se descobrindo e segue comandos	4
Agitado	Nenhum estímulo externo é necessário para provocar movimento e tenta sentar-se ou movimenta membros para fora da cama e não segue comandos conscientemente	5
Perigosamente agitado	Nenhum estímulo externo é necessário para provocar movimento e paciente está puxando tubos e cateteres ou se virando de um lado para outro ou batendo nos cuidadores ou tentando sair da cama e não acalma quando solicitado	6

* Estímulo doloroso: aspiração ou 5 segundos de pressão orbital, esternal ou leito ungueal.

Fonte: Adaptada de Amoretti CF et al., 2008.

Escala de sedação de Ramsay	
1	Acordado, ansioso e/ou agitado
2	Acordado, cooperativo, orientado e tranquilo
3	Acordado, mas responde apenas em caso de comandos.
4	Dormindo, tranquilo, pronta resposta à percussão glabelar ou estímulo sonoro.
5	Dormindo, resposta lentificada à percussão glabelar ou estímulo sonoro
6	Dormindo, sem resposta.

Observação: escala não validada para população pediátrica.

Fonte: Adaptada de Nassar Junior et al., 2008; e Ramsay et al., 1974.

Delirium

Escala de Cornell para avaliação do *delirium* pediátrico (CAPD – *Cornell assessment of pediatric delirium*)						
Pontuação RASS ___________________ (se - 4 ou - 5, não ir adiante) Favor responder às seguintes perguntas com base em suas interações com o paciente durante seu plantão:						
	Nunca 4	***Raramente 3***	***Às vezes 2***	***Frequentemente 1***	***Sempre 0***	***Pontuação***
1. A criança faz contato visual com o cuidador?						
2. As ações da criança são propositais?						
3. A criança está consciente do que a cerca?						
4. A criança comunica necessidades e desejos?						
	Nunca 4	***Raramente 3***	***Às vezes 2***	***Frequentemente 1***	***Sempre 0***	***Pontuação***
5. A criança está agitada/ inquieta?						
6. A criança está inconsolável?						
7. A criança está hipoativa – muito pouco movimento durante a vigília?						
8. A criança leva muito tempo para responder às interações?						
Pode ser utilizada em toda faixa etária pediátrica. Detecta os três tipos de *delirium* (hiperativo, hipoativo e misto), inclusive em pacientes com atraso do neurodesenvolvimento. **Escore: positivo para *delirium* se igual ou maior a 9 pontos.** RASS – escala de agitação e sedação de Richmond.						

Fonte: Adaptada de Barbosa et al., 2018.

Avaliação da dispneia

Escala de dispneia de Dalhousie

A escala de dispneia de Dalhousie é uma ferramenta visual para auxiliar na avaliação da dispneia em crianças com 8 anos de idade ou mais velhas que sofrem de asma. As escalas pictóricas descrevem três subconstruções de dispneia: fechamento da garganta; aperto no peito; e esforço respiratório.

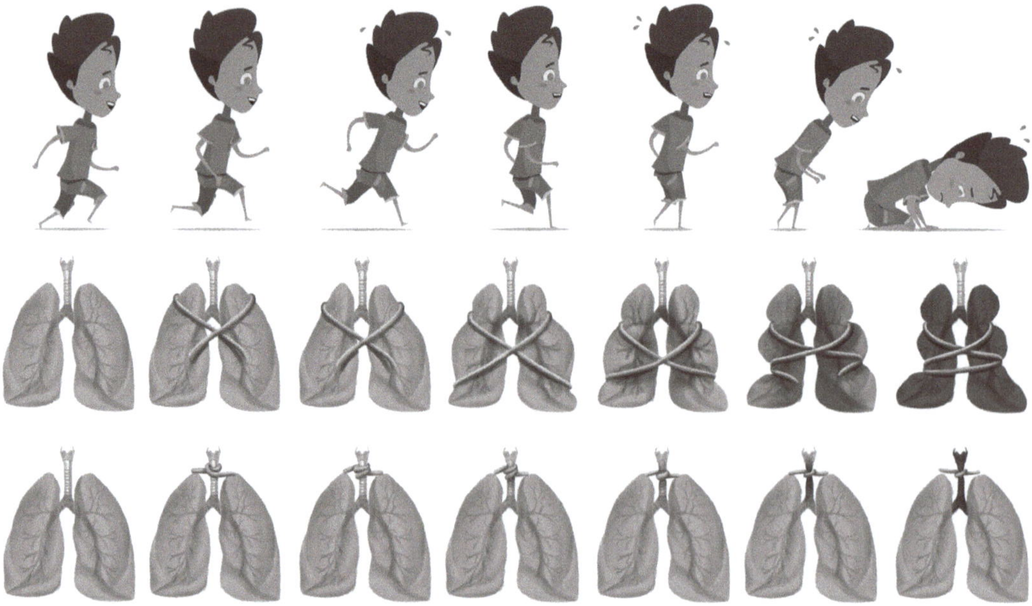

Figura 47.4 Escala de dispneia de Dalhousie.
Fonte: Adaptada de McGrath et al., 2005.

Constipação

Escala de Bristol para consistência de fezes – modificada para crianças		
1	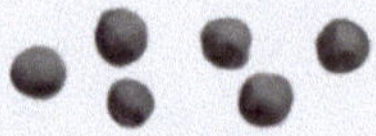	Bolinhas bem duras, separadas umas das outras e difíceis de sair
2	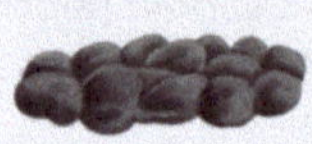	Uma massa dura com pelotas
3	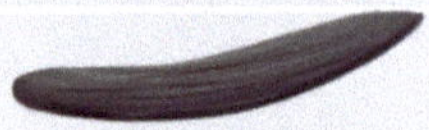	Uma banana macia e suave
4	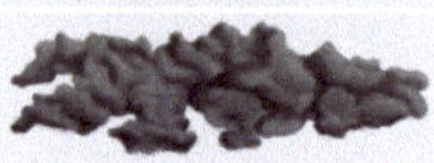	Pedaços moles e irregulares, um cocô mole
5	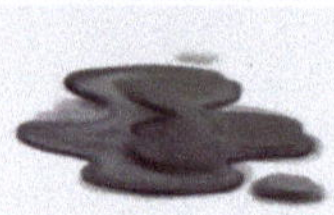	Cocô sem pedaços sólidos, tipo água

Fonte: Adaptada de Jozala et al., 2019.

Avaliação da funcionalidade

Escala de *status* funcional pediátrica (FSS – *functional status scale*)					
	Normal (pontos = 1)	***Disfunção leve (pontos = 2)***	***Disfunção moderada (pontos = 3)***	***Disfunção grave (pontos = 4)***	***Disfunção muito grave (pontos = 5)***
Estado mental	Períodos normais de sono/vigília; responsividade adequada	Sonolento, mas suscetível ao ruído/toque/ movimento e/ou períodos de não responsividade social	Letárgico e/ou irritável	Despertar mínimo aos estímulos (estupor)	Coma não responsivo, e/ou estado vegetativo
Funcionalidade sensorial	Audição e visão intactas e responsivo ao toque	Suspeita de perda auditiva ou visual	Não reativo a estímulos auditivos ou a estímulos visuais	Não reativo a estímulos auditivos ou a estímulos visuais	Respostas anormais à dor ou ao toque
Comunicação	Vocalização apropriada, não chorando, expressividade facial ou gestos interativos	Diminuição da vocalização, expressão facial e/ou responsividade social	Ausência de comportamento de busca de atenção	Nenhuma demonstração de desconforto	Ausência de comunicação
Funcionamento motor	Movimentos corporais coordenados, controle muscular normal, e consciência da ação e da reação	Um membro com deficiência funcional	Dois ou mais membros com deficiência funcional	Controle deficiente da cabeça	Espasticidade difusa, paralisia ou postura de decerebração/ decorticação
Alimentação	Todos os alimentos ingeridos por via oral com ajuda adequada para a idade	Nada por via oral ou necessidade de ajuda inadequada para a idade com a alimentação	Alimentação via oral e por tubo	Nutrição parenteral com administração por via oral ou por tubo	Nutrição parenteral exclusiva
Estado respiratório	Ar ambiente e sem suporte artificial ou dispositivos auxiliares	Tratamento com oxigênio e/ou aspiração de vias aéreas	Traqueostomia	CPAP durante todo o dia ou parte dele e/ou suporte ventilatório mecânico durante parte do dia	Suporte ventilatório mecânico durante todo o dia e toda a noite

Varia de 6 a 30 pontos, em que pontuações menores indicam melhor funcionalidade.

Escore: 6 a 7 = adequada; 8 a 9 = disfunção leve; 10 a 15 = disfunção moderada; 16 a 21 = disfunção grave; mais de 21 pontos = disfunção muito grave.

CPAP: pressão positiva contínua nas vias aéreas.

Fonte: Adaptada de Bastos et al., 2018.

Escala de Katz		
	Sim	*Não*
Banho: não recebe ajuda ou somente recebe para parte do corpo	1	0
Vestir-se: veste-se sem ajuda (exceção: amarrar sapatos)	1	0
Higiene pessoal: vai ao banheiro, usa-o, veste-se e retorna sem ajuda	1	0
Transferência: deita-se e levanta-se sem ajuda (exceto por andador ou bengala)	1	0
Continência: controla completamente urina e fezes	1	0
Alimentação: come sem ajuda	1	0

Escore: 6 = totalmente independente; 4 = dependência parcial; 2 = dependência total.

Fonte: Lino et al., 2008.

Gross motor function classification system – expanded and revised (GMFCS – E&R)	
Antes do 2º ano de vida	
Nível I	A criança senta-se no chão e sai dessa posição. Mantém-se sentada com as mãos livres para manipular os objetos. Gatinha sobre as mãos e joelhos, põe-se de pé e anda agarrada à mobília. Entre os 18 meses e os 2 anos, anda sem apoio e sem necessidade de auxílio na marcha
Nível II	A criança senta-se no chão, mas pode ter necessidade do apoio das mãos para manter o equilíbrio. A criança rasteja sobre o abdome ou gatinha sobre as mãos e joelhos. Pode pôr-se de pé e dar alguns passos agarrada à mobília
Nível III	A criança mantém-se sentada com apoio lombar. Volta-se e rasteja para a frente sobre o abdome
Nível IV	A criança tem controle da cabeça, mas necessita de apoio do tronco para se sentar no chão. Volta-se de decúbito ventral para dorsal e pode voltar-se de dorsal para ventral
Nível V	A deficiência física limita o controle voluntário do movimento. A criança é incapaz de manter o controle anti-gravidade da cabeça e do tronco em decúbito ventral e na posição sentada. Necessita de assistência do adulto para se voltar

Fonte: Adaptada de Andrada MG et al., 2007.

Gross motor function classification system – expanded and revised (GMFCS – E&R)	
Entre 2 e 4 anos	
Nível I	A criança senta-se no chão com as mãos livres para manipular objetos. Os movimentos de se sentar no chão, sair da posição sentada e pôr-se de pé são efetuados sem a ajuda do adulto. O método preferencial de locomoção é a marcha sem necessidade de nenhuma ajuda técnica
Nível II	A criança senta-se no chão, mas pode ter dificuldade em equilibrar-se quando utiliza ambas as mãos para manipular objetos. Os movimentos de se sentar no chão e sair da posição sentada são efetuados sem a ajuda do adulto. A criança põe-se de pé com apoio numa superfície estável. Gatinha apoiada nas mãos e joelhos com padrão alternado. Anda agarrada à mobília e a sua forma de locomoção preferencial é a marcha com ajuda técnica

(*Continua*)

Gross motor function classification system – expanded and revised (GMFCS – E&R) (*Continuação*)	
Entre 2 e 4 anos	
Nível III	A criança mantém-se sentada no chão em "posição de 'w'" (flexão e rotação interna das ancas e joelhos) e pode necessitar da ajuda do adulto para se sentar. A forma preferencial de locomoção espontânea da criança é rastejando sobre o abdome ou gatinhando apoiada nas mãos e joelhos (muitas vezes sem alternância). A criança pode pôr-se de pé com apoio numa superfície estável e deslocar-se de lado agarrada à mobília em curtas distâncias. Pode andar curtas distâncias com auxílio para a marcha só dentro de casa e com apoio do adulto para a guiar e dar a volta
Nível IV	A criança mantém-se sentada no chão, quando aí colocada, mas é incapaz de manter a postura e o equilíbrio sem utilizar as mãos para apoio, precisando frequentemente de equipamento adaptado para se sentar ou ficar de pé. Consegue deslocar-se rebolando, rastejando sobre o abdome ou engatinhando sobre as mãos e joelhos sem movimentos alternados, curtas distâncias (dentro do quarto)
Nível V	A deficiência física limita o controle voluntário dos movimentos e a capacidade de manter a postura da cabeça e do tronco, antigravidade. Todas as áreas das funções motoras estão limitadas. As limitações funcionais das posições sentadas e de pé não são totalmente compensadas com os equipamentos adaptados e tecnologias de apoio. No nível V, a criança não tem nenhuma mobilidade independente e necessita ser transportada. Algumas crianças conseguem autonomia na mobilidade usando cadeira de rodas elétrica com múltiplas adaptações

Fonte: Adaptada de Andrada MG et al., 2007.

Gross motor function classification system – expanded and revised (GMFCS – E&R)	
Entre 4 e 6 anos	
Nível I	A criança senta-se e levanta-se de uma cadeira sem necessidade de se apoiar nas mãos. Levanta-se do chão e da posição sentada numa cadeira para a posição de pé sem necessidade de se apoiar em objetos. Anda dentro e fora de casa e sobe escadas. Capacidade emergente para correr e saltar
Nível II	A criança senta-se numa cadeira com ambas as mãos livres para manipular objetos. Levanta-se do chão ou de uma cadeira para a posição de pé, mas necessita, muitas vezes, de uma superfície estável para se apoiar ou se içar com os membros superiores. Anda em casa e na rua só em superfícies planas e distâncias curtas sem necessidade de auxílio para a marcha. Sobe escadas com apoio do corrimão, mas não consegue correr nem saltar
Nível III	A criança senta-se numa cadeira normal, mas pode necessitar de apoio pélvico ou do tronco para maximizar a função das mãos. Senta e levanta-se de uma cadeira com a ajuda de uma superfície estável para se apoiar ou se içar com os membros superiores. Anda em superfícies planas com auxílio para a marcha e sobe escadas com ajuda do adulto. É frequentemente transportada para percorrer distâncias longas ou na rua em terreno irregular
Nível IV	A criança senta-se numa cadeira, mas necessita de adaptações para estabilizar o tronco e maximizar a função das mãos. Senta-se e levanta-se de uma cadeira com ajuda do adulto ou de uma superfície estável para se apoiar ou para se içar com os membros superiores. Na melhor das hipóteses, pode ser capaz de percorrer distâncias curtas com um andador e a supervisão de um adulto, mas tem dificuldade em dar as curvas e em manter o equilíbrio em superfícies irregulares. Na comunidade, tem de ser transportada. Pode ser autônoma conduzindo cadeira de rodas elétrica

(*Continua*)

Gross motor function classification system – expanded and revised (GMFCS – E&R) (*Continuação*)	
Entre 4 e 6 anos	
Nível V	A incapacidade física limita o controle voluntário dos movimentos e a capacidade de manter uma postura antigravidade da cabeça e do tronco. Todas as áreas da função motora estão limitadas. As limitações funcionais das posições sentadas e de pé não são totalmente compensadas com os equipamentos adaptados e as tecnologias de apoio. No nível V, a criança não tem nenhuma mobilidade independente e necessita ser transportada. Algumas crianças conseguem autonomia na mobilidade em cadeira de rodas elétrica com múltiplas adaptações.

Fonte: Adaptada de Andrada MG et al., 2007.

Gross motor function classification system – expanded and revised (GMFCS – E&R)	
Entre 6 e 12 anos	
Nível I	A criança anda sem limitações dentro e fora de casa, na escola e na comunidade. Sobe e desce escadas sem necessidade de corrimão. Consegue correr e saltar, mas a velocidade, o equilíbrio e a coordenação são limitadas. As crianças podem participar em atividades físicas e de desporto dependendo das suas escolhas pessoais e de fatores do meio ambiente
Nível II	A criança anda na maior parte dos contextos, mas pode ter dificuldade em percorrer longas distâncias. Tem limitações em superfícies irregulares ou inclinadas e em espaços com muita gente ou confinados ou quando transporta objetos. Sobe e desce escadas com apoio no corrimão ou com assistência física se não houver corrimão. Fora de casa e na comunidade pode necessitar de assistência física ou de auxílio para a marcha ou cadeira de rodas para longas distâncias. Na melhor das hipóteses, tem uma aptidão mínima para atividades motoras globais como correr e saltar. Em decorrência de limitações nas atividades motoras globais, pode necessitar de adaptações para participar nas atividades físicas e de desporto
Nível III	A criança anda com auxiliar de marcha de controle manual dentro de casa na maioria das situações. Quando sentada, pode necessitar de um cinto para alinhamento pélvico e controle do equilíbrio. Para passar de sentada ou do chão para a posição de pé, requer assistência física de uma pessoa ou de apoio numa superfície estável. Para longas distâncias, necessita de cadeira de rodas. Pode subir e descer escadas, apoiando-se no corrimão com supervisão ou assistência física. Em razão de limitações na marcha, pode necessitar de adaptações para participação nas atividades físicas e no desporto, incluindo cadeira de rodas manual ou elétrica
Nível IV	A mobilidade da criança requer, na maioria das situações, assistência física ou cadeira de rodas elétrica. A criança necessita de adaptações para controle da pélvis e do tronco para se sentar e de assistência física na maioria das transferências. Em casa, pode ter mobilidade no chão (rebolar, rastejar ou gatinhar), deslocar-se por distâncias curtas com assistência física ou usar cadeira de rodas elétrica. Se posicionada, pode utilizar, na escola ou em casa, um andador com suporte do tronco. Na escola, na rua e na comunidade, é transportada numa cadeira de rodas manual ou pode usar cadeira de rodas elétrica. As limitações na mobilidade exigem adaptações para participação nas atividades físicas e no desporto, incluindo assistência física e/ou cadeira de rodas elétrica
Nível V	A criança é transportada em cadeira de rodas em todas os contextos. Apresenta dificuldade no controle da postura antigravidade da cabeça e do tronco e no controle dos movimentos dos membros superiores e inferiores. São usadas tecnologias de apoio para melhoria do alinhamento da cabeça, da postura sentada e de pé e/ou da mobilidade, mas as limitações não são totalmente compensadas pelo equipamento. As transferências requerem a assistência física total de um adulto. Em casa, pode percorrer distâncias curtas no chão ou ser transportada por um adulto. Pode conseguir alguma autonomia na mobilidade usando cadeira de rodas elétrica, com múltiplas adaptações para sentar e no acesso ao controle. As limitações na mobilidade exigem adaptações para participação na atividade física e no desporto, incluindo assistência física e uso de cadeira de rodas elétrica

Fonte: Adaptada de Andrada MG et al., 2007.

Gross motor function classification system – expanded and revised (GMFCS – E&R)	
Entre 12 e 18 anos	
Nível I	Anda dentro e fora de casa, na escola, nos espaços exteriores e na comunidade. É capaz de subir na calçada e descer sem ajuda física e de subir e descer escadas sem necessidade de utilizar o corrimão. Consegue correr e saltar, mas a velocidade, o equilíbrio e a coordenação são limitados. Pode participar em atividades físicas e desportivas dependendo das suas escolhas pessoais e de fatores ambientais
Nível II	Anda, na maior parte dos contextos. Fatores ambientais (como terreno irregular ou inclinado, distâncias longas, restrições de tempo, alterações climatéricas, e aceitação dos pares) e preferências pessoais influenciam as escolhas no âmbito da mobilidade. Na escola ou no trabalho, pode andar utilizando um dispositivo auxiliar de locomoção, por motivos de segurança. Nos espaços exteriores e comunidade, pode utilizar cadeira de rodas para longas distâncias. Sobe e desce escadas segurando no corrimão ou com assistência física de uma pessoa, caso não exista corrimão. As limitações na execução de atividades motoras globais podem implicar a necessidade de adaptações para permitir a participação em atividades físicas e desportivas
Nível III	É capaz de andar utilizando um dispositivo auxiliar de marcha. Comparado com indivíduos de outros níveis, demonstra maior variabilidade de métodos de mobilidade, dependendo da capacidade física e de fatores ambientais e pessoais. Na posição sentada, pode ser necessário utilizar um cinto para alinhamento pélvico e controle do equilíbrio. As transferências do chão ou de sentado para a posição de pé requerem assistência física de uma pessoa ou apoio numa superfície estável. Na escola, pode propulsionar uma cadeira de rodas ou utilizar tecnologias de apoio com motor para a mobilidade pessoal. Nos espaços exteriores e na comunidade, é transportado numa cadeira de rodas manual ou utiliza tecnologias de apoio com motor para mobilidade pessoal. Pode subir e descer escadas, usando o corrimão com supervisão ou com ajuda física de uma pessoa. As limitações na marcha podem implicar a necessidade de adaptações para permitir a participação em atividades físicas e desportivas, incluindo a utilização de cadeira de rodas manual ou tecnologias de apoio com motor para a mobilidade.
Nível IV	Utiliza cadeira de rodas na maior parte dos contextos. Necessita de assento adaptado para controle pélvico e de tronco. Nas transferências, necessita de ajuda física de uma ou duas pessoas. Pode suportar peso nos membros inferiores para ajudar nas transferências. No espaço interior, pode andar distâncias curtas com ajuda física de uma pessoa, utilizar cadeira de rodas ou, quando posicionado, usar andador com suporte do tronco. É capaz de manobrar tecnologias de apoio com motor para a mobilidade pessoal. Quando essas tecnologias de apoio não estão disponíveis ou não é viável a sua utilização, é transportado numa cadeira de rodas manual. As limitações na mobilidade podem implicar a necessidade de adaptações para permitir a participação em atividades físicas e desportivas, incluindo a ajuda física de uma pessoa ou tecnologias de apoio com motor para a mobilidade
Nível V	É transportado em cadeira de rodas manual em todos os contextos. Está limitado na capacidade de manter posturas antigravidade da cabeça e tronco e no controle dos movimentos dos membros superiores e dos membros inferiores. São utilizadas tecnologias de apoio para melhorar o alinhamento da cabeça, a posição sentada, o posicionamento e a mobilidade, mas as limitações não são totalmente compensadas pelo equipamento. Para realizar as transferências, é necessária ajuda física de uma ou duas pessoas ou um elevador/grua. Pode ter controle da cadeira. As limitações na mobilidade implicam a necessidade de adaptações para permitir participar em atividades físicas e desportivas, incluindo a ajuda física de uma pessoa e a utilização de tecnologias de apoio com motor para a mobilidade

Fonte: Adaptada de Andrada MG et al., 2007.

Escala de categorias de desempenho cerebral pediátrico*		
1	Normal	Nível de função adequado para a idade Em criança de idade pré-escolar, desenvolvimento adequado Em criança de idade escolar, frequência às aulas normais
2	Incapacidade branda	Consegue interagir em nível adequado para a idade Doença neurológica leve controlada e que não interfere nas funções diárias (p. ex., distúrbio convulsivo) Em criança de idade pré-escolar, possibilidade de pequenos retardos do desenvolvimento, porém com > 75% de todos os marcos do desenvolvimento da vida cotidiana acima do 10º percentil Em criança de idade escolar, frequenta a escola comum, mas em série não adequada à idade, ou na série adequada, mas não a acompanha em razão de dificuldades cognitivas
3	Incapacidade moderada	Funções abaixo das adequadas para a idade Doença neurológica não controlada e que limita muito as atividades Em criança em idade pré-escolar, maioria dos marcos de desenvolvimento da vida cotidiana abaixo do 10º percentil Em crianças em idade escolar, consegue realizar atividades da vida cotidiana, mas frequenta aulas especiais por causa de dificuldades cognitivas ou de déficit de aprendizado
4	Incapacidade grave	Em crianças em idade pré-escolar, marcos de atividade de vida diária abaixo do 10º percentil e excessiva dependência de outras pessoas para realizar atividades cotidianas Em crianças em idade escolar, possível incapacitação grave que as impede de frequentar a escola, além de apresentarem dependência de outros para as atividades da vida cotidiana Em crianças de idade pré-escolar e escolar, motricidade possivelmente anormal, incluindo respostas à dor sem propósito, descorticadas ou descerebradas
5	Coma ou estado vegetativo	Inconsciência
6	Morte	–

*** O pior nível de desempenho para qualquer critério isolado é usado para a classificação. Os déficits só recebem classificações se resultam de distúrbios neurológicos. As avaliações são feitas com base em prontuários médicos ou em entrevista com o cuidador.**

Fonte: Adaptada de Fiser DH et al., 1992.

Escala de prognóstico

Escala de Lansky	
Escore	***Avaliação do desempenho***
100	Totalmente ativo, normal
90	Pequena restrição em atividade física extenuante
80	Ativo, mas cansa rapidamente
70	Maior restrição nas atividades recreativas e menor tempo gasto nessas atividades
60	Levanta-se e anda, mas brinca ativamente o mínimo; brinca em repouso
50	Veste-se, mas permanece deitada a maior parte do tempo, sem brincar ativamente, mas é capaz de participar em todas as atividades e de jogos em repouso

(*Continua*)

Escala de Lansky (*Continuação*)	
Escore	***Avaliação do desempenho***
40	Maior parte do tempo na cama; brinca em repouso
30	Na cama, necessita de auxílio, mesmo para brincar em repouso
20	Frequentemente dormindo; o brincar está totalmente restrito a jogos muito passivos
10	Não brinca; não sai da cama
0	Arresponsivo

Fonte: Departamento Científico de Medicina da Dor e Cuidados Paliativos, 2017.

Escala de avaliação de sintomas: escala de Edmonton		
Avaliação de sintomas:		
Paciente:		***Registro:***
Preenchido por:		***Data:***
Sem dor	0-1-2-3-4-5-6-7-8-9-10	Pior dor possível
Sem cansaço	0-1-2-3-4-5-6-7-8-9-10	Pior cansaço possível
Sem náusea	0-1-2-3-4-5-6-7-8-9-10	Pior náusea possível
Sem depressão	0-1-2-3-4-5-6-7-8-9-10	Pior depressão possível
Sem ansiedade	0-1-2-3-4-5-6-7-8-9-10	Pior ansiedade possível
Sem sonolência	0-1-2-3-4-5-6-7-8-9-10	Pior sonolência possível
Muito bom apetite	0-1-2-3-4-5-6-7-8-9-10	Pior apetite possível
Sem falta de ar	0-1-2-3-4-5-6-7-8-9-10	Pior falta de ar possível
Melhor sensação de bem-estar possível	0-1-2-3-4-5-6-7-8-9-10	Pior sensação de bem-estar possível
Outro problema	0-1-2-3-4-5-6-7-8-9-10	

Fonte: Adaptada de Monteiro et al., 2013.

Referências bibliográficas

1. Amoretti CF, Rodrigues GO, Carvalho PRA et al. Validação de escalas de sedação em crianças submetidas à ventilação mecânica internadas em uma unidade de terapia intensiva pediátrica terciária. Rev Bras Ter Intensiva. 2008;20(4):2008.
2. Andrada MG, Virella D, Calado E et al. Sistema de classificação da função motora global (SCFMG) – Versão portuguesa. Federação das Associações Portuguesas de Paralisia Cerebral, 2007.
3. Barbosa MCM, Panisset AG, Robaina JR et al. Adaptação transcultural para o Brasil da "Richmond agitation-sedation scale" para avaliação da sedação em terapia intensiva pediátrica. Revista Brasileira de Terapia Intensiva. 2021;33(1):102-10.
4. Barbosa MSR. Tradução e adaptação transcultural da escala "Cornell assessment of pediatric delirium" para língua portuguesa. Revista Brasileira de Terapia Intensiva. 2018;30:195-200.
5. Bastos VCS, Carneiro AAL, Barbosa MDSR et al. Versão brasileira da "functional status scale" pediátrica: tradução e adaptação transcultural. Revista Brasileira de Terapia Intensiva. 2018;30:301-7.
6. Brasil. Sociedade Brasileira de Pediatria (SBP), Departamento Científico de Medicina da Dor e Cuidados Paliativos. Cuidados paliativos pediátricos: o que são e qual sua importância? Cuidando da criança em todos momentos. Sociedade Brasileira de Pediatria (SBP). 2017;1:1-9.

7. Bueno M, Costa P, Oliveira AA et al. Tradução e adaptação do "premature infant pain profile" para a língua portuguesa. Texto Contexto Enferm. 2013;22:29-35.
8. Bussoti EA, Guinsburg R, Pedreira ML. Adaptação cultural para o português do Brasil da escala de avaliação de dor "face, legs, activity, cry, consolability revised (FLACCr)". Rev Latino-Am Enfermagem. 2015;23(4);651-9.
9. Fiser DH. Assessing the outcome of pediatric intensive care. J Pediatr. 1992;121(1):68-74. doi: 10.1016/s0022-3476(05)82544-2.
10. International Association for the Study of Pain (IASP). Faces pain scale – Revised. 2001 [citedo em 30 dez. 2018]. Disponível em: www.iasp-pain.org/FPSR.
11. Jozala DR, Oliveira IS, Ortolan EV et al. Brazilian Portuguese translation, cross-cultural adaptation and reproducibility assessment of the modified Bristol stool form scale for children. J Pediatr (Rio de Janeiro). 2019;95:321-7.
12. Lino VT, Pereira SE, Camacho LA et al. Adaptação transcultural da escala de independência em atividades da vida diária (escala de Katz). Cad Saúde Pública. 2008;24:103-12.
13. McGrath PJ, Pianosi PT, Unruh AM et al. Dalhousie dyspnea scales: construct and content validity scales for measuring dyspnea. BMC Pediatrics. 2005;33. Disponível em: https://bmcpediatr.biomedcentral.com/track/pdf/10.1186/1471-2431-5-33.
14. Monteiro DR, Almeida MA, Kruse MHL. Tradução e adaptação transcultural do instrumento Edmonton Symotim assessment system para uso de cuidados paliativos. Rec Gaúcha Enferm. 2013;34.
15. Nassar Junior AP, Neto RCP, Figueiredo WBD et al. Validade, confiabilidade e aplicabilidade das versões em português de escalas de sedação e agitação em pacientes críticos. São Paulo Medical Journal. 2008;126;215-9.
16. Oliveira AA. Práticas assistenciais neonatais no controle da dor pós-operatória [tese de Mestrado]. São Paulo: Escola de Enfermagem da USP, 2010.
17. Ramsay MAE et al. Controlled sedation with alphaxalone-alphadolone. Br Med J. 1374;5920(2): 656-9.
18. Silva FC, Thuler LC. Tradução e adaptação transcultural de duas escalas para avaliação da dor em crianças e adolescentes. Jornal de Pediatria. 208;84.
19. Stevens B, Johnston C, Petryshen P et al. Premature infant pain profile: development and initial validation. Clinical Journal of Pain. 1996;12:13-22.

Índice remissivo

A

D

U

V

Z